## 受験生の皆さんへ

　過去の問題に取り組む目的は、(1)出題傾向(2)出題方式(3)難易度(4)合格点を知り、これからの受験勉強に役立てることにあります。出題傾向などがつかめれば目的は達成したことになりますが、それを一歩深く進めるのが、受験対策の極意です。

　せっかく志望校の出題と取り組むのですから、本番に即した受験対策の場に活用すべきです。どうするのか。

　第一は、実際の入試と同じ制限時間を設定して問題に取り組むこと。試験時間が六十分なら六十分以内で挑戦し、時間配分を感覚的に身に付ける訓練です。

　二番目は、きっちりとした正答チェック。正解出来なかった問題は、正解できるまで、徹底的に攻略する心構えが必要です。間違えた場合は、単なるケアレスミスなのか、知識不足が原因のミスなのか、考え方が根本的に間違えていたためのミスなのか、きちんと確認して、必ず正解が書けるようにしておく。

　正答が手元にある過去問題にチャレンジしながら、正解できなかった問題をほったらかしにする受験生もいます。そのような受験生に限って、他の問題集をやっても、間違いを放置したまま、次の問題、次の問題と単に消化することだけに走っているのではないかと思います。過去問題であれ問題集であれ、間違えた問題は、正解できるまで必ず何度も何度も繰り返しチャレンジする。これが必勝の受験勉強法なことをお忘れなく。

入試問題検討委員会

### 【本書の内容】

1. 本書は過去6年間の問題と解答を収録しています。獣医学科の試験問題です。
2. 第1回　物理・化学・生物、第2回　英語・数学・物理・化学・生物の問題と解答を収録しています。尚、大学当局より非公表の問題は掲載していません。
3. 当社の本書解説執筆陣は、現在直接受験生を教育指導している、すぐれた現場の先生方です。
4. 本書は問題と解答用紙の微細な誤りをなくすため、実物の入試問題を各大学より提供を受け、そのまま画像化して印刷しています。

　尚、本書発行にご協力いただきました先生方に、この場を借り、感謝申し上げる次第です。

# 日本獣医生命科学大学

|  | 〔第1回〕 | 問題 | 解答 | 〔第2回〕 | 問題 | 解答 |
|---|---|---|---|---|---|---|
| **平成30年度**<br>[第1回・2回<br>試験掲載] |  |  |  | 英　語　‥‥ | 1 | 45 |
|  |  |  |  | 数　学　‥‥ | 9 | 47 |
|  | 物　理　‥‥ | 14 | 50 | 物　理　‥‥ | 30 | 53 |
|  | 化　学　‥‥ | 19 | 56 | 化　学　‥‥ | 34 | 58 |
|  | 生　物　‥‥ | 24 | 61 | 生　物　‥‥ | 39 | 63 |
|  | 解答用紙‥‥‥‥‥‥‥‥‥‥‥‥‥‥‥‥‥‥‥‥ |  |  |  |  | 65 |
| **平成29年度**<br>[第1回・2回<br>試験掲載] |  |  |  | 英　語　‥‥ | 1 | 43 |
|  |  |  |  | 数　学　‥‥ | 9 | 45 |
|  | 物　理　‥‥ | 14 | 48 | 物　理　‥‥ | 29 | 50 |
|  | 化　学　‥‥ | 19 | 53 | 化　学　‥‥ | 34 | 55 |
|  | 生　物　‥‥ | 23 | 58 | 生　物　‥‥ | 38 | 59 |
|  | 解答用紙‥‥‥‥‥‥‥‥‥‥‥‥‥‥‥‥‥‥‥‥ |  |  |  |  | 61 |
| **平成28年度**<br>[第1回・2回<br>試験掲載] |  |  |  | 英　語　‥‥ | 1 | 44 |
|  |  |  |  | 数　学　‥‥ | 9 | 46 |
|  | 物　理　‥‥ | 14 | 49 | 物　理　‥‥ | 30 | 50 |
|  | 化　学　‥‥ | 19 | 52 | 化　学　‥‥ | 35 | 54 |
|  | 生　物　‥‥ | 25 | 56 | 生　物　‥‥ | 38 | 58 |
| **平成27年度**<br>[第1回・2回<br>試験掲載] |  |  |  | 英　語　‥‥ | 1 | 44 |
|  |  |  |  | 数　学　‥‥ | 9 | 47 |
|  | 物　理　‥‥ | 14 | 49 | 物　理　‥‥ | 29 | 50 |
|  | 化　学　‥‥ | 18 | 51 | 化　学　‥‥ | 34 | 54 |
|  | 生　物　‥‥ | 23 | 57 | 生　物　‥‥ | 38 | 58 |
| **平成26年度**<br>[第1回・2回<br>試験掲載] |  |  |  | 英　語　‥‥ | 1 | 42 |
|  |  |  |  | 数　学　‥‥ | 10 | 49 |
|  | 物　理　‥‥ | 15 | 51 | 物　理　‥‥ | 30 | 52 |
|  | 化　学　‥‥ | 19 | 53 | 化　学　‥‥ | 35 | 55 |
|  | 生　物　‥‥ | 23 | 57 | 生　物　‥‥ | 38 | 59 |
| **平成25年度**<br>[第1回・2回<br>試験掲載] |  |  |  | 英　語　‥‥ | 1 | 38 |
|  |  |  |  | 数　学　‥‥ | 8 | 43 |
|  | 物　理　‥‥ | 13 | 45 | 物　理　‥‥ | 25 | 46 |
|  | 化　学　‥‥ | 16 | 47 | 化　学　‥‥ | 28 | 50 |
|  | 生　物　‥‥ | 20 | 52 | 生　物　‥‥ | 33 | 53 |

平成30年度

# 平成30年度

# 問 題 と 解 答

# 英 語

## 問題

### 30年度

### 第2回

Ⅰ 次の英文を読み，設問に答えなさい。

In 1980, when I came to live here in Kurohime in the hills of northern Nagano Prefecture, we had neither deer, wild boar nor monkeys in this area because — so the locals said — there was too much snow in winter for them to find enough food to survive.

Well, perhaps there's a bit less snow these days due to climate change, because Sika deer (*nihonjika* in Japanese) and wild boar (*inoshishi*) started to move in about 15 years ago, and now they are regular ( a ) to our 42-hectare Afan Woodland Trust[注1], to the adjoining[注2] 27-hectare national forest we manage, and to surrounding farmland.

Even though the internationally famous "snow monkeys" of Jigokudani (Hell's Valley) are to be found only about an hour's drive to the south near the town of Yamanouchi, until about 10 years ago none of them ( b ) our region.

Then I began to hear reports of sightings on Mount Kurohime, although always of solitary lone males. Before long, though, a young male was ( c ) just a couple of hundred meters from my house.

Last autumn, a friend even had his garden close to the Kurohime ski slopes raided[注3] by a whole troop of males, females and youngsters. They'd ( d ) up more than half his potato crop before his wife realized and shouted at them from the balcony, and they scampered[注4] off clutching potatoes to their chests or with one in each hand.

In early February this year, a visitor spotted a couple of monkeys making their way over snow a meter deep into our woods. My biologist staff say they were almost certainly young males, ( e ) should give us respite[注5] for a while from a whole marauding[注6] troop of them.

Many of our visitors would welcome seeing monkeys in our woods, but not me. For one thing they would start feasting on shiitake mushrooms, which we grow on oak logs — picking them one by one like (ア)they do in other areas of Japan, nibbling[注7] the stalks[注8], and throwing the rest away.

From spring onward, our woods produce more than 130 different wild edible[注9] plants, as well as acorns, chestnuts and mulberries[注10]. A large troop of monkeys could soon ravage[注11] the lot. Our immediate neighbors, who already erect electric fences to keep bears, boars and tanuki (raccoon dogs) out of their corn fields in summer, certainly won't welcome those primates[注12] either.

The Japanese monkey or macaque (*nihonzaru*) is native to Japan and is found on all the main islands except Hokkaido. Its most southerly habitat is on Yakushima in Kagoshima Prefecture, some 60 kilometers off the southern tip of Kyushu.

The macaque's range （ f ） from warm temperate regions to snow country, and it can survive temperatures as low as minus 20 degrees Celsius — colder than any other primate apart from humans, though we need clothes or other animals' skins or furs to do so.

Macaques have large eyes, big ears, long dexterous[注13] fingers, short stubby[注14] tails, and brown and gray fur that grows very thick in the cold. Their red, hairless faces may blush even deeper in the mating season, and though youngsters are often inquisitive, adults can be very aggressive.

In many places, these extremely fast, agile[注15] and strong animals have learned to steal food from bags and baskets, even while people are holding them.

They will also snatch fruit, vegetables or groceries from open-fronted shops — while some go into cars through opened windows to steal. If a person tries to resist, they can receive a nasty bite. Of course, the universal rule is not to feed them, but some folk think they are cute. (A)I certainly don't!

Japanese macaques actually inflict the highest cost per ton in wild animal damage to crops because they （ g ） for the expensive stuff: orchard fruit and valuable vegetables.

Japanese hunters have told me that golden eagles[注16] will prey on infant monkeys, but I've never seen this and doubt that even those mighty birds would have much success in hunting them because adult monkeys are extremely （ h ） of their young.

In parts of Africa where their numbers have not been reduced by poaching[注17] or habitat （ i ）, leopards[注18] are major predators[注19] on monkeys and baboons[注20]. Here, in the absence of leopards, and as the Japanese wolf was exterminated[注21] more than 100 years ago, there's little to trouble macaques apart from their mixed forest habitat having been greatly altered by monoculture conifer plantations[注22] — a fundamental change that is leading to increasing （ j ） with humans.

Although macaques are not classified as game animals, they can be taken with special permits issued under provisions of the nuisance animal laws. Despite that, most Japanese hunters don't want to shoot them because they consider (イ)them inedible and also because they think they look far too human. I can understand not wanting to eat them.

Back when I was a game warden[注23] in Ethiopia, I was sometimes （ k ） on to cull[注24] Hamadryas baboons[注25] wreaking havoc[注26] on farmers' fields.

Though I skinned and collected the skulls and bones of the ones I shot for scientists who were studying them, I never could bring myself to eat any of the meat, even though it looked and smelled quite good. Ethiopian Coptic Christian[注27] and Muslim rangers would (B)have nothing to do with the meat either — which was good news for the hyenas[注28] and vultures[注29].

So what will we do if the macaques start taking over our woods?

We can't trap or shoot them because pest-extermination permits wouldn't be issued for our trust's woodland, and scaring them off with noise or dogs would （ l ） other wildlife. The truth is, right now I don't have a clue.

If anyone reading this has any idea, I'll be happy to hear from you.

(Adapted from *The Japan Times on Sunday*, March 5, 2017)

注 1：Afan Woodland Trust　アファンの森財団（筆者が理事長を務めている一般財団法人）

注 2：adjoining　隣接する　　　　注 3：raid　侵入する　　　　注 4：scamper　素早く走る

注 5：respite　猶予　　　　　　　注 6：marauding　略奪して回る　注 7：nibble　かじって食べる

注 8：stalk　柄（え）　　　　　　注 9：edible　食べられる　　　注 10：mulberry　クワの実

注 11：ravage　荒らす　　　　　　注 12：primate　霊長類の動物　注 13：dexterous　器用な

注 14：stubby　短くて太い　　　　注 15：agile　すばしこい　　　注 16：golden eagle　イヌワシ

注 17：poach　密猟する　　　　　注 18：leopard　ヒョウ　　　　注 19：predator　捕食動物

注 20：baboon　ヒヒ　　　　　　注 21：exterminate　絶滅させる

注 22：monoculture conifer plantation　針葉樹のみの植林地　　注 23：warden　管理人

注 24：cull　殺処分する　　　　注 25：Hamadryas baboon　マントヒヒ

注 26：wreak havoc　被害を与える　　　　　　　　　注 27：Coptic Christian　コプト教徒

注 28：hyena　ハイエナ　　　　注 29：vulture　ハゲワシ

問　1　空所（ a ）～（ l ）を補うものとして最も適したものを，それぞれ下記の①～⑤の中から一つずつ選び，マークシートの解答欄　1　～　12　にマークしなさい。

| | | ① | ② | ③ | ④ | ⑤ |
|---|---|---|---|---|---|---|
| （a） | 1 | to visit | to visiting | visited | visiting | visitors |
| （b） | 2 | abandoned | contributed to | frequented | rebuilt | represented |
| （c） | 3 | spotted | spotted by | spotting | to spot | to spotting |
| （d） | 4 | blown | cheered | dug | ended | shut |
| （e） | 5 | of which | that | what | which | whose |
| （f） | 6 | exceeds | executes | expels | expires | extends |
| （g） | 7 | apply | compensate | go | provide | stand up |
| （h） | 8 | characteristic | envious | independent | protective | tolerant |
| （i） | 9 | deliberation | designation | destruction | discrimination | distribution |
| （j） | 10 | benefits | conflicts | costs | demands | populations |
| （k） | 11 | called | decided | dropped in | fed | turned |
| （l） | 12 | discern | disclose | dispose | dispute | disrupt |

問　2　下線部（ア），（イ）が指示するものを，それぞれ下記の①～⑤の中から一つずつ選び，マークシートの解答欄　13 ，　14 にマークしなさい。

(ア)　13　① many of our visitors

② monkeys

③ oak logs

④ our woods

⑤ shiitake mushrooms

(イ)　14　① game animals

② macaques

③ most Japanese hunters

④ special permits

⑤ the nuisance animal laws

問　3　下線部（A），（B）が表す内容に最も近いものを，それぞれ下記の①～⑤の中から一つずつ選び，マークシートの解答欄　15 ，　16 にマークしなさい。

(A)　15

① 私はニホンザルがいるところでは絶対に車の窓を開けたりしない。

② 私は噛まれるのが怖いので，ニホンザルが襲ってきても絶対に抵抗しない。

③ 私は正面が開いている店から果物や野菜などの食べ物を絶対に持ち去ったりしない。

④ ニホンザルがかわいいと思う人も中にはいるが，私は絶対にかわいいとは思わない。

⑤ ニホンザルにはエサを与えないというのが一般的な規則だが，私は絶対にそれには従わない。

(B)　16

① マントヒヒの肉とは全く関わりを持たない。

② マントヒヒの肉を処理したことが一度もない。

③ マントヒヒの肉だけでは決して満足できない。

④ マントヒヒの肉を処理するための知識が全くない。

⑤ マントヒヒの肉を処理するための道具を何も持っていない。

問　4　次の①〜⑤の日本文に関して，本文の内容と一致するものを一つ選び，マークシートの解答欄
　　　　17　にマークしなさい。

①　研究者によると，筆者が長野県の黒姫で暮らし始めた 1980 年当時，その地域にまだシカやイノシシやニホンザルがいなかったのは，冬に雪が多すぎて十分な食料がなかったからだ。

②　アファンの森への訪問者の中には，森にいるニホンザルを見て喜ぶ人が多いだろうが，おそらくサルたちはそこで栽培しているシイタケを食べ始めることになるので，筆者は喜べないでいる。

③　ニホンザルの体毛は寒くなると非常に濃くなるのだが，交尾期になると顔の周りの毛が更に濃くなることがある。

④　特別な許可があればニホンザルは狩猟の対象になるが，ほとんどの日本人狩猟者がニホンザルを撃ちたがらないのは，1つにはニホンザルの生息地が遠すぎると考えているからだ。

⑤　このままアファンの森にニホンザルが増え続ければ，害獣駆除の許可が下りる可能性が高いので，ニホンザルをわなで捕獲したり銃で撃ったりすることが近い将来可能になるだろう。

問　5　次の 1〜3 のそれぞれの単語①〜⑤の中から，下線部の発音が他の四つと異なるものを一つずつ
　　　　選び，マークシートの解答欄　18　〜　20　にマークしなさい。

1.　　18
　　①　en<u>ou</u>gh　　②　s<u>ou</u>thern　　③　surr<u>ou</u>nding　　④　tr<u>ou</u>ble　　⑤　y<u>ou</u>ngster

2.　　19
　　①　f<u>o</u>lk　　②　l<u>a</u>w　　③　l<u>o</u>cal　　④　l<u>o</u>w　　⑤　<u>oa</u>k

3.　　20
　　①　f<u>ea</u>st　　②　imm<u>e</u>diate　　③　pr<u>e</u>fecture　　④　r<u>e</u>gion　　⑤　t<u>e</u>mperate

$\boxed{\text{II}}$ 次の A，B 及び C の設問に答えなさい。

A. 次の1〜5の日本文とほぼ同じ意味の英文になるように，（　　　）内に最も適した単語を［　　］の指示に従って解答用紙に書きなさい。

1. 日本人は義務感から英語を勉強する傾向がある。

The Japanese are（　　　）to study English out of a sense of obligation.
　［a で始まる単語］

2. A: 手伝ってくれてありがとう。

B: どういたしまして。

A: Thank you for your help.

B: My（　　　）.
　［p で始まる単語］

3. 私はガイドブックのお薦めに頼らないで，自分が見ておくべきだと思うもののリストを信じるべきである。

I should have faith in my own must-see list instead of（　　　）on guidebook recommendations.
　［r で始まる単語］

4. 2009 年 2 月にサイの角の国内販売に対する禁止令が施行された。

In February 2009 the ban on（　　　）sales of rhino horn went into effect.
　［d で始まる単語］

5. 私が娘を育てる上での重要事項の1つは彼女に英語を自由に使いこなす力を与えてあげることだ。

One of my core priorities in raising my daughter is to provide her with a good（　　　）of English.
　［c で始まる単語］

B. 以下の例に従って，次の1〜5の［　　　］内の単語の形を変え，文脈に合うように（　　　）に入る一語を解答用紙に書きなさい。

（例）Certain (combinations) of sounds are not possible in English. [combine]

（例）I think that I should sell my car, but he (disagrees). [agree]

1. She tried to pay （　　　　） to what he was saying. [attend]

2. The job is open to any suitably qualified person （　　　　） of age, gender, or race. [regard]

3. I have to be （　　　　） to my parents because I owe them a lot of money. [obey]

4. Local （　　　　） were angry at not being asked for their opinion about the new housing proposal. [reside]

5. His （　　　　） with the language helped him enjoy his stay. [familiar]

C. 次の1〜5のそれぞれの日本文の意味になるように，下記に与えられた語を［　　　］内に並べかえて英文を完成させると，指定された数字の位置にくるものはどれか。与えられた語群の中からそれぞれ選び，記号を解答用紙に書きなさい。

1. 日本の一般大衆は喫煙のことになるとあまり寛容ではなくなってきている。

The Japanese ［ _1_ 　 _2_ 　 _3_ 　 **_4_** 　 _5_ 　 _6_ 　 _7_ 　 **_8_** 　 _9_ 　 _10_ ］.

（**4**と**8**）

ア．becoming　　イ．comes　　ウ．is　　エ．it　　オ．less

カ．public　　キ．smoking　　ク．to　　ケ．tolerant　　コ．when

2. 助けを必要としているように見える外国人の横を人々が歩いて通り過ぎるのを私はよく見かける。

I often ［ _1_ 　 _2_ 　 **_3_** 　 _4_ 　 _5_ 　 _6_ 　 **_7_** 　 _8_ 　 _9_ 　 _10_ ］.

（**3**と**7**）

ア．foreigners　　イ．help　　ウ．need　　エ．past　　オ．people

カ．see　　キ．seem　　ク．to　　ケ．walk　　コ．who

3. そのシャワーの場面がとても恐ろしかったので，私はあまりにこわくて数週間シャワーを浴びることができなかった。

The shower scene was ［ _1_ 　 _2_ 　 **_3_** 　 _4_ 　 _5_ 　 _6_ 　 **_7_** 　 _8_ 　 _9_ 　 _10_ 　 _11_ 　 _12_ ］ weeks.

（**3**と**7**）

ア．a　　イ．for　　ウ．frightening　　エ．I　　オ．scared

カ．shower　　キ．so　　ク．take　　ケ．that　　コ．to

サ．too　　シ．was

4. 大人になりたくて仕方がないと私に思わせてくれるような手本となる人を私は見つけた。

I [ _1_ _2_ _3_ _4_ **_5_** _6_ _7_ **_8_** _9_ _10_ _11_ ].

(**5** と **8**)

ア．a　　　イ．adult　　ウ．an　　エ．become　　オ．eager

カ．found　　キ．made　　ク．me　　ケ．role model　　コ．that

サ．to

5. 犬が怖い人にとって，自分に向かって走ってくる大型犬はとても恐ろしい感じがする。

For people [ _1_ _2_ _3_ **_4_** _5_ , _6_ _7_ _8_ **_9_** _10_

_11_ _12_ _13_ _14_ ].

(**4** と **9**)

ア．a　　　　イ．afraid　　ウ．are　　エ．dog　　オ．dogs

カ．feels　　キ．huge　　ク．of　　ケ．running　　コ．them

サ．threatening　シ．toward　　ス．very　　セ．who

# 数　学

## 問題　30年度

### 第2回

$\boxed{\text{I}}$　数列 $\{a_n\}$ $(n=1, 2, \cdots)$ が次のように定義されているとき，以下の各問いに答えよ。

$$a_1=7, \quad a_{n+1}=9a_n+16 \quad (n=1, 2, \cdots)$$

問　1　$a_n$ を $n$ の式で表せ。

問　2　次の式で定義される和の値を求めよ。

$$\sum_{n=1}^{2018} \frac{1}{(\log_3\sqrt{2+a_n}) \cdot (\log_3\sqrt{2+a_{n+1}})}$$

**Ⅱ** 外見が同じ 2 つの箱 A, B があり，A には赤玉が 3 個，白玉が 5 個，B には赤玉が 4 個，白玉が 6 個，それぞれ入っている。A, B いずれかの箱を選んで玉を 1 個取り出すとき，次の各問いに答えよ。

問 1 A から赤玉を取り出す確率を求めよ。

問 2 B から赤玉を取り出す確率を求めよ。

問 3 赤玉を取り出す確率を求めよ。

問 4 赤玉を取り出した際に，選んだ箱が A であった確率を求めよ。

Ⅲ 次の文中の □ に入る数を求めよ。

O を原点とする $xy$ 平面において，A $(-1, 4)$，B $(2, 1)$，P を 3 頂点とする三角形 ABP を考える。頂点 P が，原点中心，半径 3 の円周上を動くとき，三角形 ABP の重心の軌跡は中心 $($ (1) , (2) $)$，半径 (3) の円となる。ただし 2 点 $($ (4) , (5) $)$ および $($ (6) , (7) $)$ $($ (4) $<$ (6) とする$)$ は除く。

$\boxed{\text{IV}}$ 四面体 OABC において，∠AOB＝90°，∠AOC＝60°，∠BOC＝45° であり，また正の数 $a, b, c$ に対して OA＝$a$，OB＝$b$，OC＝$c$ である。点 C から平面 OAB に垂線 CH を下ろすとき，次の各問いに答えよ。


問　1　$\overrightarrow{\text{CH}}$ を，$\overrightarrow{\text{OA}}$，$\overrightarrow{\text{OB}}$，$\overrightarrow{\text{OC}}$ および $a, b, c$ を用いて表せ。


問　2　$\overrightarrow{\text{CH}}$ の大きさを求めよ。


問　3　四面体 OABC の体積を，$a, b, c$ を用いて表せ。

$\boxed{\text{V}}$　O を原点とする $xy$ 平面上の曲線 $C:y=f(x)=-x^3+3x+2$　$(x\geqq0,\ y\geqq0)$ と $y$ 軸，$x$ 軸との交点をそれぞれ A，B とし，$C$ 上の動点を P とするとき，次の各問いに答えよ。


問　1　点 A の座標を求めよ。


問　2　点 B の座標を求めよ。


問　3　四角形 OAPB の面積の最大値と，そのときの P の座標を求めよ。

# 物　理

## 問題　30年度

第1回

**I**

重さ $m_m$ の人が重さ $m_b$ の自転車に乗って一定の速さ $v$ で走る。斜面に沿って距離 $x$ 進むごとに、高さ $h$ 上がる坂道を、速さ $v$ でのぼる場合に重力に対してした仕事率は、水平な地面で発電ライトを点火させながら速さ $v$ で走る場合に、発電ライトの点灯のために使われた仕事率の2倍と等しかった。この発電ライトを点灯させるための仕事率を求めよ。重力の加速度の大きさを $g$ とせよ。

**II**

図のようなベルトコンベアにおいて、ベルトを一定の速さ $v$ で水平に動かし、A点でベルトの上に物体をそっと置いた。以下の問に答えよ。物体とベルトの間の動摩擦係数を $\mu$、重力加速度の大きさを $g$ とする。

(1) 物体がベルトと同じ速さになるまでの時間を求めよ。

(2) この間に物体が進む距離を求めよ。

(3) この間に物体がベルトの上をすべる距離を求めよ。

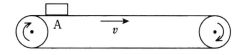

Ⅲ

図のように，気体を状態 A（圧力 $p_1$，体積 $V_1$，温度 $T_1$）から，加熱して状態 B（圧力 $p_1$，体積 $V_2$，温度 $T_2$）にした。次に，状態 A に戻し，加熱して状態 C（圧力 $p_2$，体積 $V_1$，温度 $T_2$）にした。さらに，状態 C から等温変化させて状態 B にした。ただし，気体を $n$ mol の理想気体とし，気体定数を $R$，定圧モル比熱を $C_p$，定積モル比熱を $C_V$ とする。また，状態変化は非常にゆっくり行う。以下の問に答えよ。

（1） A→B の過程で，気体が吸収した熱量 $Q_1$ を，$C_p$, $C_V$, $n$, $T_1$, $T_2$ のうちから必要なものを用いて求めよ。

（2） A→B の過程で，気体が外部にした仕事 $W$ を，$p_1$, $p_2$, $n$, $V_1$, $V_2$ のうちから必要なものを用いて求めよ。

（3） A→C の過程で，気体が吸収した熱量 $Q_2$ を，$C_p$, $C_V$, $n$, $T_1$, $T_2$ のうちから必要なものを用いて求めよ。

（4） A→C→B の過程で，増加した内部エネルギーを，$C_p$, $C_V$, $n$, $T_1$, $T_2$ のうちから必要なものを用いて求めよ。

（5） $Q_1$, $Q_2$, $W$ の関係式を求めよ。

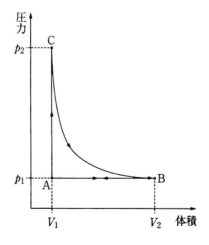

Ⅳ

太陽の放射エネルギーについて以下の問いに答えよ。地球―太陽間の距離を $1.5\times10^{11}$ m とし，地球の位置で太陽からの放射に垂直な面 $1\,\text{m}^2$ あたりに届く放射のエネルギーを太陽定数といい，その大きさを $1.37\times10^3\,\text{W}\,\text{m}^{-2}$ とする。

（1） 太陽が 1 分間に放射する全エネルギーを求めよ。

（2） 地球の大気や地面が 1 年間に吸収する太陽エネルギーの大きさを求めよ。ただし，地球の半径を $6.4\times10^6$ m として，地球に届いた太陽エネルギーのうち 70 ％ が吸収されるとする。

（3） 火星－太陽間の距離を $2.3\times10^{11}$ m として，火星における太陽定数に相当する値を求めよ。

Ⅴ

$x$ 軸の正方向に進んでいる 2 つの横波 A と B がある。横波 A と B は，振幅，振動方向，伝わる速さは同じだが振動数は異なる。図は，ある時刻 $t$ における，$x$ 軸上の等間隔の点 $x_0$，$x_1$，…，$x_7$ での，それぞれの波による媒質の変位を示している。これらの波の速さを $v$ とし，$x_0 x_7$ 間の距離を $d$ として，以下の問に答えよ。

（1） 波 A の振動数を求めよ。

（2） 時刻 $t$ において，波 A と B の重ねあわせによる媒質の変位の大きさが最大になる位置の間隔を求めよ。

（3） $x$ 軸のある 1 点において，波 A と B の重ねあわせによる媒質の変位の大きさが最大になる単位時間のあたりの回数を求めよ。

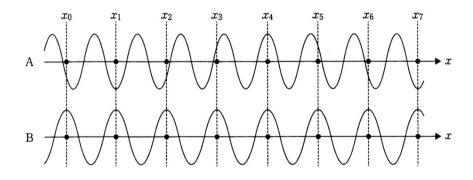

Ⅵ

図のような真空の容器が，紙面に垂直に裏から表へ向かう一様な磁場の中におかれている。質量 $m$ のイオン X を初速度 $v_0$ で点 A から容器内に発射すると，X は半円をえがいて A から距離 $c$ にある点 C に達する。以下の問に答えよ。

(1) X の電荷の正負を答えよ。

(2) X が磁場から受ける力の大きさを求めよ。

(3) X の初速度だけを変えたところ，A から距離 $d$ にある点 D に達したときの初速度を求めよ。

(4) (3) のとき，A から D までの飛行時間を求めよ。

(5) X と同じ電荷をもつ別のイオン Y を，X と同じ方向に初速度 $v_0$ で容器内に発射したら，半円をえがいて A から距離 $\frac{1}{2}c$ にある点 B に達したときの，Y の質量を求めよ。

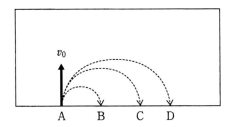

Ⅶ

図のような，起電力 $E_1$, $E_2$ が可変な 2 つの直流電源と，3 つの抵抗器とをつないだ回路において，$E_1$, $E_2$ を調節して，A, B 間の電圧を 20 V に保つとする。電源の内部抵抗は無視できるとして，以下の問に答えよ。

(1) $E_1$ と $E_2$ の関係式を求めよ。

(2) 8Ω と 10Ω との抵抗器で消費される電力の和を，最小にするような $E_1$ と $E_2$ の値を求めよ。

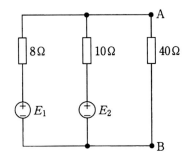

Ⅷ

　運動エネルギー $5.3\,\mathrm{MeV}$ の $\alpha$ 粒子を，静止しているベリリウム ${}^{9}_{4}\mathrm{Be}$ に衝突させ，炭素 ${}^{12}_{6}\mathrm{C}$ と中性子 ${}^{1}_{0}\mathrm{n}$ を生成させる。この炭素と中性子の運動エネルギーの和を求めよ。ただし，${}^{4}_{2}\mathrm{He}$, ${}^{9}_{4}\mathrm{Be}$, ${}^{12}_{6}\mathrm{C}$, ${}^{1}_{0}\mathrm{n}$ の質量をそれぞれ $4.0026\,\mathrm{u}$, $9.0122\,\mathrm{u}$, $12.0000\,\mathrm{u}$, $1.0087\,\mathrm{u}$ とし，$1\,\mathrm{u}$ の質量は $931\,\mathrm{MeV}$ のエネルギーと等価であるとする。


Ⅸ

　下記の核融合反応について，空欄に記入せよ。ただし，水素とヘリウムの核子 1 個あたりの結合エネルギーとして以下の値を用いる。

| ${}^{2}_{1}\mathrm{H}$ | ${}^{3}_{1}\mathrm{H}$ | ${}^{3}_{2}\mathrm{He}$ | ${}^{4}_{2}\mathrm{He}$ |
|---|---|---|---|
| $1.11\,\mathrm{MeV}$ | $2.83\,\mathrm{MeV}$ | $2.57\,\mathrm{MeV}$ | $7.07\,\mathrm{MeV}$ |


$$\mathrm{{}^{2}_{1}H + {}^{2}_{1}H} \longrightarrow 陽子 \quad + \boxed{\ {}^{3}_{1}\mathrm{H}\ } + \boxed{\ 4.05\ }\ \mathrm{MeV}$$

$$\mathrm{{}^{2}_{1}H + {}^{3}_{1}H} \longrightarrow 中性子 + \boxed{\ (1)\ } + \boxed{\ (2)\ }\ \mathrm{MeV}$$

$$\mathrm{{}^{2}_{1}H + {}^{3}_{2}He} \longrightarrow 陽子 \quad + \boxed{\ (3)\ } + \boxed{\ (4)\ }\ \mathrm{MeV}$$

# 化　学

## 問題

### 30年度

第1回

Ⅰ　次の文章を読み，以下の問い（1）～（4）に答えよ。ただし，標準状態の気体1molの体積は22.4Lとする。

一酸化炭素は炭素の不完全燃焼で生成するほか，高温に熱した炭素により二酸化炭素が還元されて生成する。また，ギ酸やシュウ酸に濃硫酸を加えて熱すると発生する。

シュウ酸では，一酸化炭素と同時に二酸化炭素も生じる。一酸化炭素は，工業的には，1,000℃以上に加熱したコークスに水蒸気を反応させて得られるが，熱化学方程式では，以下に示される吸熱反応である。

$$C（固）+ H_2O（気）= H_2（気）+ CO（気）- 131\ kJ \qquad ……①$$

（1）　文章中の下線部 a）の化学反応式を書け。

（2）　以下の水の生成熱②，蒸発熱③の式を利用して，一酸化炭素の生成熱を示す熱化学方程式を書け。

$$H_2（気）+ \frac{1}{2}O_2（気）= H_2O（液）+ 286\ kJ \qquad ……②$$

$$H_2O（液）= H_2O（気）- 44\ kJ \qquad ……③$$

（3）　以下の熱化学方程式を利用して，エタンの完全燃焼の熱化学方程式を書け。

$$2C（固）+ 3H_2（気）= C_2H_6（気）+ 84\ kJ \qquad ……④$$

$$C（固）+ O_2（気）= CO_2（気）+ 394\ kJ \qquad ……⑤$$

（4）　エタン2.00molを完全燃焼させた時，消費された酸素と生成した二酸化炭素は標準状態でそれぞれ何Lか。計算結果は，小数第一位まで記せ。

$\boxed{\text{II}}$  反応速度に関する次の文章（ⅰ），（ⅱ）を読み，以下の問い（1）～（6）に答えよ。ただし，計算結果は有効数字2桁で記せ。

（ⅰ）  容積 4.0 L の容器に，$N_2$ 1.0 mol，$H_2$ 3.0 mol を入れて反応を開始したところ，始めの 10 秒で $NH_3$ が 0.020 mol，開始から 1 分後に 0.10 mol 生成していた。

（1）  始めの 10 秒間における $NH_3$ の増加速度〔mol/(L·s)〕を求めよ。

（2）  あとの 50 秒間における $NH_3$ の増加速度〔mol/(L·s)〕を求めよ。

（3）  あとの 50 秒間における $N_2$ と $H_2$ の減少速度〔mol/(L·s)〕をそれぞれ求めよ。

（ⅱ）  $a A + b B \longrightarrow c C$（$a, b, c$ は係数）で表される反応がある。今，A と B の初濃度を変えて，反応初期の C の生成速度 $v$ を求めたら，下表の結果が得られた。

| 実験 | [A]〔mol/L〕 | [B]〔mol/L〕 | $v$〔mol/(L·s)〕 |
|---|---|---|---|
| ① | 0.40 | 1.40 | $7.2 \times 10^{-2}$ |
| ② | 0.40 | 0.70 | $9.0 \times 10^{-3}$ |
| ③ | 0.80 | 0.70 | $1.8 \times 10^{-2}$ |

（4）  反応速度定数を $k$，反応物 A，B のモル濃度をそれぞれ [A]，[B] として，この反応の反応速度式を書け。

（5）  反応速度定数 $k$ はいくらか，単位を含めて答えよ。

（6）  [A]＝1.0 mol/L，[B]＝2.0 mol/L のとき，C の生成速度〔mol/(L·s)〕を求めよ。


$\boxed{\text{III}}$  電気分解に関する以下の問い（1）～（3）に答えよ。ただし，原子量は Ag＝108，Cu＝64.0，ファラデー定数 $F$＝$9.65 \times 10^4$ C/mol，標準状態の気体 1 mol の体積は 22.4 L とし，計算結果は有効数字3桁で記せ。

（1）  白金電極を用いた硝酸銀水溶液の電気分解で，陰極に銀が 4.32 g 析出した。流れた電気量は何 C か。

（2）  白金電極を用いて硫酸銅(Ⅱ) $CuSO_4$ 水溶液を 5.00 A の電流で 22 分 31 秒間電気分解した。陰極に析出した金属の質量は何 g か。

（3）  （2）において陽極で発生する気体の体積は標準状態で何 L か。

Ⅳ 次の文章（ⅰ），（ⅱ）を読み，以下の問い（1）～（6）に答えよ。

（ⅰ） リンは，核酸（DNA，RNA），リン脂質，ATP などの構成元素で，植物では若芽や根などの成長点や種子に多く含まれ，発芽や細胞分裂に必要とされ，(あ) や (い) とあわせて植物の生育に必要な肥料の三要素として知られる。

リンは，地殻中にリン酸塩の形で存在し，(う) を主成分とするリン鉱石にケイ砂とコークスを混ぜて加熱するとリン蒸気が発生する。これを水中で固化させ，黄リン結晶が得られる。黄リンは (え) 個のリン原子からなる無極性分子で，毒性が高く，空気中で自然発火する性質がある。黄リンを空気中で燃焼させると，吸湿性，脱水性のある (お) が生成する。 (お) に水を加えて加熱するとリン酸が生成する。

(う) は，水に溶けにくく，肥料として使う場合には，硫酸を加えて加熱することで過リン酸石灰を得て，これを使う。

（1） 空欄（あ）～（お）に適切な語句を入れよ。

（2） 黄リンの分子の立体構造を，元素記号を用いて書け。

（3） 下線部 a) の反応を化学反応式で書け。

（4） 下線部 b) の反応を化学反応式で書け。

（5） 下線部 c) の反応を化学反応式で書け。

（ⅱ） 0.20 mol/L の $Cu(NO_3)_2$ 水溶液および $Zn(NO_3)_2$ 水溶液，各 1.0 mL が入った試験管 A，B にそれぞれ，0.20 mol/L の塩酸 1.0 mL を加えた。ついで，これらに硫化水素を通じて飽和させた。この時，溶解度積をそれぞれ，

$$K_{sp\,(CuS)} = [Cu^{2+}][S^{2-}], \quad K_{sp\,(ZnS)} = [Zn^{2+}][S^{2-}] \quad と表し，$$

また，$H_2S \rightleftharpoons 2H^+ + S^{2-}$ の平衡定数を $K_{H_2S} = \dfrac{[H^+]^2[S^{2-}]}{[H_2S]}$ として表す。

（6） （ⅱ）で沈殿の生じる試験管は A，B どちらか選べ。また，その試験管の溶液中の電離している $S^{2-}$ のモル濃度を有効数字 2 桁で求めよ。ただし，$K_{sp\,(CuS)} = 6.5 \times 10^{-30}\ mol^2/L^2$，$K_{sp\,(ZnS)} = 2.2 \times 10^{-18}\ mol^2/L^2$，$K_{H_2S} = 1.2 \times 10^{-21}\ mol^2/L^2$，$H_2S$ のモル濃度は常に $[H_2S] = 0.10\ mol/L$ に保たれているものとする。

Ⅴ　アルコールおよびカルボニル化合物に関する次の文章（ⅰ），（ⅱ）を読み，以下の問い（1）～（4）に答えよ。ただし，化学反応式中の有機化合物は示性式で書け。

（ⅰ）脂肪族炭化水素の水素原子を，ヒドロキシ基で置換した化合物をアルコールといい，メタノールとエタノールが代表的なアルコールである。このうちメタノールは，酸化亜鉛などを　(あ)　として用いて，　(い)　と　(う)　を高温・高圧下で反応させて合成される。また，エタノールは，グルコースを微生物により分解させると生成する。この反応は，アルコール　(え)　という。エタノールは，工業的には，リン酸　(あ)　を用いて，　(お)　と　(か)　を高温・高圧下で反応させて合成する。エタノールに　(き)　を加え，130～140℃に加熱すると，　(く)　が生成し，160～170℃に加熱すると，　(お)　が生成する。

（1）空欄（あ）～（く）に適切な語句を入れよ。

（2）下線部 a)，b)，c) で起こる反応を化学反応式で書け。

（ⅱ）カルボニル化合物には，カルボニル基に水素原子が1個結合したアルデヒド，2個の炭化水素基が結合したケトンがある。アルデヒドは，　(け)　アルコールを酸化して得る。最も単純なアルデヒドである　(こ)　はメタノールの酸化銅(Ⅱ)による酸化により得られる。最も単純なケトンである　(さ)　は酢酸カルシウムの　(し)　で得られる。　(さ)　に水酸化ナトリウム水溶液とヨウ素を加えて温めると，黄色結晶の　(す)　を生成する。

（3）空欄（け）～（す）に適切な語句を入れよ。

（4）下線部 d)，e)，f) で起こる反応を化学反応式で書け。

Ⅵ  以下の問い（1）～（8）に該当するものを，（a）～（i）より一つ選び，記号で答えよ。ただし，同じ記号を何回使用してもよい。

（1） 植物の細胞壁の主成分はどれか。

（2） 動物の肝臓や筋肉などでグルコースから合成されるものはどれか。

（3） グルコースの異性体で，蜂蜜やいろいろな果実の中に存在するものはどれか。

（4） ガラクトースとグルコースが脱水縮合した構造をもつものはどれか。

（5） $\beta$-グルコースに別のグルコースが脱水縮合した構造をもつものはどれか。

（6） 多数の $\alpha$-グルコースが1位の炭素原子と4位の炭素原子に結合したOH基の間で縮合重合し直鎖状の構造をもつ高分子化合物はどれか。

（7） 枝分かれ構造を非常に多くもち，ヨウ素デンプン反応で赤褐色を呈する数百万の分子量をもつ高分子化合物はどれか。

（8） 分子式が $C_{12}H_{22}O_{11}$ の二糖で，その水溶液は還元性を示さないものはどれか。

（a）アミロース 　　　（b）ラクトース 　　（c）フルクトース 　　（d）グリコーゲン
（e）アミロペクチン 　（f）セルロース 　　（g）スクロース 　　　（h）マルトース
（i）セロビオース

# 生　物

## 問　題

### 30年度

### 第 1 回

Ⅰ　下記の文章を読んで各問に答えよ。

　　ショウジョウバエは 4 対の染色体（2n＝8）をもち，そのうち常染色体は 3 対（第 2，第 3，第 4 染色体）で，1 対は性染色体（第 1 染色体）である。性染色体ではメスの場合，X 染色体を 1 対 2 本もち，オスは Y 染色体を 1 本と X 染色体を 1 本もち，性の決定様式は（ a ）である。

　　ショウジョウバエの卵は（ b ）卵で，表割という卵割形式である。卵内には母性因子（母性効果遺伝子）の mRNA が存在し，受精後，母性因子の mRNA から産生されたタンパク質の働きによって前後軸が形成される。前端に存在する（ c ）タンパク質は後端に向かって拡散し，一方後端の（ d ）タンパク質は前方に向かって拡散する。また母性因子としてハンチバック遺伝子やコーダル遺伝子などが存在し，（ c ）タンパク質はコーダル mRNA の翻訳を阻害し，ハンチバック遺伝子の転写を活性化させる。一方（ d ）タンパク質はハンチバック mRNA の翻訳を阻害し，母性因子タンパク質が受精卵の前後に濃度勾配を形成する。

　　これら母性因子由来の調節タンパク質の濃度勾配によって，（ e ）遺伝子群の 9 種類の遺伝子が頭尾軸に沿って発現するが，（ c ）タンパク質は複数の（ e ）遺伝子の発現を抑制または促進し，胚のおおまかな領域に区画される。（ e ）遺伝子群から合成された調節タンパク質によって（ f ）遺伝子群の発現が引き起こされ，さらに（ f ）遺伝子群の発現によって（ g ）遺伝子群の発現が引き起こされ，胚の前後軸に沿った 14 本の体節の帯状パターンが形成される。

　　ショウジョウバエの体節が形成された後，各体節から触角，眼，脚，翅などの器官が形成され，14 に区画された体節は ホメオティック遺伝子群 と呼ばれる調節遺伝子が働くことで特有の形態へと変化する。ホメオティック遺伝子群は大きく バイソラックス複合体とアンテナペディア複合体 という 2 つの複合体に分けられる。

　　ショウジョウバエの 8 つのホメオティック遺伝子には，それぞれ 180 塩基対からできた相同性の高い塩基配列があり，これは（ h ）個のアミノ酸でできたタンパク質をコードする。この塩基配列はショウジョウバエのホメオティック遺伝子以外にも発見され，ほとんど全ての動物に存在することが判明した。

　　このようにショウジョウバエは，卵 →（孵化）→ 幼虫 → 蛹 →（羽化）→ 成虫 という成長過程を経て，次世代の産生へと向かう。

問　1　（ a ）～（ h ）内に適切な語句もしくは数字を記せ。

問　2　下線部①で，卵割と通常の体細胞分裂の違いを 3 つ述べよ。

問　3　下線部②のホメオティック遺伝子の突然変異によって生じる突然変異体とはどのような形態の個体か，説明せよ。

問 4　下線部③のバイソラックス複合体とアンテナペディア複合体はそれぞれ下記のどの部位で発現するのか，全て記号で答えよ。

（ア）頭部　　（イ）前胸部　　（ウ）中胸部　　（エ）後胸部　　（オ）腹部

問 5　下線部④のような昆虫の変態様式を答えよ。

Ⅱ　以下の文章を読んで各問に答えよ。

　自然界では様々な個体群が混じりあって生活している。異種個体群間には多様な相互作用が見られる。食物や生活空間などの資源の利用に関して，生態系内で各生物が占める位置を（a）という。（a）が類似する個体群では，食物や生活空間をめぐって（b）が起こる。（b）の結果，両種が共存できなくなり，一種が残る現象を（c）という。（b）は相互の利益を低下させるため，食い分けやすみわけにより，同じ地域に共存する場合もある。①自然界の生物では，被食者と捕食者でつながった食物連鎖がみられ，捕食者が増加すると被食者は減少する。この現象は捕食者であるゾウリムシと，被食者である酵母菌にも当てはまる関係である。

　異種の個体どうしが関わりあうことで，一方が他方から栄養分などを得るような利益があり，それによりもう一方に不利益が生じる関係を（d）という。②2種の生物間で生じる相互作用は，関わりあう2種以外の生物の影響によって変化することがある。例として，イガイ，海藻，およびヒトデの関係が挙げられる。

問 1　（a）～（d）に入る語句を記せ。

問 2　下線部①にみられる被食と捕食の関係で，同じ容器でゾウリムシと酵母菌を培養したときに，ゾウリムシの個体数は以下の図の破線のような変化を示した。このとき，酵母菌の個体数はどのように変化していくと考えられるか，解答用紙のグラフに実線で記入せよ。酵母菌の初期数は相対値で180とする。

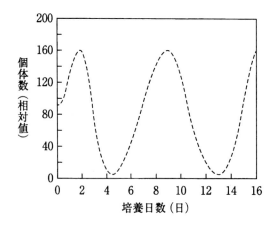

問 3　下線部②にあるイガイ，海藻，およびヒトデの関係において，もともとそれぞれの一種が圧倒的に多く存在することがないとすると，ヒトデを取り除いた場合にその場所はどのように変化していくと考えられるか，30字以内で記せ。また，その理由を50字以内で記せ。

Ⅲ　下記の文章を読んで各問に答えよ。

　窒素はタンパク質や核酸などの有機窒素化合物の構成成分で，生物が生命活動を営む上で欠くことのできない元素である。窒素は大気中に大量に存在するが，ほとんどの生物はこの窒素を直接有機窒素化合物に変換できない。しかし，一部のある種の細菌は大気中の窒素を取り込んで，利用する能力があり，（ a ）細菌とよばれる。この1例に根粒菌がある。根粒菌は主に（ b ）科植物の根の細胞に感染して根粒をつくり，お互い密接な繋がりをもって生活している。①
　多くの植物は，直接大気中の窒素を利用できず，土壌中に含まれるアンモニウムイオンや硝酸イオンを吸収して窒素同化を行う。図に示すように植物窒素同化におけるアミノ酸の合成過程では代謝の中間産物が利用される。植物細胞においてアンモニウムイオンは，まずグルタミンのアミノ基として取り込まれ，その後，（ c ）になる。同様に，（ d ）酵素の働きにより，（ c ）のアミノ基がさまざまな有機酸に転移することで，生物が利用するすべてのアミノ酸が合成される。一方，動物ではタンパク質合成に必要な（ e ）種類のアミノ酸のうち，合成できない，あるいは合成速度の遅いなどの理由により不足するものは栄養素として外界から摂取しなくてはならない。その動物個体の生体内で合成できないアミノ酸で，外界からの摂取が必要なものは通常（ f ）と呼ばれる。
　窒素同化された有機窒素化合物は動植物の遺体や排泄物を経てアンモニウムイオンや硝酸イオンとして植物の根から吸収される。また，土壌中の窒素化合物の一部は細菌の働きにより気体の窒素として大気中に放出され窒素は生態系を循環する。②

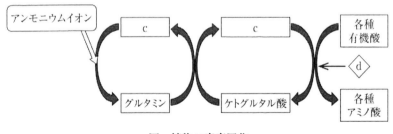

図　植物の窒素同化

問 1　文章中の（ a ）～（ f ）内に適当な語あるいは数字を入れよ（cおよびdは図参照）。

問 2　下線①に示すような根粒菌と宿主植物間の関係を何と呼ぶか。

問 3　下線②に示す反応を何と呼ぶか。

問 4 以下の（ア）〜（オ）の文章で**誤っている**ものを選び，記号で答えよ。

（ア）大気中の窒素の還元ではニトロゲナーゼが触媒する。

（イ）窒素固定により空気中の窒素がアンモニウムイオンに変わる。

（ウ）摂取しなくてはならないアミノ酸の種類は，哺乳動物種間で一致する。

（エ）雷により空気中の窒素が固定される。

（オ）根粒菌は単独で存在するときは大気中の窒素を利用しない。

問 5 田植え前に，田んぼにレンゲソウ（ゲンゲ）を植えて育て，そのまま田んぼにすき込む「緑肥」とよばれる作業がおこなわれることがある。この「緑肥」の目的を簡潔に解説せよ。

Ⅳ 下記の文章を読んで各問に答えよ。

種間である特定の遺伝子の塩基配列あるいはアミノ酸配列を比較すると，多くの場合で配列に違いがみられる。これら違いを基に，共通祖先から種間でいつごろ分岐したのか，その年代を推定することが可能である。

今回，160のアミノ酸からなる領域を5種（種A〜E）において調べた結果，下記の表の通り，種間でアミノ酸配列の違いが見られた。これらアミノ酸配列の置換速度は，生物種に関わらず一定であるとし，下記の各問に答えよ。

表. 生物間におけるアミノ酸配列の置換数

|  | 種A | 種B | 種C | 種D | 種E |
|---|---|---|---|---|---|
| 種A |  | 8 | 24 | 24 | 24 |
| 種B |  |  | 24 | 24 | 24 |
| 種C |  |  |  | 12 | 12 |
| 種D |  |  |  |  | 4 |
| 種E |  |  |  |  |  |

問 1 種Dにとって最も近縁な種はどの種と考えられるか，種Dをのぞく4種の中から選んで答えよ。

問 2　表のデータを用いて分子系統樹を作成した場合，どのような図になるのか。以下の系統図から選び，番号を記せ。

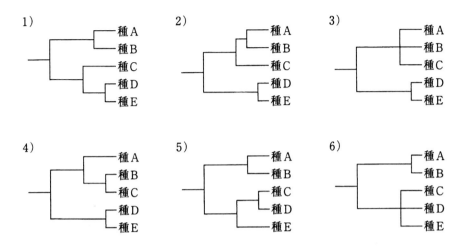

問 3　種Aと種Bが共通祖先から分岐したのが5,000万年前だった場合，1年間当たりにおけるアミノ酸の置換数はいくつか。

問 4　問3の条件で，種C，種D，種Eの共通祖先から種Cは何年前に分岐したと考えられるのか。

問 5　塩基配列の置換速度は一律ではなく，同義置換と非同義置換を比べた時，同義置換のほうが置換速度は速い傾向がある。その理由を40字以内で説明せよ。

$\boxed{V}$　下記の文章を読んで各問に答えよ。

　「神経系の情報伝達に関する研究」でノーベル生理学・医学賞を受賞したエリック・カンデル博士は，ある米国の新聞インタビューで，「私は記憶について興味があり，細胞レベルでどうなっているのかを知りたかったのです。そこで，私は哺乳類のような高度の脳を調べるのではなく，より原始的な 軟体動物であるアメフ
①
ラシを使って，パブロフ博士がイヌでやったような 学習と反射運動を研究することにしたのです」と語って
②
いる。

　カンデル博士は，アメフラシを使って次のような実験をした。アメフラシはもともと水管を刺激するとエラを引っ込める行動を示す動物である。しかし，この刺激を繰り返し行うとやがてエラを引っ込めなくな
③
る。博士は，水管への刺激だけではエラを引っ込めなくなってしまったアメフラシに対して水管への刺激を与えた直後に頭部や尾部に強い刺激を与えてみた。すると，一度は起こさなくなったエラの引っ込めを再
④
び起こすようになることを発見した。また，この組み合わせの刺激を1日4〜5回，数日間にわたって繰り返し行うと，はじめは1回だけの刺激では数分間しか持続しなかったエラの引っ込め反応の持続時間が長くなり，その反応を数日間にわたって引き起こせることを明らかにした。この反応に関わる神経回路を組織学的に調べたところ，エラの引っ込めを起こす運動ニューロンに接する部位において 新しいシナプスが形成して
⑤
いたことが発見されたのである。

**問　1**　下線部①の軟体動物が共通にもつ特徴として認められる，動物の体を包む構造のことを何というか。

**問　2**　下線部②の学習とはどのような現象をいうか。解答欄の「生まれてから受けた経験によって」に引き続いて，25字以内で簡潔に説明せよ。

**問　3**　下線部③のような現象のことを何というか。

**問　4**　下線部④のような現象のことを何というか。

**問　5**　下線部⑤のシナプスの形成によって，エラを引っ込める運動ニューロンにどのような機能的な変化が誘導されたと考えられるか，簡潔に説明せよ。

# 物 理

## 問題                                    30年度

### 第2回

Ⅰ

以下の状況が物理的に起こりえる場合に，その記号を全て選べ。

（a）物体にただ一つの力が作用している場合，その力と同じ向きの加速度が生じる。

（b）物体にただ一つの力が作用している場合，その力と逆向きの加速度が生じる。

（c）物体にただ一つの力が作用している場合，その力と同じ向きに速度を持つ。

（d）物体にただ一つの力が作用している場合，その力と逆向きに速度を持つ。

Ⅱ

ダムの水位の落差による水力発電に関して，以下の問いに答えよ。

（1）毎分 5 ML の水量により，70 MW の電力を得るために必要な落差を求めよ。ただし，ダムの水位は一定で，水の位置エネルギーがすべて仕事に変わるものとし，重力加速度を $10\,\mathrm{m\,s}^{-2}$，水の密度を $1\,\mathrm{g\,cm}^{-3}$ とする。

（2）このダムの水が発電機を通らずに自由落下する場合，落下前後での水温の変化を求めよ。ただし，水の位置エネルギーがすべて熱に変わり水をあたためるのに使われたとし，水の比熱を $4.2\,\mathrm{J\,g}^{-1}\mathrm{K}^{-1}$ とする。

（3）LNG（液化天然ガス）による火力発電において，このダムと同じ電力を得るには，1 時間あたり何 kg の LNG が必要か求めよ。LNG 1 kg の出す熱量は 50 MJ とし，火力発電機の効率は 50 % とする。

Ⅲ

水平面上においた自然長のばね（ばね定数 $k$）の両端に，物体 A（質量 $m_1$）と B（質量 $m_2$）をとりつける。A に水平面と平行な速度 $v$ を右向きに与えると，物体は振動しながら進んだ。以下の問に答えよ。ただし，ばねの質量，物体と水平面との摩擦は無視し，速度は水平面右向きを正とする。

（1）ばねが最も縮んだときの，B の速度を求めよ。

（2）（1）のときの，ばねの縮みを求めよ。

（3）次に，ばねが自然長にもどったときの，A の速度を求めよ。

（4）（3）のときの，B の速度を求めよ。

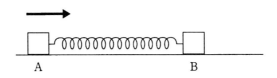

Ⅳ

人工衛星が地球の中心から距離 $r$ の軌道を等速円運動している。人工衛星の質量を $m$，地球の半径を $R$，地表面での重力加速度の大きさを $g$ とし，以下の問に答えよ。また，地球の自転運動は無視する。

（1）地球から人工衛星に働く万有引力の大きさを，$r, m, g, R$ のうち必要なものを用いて表せ。

（2）人工衛星の角速度を，$r, m, g, R$ のうち必要なものを用いて表せ。

（3）人工衛星の公転周期を，$r, m, g, R$ のうち必要なものを用いて表せ。

Ⅴ

圧力 $p$ の気体で満たされた半径 $r$ の球形の風船がある。この気体を加熱したところ，圧力一定のまま半径がわずかに $\Delta r$ だけ増加した。以下の問に答えよ。

(1) $\Delta r$ が $r$ に比べて非常に小さく，$(\Delta r)^2$，$(\Delta r)^3$ の項は無視できるほど小さいとして，風船の体積増加 $\Delta V$ を求めよ。

(2) 気体が風船を押す力の大きさを求めよ。

(3) 気体が風船にした仕事を，$p$ と $\Delta V$ を用いて表せ。

Ⅵ

振動数 $f$ の縦波が，$x$ 軸の正の向きに伝わっている。ある瞬間の位置 $x$ における媒質の $x$ 軸方向への変位を $y$ とする。位置 $x_1$ から $x_2$ までの長さを $d$ とし，以下の問に答えよ。

(1) この波の波長を，$d$ を用いて求めよ。

(2) この波の速さを，$d$，$f$ を用いて求めよ。

(3) 位置 $x_2$ での変位が，図の瞬間から最初に最大になるまでの時間を求めよ。

(4) 媒質の速さが，最大になる位置を，$x_1$，$x_2$，$x_3$，$x_4$ のうちから全て選べ。

(5) 媒質の速さが，0 である位置を，$x_1$，$x_2$，$x_3$，$x_4$ のうちから全て選べ。

(6) 媒質の密度が，最大になる位置を，$x_1$，$x_2$，$x_3$，$x_4$ のうちから全て選べ。

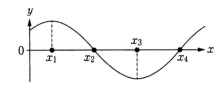

## VII

図のような抵抗と電池の回路について、図1と図2のように電流計と電圧計で測定を行った。抵抗の抵抗値を $R$、電池の起電力を $E$、電流計と電圧計の内部抵抗をそれぞれ $r_A$, $r_V$ として、以下の問に答えよ。ただし、電池の内部抵抗、導線の抵抗は無視する。ある量（真の値 $X$）の測定値が $X'$ のとき、測定の正確さの目安として、相対誤差 $\left|\dfrac{\Delta X}{X}\right| = \left|\dfrac{X'-X}{X}\right|$ を用いる。

(1) 図1において、測定から求められる抵抗の抵抗値 $R_1$ とその相対誤差 $\alpha_1$ を、$E$, $R$, $r_A$, $r_V$ のうち必要な記号を用いて表せ。

(2) 図2において、測定から求められる抵抗の抵抗値 $R_2$ とその相対誤差 $\alpha_2$ を、$E$, $R$, $r_A$, $r_V$ のうち必要な記号を用いて表せ。

(3) 図1と図2を比較した場合、抵抗値 $R$ のより良い近似値が得られる測定の回路の図の番号を答えよ。ただし、抵抗の抵抗値が、電流計と電圧計の内部抵抗値に比べて、小さいとする。

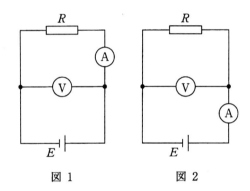

図1　　図2

## VIII

ある物質に波長 300 nm の電磁波を照射して電子を飛び出させ、波長を少しずつ長くすると、波長が 1.0 μm を超えると電子が飛び出さなくなった。プランク定数を $6.6\times10^{-34}$ J s、電子の電荷を $-1.6\times10^{-19}$ C、真空中の光の速さを $3.0\times10^{8}$ m s$^{-1}$ として、以下の問に答えよ

(1) この物質の仕事関数（eV）を求めよ。

(2) 電磁波の波長を 700 nm としたときに飛び出した電子の運動エネルギーの最大値（eV）を求めよ。

# 化　学

## 問題

30年度

### 第2回

$\boxed{\text{I}}$　アンモニア（$NH_3$）に関する以下の問い（1）～（5）に答えよ。ただし，原子量は H＝1.0，N＝14，アボガドロ定数 $N_A$＝$6.0 \times 10^{23}$ /mol，標準状態の気体 1 mol の体積は 22.4 L とし，計算結果は有効数字 2 桁で記せ。

（1）　0.40 mol のアンモニアの質量は何 g か。

（2）　76.5 g のアンモニアの物質量は何 mol か。

（3）　$4.2 \times 10^{22}$ 個のアンモニア分子は，標準状態で何 L の体積を占めるか。

（4）　アンモニア分子 3 個の質量は何 g か。

（5）　標準状態で 1.68 L の体積を占めるアンモニアには，アンモニア分子は何個含まれるか。また，この中に水素原子は何個含まれるか。

Ⅱ 次の文章を読み，以下の問い（1）〜（5）に答えよ。ただし，原子量は H＝1.0，O＝16，S＝32，Cu＝64 とする。

固体の溶解度は，一般に，溶媒（水）100 g に溶ける物質の最大限の質量を，グラム〔g〕単位で表したときの数値で示される。図は，4 種類の固体の溶解度曲線である。

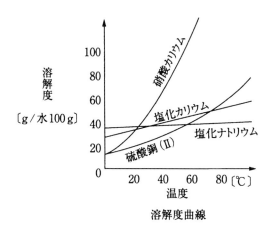

溶解度曲線

（1） 4 つの固体の中で 40 ℃の溶解度と 20 ℃の溶解度で最も差が大きいのはどれか。

（2） 温度による溶解度の差を利用して物質を精製する操作を何というか。

（3） 60 ℃の硫酸銅(Ⅱ)の飽和水溶液 400 g をつくるのに，硫酸銅(Ⅱ)五水和物 $CuSO_4 \cdot 5H_2O$ は何 g 必要か，小数第一位まで表せ。ただし，硫酸銅(Ⅱ)の溶解度は 60 ℃で 40 とする。

（4） （3）の飽和水溶液 400 g を 20 ℃まで冷却すると，硫酸銅(Ⅱ)五水和物 $CuSO_4 \cdot 5H_2O$ は何 g 析出するか，小数第一位まで表せ。ただし，硫酸銅(Ⅱ)の溶解度は 20 ℃で 20 とする。

（5） 不純物として 15 ％の塩化カリウムを含む硝酸カリウムの混合物 100 g がある。この混合物を 60 ℃の水 100 g に溶かし，20 ℃まで冷やすと結晶が析出した。混合物中の硝酸カリウムのうち，何 ％が析出したか，有効数字 3 桁で答えよ。ただし，硝酸カリウムの溶解度は 60 ℃で 109.0，20 ℃で 31.6 とする。

Ⅲ 次の文章を読み，以下の問い（1）〜（5）に答えよ。ただし，原子量は Ag＝108，ファラデー定数 $F=9.65\times10^4$ C/mol，標準状態の気体1 molの体積は22.4 Lとする。計算結果は，有効数字3桁で記せ。

図のように，電解槽Aには硝酸銀（AgNO₃）水溶液を電解槽Bには硫酸ナトリウム（Na₂SO₄）水溶液を入れ，電極にはいずれも白金（Pt）を用い，2つの電解槽を連結した。0.500 Aの電流で32分10秒間電気分解を行ったところ，電解槽Aの陰極が0.864 g増加した。

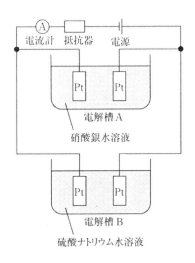

(1) 電解槽Aの両極における変化を，電子e⁻を用いたイオン反応式でそれぞれ表せ。

(2) 回路全体を流れた全電気量は，何Cか。

(3) 電解槽Aに流れた電子は，何molか。

(4) 電解槽Bの両極で発生した気体の体積の合計は，標準状態で何mLか。

(5) 電解槽Aの硝酸銀水溶液が，電気分解前に0.200 mol/Lで100 mLであったとすれば，電気分解後における硝酸銀水溶液の濃度は何mol/Lとなるか。ただし，電気分解による溶液の体積変化はなかったとする。

Ⅳ 　次の文章を読み，以下の問い（1）〜（5）に答えよ。

　　この元素は原子量 39 のアルカリ金属元素の一つで，赤紫色の炎色反応を示し，人体の 0.20 %（質量 %）
　a)　　　　　　　　　　　　　　　　　　　　　　　　　　　　　　　　　　　　　b)
を占める。塩化物および硫酸塩は 肥料 として，高級脂肪酸（R-COOH）との塩は （あ） として，臭化物は
　　　　　　　　　　　　　c)
犬の抗てんかん薬としても使われる。また，この元素のヨウ化物水溶液にヨウ素を溶かした溶液は （い）
の検出に使われる。

（1）　下線部 a）の この元素 とは何か，名称と元素記号を答えよ。

（2）　下線部 b）から，人の体重を 60 kg とした場合，人体に含まれるこの元素の物質量は何 mol か。計算
　　　結果は有効数字 2 桁で記せ。

（3）　下線部 c）の 肥料 の 3 要素について，残り 2 つの元素を元素記号で答えよ。

（4）　この元素の高級脂肪酸との塩の水溶液は弱い塩基性を示す。これを表すイオン反応式を書け。

（5）　空欄（あ），（い）に適切な語句を入れよ。

Ⅴ 次の文章を読み，以下の問い（1）～（7）に答えよ。ただし，原子量は H＝1.0，C＝12.0，N＝14.0，O＝16.0，標準状態の気体 1 mol の体積は 22.4 L とする。

アミノ酸はアミノ基とカルボキシ基を持つ化合物であるが，これら 2 つの官能基が同一の炭素原子に結合したものを α-アミノ酸という。天然のタンパク質は約 20 種類の α-アミノ酸により構成される。
a)
アミノ酸をエタノールに溶かし，乾燥した HCl ガスを通じ加熱すると，エステルが生成する。また，アミノ酸は亜硝酸と反応して窒素ガスが発生する。10 個以上のアミノ酸が縮合してできた化合物をポリペプチ
b)
ドと呼ぶ。

α-アミノ酸 （あ） は，同一炭素原子にアミノ基とカルボキシ基の他にメチル基が結合したアミノ酸である。50 個の同一の α-アミノ酸 （あ） からなる合成ポリペプチド （い） 4.46 g を反応容器に入れ，濃硫酸を加えて加熱し，完全に分解させた。ついで，過剰の水酸化ナトリウムを加えて煮沸したところ，刺激臭のある気体 （う） が標準状態で 1.40 L 生じた。

（1） 下線部 a）の α-アミノ酸の中で，ベンゼン環を有する構造のアミノ酸の名称をすべて書け。

（2） 下線部 a）の α-アミノ酸の中で，硫黄原子を含むアミノ酸の名称をすべて書け。

（3） α-アミノ酸（あ）の名称と分子式を書け。

（4） ポリペプチド（い）の分子量を計算し，整数値で表せ。

（5） 下線部 b）の化学反応式を，α-アミノ酸（あ）について，示性式を用いて表せ。

（6） 気体（う）の名称を書け。

（7） 気体（う）は何 g か。小数第二位まで表せ。

# 生 物

## 問題

### 30年度

第2回

I  下記の文章を読んで各問に答えよ。

ヒトの血液型には ABO 式，MN 式，Rh 式などがあり，これらは成長や健康に優劣をもたらすものではないが，( a )や妊娠時に不都合を生じることがある。ABO 式血液型は，常染色体にある A，B，O の3つの互いに対立する遺伝子に支配されている。このような遺伝子を( b )遺伝子と呼び，親子判定にも利用される。

ABO 式血液型は( c )の膜の表面にある抗原（凝集原）と血清中に存在する抗体（凝集素）との凝集反応によって判定される。各血液型のヒトが持つ抗原と抗体は遺伝的に決まっている。凝集原は A と B，凝集素は α と β であり，A と α，B と β が出あうと凝集がおこる。いま，凝集素 α に，あるヒトの血液を加えて凝集がおこったとすると，このヒトの血液型は A 型か AB 型である可能性があり，さらにこのヒトの血液を凝集素 β に加えて凝集がおこらなかったとすると，このヒトの血液型は A 型と判定できる。

ある 300 人の集団の血液型を調べたところ，凝集素 α に凝集反応を示したもの 157 人，凝集素 β に凝集反応を示したもの 80 人で，いずれの凝集素とも凝集反応を示さない O 型は AB 型の4倍であったとする。この場合，各血液型の人数は，A 型は( ア )人，B 型は( イ )人，AB 型は( ウ )人，O 型は( エ )人となる。

A 型は AA と AO，B 型は BB と BO，AB 型は AB，O 型は OO の遺伝子型をそれぞれもつ。A 遺伝子と B 遺伝子との間には優劣関係がないが，O 遺伝子は A，B の両遺伝子に対して劣性である。MN 式血液型は M 遺伝子と N 遺伝子に支配されていて，両遺伝子間に優劣関係はなく，血液型が MN 型の場合，その遺伝子型は MN である。Rh 式血液型は Rh＋ と Rh－ の両遺伝子に支配され，Rh＋ は Rh－ に対して( d )で，この場合も( e )の法則にしたがって遺伝する。Rh－ 型の女性が Rh＋ 型の男性と結婚し，Rh＋ 型の子を妊娠する場合，この Rh－ 型の女性は，第1回目の妊娠では異常がないが，2度目からの妊娠時に，胎児に溶血（血液型不適合）をおこし，貧血や流産の原因となる。

問 1  文中の( a )～( e )に適切な語句を記せ。

問 2  文中の( ア )～( エ )に数値を入れよ。

問 3  下線部分について，溶血障害をおこす理由を 100 字以内で記せ。

問 4  表現型 B 型・MN 型・Rh－ 型の女性がある男性と結婚し 2 児をもうけた。第 1 子は表現型 A 型・M 型・Rh－ 型で，第 2 子は表現型 O 型・N 型・Rh＋ 型であった。2 児の父親はどのような表現型をもっているか。

問　5　問4の第1子の血液型の遺伝子型を AO・MM・Rh−Rh− とし，この子が BO・MN・Rh+Rh− の遺伝子型をもつ相手と結婚し，出産した場合，表現型 AB 型・M 型・Rh− 型の血液型の子供が生まれる確率 は何 % か，小数第 2 位まで示せ。但し，各遺伝子は独立関係にある。

Ⅱ　下記の文章を読んで各問に答えよ。

　ある種の個体群から個体がいなくなることや，次世代を残せなくなることを絶滅という。

　個体群の絶滅に繋がる，以下のような過程が繰り返されることにより個体数の減少は加速し，絶滅が起きやすくなる。

1）生息地の破壊や縮小が起こると，そこに暮らす個体群の大きさも縮小する。

2）小さな個体群では，遺伝的な( a )が低くなりやすい。( a )が低い集団では，環境の変化や新たな伝染病などに適応できる個体が存在しにくく，個体数のさらなる低下を招く可能性が高い。

3）小さな個体群では，近親交配（遺伝的に近い関係の個体との交配）の機会がふえる。近親交配では，遺伝病などの生存に不利な形質が現れやすくなる。このような現象を( b )という。

4）個体数の少ない個体群は，偶然に一方の性の子のみが生まれるなど，絶滅を加速させる偶然の現象の影響を受けやすい。これを人口的な確率性という。

5）個体群が小さいと<u>アリー効果</u>が低下し，死亡率が高まる。

問　1　( a )と( b )に入る語句を記せ。

問　2　下線部について 30 字以内で説明せよ。また，その例を以下より 1 つ選べ。

　　（ア）餌を占有しやすく，充分な栄養を摂取できる。

　　（イ）交配相手に対する同性個体の競合が少なくなる。

　　（ウ）闘争による個体の損失が低くなる。

　　（エ）交配相手が見つけやすくなる。

　　（オ）生息域の縮小に適応しやすくなる。

問　3　文中の1)～5)の過程が繰り返されることによりおきる絶滅につながる現象を何とよぶか。

問　4　個体群の絶滅に関与する要因として，問3の現象以外に考えられる要因として外来生物が挙げられる。

　　（1）外来生物の侵入が個体群の絶滅の原因となりうる理由を 30 字以内で記せ。

　　（2）在来の生物に多大な影響をもたらすとして，飼育や栽培を禁止するよう環境省に指定された生物を何とよぶか。

問 5　その地域に生息する生物の集団と，本来自然状態では交雑しえない地域に生息する集団が，人為的な要因により出会い交雑することによって，もともとその地域に生息していた生物の固有の遺伝的純系が失われることがある。これを何とよぶか。

Ⅲ　下記の文章を読んで各問に答えよ。

　DNA 二重らせんモデルが提唱された後，DNA とタンパク質との関係が検討され，遺伝情報は DNA にあり，DNA を鋳型に RNA が合成され，RNA の情報をもとにタンパク質が生産されるという遺伝情報の一方向性の流れが提唱された。遺伝情報をもとにしてタンパク質が合成されることを遺伝子の発現とよび，その過程は転写と翻訳の 2 つの段階に分けられる。転写は遺伝情報である DNA の塩基配列が RNA の塩基配列へと写し取られる過程で，遺伝情報を伝達するメッセンジャー RNA（mRNA）が合成される。真核生物の細胞では mRNA は転写後移動してリボソームに向かう。翻訳の過程はリボソームで行われ，遺伝情報に従い RNA の塩基配列がアミノ酸配列へと置き換えられポリペプチド鎖が合成される。転写により DNA の遺伝情報が RNA の形に変換され，そのメッセージは mRNA 上に塩基 3 個の配列として存在し，コドンとよばれる。mRNA 上のコドンをアダプター分子が認識し，そのメッセージが指定するアミノ酸をつなげ，DNA の遺伝情報どおりにタンパク質が合成される。

　タンパク質を構成するアミノ酸は 20 種類であり，塩基が 3 つ並ぶトリプレットで示される 64 種類のコドンがそれぞれのアミノ酸に対応する。64 種類のコドンとアミノ酸の関係はニーレンバーグらの人工合成した単純なポリヌクレオチドからなる mRNA を大腸菌をすりつぶして作製した無細胞翻訳系に入れてポリペプチドをつくらせる実験が端緒となり，その後，コラーナらの実験を経てすべてが解読された。

問 1　下線①に示す分子生物学における遺伝情報の流れに関する概念は，フランシス・クリックによりある名称が付けられている。その名称を記せ。

問 2　転写において，2 本鎖の DNA の一方を鋳型にして相補的な RNA 鎖が合成される。この合成過程で最も中心となり働く酵素を 1 つあげ，その酵素名を記せ。また，この酵素が結合する DNA 鎖上の特別な塩基配列を持つ領域で，転写の開始を決定する領域の一般名称を記せ。

問 3　真核細胞の同一遺伝子の転写過程に注目すると，転写直後の mRNA とリボソームへ移動した mRNA では，通常，その長さに違いがみられる。その理由を簡潔に説明せよ。

問 4　下線②に示す真核細胞内での mRNA の移動経路で，すべての mRNA の通り道がある。すべての mRNA がとおる細胞内構造物の名称を記せ。

問 5　下線③に示すアダプター分子は，mRNA のヌクレオチドの塩基配列で示されるコドンと翻訳時のアミノ酸の種類を結びつける役割を持つ分子である。その分子の一般名を記せ。

問 6 遺伝暗号の解読に用いられた人工的な RNA 鎖と無細胞翻訳系を組み合わせた実験の再現を試みた。

（1） 4塩基 UAUC が繰り返しつながる RNA 鎖を人工的に合成して無細胞翻訳系に加えたところ，あるポリペプチドが得られた。そのポリペプチドのアミノ酸配列の特徴を遺伝暗号表を参照して簡潔に文章で記せ。

（2） この実験で使用した人工 RNA 鎖の塩基配列と実験結果のポリペプチドのアミノ酸配列から，遺伝暗号についてどのようなことが推察できるか。遺伝暗号表はないものとし，（1）の実験結果の範囲内でコドンとアミノ酸の関係を解説せよ。

問 7 遺伝暗号表に関する記述で**誤っているもの**を選び，a〜e の記号で答えよ。

a 20種類のアミノ酸はそれぞれ複数種類のコドンが存在する。

b コドンとアミノ酸との関係はほとんどの生物で共通である。

c メチオニンを指定するコドンは同時にタンパク質合成開始点を指定するコドンとして働く。

d 対応する tRNA を持たないコドンが3つ存在する。

e RNA のコドンの配列から合成ペプチドのアミノ酸配列を正確に予測できる。

| 第1字目 | 第2字目 | | | | | | | | 第3字目 |
|---|---|---|---|---|---|---|---|---|---|
| | U | | C | | A | | G | | |
| U | フェニールアラニン | UUU UUC | セリン | UCU UCC | チロシン | UAU UAC | システイン | UGU UGC | U C |
| | ロイシン | UUA UUG | | UCA UCG | 終止コドン | UAA UAG | 終止コドン トリプトファン | UGA UGG | A G |
| C | ロイシン | CUU CUC CUA CUG | プロリン | CCU CCC CCA CCG | ヒスチジン グルタミン | CAU CAC CAA CAG | アルギニン | CGU CGC CGA CGG | U C A G |
| A | イソロイシン | AUU AUC AUA | スレオニン | ACU ACC ACA ACG | アスパラギン リジン | AAU AAC AAA AAG | セリン アルギニン | AGU AGC AGA AGG | U C A G |
| | メチオニン | AUG | | | | | | | |
| G | バリン | GUU GUC GUA GUG | アラニン | GCU GCC GCA GCG | アスパラギン酸 グルタミン酸 | GAU GAC GAA GAG | グリシン | GGU GGC GGA GGG | U C A G |

遺伝暗号表

Ⅳ 下記の文章を読んで各問に答えよ。

　生物群集には様々な栄養段階があり，太陽の光エネルギーを利用して有機物を生産する生産者，生産者を捕食する一次消費者，一次消費者を利用する二次消費者，さらには二次消費者を利用する三次消費者にわけることができる。栄養段階ごとに生産者から高次消費者まで順に個体数を描いた図を個体数ピラミッド，生物量に着目し描いた図を（a）ピラミッド，単位時間・単位面積当たりの生産量に着目し描いた図を（b）ピラミッドと呼ぶ。また，これらをすべて合わせて（c）ピラミッドと呼ぶ。

　下記に示した図は，ある湖での各栄養段階を示す（b）ピラミッドである。成長量や被食量，呼吸量などの計測を行い，カッコ内にその値を示している。以下の問いに答えよ。なお，数値の単位は，kJ/m$^2$/年である。

| 二次消費者 | 最初の現存量 | 成長量(72) | 被食量(54) | 死亡・枯死量(60) | 呼吸量(60) | 不消化排出量(102) |
|---|---|---|---|---|---|---|

| 一次消費者 | 最初の現存量 | 成長量(138) | 被食量(348) | 死亡・枯死量(84) | 呼吸量(86) | 不消化排出量(124) |
|---|---|---|---|---|---|---|

| 生産者 | 最初の現存量 | 成長量(180) | 被食量(780) | 死亡・枯死量(90) | 呼吸量(150) |
|---|---|---|---|---|---|

**問　1**　文中の（a）～（c）に適切な語句を入れよ。

**問　2**　下線部で述べた生産者が光合成によって有機物を生産する過程を何と呼ぶか。

**問　3**　生産者が一定時間に光合成によって生産した有機物の総量を何と呼ぶか。

**問　4**　図のピラミッドから一次消費者の同化量を求めよ。

**問　5**　二次消費者の摂食効率は，一次消費者の生産量に対する二次消費者の摂食量の割合で表すことができるが，この湖における二次消費者の摂食効率はいくつであるか，100分率で答えよ。なお，解答は小数第一位までとし，小数第二位を四捨五入せよ。

**問　6**　生態系における分解者の役割を30字以内で説明せよ。

Ⅴ　下記の文章を読んで各問に答えよ。

　脊椎動物は，外界からの情報をいろいろな刺激として受容器で受け取っている。各受容器で生じた興奮は，ニューロンによって感覚中枢である大脳に伝えられ，受容器が受容した刺激に応じた感覚が生まれる。受容
①
器からの興奮は，ニューロンにより活動電位として伝えられる。多くのニューロンは，細胞体，樹状突起，軸索によって構成される。このうち軸索が，ニューロンから他のニューロンに情報を伝達する神経繊維であり，その構造の違いから（ a ）と（ b ）に分けられる。一般に，同じ太さの軸索をもつ神経繊維であれば（ a ）のほうが活動電位の伝導速度は速くなる。

　物理刺激である音波を受容することで生まれる感覚が聴覚である。ヒトの場合，音波による振動情報は，中耳の耳小骨で増幅されて内耳の（ c ）に伝えられる。そして，（ c ）内のコルチ器にある聴細胞に興奮が生じて，この興奮が（ d ）によって大脳に伝えられて聴覚を生じる。

　一方，化学物質を受容して，それによって生じる興奮が中枢に伝わることで生じる感覚もある。生物が環
②
境情報として受け取ることが出来る化学物質のなかには，動物自身が産生・放出して，同種の他個体に特定の行動・生理現象を引き起こすものがある。そのような化学物質を（ e ）という。

　外界からの情報を受け取った動物は，その情報への反応として行動を起こす。行動は主に骨格筋の収縮によって起こる。骨格筋の収縮は運動神経の末端から分泌される興奮性の神経伝達物質が刺激となって起こ
③
る。このとき，骨格筋の筋原繊維のＺ膜とＺ膜の間の（ f ）と呼ばれる部分の長さが短縮することになる。

**問　1**　（ a ）～（ f ）に入る適当な語句を答えよ。

**問　2**　下線部①について，哺乳類の大脳の表面に近い内側の部分よりも濃い色に観察される部分を何と呼ぶか。

**問　3**　下線部②について，一般に脊椎動物が化学物質を受容して生じる感覚の名称を全て答えよ。

**問　4**　下線部③について，この神経伝達物質の名称を答えよ。

# 英　語

## 解答

### 30年度

## Ⅰ

〔解答〕

問1　(a)⑤　(b)③　(c)①　(d)③
　　　(e)④　(f)⑤　(g)③　(h)④
　　　(i)③　(j)②　(k)①　(l)⑤

問2　(ア)②　(イ)②

問3　(A)④　(B)①

問4　①

問5　1.③　2.②　3.⑤

〔出題者が求めたポイント〕

問1
　(a) ここに入る語は「訪問客」という意味なので、visitors が正解。
　(b) frequented「頻繁に訪れた」が正解。
　(c) was spotted「見つけられた」。の受動態が正解。
　(d) They'd dug up ～「彼らは～を掘り起こした」。dug は dig の過去分詞形。
　(e) 前文の内容を受ける、コンマ + which が正解。
　(f) マカクの生息範囲が「広がる」という文脈なので、extends が正解。
　(g) go for ～「～を得ようとする」。
　(h) be protective of ～「～を保護する」。
　(i) habitat destruction「生息地の破壊」。
　(j) increasing conflicts with humans「人間との衝突の増加」。
　(k) call on ... to V「…に～するよう求める」。ここでは受動態で、「殺処分するよう求められた」という意味になる。
　(l) disrupt ～「～を混乱させる」。

問2（略）

問3　(A) I certainly don't! の don't の後に省略されている動詞は、think なので、④が正解。
　　　(B) have nothing to do with ～「～とは全く関わりを持たない」。

問4　第1段落の内容に一致する。

問5　1.③は[ʌu]、他は[ʌ]。
　　　2.②は[ɔː]、他は[ou]。
　　　3.⑤は[e]、他は[iː]。

〔全訳〕
　1980年、私が長野県北部の丘陵にある黒姫に住むようになったとき、この地域にはシカ、イノシシ、サルはいなかった。地元の人たちによると、冬はあまりにも雪が多く、彼らが生き延びるための食料が十分ではなかったからだ。

　気候変動のせいで、近年雪は多少減っているかもしれない。なぜなら、約15年前からニホンジカやイノシシがここへ移動し始め、今や彼らは、42ヘクタールのアファンの森財団、隣接の我々が管理する27ヘクタールの国立公園、そして周辺の農地に、定期的にやって来る

からだ。

　世界的に有名な地獄谷の「スノーモンキー」は、山ノ内町から南へほんの1時間ほどのドライブで見ることが出来るが、約10年前までは、彼らが我々の地域に頻繁に来ることはなかった。

　その後、私は黒姫山での目撃報告を聞くようになった。ただ、それはいつも一頭だけの孤独なオスだったが。ところが間もなく、若いオスが我が家からわずか数百メートルのところにいるのを見つけた。

　去年の秋、黒姫スキー場近くの友人の庭が、オス、メス、子供の一団によって襲われた。友人の妻が気づいて、バルコニーから彼らめがけて叫ぶ前に、彼らはジャガイモの半分以上を掘り起こしており、それを胸元で抱えるか両手に1個ずつ持って、素早く走り去った。

　今年2月初旬、ひとりの訪問者が、1メートルは積もった雪の上を歩いて我々の森に入ろうとする2、3匹のサルを見つけた。私の生物学スタッフは、彼らはほぼ確実に若いオスだったと言う。彼らの略奪者の一団が来るまでにはしばらく猶予があるはずだ。

　我々の訪問者の多くは、森でサルを見ることを歓迎するだろうが、私は歓迎しない。ひとつには、彼らは、樫の木の上で成長するシイタケを食べ始めるからだ。日本の他の地域でやるように、一つひとつ摘み取り、柄をかじり、残りを投げ捨てる。

　春以降、我々の森は、130種類以上の野生の食用植物、また、ドングリ、クリの実、クワの実を生む。サルの大きな一団が、すぐに大量に荒らしに来るかも知れない。夏にクマ、イノシシ、タヌキからトウモロコシ畑を守るために、すでに電気フェンスを立てている我々の近隣の人も、霊長類の動物を歓迎はしない。

　日本のサルあるいはマカク（ニホンザル）は、日本に固有のもので、北海道を除く本州全土に見られる。その最南端の生息地は、九州の南端から約60キロ離れた鹿児島県の屋久島だ。

　マカクの生息範囲は、暖かい温帯地域から雪国に広がっており、零下20℃の低い気温で ── 人間を除く他の霊長類よりも寒い所で ── 生き残ることが出来る。もちろん人間は、生き残るために衣服か他の動物の皮や毛皮が必要だが。

　マカクは、大きな目、大きい耳、長くて器用な指、短く太い尾、寒さの中でとても厚くなる茶色と灰色の毛皮を持つ。彼らの赤い、毛のない顔は、交尾期にいっそう深く赤らむ。子供はしばしば好奇心が強いが、大人は非常に攻撃的だ。

　多くの場所で、この極めて速く、すばしっこく、強い動物は、人がそれを手に持っているときでさえ、袋やカゴから食べ物を盗むことを学んできた。

　彼らはまた、店頭が開いている店から果物、野菜、食料品を奪い取る。一方、あるものは開いた窓から車内に入って盗む。人が抵抗しようとすると、彼らはひどく咬

むことがある。もちろん、普遍的なルールは彼らにエサをやらない、ということだが、かわいいと思う人も中にはいる。(A)私は絶対に思わない！

日本のマカクが、実際に作物に与える１トン当たりのコストは、野生動物による損害では最高だ。なぜなら、彼らは値の張るもの ― 果樹園の果物や高価な野菜 ― を得ようとするからだ。

日本の猟師は私に、イヌワシは幼いサルを餌にすると言ったが、私はこれを見たことがなく、この強力な鳥でさえ、本当に狩りに成功するのかを疑っている。なぜなら、大人のサルは彼らの子供をとてもよく保護しているからだ。

密猟や生息地の破壊によって数が減少していないアフリカの一部では、ヒョウはサルとヒヒの主要な捕食者だ。ここ日本にヒョウはいないし、また、100年以上前にニホンオオカミは絶滅したので、針葉樹のみの植林地によって、混合林の生息地が大幅に改変されたことを除けば、マカクを困らせることはほとんどない。そしてこれが、人間との衝突の増加をもたらしている基本的な変化なのだ。

マカクは狩猟動物には分類されていないが、迷惑動物法の規定に基づいて発行された特別許可があれば狩猟できる。それにもかかわらず、ほとんどの日本の猟師は彼らを撃ちたいと思っていない。なぜなら、彼らを食用とは見なしていないからであり、また、彼らがあまりにも人間的に見えると思うからだ。私も食べたくないのは理解できる。

私がエチオピアで猟区管理人だったとき、たまに、農場に被害を与えるマントヒヒを殺処分するよう求められることがあった。

研究をしている科学者のために私が撃ち止めたマントヒヒの皮をはぎ、頭蓋骨や骨の収集はしていたが、たとえその見た目がよく、匂いがよくても、全くその肉を食べる気にはならなかった。エチオピアのコプト教徒とイスラム教徒の森林警備隊もまた、(B)この肉とは全く関わりを持たないだろう。それはハイエナとハゲワシにとっては良い知らせだった。

というわけで、もしマカクが我々の森を引き継ぎ始めたら、我々は何をするのか？

害獣駆除許可が我々の管理する森林地帯では発行されておらず、彼らをわなで捕獲することや、撃つことは出来ない。また、騒音や犬で追い払うと他の野生動物が混乱する。本当のところ、今私は解決の手がかりを持たない。

もしこれを読んでいるどなたかに、何か考えがあれば、私は喜んで聞きたい。

## II
〔解答〕
A. 1. apt
   2. pleasure
   3. relying

   4. domestic
   5. command
B. 1. attention
   2. regardless
   3. obedient
   4. residents
   5. familiarity
C. 1. 4番目：オ　　8番目：イ
   2. 3番目：ケ　　7番目：キ
   3. 3番目：ケ　　7番目：オ
   4. 5番目：キ　　8番目：サ
   5. 4番目：ク　　9番目：ケ

〔出題者が求めたポイント〕
A.
1. be apt to V「～する傾向がある」。
2. My pleasure. 「どういたしまして」。Thank you. と言われたときに返す決まり文句。
3. rely on ～「～に頼る」。ここでは、of の目的語として動名詞になる。
4. domestic「国内の」。
5. command of ～「～を自由に使いこなす力」。

B. 問題文訳
1. 彼女は彼が言っていることに注意を払おうとした。
2. この仕事は、年齢、性別、人種に関わらず、適切な資格の人誰にでも開かれている。
3. 私は両親に従順でなければならない。なぜなら、彼らに多額の金を借りているからだ。
4. 新たな住宅供給案について意見を求められなかったので、地元住民たちは怒った。
5. 彼はその言語をよく知っていたので、滞在を楽しむことが出来た。

C. 正解の英文
1. The Japanese ( public is becoming less tolerant when it comes to smoking ).
2. I often ( see people walk past foreigners who seem to need help ).
3. The shower scene was ( so frightening that I was too scared to take a shower for weeks ).
4. I ( found a role model that made me eager to become an adult ).
5. For people ( who are afraid of dogs, a huge dog running toward them feels very threatening ).

# 数　学

## 解答　　30年度

### I

〔解答〕

問1　$a_n = 9^n - 2$　　問2　$\dfrac{2018}{2019}$

〔出題者が求めたポイント〕

数列(漸化式, 和)

問1　基本的な2項間漸化式である。

$a_{n+1} = pa_n + q$ $(p \neq 1)$ は $a_{n+1} - \alpha = p(a_n - \alpha)$ と変形する。

$\left( \begin{array}{l} \text{このときの } \alpha \text{ は, } a_{n+1} \text{ と } a_n \text{ を } \alpha \text{ にして得られる} \\ \alpha = p\alpha + q \text{ の解である。} \end{array} \right)$

問2　数列の和

分母に $n$ があるときは, 差の形に分けて求めることが多い。

〔解答のプロセス〕

問1　$a_{n+1} = 9a_n + 16$ …① が

$a_{n+1} - \alpha = 9(a_n - \alpha)$ となるとすると

$a_{n+1} = 9a_n - 8\alpha$ …② であるので

①と比べて

$\qquad 16 = -8\alpha \qquad \therefore \quad \alpha = -2$

したがって, ①は

$a_{n+1} + 2 = 9(a_n + 2)$ と変形できる。

$b_n = a_n + 2$ とおくと $b_{n+1} = 9b_n$ であり,

$b_1 = a_1 + 2 = 7 + 2 = 9$ により, 数列 $\{b_n\}$ は初項9, 公比9の等比数列と分かったので,

$\qquad b_n = 9 \cdot 9^{n-1} = 9^n$

よって, $b_n = a_n + 2 = 9^n$ より

$\qquad \boxed{a_n = 9^n - 2}$

(注)　①を変形するときの $\alpha$ は, ①より

$\quad \alpha = 9\alpha + 16$ として求めることもできる。

問2　(1)の結果より

$$\begin{aligned} \log_3 \sqrt{2 + a_n} &= \log_3 \sqrt{2 + 9^n - 2} \\ &= \log_3 \sqrt{9^n} \\ &= \log_3 \sqrt{3^{2n}} \\ &= \log_3 3^n \\ &= n \end{aligned}$$

であるので, $\log_3 \sqrt{2 + a_{n+1}} = n + 1$　である。

よって,

$$\begin{aligned} &\sum_{n=1}^{2018} \frac{1}{(\log_3 \sqrt{2 + a_n})(\log_3 \sqrt{2 + a_{n+1}})} \\ &= \sum_{n=1}^{2018} \frac{1}{n(n+1)} \\ &= \sum_{n=1}^{2018} \left( \frac{1}{n} - \frac{1}{n+1} \right) \\ &= \left( \frac{1}{1} - \frac{1}{2} \right) + \left( \frac{1}{2} - \frac{1}{3} \right) + \cdots + \left( \frac{1}{2018} - \frac{1}{2019} \right) \\ &= 1 - \frac{1}{2019} = \boxed{\frac{2018}{2019}} \end{aligned}$$

### II

〔解答〕

問1　$\dfrac{3}{16}$　　問2　$\dfrac{1}{5}$　　問3　$\dfrac{31}{80}$　　問4　$\dfrac{15}{31}$

〔出題者が求めたポイント〕

確率(確率の乗法定理, 原因の確率)

問1　Aから赤玉が出るためには, Aの箱を選ばなければならないので, 求める確率は,

(Aが選ばれる確率)×(Aが選ばれたとき, 箱から赤が出る確率)である。

問2　問1と同様に考える。

問3　赤玉は箱Aから出ることも箱Bから出ることもある。

問4　赤玉がとり出されるという事象を $R$, Aの箱を選ぶという事象を $A$ とすると, 求める確率は,

$P_R(A) = \dfrac{P(A \cap R)}{P(R)}$ である。

〔解答のプロセス〕

問1　Aの箱が選ばれる確率は $\dfrac{1}{2}$ であるから, 求める確率は

$$P_1 = \frac{1}{2} \times \frac{3}{8} = \boxed{\frac{3}{16}}$$

問2　Bの箱が選ばれる確率も $\dfrac{1}{2}$ であるので, 求める確率は

$$P_2 = \frac{1}{2} \times \frac{4}{10} = \boxed{\frac{1}{5}}$$

問3　赤玉はAまたはBの箱からとり出されるので, 求める確率は

$$\begin{aligned} P_3 &= P_1 + P_2 \\ &= \frac{3}{16} + \frac{1}{5} = \boxed{\frac{31}{80}} \end{aligned}$$

問4　赤玉がとり出されるという事象を $R$, Aの箱を選ぶという事象を $A$ とすると, 求める確率は

$$\begin{aligned} P_R(A) &= \frac{P(R \cap A)}{P(R)} \\ &= \frac{P_1}{P_3} = \frac{\dfrac{3}{16}}{\dfrac{31}{80}} = \boxed{\frac{15}{31}} \end{aligned}$$

### III

〔解答〕

| (1) | (2) | (3) | (4) | (5) | (6) | (7) |
|---|---|---|---|---|---|---|
| $\dfrac{1}{3}$ | $\dfrac{5}{3}$ | $1$ | $\dfrac{1}{3}$ | $\dfrac{8}{3}$ | $\dfrac{4}{3}$ | $\dfrac{5}{3}$ |

〔出題者が求めたポイント〕
図形と方程式(軌跡)
3点$(x_1, y_1), (x_2, y_2), (x_3, y_3)$を頂点とする三角形の重心は$\left(\dfrac{x_1+x_2+x_3}{3}, \dfrac{y_1+y_2+y_3}{3}\right)$である。
点Pがある円の周上を動くので、$(a, b)$とおいてよいが、この$a, b$を消去するために用いる式として、円の方程式に$x=a, y=b$を代入しておくこと。
軌跡の除外点は三角形ABPができない場合である。

〔解答のプロセス〕
点Pは円 $x^2+y^2=3^2$ …①
の周上を動くので、
P$(a, b)$とすると
$a^2+b^2=9$ …②
A$(-1, 4)$、B$(2, 1)$、P$(a, b)$より

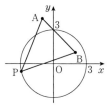

△ABPの重心Gは$\left(\dfrac{a+1}{3}, \dfrac{b+5}{3}\right)$である。

よって、G$(x, y)$とすると
$x=\dfrac{a+1}{3}, y=\dfrac{b+5}{3}$であるから
$a=3x-1, b=3y-5$として②に代入すると
$(3x-1)^2+(3y-5)^2=9$
∴ $\left(x-\dfrac{1}{3}\right)^2+\left(y-\dfrac{5}{3}\right)^2=1$ …③

これは中心$\left(\dfrac{1}{3}, \dfrac{5}{3}\right)$、半径1の円を表す。

ところで、直線AB：$y=-x+3$と円①との交点は
連立方程式$\begin{cases} y=-x+3 \\ x^2+y^2=9 \end{cases}$を解いて、$(0, 3), (3, 0)$であるが、点Pがこの2点に重なるときA、B、Pは一直線上に並び、△ABPはできない。この2点に対して、$\left(\dfrac{a+1}{3}, \dfrac{b+5}{3}\right)$により得られる点は

$a=0, b=3$のとき $\left(\dfrac{1}{3}, \dfrac{8}{3}\right)$

$a=3, b=0$のとき $\left(\dfrac{4}{3}, \dfrac{5}{3}\right)$

で、ともに円③の周上に含まれている。
したがって、点Pの軌跡は③の円からこれらを除いたものであるから、

中心$\left(\boxed{\dfrac{1}{3}, \dfrac{5}{3}}\right)$、半径$\boxed{1}$の円から2点$\left(\boxed{\dfrac{1}{3}, \dfrac{8}{3}}\right)$、$\left(\boxed{\dfrac{4}{3}, \dfrac{5}{3}}\right)$を除いたものである。

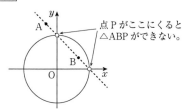
点Pがここにくると△ABPができない。

# Ⅳ

〔解答〕
問1 $\overrightarrow{CH}=\dfrac{c}{2a}\overrightarrow{OA}+\dfrac{c}{\sqrt{2}b}\overrightarrow{OB}-\overrightarrow{OC}$

問2 $\dfrac{c}{2}$  問3 $\dfrac{1}{12}abc$

〔出題者が求めたポイント〕
空間ベクトル(平面への垂線を表すベクトル、四面体の体積)
問1 Hが平面OAB上にあるので、$\overrightarrow{OH}=s\overrightarrow{OA}+t\overrightarrow{OB}$をみたす実数$s, t$がある。
これより、$\overrightarrow{CH}=\overrightarrow{CO}+s\overrightarrow{OA}+t\overrightarrow{OB}$と直して、$\overrightarrow{CH}\perp$平面OABから$s, t$を求める。
問2 $|\overrightarrow{CH}|^2$を計算する。
問3 底面積は△OABの面積で、高さは$|\overrightarrow{CH}|$である。

〔解答のプロセス〕
$\overrightarrow{OA}=\vec{a}, \overrightarrow{OB}=\vec{b}, \overrightarrow{OC}=\vec{c}$とする。

問1 Hは平面OAB上の点なので、
$\overrightarrow{OH}=s\overrightarrow{OA}+t\overrightarrow{OB}$
をみたす実数$s, t$が存在する。

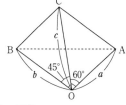

よって、$\overrightarrow{CH}=\overrightarrow{CO}+s\overrightarrow{OA}+t\overrightarrow{OB}$ …①
CHは平面OABと垂直なので、
$\overrightarrow{CH}\cdot\overrightarrow{OA}=(\overrightarrow{CO}+s\overrightarrow{OA}+t\overrightarrow{OB})\cdot\overrightarrow{OA}=0$ …②
$\overrightarrow{CH}\cdot\overrightarrow{OB}=(\overrightarrow{CO}+s\overrightarrow{OA}+t\overrightarrow{OB})\cdot\overrightarrow{OB}=0$ …③
である。
②より $(-\vec{c}+s\vec{a}+t\vec{b})\cdot\vec{a}=0$
∴ $-\vec{c}\cdot\vec{a}+s|\vec{a}|^2+t\vec{a}\cdot\vec{b}=0$ …④
③より $(-\vec{c}+s\vec{a}+t\vec{b})\cdot\vec{b}=0$
∴ $-\vec{b}\cdot\vec{c}+s\vec{a}\cdot\vec{b}+t|\vec{b}|^2=0$ …⑤

ここで$\vec{a}\cdot\vec{b}=0, \vec{b}\cdot\vec{c}=bc\cos 45°=\dfrac{1}{\sqrt{2}}bc$、
$\vec{c}\cdot\vec{a}=ca\cos 60°=\dfrac{1}{2}ca$だから

④より $-\dfrac{1}{2}ca+sa^2=0$

$a\neq 0$より $s=\dfrac{c}{2a}$

⑤より $-\dfrac{1}{\sqrt{2}}bc+tb^2=0$

$b\neq 0$より $t=\dfrac{c}{\sqrt{2}b}$

よって、①より $\overrightarrow{CH}=\overrightarrow{CO}+\dfrac{c}{2a}\overrightarrow{OA}+\dfrac{c}{\sqrt{2}b}\overrightarrow{OB}$

∴ $\boxed{\overrightarrow{CH}=\dfrac{c}{2a}\overrightarrow{OA}+\dfrac{c}{\sqrt{2}b}\overrightarrow{OB}-\overrightarrow{OC}}$

問 2　$|\overrightarrow{CH}|^2 = \left|\dfrac{c}{2a}\vec{a} + \dfrac{c}{\sqrt{2}b}\vec{b} - \vec{c}\right|^2$

$= \dfrac{c^2}{4a^2}|\vec{a}|^2 + \dfrac{c^2}{2b^2}|\vec{b}|^2 + |\vec{c}|^2$

$\quad + \dfrac{c^2}{\sqrt{2}ab}\vec{a}\cdot\vec{b} - \dfrac{\sqrt{2}c}{b}\vec{b}\cdot\vec{c} - \dfrac{c}{a}\vec{c}\cdot\vec{a}$

$= \dfrac{c^2}{4a^2}\cdot a^2 + \dfrac{c^2}{2b^2}\cdot b^2 + c^2$

$\quad + 0 - \dfrac{\sqrt{2}c}{b}\cdot\dfrac{1}{\sqrt{2}}bc - \dfrac{c}{a}\cdot\dfrac{1}{2}ca$

$= \dfrac{c^2}{4} + \dfrac{c^2}{2} + c^2 - c^2 - \dfrac{1}{2}c^2$

$= \dfrac{c^2}{4}$

よって　$|\overrightarrow{CH}| = \boxed{\dfrac{c}{2}}$

問 3　体積 $V = \dfrac{1}{3}\times\triangle\text{OAB}\times\text{CH}$ である。

$\triangle\text{OAB} = \dfrac{1}{2}\times\text{OA}\times\text{OB} = \dfrac{1}{2}ab,\ \text{CH} = |\overrightarrow{CH}| = \dfrac{c}{2}$

だから

$V = \dfrac{1}{3}\times\dfrac{1}{2}ab\times\dfrac{c}{2} = \boxed{\dfrac{1}{12}abc}$

# Ⅴ

〔解答〕
問 1　$(0,\ 2)$　　問 2　$(2,\ 0)$
問 3　最大値 $\dfrac{16\sqrt{3}}{9}+2$，P の座標 $\left(\dfrac{2\sqrt{3}}{3},\ \dfrac{10\sqrt{3}}{9}+2\right)$

〔出題者が求めたポイント〕
微分(3次関数のグラフ，面積の最大値)
問 1，問 2　$x=0$ のときの $y$，および $y=0$ のときの $x$ を求めるだけである。
問 3　四角形 OAPB を $\triangle$OAB と $\triangle$APB に分けて考える。P の位置によらず $\triangle$OAB の面積は一定なので，四角形 OAPB の面積が最大 $\iff$ $\triangle$APB の面積が最大である。★を考えるとき，次のことを知っておくとよい。
凸性が一定である弧 AB 上の動点 P と直線 AB との距離が最大となる点を見つけるには，AB に平行な曲線の接線を利用するのがよい。

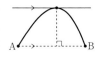

〔解答のプロセス〕
問 1，問 2　$y = -x^3 + 3x + 2$ のとき
$\quad y' = -3x^2 + 3$
$\quad\quad = -3(x+1)(x-1)$ である。
$x=-1$ のとき $y=0$，$x=1$ のとき $y=4$ であり，
$x=0$ のとき $y=2$，$y=0$ のとき $-x^3 + 3x + 2 = 0$
$x^3 - 3x - 2 = 0$
$(x+1)(x-2) = 0$ より $x = -1,\ 2$ であるから，

曲線 $C$ は次図の実線部分であり，

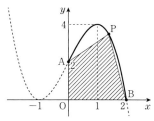

A の座標は $\boxed{(0,\ 2)}$，B の座標は $\boxed{(2,\ 0)}$
である。

問 3　四角形 OAPB は上図の斜線部分である。
この面積を $S$ とすると，$S = \triangle\text{OAB} + \triangle\text{ABP}$ であるが，P が $C$ 上を動くとき，$\triangle$OAB の面積は一定なので，$S$ が最大となるのは，$\triangle$ABP の面積が最大となるときである。
P から AB に垂線 PH を下すと
$\triangle\text{ABP} = \dfrac{1}{2}\times\text{AB}\times\text{PH}$ であり，AB は一定なので，結局，PH が最大となる点 P が求めるものである。
直線 AB の傾きは $-1$ である。
$C$ 上の点で接線の傾きが $-1$ となるのは
$y' = -3x^2 + 3 = -1$ より　$x = \dfrac{2}{\sqrt{3}}$ （∵ $0 \leq x \leq 2$）
曲線 $C$ は上に凸なので
$x = \dfrac{2}{\sqrt{3}},\ y = -\left(\dfrac{2}{\sqrt{3}}\right)^3 + 3\left(\dfrac{2}{\sqrt{3}}\right) + 2 = \dfrac{10\sqrt{3}}{9} + 2$
のとき PH が最大となるので，$S$ も最大となる。
このときの $\triangle$ABP の面積は
3 点 $\text{A}(0,\ 2)$，$\text{B}(2,\ 0)$，$\text{P}\left(\dfrac{2}{\sqrt{3}},\ \dfrac{10\sqrt{3}}{9}+2\right)$ を
$(0,\ 0),\ (2,\ -2),\ \left(\dfrac{2}{\sqrt{3}},\ \dfrac{10\sqrt{3}}{9}\right)$ と平行移動して，
$S_1 = \dfrac{1}{2}\left|2\times\dfrac{10\sqrt{3}}{9} - (-2)\times\dfrac{2}{\sqrt{3}}\right|$
$\quad = \dfrac{1}{2}\left|\dfrac{20\sqrt{3}}{9} + \dfrac{4\sqrt{3}}{3}\right| = \dfrac{16\sqrt{3}}{9}$
また，$\triangle$OAB の面積 $S_2$ は，
$\quad S_2 = \dfrac{1}{2}\times 2\times 2 = 2$
したがって，$S$ の最大値は $S_1 + S_2 = \boxed{\dfrac{16\sqrt{3}}{9} + 2}$
このときの P は，
$\dfrac{2}{\sqrt{3}} = \dfrac{2\sqrt{3}}{3}$ より，$\boxed{\left(\dfrac{2\sqrt{3}}{3},\ \dfrac{10\sqrt{3}}{9}+2\right)}$

# 物 理　解　答　30年度

第1回

## I

〔解答〕

$\dfrac{(m_m+m_b)hv}{2x}$

〔出題者が求めたポイント〕

仕事率，力，速度との関係

〔解答のプロセス〕

$m_m$，$m_b$ は重さであることに注意して，単位時間の仕事量は

$(m_m+m_b)\sin\theta \cdot v = 2J$

と表せる。

∴ $J = \dfrac{(m_m+m_b)hv}{2x}$　…(答)

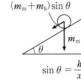

$\sin\theta = \dfrac{h}{x}$

## II

〔解答〕

1) $\dfrac{v}{\mu g}$　　2) $\dfrac{v^2}{2\mu g}$　　3) $\dfrac{v^2}{2\mu g}$

〔出題者が求めたポイント〕

ベルトコンベア上での等加速度運動

〔解答のプロセス〕

1) 運動方程式

$ma = \mu mg$

$a = \mu g$

$v = at$ より

$t = \dfrac{v}{a} = \dfrac{v}{\mu g}$　…(答)

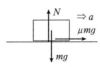

（別解）「運動量の変化＝力積」の関係より

$mv = \mu mg \cdot t$

$t = \dfrac{v}{\mu g}$　…(答)

2) $v^2 - 0^2 = 2ax$　（$x$：物体が進む距離）

$x = \dfrac{v^2}{2a}$

$= \dfrac{v^2}{2\mu g}$　…(答)

3) $s = vt - x$　（$s$：ベルト上をすべる距離）

$= v\dfrac{v}{\mu g} - \dfrac{v^2}{2\mu g}$

$= \dfrac{v^2}{2\mu g}$　…(答)

## III

〔解答〕

1) $Q_1 = nC_p(T_2 - T_1)$　　2) $W = p_1(V_2 - V_1)$
3) $Q_2 = nC_V(T_2 - T_1)$　　4) $nC_V(T_2 - T_1)$
5) $Q_2 - Q_1 - W = 0$

〔出題者が求めたポイント〕

熱力学第一法則

〔解答のプロセス〕

1) A→B の過程は定圧変化。定圧モル比熱 $C_p$ を用いて，

$Q_1 = nC_p \Delta T$

$= nC_p(T_2 - T_1)$　…(答)

2) $W = p_1 \Delta V$

$= p_1(V_2 - V_1)$　…(答)

3) A→C の過程は定積変化。定積モル比熱を用いて

$Q_2 = nC_V \Delta T$

$= nC_V(T_2 - T_1)$　…(答)

4) 最初と最後の状態で決まる。内部エネルギーを $U$ として熱力学第一法則より

$U = Q_2$

$= nC_V(T_2 - T_1)$　…(答)

5) 1サイクルの内部エネルギーの変化量は 0

よって

$U_{AC} + U_{CB} + U_{BA} = 0$

熱力学第一法則を用いて

$(Q_2 + 0) + Q_{BA} + W_{BA} = 0$

$Q_2 - Q_1 - W = 0$　…(答)

$\begin{pmatrix} \text{B→A の過程で} \\ Q_{BA}：\text{気体が吸収した熱量} \\ W_{BA}：\text{気体がした仕事} \end{pmatrix}$

## IV

〔解答〕

1) $2.3 \times 10^{28}$ J　　2) $3.9 \times 10^{24}$ J　　3) 0.58

〔出題者が求めたポイント〕

太陽エネルギー

〔解答のプロセス〕

1) （太陽が1秒間に放射するエネルギー）

＝（太陽定数）×

　（地球と太陽との距離を半径とする球面の面積）

より，太陽が1分間に放射する全エネルギーを $E$ として

$E = 1.37 \times 10^3 \times 60 \times 4\pi \times (1.5 \times 10^{11})^2$

$= 2.322 \times 10^{28}$

$\fallingdotseq 2.3 \times 10^{28}$ [J]　…(答)

2) （太陽定数）×（太陽から見た地球の断面積分）の70%吸収されるエネルギーを $U$ として

$U = 1.37 \times 10^3 \times \pi (6.4 \times 10^6)^2$

$\times 3600 \times 24 \times 365 \times \dfrac{70}{100}$

$= 3.889 \times 10^{24}$

$\fallingdotseq 3.9 \times 10^{24}$ [J]　…(答)

3) (地球軌道を通過するエネルギー)
   =(火星軌道を通過するエネルギー)
   求める火星の太陽定数を $k$ として
   $$4\pi(2.3\times 10^{11})^2 k = 1.37\times 4\pi(1.5\times 10^{11})^2$$
   $$k = \frac{1.37\times(1.5)^2}{(2.3)^2}$$
   $$= 0.5827$$
   $$\fallingdotseq 0.58 \quad \cdots（答）$$

## V

〔解答〕

1) $\dfrac{49v}{6d}$   2) $\dfrac{6}{7}d$   3) $\dfrac{7v}{6d}$

〔出題者が求めたポイント〕
波形の読みとり方

〔解答のプロセス〕

1) Aにおいて，$x_1 - x_7$ 間に7つの波があるので
   $$7\lambda = \frac{6}{7}d \quad \lambda = \frac{6}{49}d$$
   $$f_A = \frac{v}{\lambda}$$
   $$= \frac{49v}{6d} \quad \cdots（答）$$

2) A，Bを重ね合わせると，$x_1$ で変位0，$x_4$ で変位は正の方向に最大となるので，変位の大きさが最大になる位置の間隔は
   $$\frac{6}{7}d \quad \cdots（答）$$

3) A，Bの波は，速さも進行方向も同じなので，重ね合わせの波は $\frac{6}{7}d$ 進むたびに変位が最大となる。単位時間に $v$ 進むので，変位最大の回数は
   $$\frac{v}{\frac{6}{7}d} = \frac{7v}{6d} \quad \cdots（答）$$

## VI

〔解答〕

1) 正   2) $2m\dfrac{v_0^2}{c}$   3) $\dfrac{d}{c}v_0$

4) $\dfrac{\pi c}{2v_0}$   5) $\dfrac{1}{2}m$

〔出題者が求めたポイント〕
質量分析器

〔解答のプロセス〕

1) ローレンツ力
   $$f = qv_0 B$$
   $\begin{pmatrix} q：電荷 \\ B：磁束密度 \end{pmatrix}$

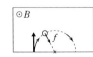

   右ねじの法則を考えて，電荷は正

2) ローレンツ力は向心力あるので，半径 $\dfrac{c}{2}$ なので，
   $$\frac{2mv_0^2}{c} \quad \cdots（答）$$

3) 点Cに到達したときのXの円運動の運動方程式
   $$2m\frac{v_0^2}{c} = qv_0 B \quad \cdots ①$$
   点Dに到達した場合は，$2m\dfrac{v_d^2}{d} = qv_d B \quad \cdots ②$
   $\dfrac{②}{①}$ より
   $$v_d = \frac{d}{c}v_0 \quad \cdots（答）\quad \cdots ③$$

4) 半径 $\dfrac{d}{2}$ の半円周を移動する時間を求めればよい。
   $$\frac{2\pi\times\dfrac{d}{2}\times\dfrac{1}{2}}{v_d} = \frac{\dfrac{\pi d}{2}}{\dfrac{d}{c}v_0} = \frac{\pi c}{2v_0} \quad \cdots（答）$$

5) イオンYの円運動の運動方程式を考えて $r = \dfrac{1}{4}$ として，
   $$m_Y \frac{v_0^2}{\dfrac{1}{4}c} = qv_0 B$$
   $$= 2m\frac{v_0^2}{c} \quad (①より)$$
   $$m_Y = \frac{1}{2}m \quad \cdots（答）$$

## VII

〔解答〕

1) $5E_1 + 4E_2 = 160$   2) $E_1 = \dfrac{160}{9}$, $E_2 = \dfrac{160}{9}$

〔出題者が求めたポイント〕
直流回路でのキルヒホッフの法則

〔解答のプロセス〕

1) $\begin{cases} E_1 + 8i_1 = 20 & \cdots ① \\ E_2 + 10i_2 = 20 & \cdots ② \\ 40(i_1+i_2) = 20 & \cdots ③ \end{cases}$

   ① $\Longleftrightarrow i_1 = \dfrac{20-E_1}{8} \quad \cdots ①'$
   ② $\Longleftrightarrow i_2 = \dfrac{20-E_2}{10} \quad \cdots ②'$

   ①'，②'を③に代入して
   $$\frac{20-E_1}{8} + \frac{20-E_2}{10} = \frac{1}{2}$$
   $$\Longleftrightarrow 5E_1 + 4E_2 = 160 \quad \cdots（答）$$

2) $P = 8i_1^2 + 10i_2^2$
   $$= 8i_1^2 + 10\left(\frac{1}{2} - i_1\right)^2 \quad (③より)$$

$$= 8i_1{}^2 - 10i_1 + \frac{5}{2}$$

$$= 18\left(i_1 - \frac{5}{18}\right)^2 - \frac{25}{18} + \frac{5}{2}$$

$$= 18\left(i_1 - \frac{5}{18}\right)^2 + \frac{20}{18}$$

$$= 18\left(i_1 - \frac{5}{18}\right)^2 + \frac{10}{9}$$

$i_1 = \dfrac{5}{18}$ のとき，$P$ は最小

このとき，③より $i_2 = \dfrac{2}{9}$

よって，①，②より

$$\begin{cases} E_1 = \dfrac{160}{9} \\[2mm] E_2 = \dfrac{160}{9} \end{cases} \quad \cdots (答)$$

## Ⅷ
〔解答〕

11.0MeV

〔出題者が求めたポイント〕

原子核の反応とエネルギー保存則

〔解答のプロセス〕

$$\alpha + {}^{9}_{4}\mathrm{Be} \longrightarrow {}^{12}_{6}\mathrm{C} + {}^{1}_{0}n$$

エネルギー保存則

$$(m_\alpha c^2 + K_\alpha) + m_{\mathrm{Be}} c^2 = (m_{\mathrm{C}} c^2 + K_{\mathrm{C}}) + (m_n c^2 + K_n)$$

($K_{\mathrm{X}}$：物質 X の運動エネルギー)

これより

$$K_{\mathrm{C}} + K_n$$
$$= (m_\alpha + m_{\mathrm{Be}} - m_{\mathrm{C}} - m_n)c^2 + K_\alpha$$
$$= (4.0026 + 9.0122 - 12.0000 - 1.0087) \times 931 + 5.3$$
$$= 10.979$$
$$= 11.0[\mathrm{MeV}] \quad \cdots (答)$$

## Ⅸ
〔解答〕

1) ${}^{4}_{2}\mathrm{He}$ 　2) 17.57 　3) ${}^{4}_{2}\mathrm{He}$ 　4) 18.35

〔出題者が求めたポイント〕

原子核反応の反応熱

〔解答のプロセス〕

核子がばらばらな状態から，結合した後の質量欠損分の
エネルギーが結合エネルギー（核をばらばらの核子にす
るためのエネルギー）。

左辺と右辺で中性子と陽子の数が等しくなるので

$$\underset{\substack{\uparrow \\ (1)答}}{{}^{2}_{1}\mathrm{H} + {}^{3}_{1}\mathrm{H} = \underset{(中性子)}{n} + {}^{4}_{2}\mathrm{He} + Q}$$

放出熱 $Q =$（反応後の結合エネルギー）
$$\qquad\qquad -（反応前の結合エネルギー）$$
$$= 4 \times 7.07 - (2 \times 1.11 + 3 \times 2.83)$$
$$= 28.28 - 2.22 - 8.49$$

$$= 17.57(\mathrm{MeV}) \quad \cdots (2)答$$

同様に

$$\underset{\substack{\uparrow \\ (3)答}}{{}^{2}_{1}\mathrm{H} + {}^{3}_{2}\mathrm{He} = \underset{(陽子)}{p} + {}^{4}_{2}\mathrm{H} + Q}$$

放出熱 $Q = 4 \times 7.07 - (2 \times 1.11 + 3 \times 2.57)$
$$= 28.28 - 2.22 - 7.71$$
$$= 18.35(\mathrm{MeV}) \quad \cdots (4)答$$

日本獣医生命科学大学　30 年度　(53)

| 第2回 |

# Ⅰ

〔解答〕

(a), (c), (d)

〔出題者が求めたポイント〕

力・加速度・速度の関係

〔解答のプロセス〕

運動方程式 $m\vec{a} = \vec{F}$ は力の向きに加速度を生じることを表している。

加速度と速度は $\vec{a} = \dfrac{\Delta \vec{v}}{\Delta t}$ の関係がある

$v = v_0 + at$ なので，$v_0 < 0$，$a > 0$ かつ $v_0 > at$ のとき，力の向きと速度の向きは逆となる。

# Ⅱ

〔解答〕

1)　1.4m　　2)　$3.3 \times 10^{-3}$K　　3)　$1.0 \times 10^3$kg

〔出題者が求めたポイント〕

1)　位置エネルギーと仕事の関係
2)　熱量とエネルギーの関係
3)　電力と熱量の関係

〔解答のプロセス〕

1)　$1L = 1000cm^3$

　　毎分落下する質量は

$$m = 5 \times 10^6 [L] \times 10^3 [cm^3] \times 1 [g/cm^3]$$
$$= 5 \times 10^6 [kg/s]$$

　　よって

$$mgh = 70 [MW]$$
$$5 \times 10^6 \times 10h = 70 \times 10^6$$
$$h = \frac{7}{5}$$
$$= 1.4 [m] \quad \cdots (答)$$

2)　$m \times 10^3 c \Delta T = mgh$

$$\Delta T = \frac{gh}{c} \times 10^{-3}$$
$$= \frac{10 \times 1.4}{4.2} \times 10^{-3}$$
$$= 3.33 \times 10^{-3}$$
$$\fallingdotseq 3.3 \times 10^{-3} [K] \quad \cdots (答)$$

3)　必要な LNG を $x$kg とすると

$$50 \times 10^6 \times x \times \frac{1}{2} = 70 \times 10^6 \times 3600$$
$$x = 1008$$
$$\fallingdotseq 1.0 \times 10^3 [kg] \quad \cdots (答)$$

# Ⅲ

〔解答〕

1)　$\dfrac{m_1}{m_1 + m_2} v$　　2)　$v \sqrt{\dfrac{m_1 m_2}{k(m_1 + m_2)}}$

3)　$\dfrac{m_1 - m_2}{m_1 + m_2} v$

4)　$\dfrac{2m_1}{m_1 + m_2} v$

〔出題者が求めたポイント〕

2 物体の単振動・運動量保存則・力学的エネルギー保存則

〔解答のプロセス〕

1)　この運動は，外力が働いていないので，2 物体の重心は等速直線運動で，2 物体は重心を起点とする単振動となる。ばねが最も縮むとき，2 物体の重心に対する相対速度が 0 なので，2 物体は重心と同じ速度となる。運動量保存則より

$$m_1 v = (m_1 + m_2) V \quad (V : A と B の速度)$$
$$V = \frac{m_1}{m_1 + m_2} v \quad \cdots (答) \quad \cdots ①$$

2)　力学的エネルギー保存則より

$$\frac{1}{2} m_1 v^2 = \frac{1}{2}(m_1 + m_2) V^2 + \frac{1}{2} kl$$

　　($l$：ばねの縮み)

　　①を代入して整理して

$$l = v \sqrt{\frac{m_1 m_2}{k(m_1 + m_2)}} \quad \cdots (答)$$

3)　運動量保存則より

$$m_1 v = m_1 v_A + m_2 v_B \quad \cdots ②$$

　　力学的エネルギー保存則

$$\frac{1}{2} m_1 v^2 = \frac{1}{2} m_1 v_A^2 + \frac{1}{2} m_2 v_B^2 \quad \cdots ③$$

　　($v_A$, $v_B$：自然長のときの A, B の速度，ばね成分は 0)

$$① \iff m_1(v - v_A) = m_2 v_B \quad \cdots ②'$$
$$③ \iff m_1(v^2 - v_A^2) = m_2 v_B^2 \quad \cdots ③'$$

　　$\dfrac{③'}{②'}$ より

$$v + v_A = v_B \quad \cdots ④$$

　　④を②′に代入

$$m_1(v - v_A) = m_2(v + v_A)$$
$$\iff (m_1 + m_2) v_A = (m_1 - m_2) v$$
$$v_A = \frac{m_1 - m_2}{m_1 + m_2} v \quad \cdots (答) \quad \cdots ⑤$$

4)　⑤を④に代入して，整理すると

$$v_B = \frac{2m_1}{m_1 + m_2} v \quad \cdots (答)$$

# Ⅳ

〔解答〕

1)　$\dfrac{gR^2 m}{r^2}$　　2)　$R\sqrt{\dfrac{g}{r^3}}$　　3)　$\dfrac{2\pi}{R}\sqrt{\dfrac{r^3}{g}}$

〔出題者が求めたポイント〕

万有引力

〔解答のプロセス〕

1)　万有引力定数 $G$ は，地球の質量を $M$ とすると，物

体に作用する重力を考えて

$$G\frac{Mm}{R^2} = mg$$

$$\iff G = \frac{gR^2}{M} \quad \cdots ①$$

万有引力を $f$ として

$$f = G\frac{Mm}{r^2}$$

$$= \frac{gR^2 m}{r^2} \quad \cdots (答) \quad (①より)$$

2) 万有引力が向心力となるので

$$mr\omega^2 = G\frac{Mm}{r^2} \quad (\omega：角速度)$$

$$\omega = \sqrt{\frac{GM}{r^3}}$$

$$= R\sqrt{\frac{g}{r^3}} \quad \cdots (答) \quad (①より) \quad \cdots ②$$

3) 周期を $T$ として

$$T = \frac{2\pi}{\omega}$$

$$= \frac{2\pi}{R}\sqrt{\frac{r^3}{g}} \quad \cdots (答) \quad (②より)$$

# V

〔解答〕

1) $4\pi r^2 \Delta r$   2) $4\pi pr^2(r+3\Delta r)$   3) $4\pi pr^2 \Delta r$

〔出題者が求めたポイント〕

気体が風船を押す力と圧力と仕事の関係

〔解答のプロセス〕

1) $\Delta V = \frac{4}{3}\pi(r+\Delta r)^3 - \frac{4}{3}\pi r^3$

$$= \frac{4}{3}\pi \Delta r\{(r+\Delta r)^2 + (r+\Delta r)r + r^2\}$$

$$= \frac{4}{3}\pi \Delta r\{3r^2 + 3r\Delta r + (\Delta r)^2\}$$

$$\fallingdotseq 4\pi r^2 \Delta r \quad \cdots (答)$$

2) 力＝圧力×面積 なので，風船の表面積を求めると，

$$4\pi(r+\Delta r)^3 = 4\pi(r^3 + 3r^2\Delta r + 3r\Delta r^2 + \Delta r^3)$$

$$\fallingdotseq 4\pi(r^3 + 3r^2\Delta r)$$

$$\fallingdotseq 4\pi r^2(r+3\Delta r)$$

$$\therefore F = p \times 4\pi r^2(r+3\Delta r)$$

$$= 4\pi pr^2(r+3\Delta r) \quad \cdots (答)$$

3) 圧力一定での体積変化なので，

仕事＝圧力×体積変化＝$p\Delta V$

1)の答を代入して

$$p\Delta V = p \times 4\pi r^2 \Delta r$$

$$= 4\pi pr^2 \Delta r$$

# VI

〔解答〕

1) $4d$   2) $4fd$   3) $\frac{1}{4f}$

4) $x_2, x_4$   5) $x_1, x_3$   6) $x_2$

〔出題者が求めたポイント〕

疎密波

〔解答のプロセス〕

1) $\frac{1}{4}$ 波長が $d$ なので，波長を $\lambda$ として，

$$\lambda = 4d \quad \cdots (答)$$

2) $v = f\lambda$ より

$$v = 4fd \quad \cdots (答)$$

3) グラフより，$\frac{1}{4}$ 周期後に変位が最大になる

よって，$\frac{T}{4} = \frac{1}{4f} \quad \cdots (答)$

4) グラフを右へ少しずらすと，$x_2$ と $x_4$ の変位の絶対値が最大になるので，媒質の速さが最大となるのは，

$$x_2, x_4 \quad \cdots (答)$$

である。

5) 4)と同様に考えて，変位の絶対値が最小なのは，$x_1, x_3$ である。よって，媒質の速さが0であるのは

$$x_1, x_3 \quad \cdots (答)$$

である。

6)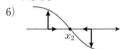

# VII

〔解答〕

1) $R_1 = R + r_A$, $\alpha_1 = \frac{r_A}{R}$

2) $R_2 = \frac{Rr_V}{r_V + R}$, $\alpha_2 = \frac{R}{r_V + R}$

3) 図2

〔出題者が求めたポイント〕

電流計と電圧計の入れ方，相対誤差

〔解答のプロセス〕

1) キルヒホッフの法則より

$$E = i_1(R + r_A) = r_V i_2$$

よって

$$i_1 = \frac{E}{R + r_A}$$

$$R_1 = \frac{E}{i_1}$$

$$= R + r_A \quad \cdots (答)$$

$$\alpha_1 = \left|\frac{R + r_A - R}{R}\right|$$

$$= \frac{r_A}{R} \quad \cdots (答)$$

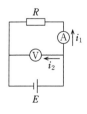

2) $\begin{cases} E - ir_A = i_1 R = i_2 r_V \\ i = i_1 + i_2 \end{cases}$

$R_2 = \dfrac{i_2 r_V}{i}$

$\quad = \dfrac{i_2}{i_1 + i_2} r_V$

$\quad = \dfrac{1}{\dfrac{i_1}{i_2} + 1} r_V$

$\quad = \dfrac{1}{\dfrac{r_V}{R} + 1} r_V \quad \left( \dfrac{i_1}{i_2} = \dfrac{r_V}{R} \text{ より} \right)$

$\quad = \dfrac{R r_V}{r_V + R} \quad \cdots (答)$

$\alpha_2 = \left| \dfrac{\dfrac{R r_V}{r_V + R} - R}{R} \right|$

$\quad = \left| \dfrac{-R}{r_V + R} \right|$

$\quad = \dfrac{R}{r_V + R} \quad \cdots (答)$

3) $\alpha_1 > 1,\ \alpha_2 < 1$ より　図2

## Ⅷ

〔解答〕

1) $1.2\,\mathrm{eV}$　　2) $5.3 \times 10^{-1}\,\mathrm{eV}$

〔出題者が求めたポイント〕

光電効果

〔解答のプロセス〕

1) 限界振動数を $\nu_0$ として

$\nu_0 = \dfrac{c}{\lambda}$

$\quad = \dfrac{3.0 \times 10^8}{1.0 \times 10^{-6}}$

$\quad = 3.0 \times 10^{14}\,[\mathrm{Hz}]$

光電効果の式

$K_{\max}[\mathrm{J}] = h\nu[\mathrm{J}] - W[\mathrm{J}]$

$\left( \begin{array}{l} K_{\max}：運動エネルギーの最大値 \\ h：プランク定数 \\ W：仕事関数[\mathrm{J}] \end{array} \right)$

$1[\mathrm{J}] = \dfrac{1}{e}[\mathrm{eV}]$ を考慮して図にすると

グラフを利用して

$K_{\max}[\mathrm{eV}] = \dfrac{h}{e}\nu - \dfrac{W}{e} \quad \cdots ①$

$\nu = \nu_0$ のとき $K_{\max} = 0$,　各数値を代入して

$0 = \dfrac{h}{e} \times 3.0 \times 10^{14} - \dfrac{W}{e}[\mathrm{eV}]$

$\Longleftrightarrow \dfrac{W}{e} = \dfrac{6.6 \times 10^{-34} \times 3.0 \times 10^{14}}{1.6 \times 10^{-19}}$

$\qquad\quad = 12.375 \times 10^{-1}$

$\qquad\quad = 1.2[\mathrm{eV}] \quad \cdots (答)$

2)　$\lambda = 700[\mathrm{nm}]$ のときの振動数 $\nu$ は,

$\nu = \dfrac{c}{\lambda}$

$\quad = \dfrac{3.0 \times 10^8}{700 \times 10^{-9}}$

$\quad = \dfrac{3}{7} \times 10^{15}[\mathrm{Hz}]$

①に各数値を代入して

$K_{\max} = \dfrac{h}{e}\nu - \dfrac{W}{e}$

$\qquad = \dfrac{6.6 \times 10^{-34}}{1.6 \times 10^{-19}} \times \dfrac{3}{7} \times 10^{15} - 1.24$

$\qquad = 0.5278$

$\qquad = 5.3 \times 10^{-1}[\mathrm{eV}] \quad \cdots (答)$

# 化　学

## 解答　30年度

### 第1回

### Ⅰ

〔解答〕

(1) $(COOH)_2 \longrightarrow CO + CO_2 + H_2O$

(2) $C\,(固) + \dfrac{1}{2} O_2\,(気) = CO\,(気) + 111\,kJ$

(3) $C_2H_6\,(気) + \dfrac{7}{2} O_2\,(気)$
$\qquad\qquad = 2CO_2\,(気) + 3H_2O\,(液) + 1562\,kJ$

(4) 酸素：156.8 L，二酸化炭素：89.6 L

〔出題者が求めたポイント〕

熱化学

〔解答のプロセス〕

(1) 生成物は一酸化炭素，二酸化炭素，水である。

(2) ②＋③　より $H_2O$（気）の生成熱を求めると
　　$H_2$（気）$+ 1/2 O_2$（気）$= H_2O$（気）$+ 242\,kJ$ ……⑥
　　①＋⑥　より
　　$C$（固）$+ 1/2 O_2$（気）$= CO$（気）$+ 111\,kJ$
　（別解）　生成物の生成熱の総和－反応物の生成熱の
　　総和＝反応熱　より，①式について
　　$0 + x\,[kJ/mol] \times 1\,mol$
　　$\qquad\qquad - (0 + 242\,kJ/mol \times 1\,mol) = -131\,kJ$
　　$x = 111\,[kJ/mol]$

(3) ②×3＋⑤×2－④　より
　　$C_2H_6$（気）$+ 7/2 O_2$（気）
　　$\qquad\qquad = 2CO_2$（気）$+ 3H_2O$（液）$+ 1562\,kJ$
　（別解）　$C_2H_6$（気）$+ 7/2 O_2$（気）
　　$\qquad\qquad = 2CO_2$（気）$+ 3H_2O$（液）$+ Q\,[kJ]$
　について，生成熱と反応熱の関係より
　　$Q\,[kJ] = 394\,kJ/mol \times 2\,mol + 286\,kJ/mol \times 3\,mol$
　　$\qquad\qquad - (84\,kJ/mol \times 1\,mol + 0)$
　　$\qquad = 1562\,kJ$

(4) エタンの完全燃焼の化学反応式
　　$2C_2H_6 + 7O_2 \longrightarrow 4CO_2 + 6H_2O$　より，
　エタン 2.00 mol の燃焼のとき消費される酸素は
　7.00 mol，生成する二酸化炭素は 4.00 mol であるから
　　$O_2$ の体積：$22.4\,L/mol \times 7.00\,mol = 156.8\,L$
　　$CO_2$ の体積：$22.4\,L/mol \times 4.00\,mol = 89.6\,L$

### Ⅱ

〔解答〕

(i)(1) $5.0 \times 10^{-4}\,mol/(L \cdot s)$　　(2) $4.0 \times 10^{-4}\,mol/(L \cdot s)$
　(3) $N_2$ 減少速度：$2.0 \times 10^{-4}\,mol/(L \cdot s)$
　　 $H_2$ 減少速度：$6.0 \times 10^{-4}\,mol/(L \cdot s)$

(ii)(4) $v = k[A][B]^3$　　(5) $6.6 \times 10^{-2}\,L^3/(mol^3 \cdot s)$
　(6) $5.2 \times 10^{-1}\,mol/(L \cdot s)$

〔出題者が求めたポイント〕

反応速度

〔解答のプロセス〕

(i) (1) モル濃度の増加量は
$$\dfrac{0.020\,mol}{4.0\,L} = 5.0 \times 10^{-3}\,mol/L$$
増加速度は
$$\dfrac{5.0 \times 10^{-3}\,mol/L}{10\,s} = 5.0 \times 10^{-4}\,mol/(L \cdot s)$$

(2) モル濃度の増加量は
$$\dfrac{0.10 - 0.020\,mol}{4.0\,L} = 2.0 \times 10^{-2}\,mol/L$$
増加速度は
$$\dfrac{2.0 \times 10^{-2}\,mol/L}{50\,s} = 4.0 \times 10^{-4}\,mol/(L \cdot s)$$

(3) $N_2$ 1 mol と $H_2$ 3 mol が反応して $NH_3$ 2 mol が生じるから，$N_2$ 減少速度は $NH_3$ 増加速度の 1/2 で $2.0 \times 10^{-4}$ $mol/(L \cdot s)$，$H_2$ 減少速度は $NH_3$ 増加速度の 3/2 で $6.0 \times 10^{-4}\,mol/(L \cdot s)$ である。

(ii) (4) [B] が一定の実験②と③を比べると，[A] が 2 倍になったとき $v$ も 2 倍になっているから，$v$ は [A] に比例するとわかる。また [A] が一定の実験①と②を比べると，[B] が 1/2 になったとき $v$ は 1/8 になっているから，$v$ は [B] の 3 乗に比例するとわかる。よって反応速度式は　$v = k[A][B]^3$　である。

(5) 実験①のデータより
　　$7.2 \times 10^{-2}\,mol/(L \cdot s) = k \times 0.40\,mol/L \times (1.40\,mol/L)^3$
　　$k = 0.06559 \fallingdotseq 6.6 \times 10^{-2}\,L^3/(mol^3 \cdot s)$
　注　実験②，③のデータを用いてもよい。

(6) $v = 0.0656\,L^3/(mol^3 \cdot s) \times 1.0\,mol/L \times (2.0\,mol/L)^3$
　　$= 0.524 \fallingdotseq 5.2 \times 10^{-1}\,mol/(L \cdot s)$

### Ⅲ

〔解答〕

(1) $3.86 \times 10^3\,C$　　(2) $2.24\,g$　　(3) $0.392\,L$

〔出題者が求めたポイント〕

電気分解の計算

〔解答のプロセス〕

(1) 陽極の反応　$2H_2O \longrightarrow O_2 + 4H^+ + 4e^-$
　　陰極の反応　$Ag^+ + e^- \longrightarrow Ag$
　　Ag 4.32 g は　$\dfrac{4.32\,g}{108\,g/mol} = 0.0400\,mol$
　　流れた電子も 0.0400 mol であるから
　　$9.65 \times 10^4\,C/mol \times 0.0400\,mol = 3860\,C$

(2) 陽極の反応　$2H_2O \longrightarrow O_2 + 4H^+ + 4e^-$
　　陰極の反応　$Cu^{2+} + 2e^- \longrightarrow Cu$
　　流れた電子は　$\dfrac{5.00\,A \times (60 \times 22 + 31)s}{9.65 \times 10^4/mol} = 0.0700\,mol$
　なので，析出した Cu は 0.0700/2 mol。
　　$64.0\,g/mol \times 0.0700/2\,mol = 2.24\,g$

(3) 発生する $O_2$ は 0.0700/4 mol なので

$22.4 \text{L/mol} \times 0.0700/4 \text{mol} = 0.392 \text{L}$

# IV

〔解答〕

(i)(1)(あ)窒素 (い)カリウム (う)リン酸カルシウム (え)4
(お)十酸化四リン

(2)

(3) $P_4 + 5O_2 \longrightarrow P_4O_{10}$

(4) $P_4O_{10} + 6H_2O \longrightarrow 4H_3PO_4$

(5) $Ca_3(PO_4)_2 + 2H_2SO_4 \longrightarrow Ca(H_2PO_4)_2 + 2CaSO_4$

(ii) 沈殿を生じる試験管：A
$S^{2-}$のモル濃度：$1.2 \times 10^{-20}$ mol/L

〔出題者が求めたポイント〕

リンとその化合物，硫化物の沈殿

〔解答のプロセス〕

(i)(1)(あ)肥料の三要素はN, K, Pである。
(い)リンを含む鉱石はリン酸カルシウム$Ca_3(PO_4)_2$で，これにケイ砂$SiO_2$とコークスCを混ぜて熱すると，黄リン$P_4$の蒸気が生じる。

$2Ca_3(PO_4)_2 + 6SiO_2 + 10C$
$\quad \longrightarrow 6CaSiO_3 + 10CO + P_4$

(う)リンを燃焼すると十酸化四リン$P_4O_{10}$が生じる。十酸化四リンは酸性酸化物で，水と反応してリン酸$H_3PO_4$となる。

(2)黄リンではリン4原子は正四面体の頂点に位置し，1個のリン原子は3個のリン原子と結合している。

(5)過リン酸石灰はリン酸二水素カルシウム$Ca(H_2PO_4)_2$と硫酸カルシウムの混合物である。リン酸カルシウム，リン酸一水素カルシウム$CaHPO_4$は水に溶けないので肥料として役立たない。

(ii)(6)試験管A，Bとも同量の塩酸を入れるから，
$[Cu^{2+}] = 0.10$ mol/L, $[Zn^{2+}] = 0.10$ mol/L
$[HCl] = 0.10$ mol/L $= [H^+]$ になる。

$H_2S$の電離定数の式において $[H^+] = 0.10$ mol/L, $[H_2S] = 0.10$ mol/L であるから

$K_{H_2S} = \dfrac{(0.10 \text{mol/L})^2 \times [S^{2-}]}{0.10 \text{mol/L}} = 1.2 \times 10^{-21}$ mol$^2$/L$^2$

$[S^{2-}] = 1.2 \times 10^{-20}$ mol/L

試験管Aについて
$[Cu^{2+}][S^{2-}] = 0.10$ mol/L $\times 1.2 \times 10^{-20}$ mol/L
$\quad = 1.2 \times 10^{-21}$ mol$^2$/L$^2$ $> 6.5 \times 10^{-30}$ mol$^2$/L$^2$

よってCuSは沈殿する。

試験管Bについて
$[Zn^{2+}][S^{2-}] = 0.10$ mol/L $\times 1.2 \times 10^{-20}$ mol/L
$\quad = 1.2 \times 10^{-21}$ mol$^2$/L$^2$ $< 2.2 \times 10^{-18}$ mol$^2$/L$^2$

よってZnSは沈殿しない。

# V

〔解答〕

(i)(1)(あ)触媒 (い)一酸化炭素 (う)水素 (え)発酵
(お)エチレン (か)水 (き)濃硫酸 (く)ジエチルエーテル

(2) a) $CO + 2H_2 \longrightarrow CH_3OH$

b) $C_6H_{12}O_6 \longrightarrow 2C_2H_5OH + 2CO_2$

c) $CH_2=CH_2 + H_2O \longrightarrow CH_3CH_2OH$

(ii)(3)(け)第一級 (こ)ホルムアルデヒド (さ)アセトン
(し)乾留 (す)ヨードホルム

(4) d) $CH_3OH + CuO \longrightarrow HCHO + H_2O + Cu$

e) $(CH_3COO)_2Ca \longrightarrow CH_3COCH_3 + CaCO_3$

f) $CH_3COCH_3 + 3I_2 + 4NaOH$
$\quad \longrightarrow CHI_3 + CH_3COONa + 3NaI + 3H_2O$

〔出題者が求めたポイント〕

アルコール，アルデヒド，ケトン

〔解答のプロセス〕

(i) (1)(ア)メタノール$CH_3OH$は酸化亜鉛を触媒に用いて一酸化炭素COと水素を反応させてつくる。

(イ)エタノール$C_2H_5OH$は，グルコース$C_6H_{12}O_6$の酵母菌によるアルコール発酵やリン酸触媒を用いたエチレン$CH_2=CH_2$への水付加によりつくられる。

(ウ)エタノールを濃硫酸と熱すると，130～140℃では分子間脱水によりジエチルエーテル$C_2H_5OC_2H_5$が生じ，160～170℃では分子内脱水によりエチレンが生じる。

(2) b)生成物はエタノールと二酸化炭素である。

(ii) (3)(ア)第一級アルコール$RCH_2OH$を酸化するとアルデヒドRCHOが生じ，さらに酸化するとカルボン酸RCOOHになる。第二級アルコールRCH(OH)R′を酸化するとケトンRCOR′が生じる。第三級アルコールRR′R″COHは通常酸化されない。

(イ)最も簡単なアルデヒドはR=Hのホルムアルデヒド HCHO で，メタノール$CH_3OH$の酸化により生じる。

(ウ)最も簡単なケトンはR=R′=$CH_3$のアセトン$CH_3COCH_3$で，2-プロパノール$CH_3CH(OH)CH_3$の酸化や酢酸カルシウム$(CH_3COO)_2Ca$の乾留で生じる。

(エ)アセトンのように$CH_3CO-$ 構造をもつ物質，エタノールや2-プロパノールのように$CH_3CH(OH)-$構造をもつ物質は，水酸化ナトリウム水溶液とヨウ素を加えて温めると，特臭ある黄色結晶のヨードホルム$CHI_3$が生じる。この反応をヨードホルム反応という。

(4) d) CuOが$CH_3OH$に酸素を与え，ホルムアルデヒド，水，銅が生じる。

e) アセトンと炭酸カルシウムが生じる。

f) 生成物はヨードホルム，酢酸ナトリウム，ヨウ化ナトリウム，水である。

日本獣医生命科学大学 30年度 （58）

## VI

〔解答〕

(1)(f)　(2)(d)　(3)(c)　(4)(b)　(5)(i)　(6)(a)　(7)(d)　(8)(g)

〔出題者が求めたポイント〕

糖類

〔解答のプロセス〕

(1)　植物の細胞壁の主成分は多糖類のセルロースである。

(2)　$\alpha$-グルコースの縮合重合体で，動物の肝臓や筋肉に含まれているのはグリコーゲンである。

(3)　グルコース $C_6H_{12}O_6$ の異性体はいろいろあるが，蜂蜜や果実に多く含まれているのはフルクトース（果糖）である。

(4)　ガラクトースとグルコースの脱水縮合体はラクトースである。

(5)　$\beta$-グルコースから成る二糖類はセロビオースである。

(6)　$\alpha$-グルコースの縮合重合体で直鎖構造のものはアミロース，分枝構造のものはアミロペクチンである。

(7)　アミロペクチンに似ているがアミロペクチンより枝分かれが多く，ヨウ素反応が赤褐色のものはグリコーゲンである。アミロペクチンのヨウ素反応は赤紫色。

(8)　還元性のない二糖類は，グルコースとフルクトースから成るスクロースと，$\alpha$-グルコースが $C^1$ 原子同士で結合しているトレハロースである。

---

第2回

## I

〔解答〕

(1) 6.8 g　(2) 4.5 mol　(3) 1.6 L　(4) $8.5 \times 10^{-23}$ g

(5) アンモニア分子：$4.5 \times 10^{22}$ 個，水素原子：$1.4 \times 10^{23}$ 個

〔出題者が求めたポイント〕

物質量と質量，体積，個数

〔解答のプロセス〕

(1)　$NH_3 = 17$　　$17\,g/mol \times 0.40\,mol = 6.8\,g$

(2)　$\dfrac{76.5\,g}{17\,g/mol} = 4.5\,mol$

(3)　$22.4\,L/mol \times \dfrac{4.2 \times 10^{22}}{6.0 \times 10^{23}/mol} = 1.568 \fallingdotseq 1.6\,g$

(4)　$17\,g/mol \times \dfrac{3}{6.0 \times 10^{23}/mol} = 8.5 \times 10^{-23}\,g$

(5)　アンモニア分子

$6.0 \times 10^{23}/mol \times \dfrac{1.68\,L}{22.4\,L/mol} = 4.5 \times 10^{22}$ 個

アンモニア 1 分子中に水素原子は 3 原子含まれるから，$4.5 \times 10^{22} \times 3 = 1.35 \times 10^{23} \fallingdotseq 1.4 \times 10^{23}$ 個

## II

〔解答〕

(1) 硝酸カリウム　　(2) 再結晶法　　(3) 178.6 g

(4) 100.6 g　(5) 62.8%

〔出題者が求めたポイント〕

溶解度

〔解答のプロセス〕

(1)　20℃と40℃の間で溶解度曲線の傾きの最も大きいのは硝酸カリウムである。

(2)　温度が高く，濃い溶液を冷却すると，主成分の結晶は析出するが少量の不純物は析出しないので，純粋な結晶が得られる。そのような精製法を再結晶法という。

(3)　飽和水溶液 400 g 中の硫酸銅(II)(無水物)は溶解度より　$400 \times \dfrac{40}{100 + 40}$ g

必要な五水和物を $x$〔g〕とすると

$x〔g〕\times \dfrac{CuSO_4}{CuSO_4 \cdot 5H_2O} = \dfrac{160}{250}x〔g〕= \dfrac{400 \times 40}{140}$ g

$x = 178.57\cdots \fallingdotseq 178.6〔g〕$

(4)　結晶析出後の溶液は 20℃の飽和溶液であるから，結晶 $x$〔g〕が析出したとすると

$\dfrac{溶質量}{飽和溶液量} = \dfrac{\left(400 \times \dfrac{40}{140} - \dfrac{160}{250}x\right)〔g〕}{(400 - x)〔g〕}$

$= \dfrac{20\,g}{(100 + 20)g}$

$\dfrac{4800}{7} - \dfrac{96}{25}x = 400 - x$　　$\dfrac{71}{25}x = \dfrac{2000}{7}$

$x = 100.60 \fallingdotseq 100.6\,g$

(5)　もとの混合物中の硝酸カリウムは 85% で

$$100\,\mathrm{g} \times \frac{85}{100} = 85\,\mathrm{g}$$

20℃の水 100 g には 31.6 g の硝酸カリウムが溶けるから，析出した硝酸カリウムは　85 g − 31.6 g = 53.4 g

析出量の割合は　$\dfrac{53.4\,\mathrm{g}}{85\,\mathrm{g}} \times 100 = 62.82\cdots \fallingdotseq 62.8\%$

## Ⅲ
〔解答〕

(1)　陽極　$2H_2O \longrightarrow O_2 + 4H^+ + 4e^-$
　　　陰極　$Ag^+ + e^- \longrightarrow Ag$
(2) 965 C　　(3) $8.00 \times 10^{-3}\,\mathrm{mol}$　　(4) 33.6 mL
(5) 0.120 mol/L

〔出題者が求めたポイント〕
並列電解槽の電気分解
〔解答のプロセス〕

(1)　陽極　陰イオンが $NO_3^-$ であるから $H_2O$ が酸化される。
　　　陰極　イオン化傾向の小さい金属のイオンの $Ag^+$ が還元される。
(2)　$0.500\,\mathrm{A} \times (60 \times 32 + 10)\mathrm{s} = 965\,\mathrm{C}$
(3)　$Ag$ と $e^-$ の物質量は等しいから
　　　$\dfrac{0.864\,\mathrm{g}}{108\,\mathrm{g/mol}} = 8.00 \times 10^{-3}\,\mathrm{mol}$
(4)　陽極　陰イオンが $SO_4^{2-}$ であるから，$H_2O$ が酸化される。
　　　$2H_2O \longrightarrow O_2 + 4H^+ + 4e^-$　　……①
　　　陰極　陽イオンがイオン化傾向の大きい金属のイオンであるから，$H_2O$ が還元される。
　　　$2H_2O + 2e^- \longrightarrow H_2 + 2OH^-$　　……②
　　　①＋②×2　で両極の反応をまとめると
　　　$2H_2O \xrightarrow{4e^-} 2H_2 + O_2$
　　　電子 4 mol が流れると $H_2$ 2 mol と $O_2$ 1 mol 合計 3 mol の気体が発生する。
　　　(2)で，回路全体を流れた電子は
　　　$\dfrac{965\,\mathrm{C}}{9.65 \times 10^4\,\mathrm{C/mol}} = 1.00 \times 10^{-2}\,\mathrm{mol}$
　　　(3)で，電解槽Aに流れた電子は $8.00 \times 10^{-3}\,\mathrm{mol}$ であるから，電解槽Bに流れた電子は
　　　$1.00 \times 10^{-2}\,\mathrm{mol} - 8.00 \times 10^{-3}\,\mathrm{mol} = 2.00 \times 10^{-3}\,\mathrm{mol}$
　　　よって発生した気体の体積の合計は
　　　$22400\,\mathrm{mL/mol} \times 3 \times \dfrac{2.00 \times 10^{-3}\,\mathrm{mol}}{4} = 33.6\,\mathrm{mL}$
(5)　最初の $AgNO_3$ は
　　　$0.200\,\mathrm{mol/L} \times \dfrac{100}{1000}\,\mathrm{L} = 0.0200\,\mathrm{mol}$
　　　(3)で，$Ag^+$ は $8.00 \times 10^{-3}\,\mathrm{mol}$ 失われたから
　　　$\dfrac{0.0200\,\mathrm{mol} - 8.00 \times 10^{-3}\,\mathrm{mol}}{\dfrac{100}{1000}\,\mathrm{L}} = 0.120\,\mathrm{mol/L}$

## Ⅳ
〔解答〕

(1)カリウム，K　　　(2) 3.1 mol　　　(3) N, P
(4) $R-COO^- + H_2O \longrightarrow R-COOH + OH^-$
(5)(あ)セッケン（界面活性剤）　(い)デンプン

〔出題者が求めたポイント〕
アルカリ金属元素の推定とその化合物
〔解答のプロセス〕

(1)　アルカリ金属元素で炎色反応が赤紫色であることからカリウムとわかる。
(2)　人体に含まれる K は
　　　$60 \times 10^3\,\mathrm{g} \times \dfrac{0.20}{100} = 120\,\mathrm{g}$
　　　物質量は　$\dfrac{120\,\mathrm{g}}{39\,\mathrm{g/mol}} = 3.07\cdots \fallingdotseq 3.1\,\mathrm{mol}$
(3)　土壌中で不足しがちで，肥料として補うべき三要素は N, P, K である。
(4)　$R-COOH$ は弱酸なので，その塩の水溶液では陰イオン $R-COO^-$ が $H_2O$ から $H^+$ を得て $R-COOH$ になり，$OH^-$ を水中に残す。
(5)　(あ) $R-COO^-$ は親水性の $-COO^-$ と親油性の $R-$ から成るので，セッケンとして働く。
　　　(い)ヨウ素ヨウ化カリウム水溶液は鋭敏にデンプンと反応して青(紫)色を示す。

## Ⅴ
〔解答〕

(1)フェニルアラニン，チロシン
(2)システイン，メチオニン
(3)名称：アラニン，分子式：$C_3H_7NO_2$　　(4) 3568
(5) $HOOCCH(CH_3)NH_2 + HNO_2$
　　　　　　$\longrightarrow HOOCCH(CH_3)OH + N_2 + H_2O$
(6)アンモニア　　　(7) 1.06 g

〔出題者が求めたポイント〕
アミノ酸
〔解答のプロセス〕

(1)　$\underset{\phantom{}}{H_2NCHCOOH}$ において，R $=-CH_2-\bigcirc$ のフェニルアラニンと R $=-CH_2-\bigcirc-OH$ のチロシン
(2)　R $=-CH_2-SH$ のシステインと
　　　R $=-CH_2-CH_2-S-CH_3$ のメチオニン
(3) R $=-CH_3$ であるからアラニンで分子式は $C_3H_7NO_2$
(4) $C_3H_7NO_2 = 89$　　50 個のアミノ酸が結合するとき水分子 49 個が取れるから，ポリペプチドの分子量は
　　　$89 \times 50 - 18 \times 49 = 3568$
(5)　アミンに亜硝酸を作用するとジアゾ化によりジアゾニウム塩 $RN_2X$ となるが，脂肪族ジアゾニウム塩は極めて不安定で，分解して $N_2$ を失いアルコール $R-OH$ になる。
(6)　アミノ酸，タンパク質を水酸化ナトリウムと熱する

と窒素原子はアンモニアとなる。

(7) $NH_3 = 17$ であるから

$$17 \, \text{g/mol} \times \frac{1.40 \, \text{L}}{22.4 \, \text{L/mol}} = 1.062 ≒ 1.06 \, \text{g}$$

注 ポリペプチド1分子には窒素50原子が含まれ，アンモニア50分子が生じるから

$$17 \, \text{g/mol} \times \frac{4.46 \, \text{g}}{3568 \, \text{g/mol}} \times 50 = 1.062 ≒ 1.06 \, \text{g}$$

となり，両者は合致する。

# 生　物

## 解答　30年度

### 第1回

**Ⅰ** ショウジョウバエの発生

〔解答〕

問1　(a)XY型　(b)心黄(中黄)　(c)ビコイド
　　　(d)ナノス　(e)ギャップ　(f)ペアルール
　　　(g)セグメントポラリティー(分節遺伝子)　(h)60

問2　・分裂が同調して起こる。
　　　・G1、G2期を欠き、細胞周期が速い。
　　　・割球が成長せずに分裂が連続して起こる。

問3　体節ごとに固有の構造が形成されるが、本来形成されることがない構造が置き換わるように形成された個体。

問4　バイソラックス複合体：(エ)
　　　アンテナペディア複合体：(ア)

問5　完全変態

〔出題者が求めたポイント〕

問1　ショウジョウバエの胚発生は、母性効果因子→ギャップ遺伝子群→ペアルール遺伝子群→セグメントポラリティー遺伝子群という流れで、遺伝子が連鎖的に発現することで胚の体節が形成される。その後、体節ごとに異なるホメオティック遺伝子群が発現し、体節ごとに異なる構造が形成され、体節の個性化が起きる。

問2　卵割の初期には割球が同調して分裂する。また、分裂しても割球の成長を伴わないため、胚の大きさは変化せず、割球の大きさが分裂のたびに小さくなる。

問3、4　バイソラックス複合体やアンテナペディア複合体は、ホメオティック突然変異体の例としてよく知られるものである。バイソラックスは、後胸部の本来平均棍(へいきんこん)が形成される部位に本来形成されることのない二対の翅が形成される。また、アンテナペディアは、頭部の触角が形成される部位に脚が形成される。平均棍とはハエやカなどの双翅目昆虫の後翅が棒状に変形したもので、これを両方除去すると全く飛べないが、一方があれば飛べることから、ジャイロスコープのような役割があると想像されている器官をいう。

問5　セミやバッタなどのように、蛹の過程がなく、幼虫が直接成虫に変態する不完全変態が、昆虫の基本的な変態様式である。これに対して、蛹の過程を経る変態様式を、完全変態といい、チョウやハエなどが該当する。

**Ⅱ** 個体群の相互作用

〔解答〕

問1　(a)生態的地位(ニッチ)　(b)(種間)競争
　　　(c)競争的排除　(d)寄生

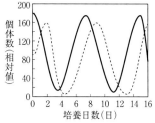

問2

問3　変化：イガイが徐々に増加し、この増加に伴って海藻が減少する。(27字)
　　　理由：ヒトデによって増加が抑えられていたイガイが増加し、海藻の付着する岩の表面をイガイが占拠するため。(48字)

〔出題者が求めたポイント〕

問1　生態的地位(ニッチ)が重なる生物間では、資源をめぐる競争が起きる。競争の結果、基本的にはどちらかの種がその場所を追いやられる(競争排除則)。このように同じ場所に共存できなくなることを、競争的排除という。

問2　被食と捕食の関係にある各生物の個体数の変動は、周期的であり、次の①〜④の過程を繰り返す。①捕食者の増加・被食者の減少、②捕食者の減少・被食者の減少、③捕食者の減少・被食者の増加、④捕食者の増加・被食者の増加。

問3　ある2種類(イガイと海藻)の相互作用が、その2種類以外の生物(ヒトデ)の存在によって変化する間接効果の例である。イガイはプランクトン食の二枚貝で、足糸で岩に付着して岩の表面を覆い尽くすことがあるが、ヒトデがイガイを捕食することで岩の表面に海藻の付着できるスペースができて海藻の生活場所が確保される。

**Ⅲ** 植物の窒素同化

〔解答〕

問1　(a)窒素固定　(b)マメ　(c)グルタミン酸
　　　(d)アミノ基転移　(e)20　(f)必須アミノ酸

問2　相利共生　問3　脱窒　問4　(ウ)

問5　土壌中に含まれる無機窒素化合物量を増やし、稲が利用できるようにするため。

〔出題者が求めたポイント〕

問1　生態系において、窒素は循環している。大気中の窒素は、窒素固定細菌によってアンモニアへと還元され、土壌中に供給される。土壌中の無機窒素化合物を植物が取り込み、窒素同化に利用し、タンパク質や核酸を作る。生物の枯死体や排泄物は、土壌中の分解者によって分解され、再び無機窒素化合物として土壌中に戻される。また、土壌中の無機窒素化合物の一部は脱窒素細菌の脱窒により、窒素ガスとして大気中に戻

される。

問2　根粒菌と宿主植物は、根粒菌はアンモニウムイオンを、植物は光合成産物の有機物を与えあう関係であり、相利共生の関係にある。しかし、実際には土壌中に無機窒素化合物の量によってその関係は変化する。土壌中の無機窒素化合物が少ないと時には、相利共生の関係でいられるが、無機窒素化合物が多い時には、植物は根粒菌からのアンモニウムイオンの供給を必要としない。つまり、一方的に根粒菌に有機物を供給するだけとなり寄生関係になる。

問4　動物の必須アミノ酸の種類と数は種によって多少異なる。例えば、ヒトの必須アミノ酸の数は9種類であるが、イヌは10種類、ネコは11種類であると言われる。

問5　レンゲソウはマメ科植物であり、窒素固定を行う。このため、レンゲソウを田んぼにすき込む緑肥は、窒素肥料を施肥する代わりとなる。

## Ⅳ　分子系統樹

〔解答〕

問1　種E　　問2　1)　　問3　$8×10^{-8}$個/年

問4　7,500万年前

問5　同義置換ではアミノ酸の置換が起きないため、この塩基の違いは蓄積されるため。(37字)

〔出題者が求めたポイント〕

問1　アミノ酸の置換数が少ないほど、近縁種と判断できる。

問2　分子系統樹の枝の長さは、共通祖先から分かれてからの年数に比例する。また、この長さはアミノ酸置換数と相関する。例えば、種Aと種Bの共通の祖先から分岐してからの時間と種Aと種Cの共通の祖先から分岐してからの時間は、アミノ酸の置換数が8と24という違いから、後者の方が長いと判断できる。同様に他の種についても考えれば、正しい系統樹を選ぶことができる。

問3　種Aと種Bが共通の祖先から分かれて、進化する間に突然変異によりアミノ酸の置換がそれぞれ4カ所で起こったため、両者のアミノ酸置換数は8となる。よって、5000万年でアミノ酸の置換数は4つとなるので、$4/(5×10^7)＝8×10^{-8}$(個/年)となる。

問4　次の式で求められる。
　　　4(個)：5000(万年)＝6(個)：$x$(万年)
　　　$x＝7,500$(万年)

問5　非同義置換の場合、自然選択により淘汰されることが多く、その変異が次の世代へと受け継がれ、蓄積されて行くことが少ない。このため、同義置換と非同義置換が同じ確率で起きていたとしても、同義置換の方が速い速度で置換が起きているように見える。

## Ⅴ　動物の行動

〔解答〕

問1　外套膜

問2　行動が変化し、その行動が持続的に続く現象。(21字)

問3　慣れ(馴化)　　問4　脱慣れ

問5　頭部や尾部の感覚ニューロンからの刺激を受けて、興奮するという変化が誘導された。

〔出題者が求めたポイント〕

問2　動物の行動は生得的行動と習得的行動(学習行動)に大別される。生得的行動は走性や反射など固定的な反応である。これに対して習得的行動は可塑性のある神経回路による多様な行動である。

問3　慣れはシナプスにおける伝達効率の変化によって説明できる。水管の感覚ニューロンの電位依存性カルシウムチャネルの不活性化とシナプス小胞の減少により、えらの運動ニューロンとのシナプス間隙に放出される神経伝達物質が減少することで慣れが生じる。

問4　慣れの成立後に、別の刺激により、えら引っ込め反射が慣れの成立前の状態に戻ることを脱慣れという。これに対して、別の刺激に対してえら引っ込め反射が最初より強くなく現象を鋭敏化という。脱慣れは短期の鋭敏化ともいえる。

## 第2回

### Ⅰ 血液型の遺伝

〔解答〕

問1　(a)輸血　(b)複対立　(c)赤血球　(d)優性(顕性)
　　　(e)メンデル

問2　(ア)136　(イ)59　(ウ)21　(エ)84

問3　一度目の妊娠により母体において、Rh＋の抗原に対する免疫記憶ができる。このため、二度目からの妊娠では胎児の Rh＋抗原に対する抗体が多量に産生され、胎児の赤血球が攻撃を受けるため、溶血が起こる。(90字)

問4　A型・MN型・Rh＋型

問5　6.25%

〔出題者が求めたポイント〕

問1　ABO 式血液型は、メンデルの優性の法則が成り立たない。AB 型は A 型と B 型の両形質が現れる共優性の遺伝であり、A 遺伝子と B 遺伝子の間に優劣関係が成立していない。MN 型と Rh 式型の血液型は、メンデルの法則が成り立つ遺伝である。

問2　AB 型の血液型の人数を X として、下記のように計算で求めることができる。

　　　　157＋80＋4X－X＝300　　X＝21(名)

※ 157 人と 80 人の中にはそれぞれ AB 型のヒトが含まれるので、そのまま足すと二重にカウントすることになる。

　　　　A 型＝157－21＝136(名)
　　　　B 型＝80－21＝59(名)
　　　　O 型＝4×21＝84(名)

問4　この 3 つの形質は独立しており、それぞれの形質がメンデルの分離の法則に従うので、子供は両親からそれぞれ 1 つずつ遺伝子を受け継ぐ。よって、子供の表現型から父親の表現型が推定できる。

　　　B 型×? 型→A 型＋O 型より、父親の表現型は A型(AO)と判断できる。

　　　MN 型×? 型→M 型＋N 型より、父親の表現型は MN 型と判断できる。

　　　Rh－型×? 型→Rh－型＋Rh＋型より、父親の表現型は Rh＋型(＋－)と判断できる。

問5　AB 型が生まれる確率は 1/4、M 型が生まれる確率は 1/2、Rh－が生まれる確率は 1/2 より、AB 型・M 型・Rh－型の子供が生まれる確率は、1/4×1/2×1/2＝1/16 となる。

### Ⅱ 個体群の変動

〔解答〕

問1　(a)多様性　(b)近交弱勢

問2　個体群密度の上昇が個体群の成長に促進的に働くこと。(25字)　(エ)

問3　絶滅の渦

問4　(1)被食や、ニッチが同じ場合に競争によって排除されるため。(27字)

　　　(2)特定外来生物

問5　遺伝子汚染

〔出題者が求めたポイント〕

問1　環境変化への適応は、遺伝的多様性が高いことが必要である。

問2　種の絶滅に至る要因にはさまざまなものがある。個体群の密度効果は、多くの場合、個体群密度が高くなることで現れ、個体群の成長に対して抑制的に働く。ところが、成長途中の個体群においては、個体群密度の上昇が個体群の成長に促進的に働くことがある。これをアリー効果という。個体群密度が高いことで交配相手が見つけやなどがアリー効果の一例として上げられる。

問3　絶滅に至る複数の要因が連動して個体群の縮小に作用する現象を絶滅の渦という。

問4　外来種の問題は、在来種の多様性を失わせる原因となり、生態系に深刻な影響を与えることがある。また、ヒトの生活に影響を与えることもある。

問5　減少したゲンジボタルの復活のために、他地域からゲンジボタルを導入した結果、遺伝子汚染を生じさせてしまった例がある。

### Ⅲ DNA の構造

〔解答〕

問1　セントラルドグマ

問2　酵素名：RNA ポリメラーゼ
　　　領域名：プロモーター

問3　スプライシングが起こるため。

問4　核膜孔(複合体)　　問5　tRNA

問6　(1)チロシン・ロイシン・セリン・イソロイシンが繰り返されている。
　　　(2)1 種類のコドンが 1 種類のアミノ酸を指定している。

問7　a

〔出題者が求めたポイント〕

問1　DNA→mRNA→タンパク質という遺伝情報の一方向の流れをセントラルドグマ(中心教義)といい、基本的にすべての生物に共通に持つ原理である。

問2　転写開始点の上流にプロモーター領域があり、その部分に RNA ポリメラーゼが結合する。

問3　真核生物の DNA の遺伝子領域は、アミノ酸をコードする配列(エキソン)とコードしない配列(イントロン)からなる。転写により生じた mRNA 前駆体において、イントロン部分が取り除かれる。この過程をスプライシングという。

問6　UAUCUAUCUAUCUAUC・・・という配列の mRNA において、読み枠を考えると 3 つの区切り方があるが、どの区切り方であっても、UAU・CUA・UCU・AUC の繰り返しとなる。コドン表から UAU はチロシン、CUA はロイシン、UCU はセリン、AUC はイソロイシンと解読できる。

問7　a．メチオニンを指定するコドンは AUG の 1 つ

である。

c. 真核生物の場合、mRNA の 5′ 末端から最初に現れる AUG が開始コドンであることが多い。このファーストメチオニンを指定するコドンは翻訳の開始を示すが、mRNA の塩基配列の途中にある AUG は、単にメチオニンを指定するだけである。

### Ⅳ 生態系におけるエネルギーの流れ

〔解答〕

問1　(a)生物量(生物体量)　(b)生産力(生産速度)
　　　(c)生態　　問2　一次同化　　問3　総生産量
問4　656kJ/m²/年　　問5　61.1%
問6　生物の遺骸や排出物を分解し、非生物的環境に無機物を還元する。(30字)

〔出題者が求めたポイント〕

問1　栄養段階ごとに個体数や生物量を、生産者を底辺にして栄養段階の順に積み重ねた図を生態ピラミッドという。これは、一般的に栄養段階が高次のものほど個体数や生物量が減少し、ピラミッド状になるのでそう呼ばれる。生物量で示したものを生物量ピラミッド、個体数で示したものを個体数ピラミッドという。

問2　植物が無機物から有機物を合成する同化の過程と動物が食物を分解し低分子の有機物から自分の体を作る高分子の有機物に合成する同化の過程を分けるため、前者を一次同化、後者を二次同化と区別する。

問4　消費者の同化量は、摂食量(＝生産者の被食量)から不消化排出量を差し引いた値になる。よって、次のように計算できる。　$780 - 124 = 656$ (kJ/m²/年)

問5　次のように計算できる。　$348/(138 + 348 + 84) \times 100 = 61.05$(%)

問6　消費者は有機物を無機物に分解するので分解者とも言えるが、特に遺骸や排出物を分解する菌類や細菌などを分解者とする考え方がある。腐食連鎖の一次消費者とも言える。

### Ⅴ 刺激の受容と伝達

〔解答〕

問1　(a)有髄神経繊維　(b)無髄神経繊維　(c)うずまき管
　　　(d)聴神経　(e)フェロモン　(f)サルコメア(筋節)
問2　大脳皮質(灰白質)　　問3　嗅覚、味覚
問4　アセチルコリン

〔出題者が求めたポイント〕

問1　神経繊維における伝導速度は、軸索の太さが太いほど速い。有髄神経繊維は、軸索の周りを取り囲むシュワン細胞が形成する髄鞘が絶縁体の役割をするため、活動電流がランビエ絞輪間をとびとびに伝わる。これを跳躍伝導という。このため、伝導速度が同じ太さの無髄神経繊維と比べると速くなる。

問2　大脳の表面側を皮質といい、神経細胞体が集まることで濃い色に見える。これに対して内側を髄質といい、神経繊維が集まり表面側より薄い色に見える。こ

の見え方の違いより、皮質を灰白質、髄質を白質という。

問3　嗅細胞や味細胞は、化学物質受容体として働く。

# 英語　解答用マークシート

受験番号

記入方法
1. 記入は、必ず HB の黒鉛筆で、○の中を正確に、ぬりつぶしてください。
2. 書き損じた場合は、プラスチック製消しゴムできれいに消してください。
3. 用紙を、折曲げたり汚さないで下さい。

良い例　●
悪い例　Ⓞ ⊘ ◑

Ⅰ

| | 解答番号 | 解答記入欄 |
|---|---|---|
| 問1 | 1 | ① ② ③ ④ ⑤ |
| | 2 | ① ② ③ ④ ⑤ |
| | 3 | ① ② ③ ④ ⑤ |
| | 4 | ① ② ③ ④ ⑤ |
| | 5 | ① ② ③ ④ ⑤ |
| 問2 | 6 | ① ② ③ ④ ⑤ |
| | 7 | ① ② ③ ④ ⑤ |
| | 8 | ① ② ③ ④ ⑤ |
| | 9 | ① ② ③ ④ ⑤ |
| | 10 | ① ② ③ ④ ⑤ |
| | 11 | ① ② ③ ④ ⑤ |
| | 12 | ① ② ③ ④ ⑤ |
| 問3 | 13 | ① ② ③ ④ ⑤ |
| | 14 | ① ② ③ ④ ⑤ |
| | 15 | ① ② ③ ④ ⑤ |
| | 16 | ① ② ③ ④ ⑤ |
| 問4 | 17 | ① ② ③ ④ ⑤ |
| 問5 | 18 | ① ② ③ ④ ⑤ |
| | 19 | ① ② ③ ④ ⑤ |
| | 20 | ① ② ③ ④ ⑤ |

この解答用紙は 124% に拡大すると、ほぼ実物大になります。

日本獣医生命科学大学　30 年度　(66)

| 受験番号 | |
|---|---|

# 解 答 用 紙

平成 30 年度　第 2 回
**全　学　科**

英　　語

| 採点 | |
|---|---|

Ⅱ　A.

1. ＿＿＿＿＿＿＿＿＿＿＿＿＿＿

2. ＿＿＿＿＿＿＿＿＿＿＿＿＿＿

3. ＿＿＿＿＿＿＿＿＿＿＿＿＿＿

4. ＿＿＿＿＿＿＿＿＿＿＿＿＿＿

5. ＿＿＿＿＿＿＿＿＿＿＿＿＿＿

B.

1. ＿＿＿＿＿＿＿＿＿＿＿＿＿＿

2. ＿＿＿＿＿＿＿＿＿＿＿＿＿＿

3. ＿＿＿＿＿＿＿＿＿＿＿＿＿＿

4. ＿＿＿＿＿＿＿＿＿

5. ＿＿＿＿＿＿＿＿＿

C.

| 1. | 4 | 8 |
|---|---|---|
| | | |

| 2. | 3 | 7 |
|---|---|---|
| | | |

| 3. | 3 | 7 |
|---|---|---|
| | | |

| 4. | 5 | 8 |
|---|---|---|
| | | |

| 5. | 4 | 9 |
|---|---|---|
| | | |

この解答用紙は 182％に拡大すると、ほぼ実物大になります。

日本獣医生命科学大学　30 年度　（67）

受験番号

# 解 答 用 紙

平成 30 年度　第 2 回
**獣 医 学 科**

採点

数　　学

**I**　問 1　$a_n =$　　　問 2

**II**　問 1　　　問 2　　　問 3　　　問 4

**III**　(1)　　　(2)　　　(3)

(4)　　　(5)　　　(6)　　　(7)

**IV**　問 1　$\overrightarrow{CH} =$

問 2　$|\overrightarrow{CH}| =$　　　問 3

**V**　問 1　　　問 2

問 3　P $\left(\quad , \quad\right)$ で最大値　　　をとる。

この解答用紙は 182％に拡大すると、ほぼ実物大になります。

日本獣医生命科学大学　30 年度　（68）

受験番号 [　　　　]

# 解 答 用 紙

平成 30 年度　第 1 回
**獣 医 学 科**

採点 [　　　　]

物　　　理

| I | |
|---|---|

| II | (1) | (2) |
|----|-----|-----|
| | (3) | |

| III | (1) | (2) |
|-----|-----|-----|
| | (3) | (4) |
| | (5) | |

| IV | (1) | (2) |
|----|-----|-----|
| | (3) | |

| V | (1) | (2) |
|---|-----|-----|
| | (3) | |

| VI | (1) | (2) |
|----|-----|-----|
| | (3) | (4) |
| | (5) | |

| VII | (1) |
|-----|-----|
| | (2) $E_1 =$ | $E_2 =$ |

| VIII | |
|------|---|

| IX | (1) | (2) |
|----|-----|-----|
| | (3) | (4) |

この解答用紙は 182％に拡大すると、ほぼ実物大になります。

日本獣医生命科学大学　30年度　（69）

受験番号 _____

# 解 答 用 紙

平成 30 年度　第 1 回
**獣 医 学 科**

## 化　　学

採点 _____

**I**

| | |
|---|---|
| (1) | |
| (2) | |
| (3) | |
| (4) | 酸素　　　　　　　二酸化炭素 |

**II**

| | | | |
|---|---|---|---|
| (1) | | (2) | |
| (3) | $N_2$ の減少速度　　　　　$H_2$ の減少速度 | | |
| (4) | | (5) | (6) |

**III**

| | | | | | |
|---|---|---|---|---|---|
| (1) | | (2) | | (3) | |

**IV**

| | |
|---|---|
| (1) | (あ)　　　　(い)　　　　(う)　　　　(え)　　　　(お) |
| (2) | |
| (3) | (4) |
| (5) | (6) 試験管　　$S^{2-}$ のモル濃度 |

**V**

| | |
|---|---|
| (1) | (あ)　　(い)　　(う)　　(え)　　(お)　　(か)　　(き)　　(く) |
| (2) | a)　　　b)　　　c) |
| (3) | (け)　　(こ)　　(さ)　　(し)　　(す) |
| (4) | d)　　　e)　　　f) |

**VI**

| | | | | | | | |
|---|---|---|---|---|---|---|---|
| (1) | | (2) | | (3) | | (4) | |
| (5) | | (6) | | (7) | | (8) | |

この解答用紙は 182％に拡大すると、ほぼ実物大になります。

日本獣医生命科学大学　30 年度　（70）

受験番号 _____

# 解 答 用 紙

平成 30 年度　第 1 回
**獣 医 学 科**

生 物

採点 _____

**I**　問1

| a | | b | | c | | d | |
|---|---|---|---|---|---|---|---|
| e | | f | | g | | h | |

問2
① 
② 
③ 

問3 

問4

| バイソラックス複合体 | アンテナペディア複合体 |
|---|---|
| | |

問5 

**II**　問1

| a | |
|---|---|
| b | |
| c | |
| d | |

問2

個体数（相対値） 200 160 120 80 40 0
0 2 4 6 8 10 12 14 16
培養日数（日）

問3

変化 

理由 

**III**　問1

| a | | b | | c | |
|---|---|---|---|---|---|
| d | | e | | f | |

問2 関係 　　　問3 　　　問4 

問5 

**IV**　問1 　　　問2 　　　問3 　　　問4 

問5 

**V**　問1 　　　問2 生 ま れ て か ら 受 け た 経 験 に よ っ て 

問3 

問4 

問5 

この解答用紙は 182％に拡大すると、ほぼ実物大になります。

日本獣医生命科学大学　30年度　（71）

受験番号

# 解 答 用 紙

物　　理

平成 30 年度　第 2 回
**獣　医　学　科**

採点

I

II
(1)　(2)
(3)

III
(1)　(2)
(3)　(4)

IV
(1)　(2)
(3)

V
(1)　(2)
(3)

VI
(1)　(2)
(3)　(4)
(5)　(6)

VII
(1) $R_1 =$　$a_1 =$
(2) $R_2 =$　$a_2 =$
(3)

VIII
(1)　(2)

この解答用紙は 182％に拡大すると、ほぼ実物大になります。

日本獣医生命科学大学 30年度 （72）

受験番号 □

# 解 答 用 紙

平成30年度　第2回
**全　学　科**

採点

化　学

**Ⅰ**
- (1) ____ (2) ____ (3) ____ (4) ____
- (5) アンモニア分子： ____ 水素原子： ____

**Ⅱ**
- (1) ____ (2) ____ (3) ____ (4) ____
- (5) ____

**Ⅲ**
- (1) 陰極： ____ 陽極： ____
- (2) ____ (3) ____ (4) ____ (5) ____

**Ⅳ**
- (1) 名称： ____ 元素記号： ____ (2) ____ (3) ____
- (4) ____
- (5) （あ） ____ （い） ____

**Ⅴ**
- (1) ____ (2) ____
- (3) 名称 ____ 分子式 ____ (4) ____
- (5) ____
- (6) ____ (7) ____

この解答用紙は182％に拡大すると、ほぼ実物大になります。

日本獣医生命科学大学 30 年度 （73）

受験番号

# 解 答 用 紙

平成 30 年度　第 2 回
全　　学　　科

生　　物

採点

**Ⅰ**
問 1　a　　b　　c　　d　　e
問 2　ア　　イ　　ウ　　エ
問 3
問 4　　・　　・　　問 5　　　%

**Ⅱ**
問 1　a　　b
問 2　説明　　例
問 3　　問 4 (1)
　　　(2)　　問 5

**Ⅲ**
問 1　　問 2　酵素名　DNA領域
問 3
問 4　　問 5
問 6
(1) 得られたペプチド鎖の特徴　　問 7
(2) 遺伝暗号に関する解釈

**Ⅳ**
問 1　a　　b　　c　　問 2
問 3　　問 4　　問 5
問 6

**Ⅴ**
問 1　a　　b　　c
　　　d　　e　　f
問 2　　問 3
問 4

この解答用紙は 182％に拡大すると、ほぼ実物大になります。

平成29年度

問 題 と 解 答

平成29年度

# 英 語

## 問題

### 29年度

### 第2回

Ⅰ 次の英文を読み，設問に答えなさい。

For 11 years, June Jo Lee, an ethnographer[注1], has been traveling the country, talking to Americans about how they eat. She has often been in offices, observing white-collar workers. In one interview, a 20-something administrative assistant at an architecture firm in Seattle told her, "I don't think I ate at a table at all this week if you don't <u>include</u> my desk at work." In Chicago, Lee talked to (ア) an I.T. specialist who lunched in front of his computer and assiduously[注2] <u>avoided</u> the break room; (イ) ( a ) who ate in there was odd. Another guy said that each week he would bring in a crudité party platter[注3] from Costco[注4] and graze from it when he got hungry.

Schooled in anthropology[注5], Lee works for the Hartman Group, a consulting firm. She helps clients like Kraft Foods, PepsiCo, Nestlé, Whole Foods Market and Google better understand how people think about and consume food so they can repackage products and <u>design</u> new ones, find novel distribution (ウ) methods or keep their own employees productive and well fed. After all her conversations, note taking and analysis, Lee summarizes her ( b ) like this: "The way people eat at work is pretty sad."

In the 1987 movie "Wall Street," Gordon Gekko famously <u>remarks</u>, "Lunch is for wimps[注6]." It (エ) has <u>proved</u> to be a prescient line[注7] in the American workplace, where taking time off for lunch has (オ) increasingly become a sign of idleness. Breaking for a midday meal might have made more ( c ) when laborers toiled[注8] with their bodies on tasks — building, planting, harvesting, manufacturing — that required rest and refueling. But in an economy where the standard task ( d ) in front of a computer, lunch is less intuitive and far more optional.

Now some 62 percent of professionals say they typically eat lunch at their desks, a phenomenon that social scientists have begun calling "desktop dining." Eating takes a back seat to[注9] meetings, catching up on to-dos or responding to email. Roughly half of American adults eat lunch alone. In research from the Hartman Group, many so-called millennial[注10] wage earners said they actually preferred eating solo. A quarter of those surveyed agreed ( e ) the statement "I eat alone to multitask better."

There is a possible health benefit to all of this: Our unaccompanied lunches are probably smaller. Studies on pigs, rats, puppies, chickens, gerbils and other animals dating back to the 1920s show a phenomenon researchers call "social facilitation[注11]," in which the presence of others makes an individual eat more. For years, scientists believed humans were different. Animals feed, they thought; humans dine. In subsequent research, it turned out that humans feed, too. Simply eating with one other person increases the average amount ingested[注12] by 44 percent. In fact, the more people present, the （ f ） people eat. One study showed that (A)with seven or more, subjects ate 96 percent more than they would have alone.

But with the clearly delineated lunch[注13] on the decline, workers （ g ） up snacking. In a study of 122 employees, people on average cached[注14] 476 calories' worth of food in their desks. One person squirreled[注15] away 3,000 calories, including Cheetos, candy bars and five cans of pop-top tuna fish. In addition to the personal food stashes[注16], there are those areas in an office where food accumulates like driftwood — the leftover sandwiches from a catered lunch; the remains of a birthday cake; banana bread someone baked at home; the bottomless candy dish. When researchers interviewed administrative staff members at the University of California, Davis, one respondent called these common stockpiles "food altars[注17]."

Sometimes these collective food repositories[注18] become fraught[注19], and in the case of shared workplace refrigerators, even hazardous. In a survey of more than 2,100 full-time professionals, nearly all had access to refrigerators. When （ h ） about cleanliness, a full 40 percent were unaware of fridge cleaning or knew it to be rare or nonexistent. Navigating around a colleague's forgotten bag of slimy baby carrots might be gross, but the bigger danger in a fridge is the bacterium Listeria monocytogenes[注20]. Unlike other pathogens[注21] like E. coli[注22], listeria can thrive at 40 degrees Fahrenheit, the recommended temperature for refrigerators. Even in the Seattle law office of Bill Marler, the most prominent food-safety lawyer in the country, the fridge was, until recently, a mess of expired food, rotting salad and long-abandoned deli meat. "It's embarrassing," he told me. " (B)Like an insurance salesman not having insurance."

Beyond any health risks, the desk lunch detracts from[注23] our sense of the office as a collaborative, innovative, sociable space. It is hard to foster that feeling when workers eat single-serving yogurt alone, faces lit in the monochrome blue of their computer screens. Brian Wansink, a professor and the director of Cornell University's Food and Brand Lab, points out that desktop dining isn't even a sign of industriousness anymore; these days, a desk luncher is as likely as not to be scrolling through Facebook. Wansink and other researchers did a survey of fire-department captains and lieutenants[注24] in a major American city. They found significant positive correlations between work performance and eating and cooking as a team. Firehouses （ i ） firefighters ate together reported more cooperative behavior; they were better at their jobs.

"Workplace （ j ） is so much higher if you eat with your colleagues," Wansink told me. "You like your job more — and you like your colleagues better."

(Adapted from Malia Wollan, *The New York Times Magazine*, February 25, 2016)

日本獣医生命科学大学　29 年度　(3)

注 1：ethnographer　民族誌学者　　　注 2：assiduously　ひたすらに

注 3：crudité party platter　パーティー用の生野菜の盛り合わせ

注 4：Costco　米国の代表的な大型スーパー「コストコ」

注 5：anthropology　人類学　　　　　注 6：wimp　弱虫　　　　　注 7：prescient line　予見したせりふ

注 8：toil　精を出して働く　　　　　注 9：take a back seat to〜　〜の二の次になる

注 10：millennial　1980〜2000 年頃に生まれた世代

注 11：facilitation　促進　　　　　　注 12：ingest　摂取する

注 13：clearly delineated lunch　はっきりとランチとわかるもの

注 14：cache　隠す　　　　　　　　　注 15：squirrel　蓄える　　　　　注 16：stash　隠し場所

注 17：altar　供物台　　　　　　　　注 18：repository　保管場所　　　　注 19：fraught　気がかりな

注 20：Listeria monocytogenes　リステリア菌　　　　　　　　　　注 21：pathogen　病原菌

注 22：E. coli　大腸菌　　　　　　　注 23：detract from〜　〜を損なう　注 24：lieutenant　副隊長

**問 1**　空所（a）〜（j）を補うものとして最も適したものを，それぞれ下記の①〜⑤の中から一つずつ選び，マークシートの解答欄　1 〜 10 にマークしなさい。

| | | ① | ② | ③ | ④ | ⑤ |
|---|---|---|---|---|---|---|
| （a） | 1 | anyone | anything | no one | nothing | something |
| （b） | 2 | clients | employees | findings | methods | products |
| （c） | 3 | arrangements | efforts | mistakes | room | sense |
| （d） | 4 | has been sat | is sitting | sat | was sitting | will sit |
| （e） | 5 | against | at | by | for | with |
| （f） | 6 | bigger | less | lonelier | more | smaller |
| （g） | 7 | bring | eat | end | give | pick |
| （h） | 8 | asked | asking | being able to ask | having asked | to ask |
| （i） | 9 | how | what | where | when | which |
| （j） | 10 | condition | management | satisfaction | situation | solution |

**問 2**　下線部（ア）〜（オ）の単語の文脈上の意味を考え，それぞれに最も近い意味を表す英語表現を，下記の①〜⑤の中から一つずつ選び，マークシートの解答欄　11 〜 15 にマークしなさい。ただし，同じ数字（①〜⑤）を二度使ってはならない。

（ア）11　include　　（イ）12　avoid　　（ウ）13　design

（エ）14　remark　　（オ）15　prove

①　to contain as part of a whole

②　to keep away from something

③　to say something as a comment

④　to develop something for a specific purpose

⑤　to demonstrate the existence of something by evidence

問 3 下線部（A），（B）に関する内容に最も近いものをそれぞれ①〜⑤から一つ選び，マークシートの解答欄 16 17 にマークしなさい。

（A） 16 
① 7回以上おかわりすると，1人の食事量が96％以上増える。

② 7皿以上の異なる料理が出ると，人は出された料理の96％以上の量を食べる。

③ 1人での食事に比べて，7人以上が加わって食べると，1人の食事量が96％も増える。

④ 調査の対象者が1人のときと比べて，7人以上集まると食べる量の平均が96％に減る。

⑤ 調査を1回行ったときよりも，調査を7回以上行った結果のほうが，1人の食事量が96％まで減る。

（B） 17 
① 食品安全が専門であるにもかかわらず冷蔵庫が不衛生な弁護士は，保険会社勤務の保険に入っていない営業担当者に好感を持っている。

② 食品安全が専門の弁護士事務所にある冷蔵庫が悲惨な状況であることは，保険会社の営業担当者が無保険だったようなものだ。

③ 劣悪な環境で働いている食品安全が専門の弁護士が保険を選ぶ場合，保険会社勤務の保険に加入していない営業担当者の意見を好む。

④ 食品の安全が保たれない職場には，食品安全が専門の弁護士に出番があるように，保険に入っていない場合には，保険会社の営業担当者に出番がある。

⑤ もし食品安全に関する問題があるのなら，食品安全を専門とする弁護士が紹介されるように，もし保険に加入していないのなら，保険会社の営業担当者が紹介される。

問 4 次の①〜⑤の日本文に関して，本文の内容と一致するものを一つ選び，マークシートの解答欄 18 にマークしなさい。

① 民族誌学者のジューン・ジョー・リーは11年間全米を旅し，アメリカ人がどのようにランチを食べるのかを全労働者を対象にインタビュー形式で職業別・年齢別に調査した。

② コンサルタント会社で働き，ペプシコーラやネスレなど大企業を顧客に持つリーは，栄養価の高いランチを新たに開発し，それを見栄えが良くなるように包装することで従業員の食生活が改善できるという助言をした。

③ 肉体労働者にとっては昼時の休憩は不可欠であるが，オフィスで働く人は，パソコンの前でほとんどの時間を過ごすため，9割の人が自席のパソコンの前で一人ランチをする。

④ オフィスで働く人はきちんとランチを食べる習慣がなくなり，会社員122人を対象とした調査では，間食で3000キロカロリーを摂取している人がいるということが明らかになった。

⑤ ワンシンク教授が消防局隊長と副隊長を対象に調査したところ，チームで一緒に調理・食事をする方が消防士たちは互いに協力し合い仕事がうまくいくことがわかった。

問　5　次の１及び２のそれぞれの単語①〜⑤の中から，最も強いアクセントの位置が他の四つと<u>異なる</u><u>もの</u>を一つずつ選び，マークシートの解答欄 19 ， 20 にマークしなさい。

1. 19
　① as-sis-tant　　② fa-mous-ly　　③ la-bor-er　　④ spe-cial-ist
　⑤ sum-ma-rize

2. 20
　① ac-com-pa-ny　　② ar-chi-tec-ture　　③ in-creas-ing-ly　　④ phe-nom-e-non
　⑤ pro-fes-sion-al

日本獣医生命科学大学　29 年度　（6）

Ⅱ　次の A，B 及び C の設問に答えなさい。

A. 次の 1～5 の日本文とほぼ同じ意味の英文になるように，（　　　）内に適した単語を ［　　　］の指示に
従って解答用紙に書きなさい。

1. 二酸化炭素の排出が現在のペースで続けば，2100 年までには落雷が 50％ 増加することになるか
もしれない。

If carbon dioxide emissions continue at the （　　　　） rate, that could mean 50％ more
lightning strikes by 2100.

［c で始まる単語］

2. A: お願いがあるのですが。

B: もちろん，喜んで。

A: Would you do me a （　　　　）?

B: Sure, I'd be glad to.

［f で始まる単語］

3. サメが海の生態系で重要な役割を果たしていることはあまり知られていない。

Less known are the crucial （　　　　） sharks play in ocean ecology.

［r で始まる単語］

4. いつか私たちは大きさやその他の特徴に関して地球と類似した惑星を発見するだろうと私は確信
している。

I'm sure that one day we will discover a planet （　　　　） to Earth in terms of size and
other features.

［s で始まる単語］

5. 私が東京に戻ると，滞在中に少なくとも一回はごみの分別がきちんとできていないという理由で
母は私のことをしかる。

When I am back in Tokyo, my mother scolds me at least once during my stay for
（　　　　） to separate the trash correctly.

［f で始まる単語］

B. 以下の例に従って，次の 1～5 の〔　　　　〕内の単語の形を変え，文脈に合うように（　　　　）に入る一語を解答用紙に書きなさい。

（例）Certain (combinations) of sounds are not possible in English. 〔combine〕

（例）I think that I should sell my car, but he (disagrees). 〔agree〕

1. Environmental groups were disappointed and angered by the president's (　　　　) 〔decide〕

2. I expected the movie to be (　　　　), but I actually liked it. 〔bore〕

3. Welfare reform is a top (　　　　) for the government. 〔prior〕

4. There was an (　　　　) number of applicants, so the tour was canceled. 〔sufficient〕

5. It is said that the ancestors of whales were (　　　　) living on land. 〔create〕

C. 次の 1～5 のそれぞれの日本文の意味になるように，下記に与えられた単語を〔　　　〕内に並べかえて英文を完成させると，指定された数字の位置にくるものはどれか。与えられた語群の中からそれぞれ選び，記号を解答用紙に書きなさい。ただし，文頭にくる語も小文字で示してある。

1. 多くの人たちは私がアメリカ出身であると信じることは難しいと思っている。

  [ _1_　_2_　_3_　_**4**_　_5_　_6_　_**7**_　_8_　_9_　_10_　_11_ ] the United States.

  (**4** と **7**)

  ア．believe　　イ．come　　ウ．find　　エ．from

  オ．hard　　カ．I　　キ．it　　ク．many

  ケ．people　　コ．that　　サ．to

2. 私は日本とイギリスにおける母親と先生との交流の違いに困惑を感じる時があることを認めなければならない。

  I [ _1_　_2_　_3_　_**4**_　_5_　_6_　_**7**_　_8_　_9_　_10_　_11_ ] the differences between mother-teacher interactions in Japan and the U.K.

  (**4** と **7**)

  ア．admit　　イ．are　　ウ．by　　エ．feel

  オ．I　　カ．must　　キ．overwhelmed　　ク．that

  ケ．there　　コ．times　　サ．when

3. 近年，日本では外国人観光客が増えてきた。

[ 1   2 ] in Japan [ 3   4   **5**   6   **7**   8   9 ] years.

(**5** と **7**)

|   |   |   |   |   |
|---|---|---|---|---|
| ア．been | イ．foreign | ウ．has | エ．in | オ．on |
| カ．recent | キ．rise | ク．the | ケ．tourism | |

4. "Monkey see, monkey do" は，誰かが他の誰かのすることを，それが良いことか悪いことかどうかを考えずにまねする場合を言い表すために使われる。

"Monkey see, monkey do" is used to describe when someone [ 1   **2**   3   4   5   6   7   **8**   9   10   11   12   13 ] bad.

(**2** と **8**)

|   |   |   |   |   |
|---|---|---|---|---|
| ア．does | イ．else | ウ．good | エ．imitates | オ．is |
| カ．it | キ．of | ク．or | ケ．someone | コ．thinking |
| サ．what | シ．whether | ス．without | | |

5. 時には，人々はたとえ何のための列なのかよくわからなくても列に加わることがある。

Sometimes, people may [ 1   2   **3**   4   5   6   7   8   9   10   **11**   12 ] for.

(**3** と **11**)

|   |   |   |   |   |
|---|---|---|---|---|
| ア．a | イ．are | ウ．even | エ．if | オ．is |
| カ．it | キ．join | ク．not | ケ．queue | コ．sure |
| サ．they | シ．what | | | |

# 数　学

## 問題

29年度

### 第2回

Ⅰ　次の 1 次不定方程式

$$37x + 53y = 41 \quad \cdots\cdots \ (*)$$

に関する以下の各問いに答えよ。


**問　1**　$(*)$ の整数解で $|x+y|$ が最小となるものを求めよ。


**問　2**　$(*)$ の整数解で $|x+y| < 50$ を満たすものの個数を求めよ。

$\boxed{\text{II}}$　四面体 OABC において△ABC の重心を G, OC の中点を D, DG を 3：2 に内分する点を E, AE と△OBC との交点を F とするとき，以下の各問いに答えよ。ただし $\vec{a}=\overrightarrow{\text{OA}}$, $\vec{b}=\overrightarrow{\text{OB}}$, $\vec{c}=\overrightarrow{\text{OC}}$ とする。


問　1　$\overrightarrow{\text{OE}}$ を $\vec{a}$, $\vec{b}$, $\vec{c}$ を用いて表せ。


問　2　$\overrightarrow{\text{OF}}$ を $\vec{b}$, $\vec{c}$ を用いて表せ。


問　3　正の実数 $t$ に対して $|\vec{b}|=\dfrac{\sqrt{6}}{2}t$, $|\vec{c}|=\dfrac{\sqrt{6}}{2t}$, $\angle\text{BOC}=60°$ であるとき，$|\overrightarrow{\text{OF}}|$ の最小値を求めよ。


問　4　問 3 において $|\overrightarrow{\text{OF}}|$ が最小となるとき，$\angle\text{OCB}$ の大きさと辺 BC の長さを求めよ。

Ⅲ 1つのサイコロを2回振って出た目を順に $a$, $b$ とするとき，次の2つの集合

$$X = \{x \mid a^2 + b \leqq x \leqq 4a + 2b, \quad x \text{ は実数}\}$$

$$Y = \{x \mid 2a^2 - b \leqq x \leqq a^2 - 2a + 4b, \quad x \text{ は実数}\}$$

に関する以下の各問いに答えよ。


問 1 $X = \varnothing$, $Y = \varnothing$ となる確率をそれぞれ求めよ。ただし $\varnothing$ は空集合を表すものとする。


問 2 $X \neq \varnothing$ かつ $X \cap Y = X$ となる確率を求めよ。

Ⅳ　AB＝AC＝6，∠A＝90° の直角二等辺三角形 ABC の内部に図のように，縦横の辺の比が 2：1 の長方形 $L_1, L_2, \cdots$ を次々と作る。各長方形 $L_n\ (n=1, 2, \cdots)$ の短い辺の長さを $x_n$ とし，$n$ 個の長方形 $L_1, L_2, \cdots, L_n$ の面積の総和を $T_n$ とするとき，以下の各問いに答えよ。

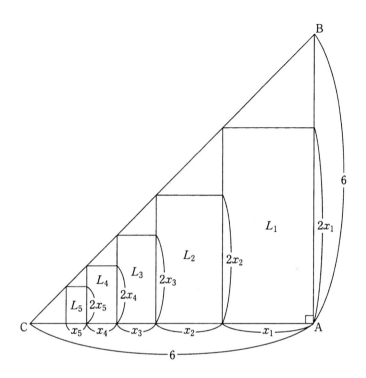

問 1　$x_1$ の値を求めよ。

問 2　$x_n$ を $n$ の式で表せ。

問 3　$T_n$ を $n$ の式で表せ。

問 4　$T_n$ の値がはじめて $\dfrac{115}{8}$ を超えるのは $n$ がいくつの場合か。ただし必要ならば $\log_{10}2=0.3010$，$\log_{10}3=0.4771$ であることは用いてよい。

$\boxed{\text{V}}$　2つの実数 $x,\ y$（ただし $y \geqq 0$）に対して，$t$ の2次方程式

$$t^2 - 2(x + 3\cos\theta)t + 4x^2 + 8y - 20 + 5\cos 2\theta = 0$$

がすべての実数 $\theta$ に対して実数解をもつような $(x, y)$ の表す領域を D とし，D の面積を $S$ とするとき，以下の各問いに答えよ。


問　1　領域 D を図示せよ。その際，境界を表す方程式やそれらの交点の座標はすべて図中に記せ。


問　2　$S$ の値を求めよ。

# 物　理

## 問題

### 29年度

### 第1回

Ⅰ

1　1光年は光が1年間に進む距離である。光の速度を $3.00 \times 10^8$ m/s，1年間を 365.25 日として，以下の間に答えよ。

（1）　1光年の距離（km）を求めよ。

（2）　太陽と地球の距離（$1.496 \times 10^8$ km）を進むのにかかる時間（分）を求めよ。

2　水平面上で，質量 2.00 kg の物体を一定の速さ 1.00 m/s で運動させる。物体との動摩擦係数を 0.500 として，以下の間に答えよ。ただし，重力加速度の大きさを $9.80$ m/s$^2$ とする。

（1）　物体に水平な力を作用させた場合，この力の仕事率（W）を求めよ。

（2）　物体に水平に対して 45.0° 上向きに力を作用させた場合，力がする仕事の仕事率（W）を求めよ。

Ⅱ

1  深さ $h$ の水底にある点光源を，水面上方のどこからも見えないように水面に円板をおく。必要な円板の最小半径を，$h$ と $n$ を用いて表せ。ただし，空気の屈折率を 1，水の屈折率を $n$ とする。

2  管（長さ $L$）の中の気柱が共鳴しているときについて，以下の問に答えよ。ただし，空気中の音速を $V$ とし，開口端補正は無視する。

（1）  開管での固有振動数を小さいほうから 3 番目まで，$V$ と $L$ を用いて表せ。

（2）  閉管での固有振動数を小さいほうから 3 番目まで，$V$ と $L$ を用いて表せ。

## Ⅲ

1 ピストンがついた容器に閉じ込めた理想気体の状態（圧力，体積，温度）を，状態 A$(p_1, V_1, T_1)$ から次のように変化させる。

過程1：ピストンをゆっくり押し込み，状態 B$\left(p_2, \dfrac{1}{2}V_1, T_1\right)$ とする。

過程2：気体をゆっくり加熱して，状態 C$(p_2, V_1, T_2)$ とする。

過程3：気体をゆっくり冷却して，状態 A$(p_1, V_1, T_1)$ にもどす。

以下の問に答えよ。ただし，ピストンと容器の摩擦は無視する。

（1） 状態 B での気体の圧力 $p_2$ を，$p_1$ を用いて表せ。

（2） 状態 C での気体の温度 $T_2$ を，$T_1$ を用いて表せ。

（3） 状態 A → B → C → A の熱サイクルを圧力-体積グラフに示せ。なお，変化の方向を示す矢印を入れること。

（4） 状態 A → B → C → A の熱サイクルを体積-温度グラフに示せ。なお，変化の方向を示す矢印を入れること。

# IV

1. 図のように，電荷をもたない半径 $a$ の導体球と，電荷をもたない内半径 $b$ で外半径 $c$ の中空導体球を，中心を同じ位置にして，真空中に設置する。半径 $a$ の導体球だけに正の電荷 $Q$ を与えた場合，以下の問に答えよ。なお，真空の誘電率を $\varepsilon_0$ とし，無限遠方の電位を 0 とする。

   (1) 中心から距離 $r$ ($0 < r < a$) における電場の大きさを求めよ。

   (2) 中心から距離 $r$ ($a < r < b$) とにおける電場の大きさを求めよ。

   (3) 中心から距離 $b$ における電位を求めよ。

   (4) 中心から距離 $b$ と $c$ の間の電位差を求めよ。

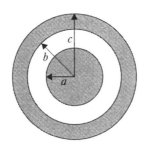

2. 図のような，抵抗 R，コイル L，コンデンサー C，交流電源（実効値 $1.0 \times 10^2$ V）からなる回路の，R，L，C のそれぞれの両端の電圧 (V) の実行値 $V_R$, $V_L$, $V_C$ を求めよ。R の抵抗は $3.0 \times 10^2$ Ω，L のリアクタンスは $6.0 \times 10^2$ Ω，C のリアクタンスは $2.0 \times 10^2$ Ω，とする。

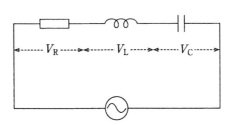

## V

原子核 ${}^2_1\text{H}$ (2.0136 u), ${}^3_2\text{He}$ (3.0149 u), 中性子 ${}^1_0\text{n}$ (1.0087 u) の核融合反応について，以下の問に答えよ。ここで， $1\,\text{u}=1.66\times10^{-27}\,\text{kg}$， 真空中の光の速さを $3.0\times10^8\,\text{m/s}$， クーロンの法則の比例定数を $9.0\times10^9\,\text{N}\cdot\text{m}^2/\text{C}^2$，電気素量を $1.6\times10^{-19}\,\text{C}$， ボルツマン定数を $k=1.38\times10^{-23}\,\text{J/K}$ とする。

$$\text{{}^2_1H} \;+\; \text{{}^2_1H} \;\longrightarrow\; \text{{}^3_2He} \;+\; \text{{}^1_0n}$$

（1） この核融合反応1回における質量の減少量（u）を求めよ。

（2） この核融合反応1回における質量の減少により放出されるエネルギー（J）を求めよ。

（3） 2つの原子核を距離 $4.0\times10^{-15}\,\text{m}$ まで近づけると，この核融合反応は起こる。この距離における原子核間の静電気力による位置エネルギー（J）を求めよ。ただし，位置エネルギーの基準を無限遠とする。

（4） この原子核の温度 $T\,\text{K}$ における熱運動のエネルギーを $\dfrac{3}{2}kT\,\text{J}$ とする。この核融合反応を起こす最低温度（K）を求めよ。

# 化 学

## 問題　29年度

### 第1回

Ⅰ　以下の問い（1）～（3）に答えよ。

（1）以下の元素（ア）～（キ）と炎色反応の色（A）～（H）の組み合わせを完成させよ。

　　（ア）銅　　　　　　（イ）リチウム　　　（ウ）ストロンチウム　　（エ）カリウム
　　（オ）カルシウム　　（カ）バリウム　　　（キ）ナトリウム

　　（A）深赤色　　　　（B）黄色　　　　　（C）橙赤色　　　　　　（D）黄緑色
　　（E）赤色　　　　　（F）赤紫色　　　　（G）青緑色　　　　　　（H）白色

（2）食塩，石灰石，シリカゲルの性質を書いた以下の表について，選択肢a, bの正しい方を○で囲い，水溶液の炎色反応の色（ク），（ケ）は（1）の（A）～（H）から選べ。

|  | 食塩 | 石灰石 | シリカゲル |
|---|---|---|---|
| 水への溶解性 | a. 溶ける<br>b. 溶けない | a. 溶ける<br>b. 溶けない | a. 溶ける<br>b. 溶けない |
| 希塩酸を加えたときの反応 | a. 反応する<br>b. 反応しない | a. 反応する<br>b. 反応しない | a. 反応する<br>b. 反応しない |
| 硝酸銀水溶液を加えたときの反応 | a. 反応する<br>b. 反応しない | a. 反応する<br>b. 反応しない | a. 反応する<br>b. 反応しない |
| 水溶液の炎色反応 | （ク） | （ケ）（塩酸溶液） | 無 |

（3）以下の図に従って，食塩，石灰石，シリカゲルの混合物を分離した。記号（コ）～（セ）の物質名を記せ。

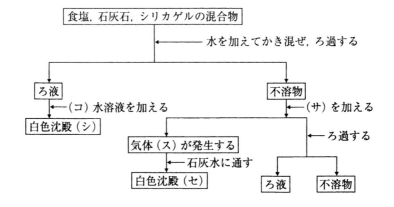

Ⅱ 以下の問い（1）～（4）に答えよ。ただし，水のイオン積 $Kw=1.0\times10^{-14}\mathrm{mol^2/L^2}$ とし，（2），（3）は小数第1位まで求めよ。また下表にある対数の値を用いよ。

（1） 次の文章の（a），（d）には語句，（b）には数式，（c），（e）には数値を入れよ。

水溶液の pH は，水溶液中の（a）の濃度に基づいており，その濃度が $x\,\mathrm{mol/L}$ であるとき，（b）の式で表される。強塩基性の水溶液を水で10倍希釈すると pH は1小さくなる。ただし，どんなに希釈しても pH が（c）より小さくなることはない。それは，電解質以外に，水から電離して生成している（d）が約（e）mol/Lの濃度で存在するためである。

（2） 0.50 mol/L 酢酸水溶液（電離度 0.016）の pH を求めよ。

（3） 0.60 mol/L アンモニア水（電離度 0.010）の pH を求めよ。

（4） $1.0\times10^{-4}$ mol/L の塩酸を純水で 10,000 倍に希釈した溶液の pH を求めよ。

| $\log_{10} 2.0$ | 0.30 |
|---|---|
| $\log_{10} 3.0$ | 0.48 |
| $\log_{10} 3.2$ | 0.50 |
| $\log_{10} 4.0$ | 0.60 |
| $\log_{10} 5.0$ | 0.70 |
| $\log_{10} 6.0$ | 0.78 |
| $\log_{10} 7.0$ | 0.85 |
| $\log_{10} 8.0$ | 0.90 |

Ⅲ 以下の問い（1）～（6）に答えよ。

（1） 水酸化アルミニウムは，酸とも塩基とも反応する。このような化合物を何というか。

（2） さらし粉に塩酸を加えると塩素ガスが発生する。この化学反応式を書け。

（3） 酸化ナトリウムと水との反応，酸化カルシウムと塩酸との反応を化学反応式で書け。この二つの酸化物は何というか。

（4） 硫黄には三種類の同素体が知られている。それぞれの名称を記せ。また，これらのうち，二硫化炭素に溶けないものはどれか。

（5） 塩化アンモニウムと水酸化カルシウムを混合し，加熱したときの化学反応式を書け。

（6） 炭酸水素ナトリウムに，塩酸を加えると気体を発生する。この化学反応式を書け。

日本獣医生命科学大学　29 年度　(21)

Ⅳ　以下の問い（1）〜（3）に答えよ。ただし、標準状態で 1 mol の気体の体積は 22.4 L、原子量 Cu＝63.5、ファラデー定数 $F＝9.65×10^4$ C/mol とし、有効数字 3 桁で答えよ。

（1）　以下の表は、主な電気分解の反応をまとめたものである。空欄（ア）〜（コ）のイオン反応式を記せ。

| 電解液 | 陰極の反応 | | 陽極の反応 | |
| --- | --- | --- | --- | --- |
| | 電極 | 反応式 | 電極 | 反応式 |
| NaOH 水溶液 | Pt | $2H_2O + 2e^- \longrightarrow H_2 + 2OH^-$ | Pt | $4OH^- \longrightarrow O_2 + 2H_2O + 4e^-$ |
| $H_2SO_4$ 水溶液 | Pt | （ア） | Pt | （イ） |
| KI 水溶液 | Pt | （ウ） | Pt | （エ） |
| $AgNO_3$ 水溶液 | Pt | （オ） | Pt | （カ） |
| $CuSO_4$ 水溶液 | Cu | （キ） | Cu | （ク） |
| NaCl 融解液 | C | （ケ） | C | （コ） |

（2）　白金(Pt)電極を用いて、硫酸銅(Ⅱ)$CuSO_4$ 水溶液を 15.0 A の電流で 32 分 10 秒間、電気分解を行った。析出した銅の質量〔g〕と発生した酸素の体積〔L〕は標準状態でいくらか。

（3）　陽極に黒鉛(C)、陰極に鉄(Fe)を用いて、NaCl 水溶液を 5.00 A の電流で 16 分 5 秒間、電気分解を行った。発生した気体の全体積は標準状態でいくらか。

$\boxed{V}$　以下の文章を読み，問い（1）～（4）に答えよ。

　ベンゼンの一つの水素原子が置換された，分子式 $C_9H_{12}O$ で表されるアルコールがある。このアルコールには，A，B，C，D，E の 5 つの構造異性体が存在し，これらを穏やかに酸化した結果，A と C からはケトンが生じ，B と D からはアルデヒドが生じた。E からは何も生じなかった。また，これらの A～E を脱水反応させた結果，置換基に二重結合を含む化合物 F，G，H，I が得られた。このとき，F は B と E から，G は C と D から，H と I は A と C からそれぞれ生じた。なお，H と I は幾何異性体の関係にあり，I はシス型構造を持っていた。

　化合物 A～I の分子模型を作製したとき，化合物 F～I の全ての炭素原子は同一平面に存在した。一方，アルコールの A～E については，3 つのアルコールがその炭素原子をすべて同一平面に置くことができたが，残りの 2 つは同一平面に置くことができなかった。

（1）　アルコール A～E の構造式を示せ。

（2）　化合物 F～I の構造式を示せ。

（3）　下線部の理由を説明した下記の文章の（　あ　）～（　お　）に適当な語句を入れよ。

　　　上記のアルコールやそれから生じた化合物の場合には，炭素の（　あ　）結合に直接結合する原子や（　い　）に直接結合する原子は常に同一平面上にあり，（　う　）のない（　え　）状の炭素骨格を持つ化合物では炭素の（　お　）結合の回転によって，すべての炭素原子を同一平面上に置くことが可能であるため。

（4）　炭素原子をすべて同一平面に置くことができた 3 つのアルコールとは何か，A～E の記号で答えよ。


$\boxed{VI}$　以下の問い（1）～（3）に答えよ。ただし，アボガドロ定数 $N_A = 6.02 \times 10^{23}$/mol，原子量 H＝1.00，C＝12.0，N＝14.0，O＝16.0 とする。

（1）　ポリアミド系繊維であるナイロン 66 は，ヘキサメチレンジアミンとアジピン酸を混ぜて加熱することでアミド結合を生じて水分子が取れて（縮合重合）生成される。

　　　ヘキサメチレンジアミンの構造は $H_2N\text{-}(CH_2)_6\text{-}NH_2$，アジピン酸の構造は $HOOC\text{-}(CH_2)_4\text{-}COOH$ で表される。ナイロン 66 の構成単位の構造を示せ。

$$\left[ \phantom{xxxxxxxxxxxxxxx} \right]_n$$

（2）　分子量 $1.13 \times 10^4$ のナイロン 66 が 1 分子生成するために，アジピン酸分子は何個必要か求めよ。

（3）　（2）のナイロン 66　1.00 g 中に，アミド結合は何個あるか。有効数字 3 桁で答えよ。

# 生 物

## 問題　　29年度

### 第1回

Ⅰ　ある個体群において，生後すぐに全てのメス2,000個体に標識をつけて，5年間にわたり追跡調査を行った。その結果，各年齢における個体数および平均産子数（メス個体のみの値）は，以下の表の通りであった。下記の各問に答えよ。

| 年齢 | 個体数 | 生存率 | 齢別生存率 | 齢別平均産子数 |
|---|---|---|---|---|
| 0 | 2,000 | 1 | 0.04 | 0 |
| 1 | （a） | 0.04 | 0.3125 | 0 |
| 2 | 25 | （b） | 0.32 | 60 |
| 3 | 8 | 0.004 | （c） | 95 |
| 4 | 2 | 0.001 | 0 | 120 |

問1　上記に示した表のように，各年齢における個体数や生存率をまとめた表を，何とよぶか。

問2　（a）～（c）に当てはまる数字を記せ。

問3　表から生存曲線を作成した場合，最も近い生存曲線はどれか。右図の（ア）～（ウ）の中から選べ。

問4　問3で選んだ生存曲線が当てはまる動物を多く含んでいる分類群はどれか。以下の中から当てはまるものを全て選び，番号を記せ。

　1）甲殻類　　2）魚類　　3）鳥類　　4）昆虫類　　5）は虫類　　6）哺乳類

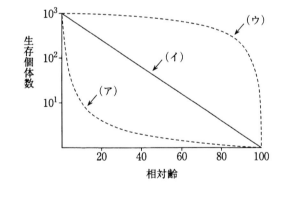

問5　多くの動物において産子数は，個体群の密度によって影響を受けることがある。本個体群では，高密度のときほど一個体あたりの産子数が低下した。このような個体群密度の影響を何とよぶか。

問6　(1)　表をもとに，標識した2,000個体における生涯の平均産子数（メス個体のみ）を求めよ。

　　　(2)　本個体群の個体数は現在，増加傾向にあるのか，あるいは減少傾向にあるのかを答えよ。

Ⅱ 次のAおよびBの文章を読み，各問に答えよ。

A. ある植物において，［赤い花・平面の葉・しわの種子］の純系と，［白い花・巻き葉・丸い種子］の純系
を交配したところ，雑種第一代（F₁）は全て［赤い花・平面の葉・丸い種子］となった。このF₁を劣性
ホモの個体と交配し，次世代を得た。次世代の結果を表に示す。

| 花の色・葉の形・種子の形状 | 個体数 |
|---|---|
| 赤い花・平面の葉・丸い種子 | 303 |
| 赤い花・平面の葉・しわの種子 | 312 |
| 白い花・巻き葉・丸い種子 | 308 |
| 白い花・巻き葉・しわの種子 | 295 |
| 赤い花・巻き葉・丸い種子 | 27 |
| 赤い花・巻き葉・しわの種子 | 29 |
| 白い花・平面の葉・丸い種子 | 33 |
| 白い花・平面の葉・しわの種子 | 31 |

問 1 上記文章中の下線で示した劣性ホモの個体の表現型を記せ。

問 2 花の色に関する遺伝子，葉の形に関する遺伝子，種子の形に関する遺伝子について，各遺伝子間で
連鎖しているものを記せ。完全に連鎖していない場合はその組換え価を小数第1位まで記せ。

B. 卵（卵細胞）の細胞質中に存在する遺伝子産物（母性因子）によって，子の形質が決められるような遺伝現象を遅滞遺伝という。巻貝の一種であるモノアラガイには右巻きと左巻きのものが存在し，卵割初期の細胞質の性質（＝卵の遺伝子）によって決まる。右巻きのホモ接合体（$DD$）と左巻きのホモ接合体（$dd$）（$D$は$d$に対して優性）の交配によって得られる個体の遺伝子型は$Dd$であるが，$DD$から生まれた場合の表現型は右巻き，$dd$から生まれた場合の表現型は左巻きとなる。モノアラガイは雌雄同体で，自家受精も異個体間受精も可能である。

問 3　下記の図は右巻き（$DD$）と左巻き（$dd$）のモノアラガイを交配させた時の交配図である。図中の（a）〜（f）に適切な語句を記せ。

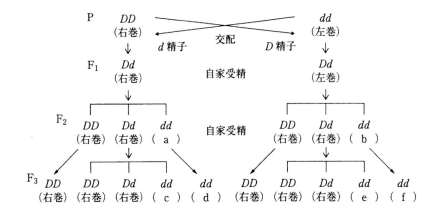

問 4　日本では水田の側溝などに生息するヒメモノアラガイがモノアラガイ類では有名である。この貝はある寄生虫の中間宿主である。では"寄生"とは生物学的にどのように説明することができるのか，「寄生者」「宿主」の2語を用いて解答欄の枠内で説明せよ。

Ⅲ 下記の文章を読んで各問に答えよ。

ある一定の場所に生活するすべての個体群の集まりを（ａ）という。（ａ）内の個体群間の関係はさまざまだが，（ｂ）および（ｃ）の関係と，生活空間や食物を求めての競争関係，の２つが重要である。

たくさんの個体群からなる（ａ）の中では，草などの植物を採食する（ｂ）者が，一方で動物食性の（ｂ）者によって食べられる（ｃ）者であるように，「食う－食われる」関係が一連に続くことを食物連鎖とよぶ。

（ｃ）者はただ（ｂ）者の食物となるだけではなく，毒をもち（ｂ）者から逃れる手段を持っていることがある。そのような動物は色彩が鮮やかなものが多い。このような動物の色彩を（ｄ）色という。また，（ｂ）者の食物として <u>認識されないような</u> <u>姿形</u>や <u>体色</u>を持つことによる適応も知られている。
　　　　　　　　　①　　　　　　　　（ア）　（イ）

<u>生活の仕方が似ている個体群が同じ場所で生息すると競争が起こる。</u>たとえば植物は光や水，養分をめぐ
②
り，動物はすみかや餌をめぐって異種間で競争している。この <u>競争は生活上の要求が似ている近縁種で激しくなる。</u>
　　　　　　　　　　　　　　　　　　　　　　　　　　　③

問　１　（ａ）～（ｄ）に入る語句を記せ。

問　２　（１）下線部①（ア）の適応を何とよぶか記せ。さらに例となる種をひとつ挙げよ。

　　　　（２）下線部①（イ）の適応を何とよぶか記せ。さらに例となる種をひとつ挙げよ。

問　３　下線部②において，このような競争を何とよぶか記せ。また，その結果起こることを示す法則名を５文字で答えよ。

問　４　下線部③において，このような競争が回避される例の名称を２つ記し，30字以内で説明せよ。

IV 下記の文章を読んで各問に答えよ。

　生物は，炭水化物，脂質，タンパク質などの有機物を一連の化学反応により分解し，ATP という形でエネルギーを取り出して生命活動を営んでいる。微生物の中には酸素のない嫌気的な環境で有機物を分解してアルコールや乳酸と ATP を合成する「発酵」とよばれる異化過程によりエネルギーを得ているものがいる。同様に動物の組織においても酸素を消費せずに炭水化物を分解して乳酸を産生する「解糖」とよばれる異化過程が存在し，無酸素状態でエネルギーを得るための主要な反応となっている。図はグルコースの異化過程である解糖系に検出される物質の自由エネルギー変化を示している。自由エネルギーは物質が持つエネルギーの中で，仕事ができる部分を指す。①から⑩は解糖系で起こる化学反応を示している。①の基質，ならびに⑤および⑩の生成物であるグルコース，グリセルアルデヒド 3-リン酸およびピルビン酸は図中に示してある。この図を参考に以下の設問に答えよ。

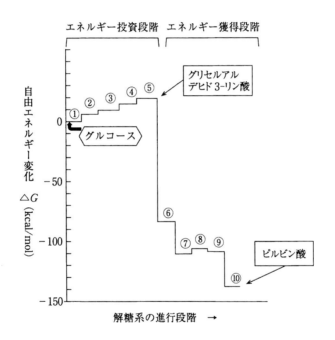

図　解糖系の自由エネルギーの変化

問 1　動物細胞で上記の反応が進むとき，この一連の反応は細胞のどこで起こるか。その名称を記せ。

問 2　解糖系の前半の反応の①〜⑤は，エネルギーを投資する段階にあたり，ある分子からエネルギーが供給される。この過程にエネルギーを供給する分子名ならびにグルコース 1 分子あたりの供給分子数を記せ。

問 3　解糖系の後半の反応 ⑥〜⑩ では，エネルギーの取り出しが行われる。このエネルギーの取り出しの最初の段階で自由エネルギーの著しい変化を伴う反応が観察される。この反応では基質となる分子から水素イオンと電子が放出され，電子受容体として働く補酵素に渡される。この過程に働く酵素を一般的名称で記せ。また，この反応によりエネルギーを受け取った還元型電子受容体名を略語で記せ。

問 4　問3に示す過程で電子受容体が受け取った水素イオンと電子は，電子伝達系における水素イオン勾配形成を経て ATP 合成酵素による ATP 合成に使用される。このような異化過程を経て ATP が合成される反応は何とよぶか。その名称を答えよ。また，この ATP 合成過程において，合成された ATP が放出されるミトコンドリアの部位はどこか。その部位の名称を記せ。

問 5　問4で示す ATP 合成方法とは異なる，ADP を基質として直接リン酸を付加する，基質レベルのリン酸化とよばれる ATP 合成方法がある。解糖系の中で，基質レベルのリン酸化による ATP 合成が行われる反応は，解糖系を構成する図中の ①〜⑩ の化学反応中にいくつ存在するか。その化学反応の数を答えよ。また，1分子のグルコースが解糖系を経てピルビン酸にまで分解を受けた場合，基質レベルのリン酸化により合成される ATP の分子数を答えよ。

問 6　グルコースの異化過程において，アルコール発酵で得られるエネルギー量は，呼吸で得られるエネルギー量に比べて著しく少ない。呼吸に比較してアルコール発酵で得られるエネルギー量の減少分はどこにあるのか。アルコール発酵におけるエネルギー量の減少分の存在部位を簡潔に説明せよ。

問 7　アルコール発酵を行っている酵母菌の環境要因の1つを変化させたところ，生成されるエタノール量が低下した。この現象を簡潔に説明せよ。なお，酵母菌ならびに生育培地は正常で，栄養素の不足や発育成長阻害物質の添加などはないものとし，培養を続けたところ，酵母菌の内部構造にミトコンドリアが発達するなどの変化が見られている。

# 物 理

**問題**　29年度

**第2回**

I

1 図のように，水平面の上に質量 $M$ の直方体があり，その上に質量 $m$ の立方体が載っている。水平な力 $F$ で直方体を引いたところ，立方体は滑り出した。水平面と直方体との動摩擦係数を $\mu$ とし，直方体と立方体の摩擦は無視する。このときの直方体の加速度の大きさを，$M$, $m$, $F$, $\mu$, $g$ を用いて表せ。また，重力加速度の大きさを $g$ とする。

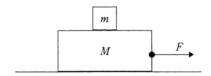

2 エレベーターの天井にばね（ばね定数 20.0 N/m）を固定し，物体（質量 100.0 g）をつるした。エレベーターが動くと，ばねが 4.0 cm 伸び，エレベーターの中から見て物体が静止している。ただし，ばねの質量は無視し，重力加速度の大きさを 9.8 m/s$^2$ とする。以下の問に答えよ。

（1） エレベーター内から見たとき，物体が受けている慣性力（N）を求めよ。

（2） エレベーターの加速度（m/s$^2$）を求めよ。

II

1  長さ1.0 mの開管において，音波を500 Hzから700 Hzまで変化させると，519 Hzと692 Hzで共鳴が起こった。以下の問に答えよ。ただし，開口端補正は無視する。

(1) 692 Hzで共鳴したとき，振動の腹の位置を管の端からの距離(m)で求めよ。

(2) このときの音速(m/s)を求めよ。

2  連星 $\alpha$, $\beta$ において，$\beta$ の質量は $\alpha$ より非常に軽く，$\beta$ は $\alpha$ を中心として等速円運動しているとする。この軌道面内の非常に遠くから $\beta$ の輝線スペクトルを測定すると，波長 $6.0\times10^{-7}$ m の輝線が A 点では $1.0\times10^{-9}$ m だけ短波長側にずれ，B 点では $1.0\times10^{-9}$ m だけ長波長側にずれて測定された。$\beta$ の公転の速さ(m/s)を求めよ。光の速さは $3.0\times10^{8}$ m/s とする。

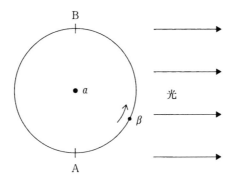

$\boxed{\text{III}}$

1 室温と同温度の金属の小さい粒 1.0 kg を詰めた袋を，高さ 1.0 m からくり返し 100 回落下させると，金属の温度が 0.98℃上昇した。以下の問に答えよ。重力による仕事はすべて金属の温度上昇に変換するとする。なお，重力加速度の大きさを 9.8 m/s$^2$ とし，空気抵抗は無視する。

（1） この金属の熱容量（J/K）を求めよ。

（2） この金属の比熱（J/(g·K)）を求めよ。

2 −20.0℃の氷 2.0×10$^2$ g に，1 秒間に 1.5×10$^2$ J の熱を与え続ける。加熱を始める時刻を 0 s として，以下の問に答えよ。ただし，熱はすべて氷と水に与えられるとし，氷の融解熱は 0℃で 3.3×10$^2$ J/g，水の蒸発熱は 100℃で 2.3×10$^3$ J/g，氷の比熱は 2.1 J/(g·K)，水の比熱は 4.2 J/(g·K) とする。

（1） 氷が 0℃になる時刻（s）を求めよ。

（2） 氷がすべて水になる時刻（s）を求めよ。

（3） 沸騰する時刻を（s）を求めよ。

$\boxed{\text{IV}}$

1 　断面が円形の抵抗線 A, B, C の半径がそれぞれ 0.20 mm, 0.30 mm, 0.50 mm, 抵抗値が 0.50 Ω, 0.30 Ω, 0.40 Ω である。抵抗線 A, B, C の長さの比を最も簡単な整数の比で求めよ。抵抗線は抵抗率が等しく均一であるとする。

2 　真空中の一様な電場の電気力線と平行に点 A と点 B があり，2 点間の距離が 6.0 cm，点 A での電位は点 B での電位より高く電位差が $1.5 \times 10^3$ V であるとする。点 A にリチウムイオン（電気量：$1.6 \times 10^{-19}$ C，質量：$1.2 \times 10^{-26}$ kg）が静止している。以下の問に答えよ。

（1）　リチウムイオンが電場から受ける力の大きさ（N）を求めよ。

（2）　リチウムイオンを点 A で静かに離す。リチウムイオンが点 B に到達するまでに，電場がした仕事（J）を求めよ。

（3）　リチウムイオンが点 B に到達したときの速さ（m/s）を求めよ。

## V

加速した陽子を静止したリチウム原子核に衝突させて，2個の α 粒子を生成した。陽子の運動エネルギーを $1.1 \times 10^6$ eV として，以下の問に答えよ。ただし，陽子，リチウム原子核，α 粒子の質量をそれぞれ $1.67 \times 10^{-27}$ kg，$11.65 \times 10^{-27}$ kg，$6.65 \times 10^{-27}$ kg とし，真空中の光の速さを $3.00 \times 10^8$ m/s，1 eV $= 1.60 \times 10^{-19}$ J とする。

$$p + {}^7_3Li \longrightarrow {}^4_2He + {}^4_2He$$

（1） この反応により，減少した質量（kg）を求めよ。

（2） この反応により，減少した質量に対応したエネルギー（J）を求めよ。

（3） この反応後の2つの α 粒子の運動エネルギーが等しいときの，α 粒子の速さ（m/s）を求めよ。

（4） この反応により，リチウム1gがすべて α 粒子になるときに発生するエネルギー（J）を求めよ。ただし，陽子に与えたエネルギーは除くこととする。

# 化　学

## 問　題

### 29年度

### 第2回

$\boxed{\text{I}}$　以下の問い（1）～（3）に答えよ。ただし，気体定数 $R = 8.31 \times 10^3$ Pa·L/(K·mol)，原子量は H＝1.00，Li＝6.94，C＝12.0，N＝14.0，O＝16.0，F＝19.0，Na＝23.0，Si＝28.1，P＝31.0，S＝32.0，Cl＝35.5 とする。

（1）　a から f までの 6 種の元素がある。これらの元素が何であるか，下記の（あ）～（う）の情報をもとに元素記号で答えよ。

　　（あ）a，b，d は同一周期に属し，c，e，f は別の同一周期に属している。また，f の原子番号が最も小さく，f，e，c，b，a，d の順に大きくなっている。

　　（い）a，b，d，e，f は酸化物を作る。a，b は $a_4O_{10}$（または $a_2O_5$），$bO_2$ という酸化物をつくり，それらの酸化物は常温で固体である。d，e，f はそれぞれ複数の酸化物をつくる。

　　（う）c，d，e，f は天然に単体として存在し，それらの水素化合物は $H_2c$，$H_2d$，$eH_3$，$fH_4$ であり，常温で気体あるいは液体である。

（2）　$H_2c$ と $H_2d$ の 1.00 g をそれぞれ 1.00 L の容器に入れて 120℃ に加熱し，気体の状態で圧力を測定した。両者の示す圧力は何 Pa であるか，それぞれ有効数字 3 桁で求めよ。

（3）　a，b，d の酸化物 $a_4O_{10}$，$bO_2$，$dO_2$ 中の a，b，d の質量百分率〔％〕を有効数字 3 桁で求めよ。

Ⅱ 以下の文章を読み，問い（1）～（5）に答えよ。

1種類の金属イオンを含む青色の未知試料溶液 1.5 mL について，下に示す実験操作を行った。なお，使用した試薬はいずれも無色透明であった。

① 3 mol/L 塩酸を加えたところ，特に変化は認められなかった。

② ①に 3 mol/L 塩化アンモニウム水溶液 1.5 mL を加えた後，2 mol/L アンモニア水 1.5 mL を加えると，深青色の溶液となった。

③ ②に 5 mol/L 酢酸 1 mL を加え中和すると溶液の色は初めの青色に戻った。

④ ③に 1 mol/L ヨウ化カリウム水溶液 1 mL を加えたところ，沈殿が生じるとともに，溶液全体が褐色となった。

⑤ ④に 1 mol/L 亜硫酸ナトリウム水溶液 1 mL を加えると溶液は無色透明となり，沈殿は白色であることが確認できた。

⑥ ②で間違って，アンモニア水，塩化アンモニウム水溶液の順に試薬を加えてしまうと青白色の沈殿を生じる場合がある。

（1） この金属イオンは何か。イオン式で答えよ。

（2） ②ではアンモニウムイオンが減少する方向に平衡が移動している。このような効果を何というか。

（3） ②で生じた深青色を示すイオンは何か，イオンの名称とイオン式を答えよ。

（4） ④では酸化還元反応が起きており，溶液が褐色であるのは遊離したヨウ素によるものである。酸化されたイオンと還元されたイオンをそれぞれイオン式で答えよ。

（5） ⑥で金属イオンとアンモニア水で青白色沈殿が生じる反応をイオン反応式で表せ。

Ⅲ 以下の文章を読み，問い（1）～（5）に答えよ。ただし，アボガドロ定数 $N_A = 6.0 \times 10^{23}$/mol，ファラデー定数 $F = 9.7 \times 10^4$ C/mol，$\sqrt{2} = 1.4$ とし，計算は有効数字2桁で計算せよ。

　　原子番号12の Mg の原子量は24.3であり，質量数24，25，26の（ア）がおよそ（イ）：1：1の整数比で存在する。原子半径は0.16 nm で，結晶格子は六方最密構造を取る。空気中で燃焼させると（ウ）色の酸化マグネシウムを生じる。二酸化炭素中においても燃焼が起こり，この際には酸化マグネシウムと共に（エ）が生じる。常温の水とは反応しないが，熱水と反応して（オ）を発生する。マグネシウムは（カ）が大きいため，マグネシウムイオンを含む水溶液を電気分解してもマグネシウムの単体は析出しない。マグネシウムの単体を得るためには，塩化マグネシウムを加熱融解して電気分解を行う。これを（キ）という。

（1）　空欄（ア）～（キ）を埋めよ。

（2）　酸化マグネシウムを形成している結合は何結合か。

（3）　下線部の反応の反応式を書け。

（4）　金属マグネシウムの密度（g/cm$^3$）を求めよ。

（5）　（キ）の方法で5.0gのマグネシウム単体を1時間で得るためには，何 A の電流が必要か。


Ⅳ 以下の文章を読み，問い（1）～（6）に答えよ。ただし，原子量は H＝1.0，C＝12，N＝14，O＝16，S＝32 とする。

　　染料の一種であるプロントジルは下図に示す構造を持ち，体内で代謝され活性本体である $p$-アミノベンゼンスルホンアミド構造を生じる。プロントジルは最初に開発された，一般に（ア）と呼ばれる合成抗菌薬である。一方，微生物が生産する抗菌薬は（イ）と呼ばれ，ペニシリンなどがある。

（1）　空欄（ア）・（イ）を埋めよ。

（2）　プロントジルの構造式にならって，$p$-アミノベンゼンスルホンアミドの構造式を書け。

（3）　プロントジルの構造に含まれる，下線部の染料として特徴的な官能基名を答えよ。

（4）　染色に関わる染料と繊維の間の結合を2つ挙げよ。

（5）　プロントジルの分子量はいくらか。

（6）　牛の体重1kgあたり $p$-アミノベンゼンスルホンアミドとして0.10gの投与が必要であるとして，体重350kgの牛には何グラムのプロントジルを投与しなければいけないか。有効数字2桁で計算せよ。

V 以下の文章を読み，問い（1）～（3）に答えよ。

　図1はリシンの塩酸塩の水溶液を水酸化ナトリウム水溶液で滴定したときの滴定曲線である。この図の（a）点におけるリシンの構造は左下に示したようなものになる。また，その他のアミノ酸の構造は右下に示す通りである。

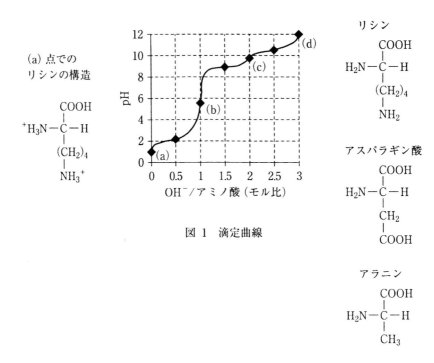

図 1　滴定曲線

（1）図1の（b），（c），（d）点では，リシンは主にそれぞれどのような構造をとっているか。上の例にならって記せ。

（2）（c）点のpHを何というか。

（3）リシン，アスパラギン酸，アラニンを混合したpH2の酸性水溶液をつくり，陽イオン交換樹脂に通してアミノ酸をすべて吸着させた。次に，吸着したアミノ酸を樹脂から溶出させるために緩衝液を流した。このとき，流す緩衝液のpHを少しずつ大きくしていったところ，吸着していたアミノ酸はアミノ酸A，アミノ酸B，アミノ酸Cの順に溶出してきた。このときのアミノ酸A，B，Cの名称をそれぞれ記せ。

# 生物 問題

29年度

**第2回**

Ⅰ　ショウジョウバエを雌雄3匹ずつ準備し，餌が十分に足りた400 cm³のカゴの中で，自由に交配させながら60日間飼育した。その結果，時間に伴うショウジョウバエの個体数の変化は，図に示した実線の通りになった。以下の各問に答えよ。

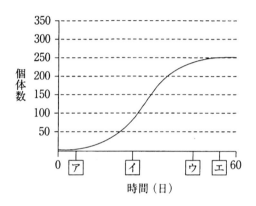

問1　図に示した時間に伴う個体数の変化を示す線を何とよぶか，記せ。

問2　図における環境収容力はいくつか，記せ。

問3　60日目におけるショウジョウバエの個体数密度はいくつか，記せ。

問4　図に示したア～エの日時で，最もショウジョウバエの増加率が高い日はどれかを選べ。

問5　ショウジョウバエの増殖率が0以上であり，かつ一定であった場合，個体数の変化を示す線はどのようになるのか。その線の特徴を挙げて，解答用紙の図に線を記せ。なお，初期値は雌雄3匹ずつとする。

問6　密度効果の説明として正しいものを全て選び，番号で記せ。
（1）個体群密度の増加に伴い，1個体あたりの産卵数が減少する。
（2）個体群密度の増加に伴い，種の多様性が高くなる。
（3）個体群密度の増加に伴い，個体の成長が抑制される。
（4）個体群密度の増加に伴い，個体の形態が変化する。
（5）個体群密度の増加に伴い，絶滅種が増加する。

問7　個体群密度が増加することによって，個体群に属する個体の適応度が増加する現象を何効果とよぶか，記せ。

Ⅱ　下記の文章を読んで各問に答えよ。

　多くの脊椎動物は，光や音などの外部環境からの刺激を，それぞれ眼や耳などの受容器で受け取る。脊椎動物の受容器には色々なものがあるが，眼には光，耳には音，鼻には空気中の化学物質というように，受容器にはそれぞれ受け取ることが出来る刺激の物理的な種類が決まっている。このように各受容器が受容できる刺激のことを一般に（ a ）という。刺激を受容した受容器で生じた興奮は，神経を介して（ b ）信号として大脳へと送られ，刺激に応じた感覚が生まれる。

　下の図は，ヒトの受容器のうち光を受容する眼の模式図である。ヒトの眼は（ c ）によって光の刺激が網膜①に集まる構造をしている。網膜には光刺激を受容する視細胞が分布しており，ヒトの網膜では桿体細胞と錐体細胞というそれぞれ役割の異なる2種類の視細胞が存在している。②網膜における視細胞の分布様式は一様ではなく，視細胞の分布がみられない盲斑や錐体細胞が多く分布している（ d ）という部分が認められる。③眼に入る光の量は，（ e ）によって（ f ）の大きさを変えることで調節されている。

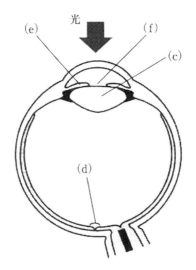

図：ヒト眼球の断面の模式図

問 1　文章中および図中の（ a ）～（ f ）に入る最も適切な語句を答えよ。なお，文章中と図中の同じ文字にはそれぞれ同じ語句が入る。

問 2　下線部①「網膜」は，下にあげた（ア）～（エ）の細胞（細胞群）が規則正しく層状に重なった組織構造をしている。これらの細胞（細胞群）を，光の入射する方向に近い方から順に左から記号を用いて並べよ。
　　（ア）視細胞　　　（イ）視神経細胞　　　（ウ）連絡神経細胞　　　（エ）色素細胞（層）

問 3　下線部②に関して，視覚における桿体細胞と錐体細胞のそれぞれがもつ機能の特徴について，それぞれ30字以内で説明せよ。

問 4　下線部③に関して，盲斑に視細胞の分布がない理由を30字以内で説明せよ。

Ⅲ 下記の文章を読んで各問に答えよ。

　昆虫の中にはシロアリなどのようにきわめて多くの個体が集団生活するものがある。このような個体群を（a）とよび，役割分業によって維持されている昆虫を（b）とよぶ。

　（b）の個体群の中で，生殖を行う個体は少数である。それ以外の大多数を占める役割の個体は同じ母親から生まれた血縁集団で，①生殖を行わずに分業する。分業化で形態などが特殊化している場合もあり，単独では生活できないことが多い。これらの個体が（a）を維持するため，複雑な集団行動をとることができるのは，②個体間のコミュニケーション手段が発達しているからである。

　③シロアリでは，（ア）卵からふ化した若齢幼虫は，（イ）中齢幼虫を経て（ウ）脱皮の後に有翅虫の前段階の幼虫（老齢幼虫）となり，（エ）羽化して有翅虫となる。この有翅虫が母巣から巣立ち，翅を落とした後に女王や王となり，新たな集団を形成する。

問　1　（a）に入る語句を記せ。

問　2　（b）に入る語句を記せ。さらに例としてシロアリ以外で2つの昆虫名を挙げよ。

問　3　下線部①の分業を何とよぶか記せ。さらに役割の例を4つ挙げよ。

問　4　下線部②のコミュニケーション手段の例を3つ挙げよ。

問　5　下線部③において，分業のために分化が起きるのはどのステージか。（ア）〜（エ）から選び，記号で答えよ。

Ⅳ　同じ種類の原子で，化学的性質は同じであるが質量数の異なるものを同位体とよび，多くの生物学研究に使用されている。同位体に関する以下の各問に答えよ。

問　1　ルーベンらは酸素の同位体である $^{18}O$（通常は $^{16}O$）を用いて，光合成で発生する酸素の由来を明らかにした。この実験は予測されていた光合成における酸素の発生源に関する仮説を直接証明し，それ以前の光合成の化学式を改正することとなった。改正された反応式を記せ。さらにこの反応式は，葉緑体が水を水素と酸素に分解することを示している。光合成の過程において水の分解が起こる葉緑体内の部位の名称を答えよ。

問 2　カルビンとベンソンは炭素の放射性同位体 $^{14}C$ で標識した二酸化炭素を材料に緑藻に光合成を行わせる実験を行った。具体的には図1のような装置を設置し、二酸化炭素の供給源として $^{14}C$ を含む炭酸水素ナトリウム溶液を加え、一定時間、光合成を行わせた後、一定量の試料をとり、<u>熱したエタノールに入れた</u>。その後、濃縮抽出した試料を、ろ紙上で二次元クロマトグラフィー法により展開し、X線フィルムにのせて展開された試料の中で放射性を示す物質を検出した。X線フィルム上の展開図の位置から $^{14}C$ を取り込んだ化合物が検出される。実験では図2に示すように光照射5秒後の試料のX線フィルムでは1つのスポットに $^{14}C$ が多く含まれ、さらに60秒後では5秒後に検出されたスポットの他、様々なスポットが検出された。

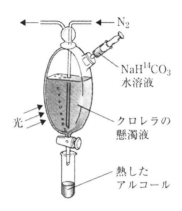

図1　$^{14}C$ を用いた光合成実験

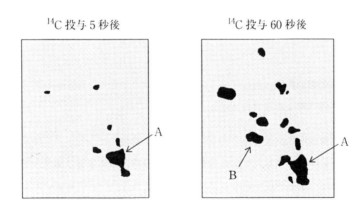

図2　$^{14}C$ を用いた光合成実験における放射性のスポットを示すX線フィルム

（1）一定時間光合成をおこなった後の下線①の操作は何を目的に行ったか。簡潔に説明せよ。

（2）図2の光照射5秒後の試料のX線フィルムに検出された矢印で示すスポットAは、3個の炭素をもつ物質である。この物質名（略語不可）を記せ。

（3） 光照射 60 秒後の試料の X 線フィルム上に示す 2 つのスポット A（光照射 5 秒後の試料の X 線フィルムに検出されるスポットと同じ物質）と B で示す物質は生成上どのような関係にあると考えられるか。簡潔に説明せよ。

**問 3** ハーシーとチェイスにより DNA が遺伝子の本体であることを示す決定的な実験が 2 種類の放射性同位体を用いて行われた。タンパク質あるいは DNA のいずれかが同位体で標識されたバクテリオファージを大腸菌に感染させ，一定時間培養後，攪拌し，その後，遠心して上清と沈殿物とに分け，それぞれの放射能が測定された。この実験で遺伝子の本体であると確認された物質を標識した同位体の元素名を答えよ。

**問 4** メセルソンとスタールは窒素の同位体（$^{15}N$）を用いて，DNA の複製が半保存的に行われることを証明した。すなわち，窒素源として $^{15}N$ のみを含む培地で何世代にもわたって増殖させた大腸菌を通常の $^{14}N$ のみを含む培地に移して増殖させ，時間を追って DNA の密度を塩化セシウムによる密度勾配遠心法で確認した。

（1） DNA はヌクレオチドが多数結合した構造をとり，それぞれのヌクレオチドは構造上，3 つの部位から構成される。大腸菌を窒素の同位体 $^{15}N$ を含む培地で培養することで，大腸菌の DNA に $^{15}N$ が取り込まれる。この場合，DNA のヌクレオチドの 3 つの構成部位のうち，どの部位へ取り込まれるか。そのヌクレオチドの構成部位名を記せ。

（2） この実験の結果は生物体における DNA の複製が半保存的複製により行われていることを示した。もしも，DNA の複製が元の二重らせん構造の DNA 鎖をそのままに残し，完全に新しい鎖だけの二重らせん DNA が作られる保存的複製である場合（実際とは異なる複製法を想定），密度勾配遠心法による DNA 分離のパターンはどのようなものになると推測されるか。大腸菌を $^{15}N$ のみを含む培地から $^{14}N$ のみを含む培地に移して大腸菌数が 4 倍になったときに予測される，大腸菌から精製した DNA の密度勾配遠心法の分離パターンを解答用紙の図に示せ。なお，密度勾配遠心法における DNA の位置は，$^{15}N$ のみを含む培地（a）および $^{14}N$ のみを含む培地（b）で継代した大腸菌から精製した DNA の密度勾配遠心法での位置を参照せよ。バンドの濃度はバンドの太さで示し，肉眼で十分に違いが判断できる程度に表わせ。

# 英　語

## 解答　29年度

### I

⑤ pro-fés-sion-al

**〔解答〕**

**問1**

| (a) | ① | (b) | ③ | (c) | ⑤ | (d) | ② | (e) | ⑤ |
|-----|---|-----|---|-----|---|-----|---|-----|---|
| (f) | ④ | (g) | ③ | (h) | ① | (i) | ③ | (j) | ③ |

**問2**

| (ア) | ① | (イ) | ② | (ウ) | ④ | (エ) | ③ | (オ) | ⑤ |
|------|---|------|---|------|---|------|---|------|---|

**問3**

| (A) | ③ | (B) | ② |
|-----|---|-----|---|

**問4**

⑤

**問5**

1.　①　　2.　②

**〔出題者が求めたポイント〕**

**問1**

(a)「休憩室を使う人はいない」という文脈なので、「休憩室を使う人はみな変だ」という意味になる anyone が正解

(b) 調査の中身がこの後に語られるので、findings「調査結果」が正解

(c) make sense で「意味をなす、道理にかなう」の意味

(d) 文章は現在のことを述べているので、現在進行形の is sitting が正解

(e) agree with ～「～に同意する」

(f) The 比較級 ～, the 比較級 ～の構文。「人が多い方が多く食べる」という文脈なので、more が正解

(g) end up Ving で「結局～することになる」の意味

(h) When they were asked ～から they were が省略された形なので、asked が正解

(i) Firehouses を修飾する関係副詞の where が正解

(j)「同僚と一緒に食事をする」と「何が高まる」か、という文脈なので、Workplace satisfaction「職場の満足」が正解

**問2**

選択肢訳

① 全体の一部として中に含む

② 何かを遠ざける

③ コメントとして何かを語る

④ 特定の目的のために何かを開発する

⑤ 証拠によって何かの存在を示す

**問3**

(A) 第5段落、最終文に一致

(B) 第7段落、第6文に一致

**問4** 第8段落、第5,6文に一致

**問5**

1.　① as-sís-tant　　② fá-mous-ly　　③ lá-bor-er

　　④ spé-cial-ist　　⑤ súm-ma-rize

2.　① ac-cóm-pa-ny　　② ár-chi-tec-ture

　　③ in-créas-ing-ly　　④ phe-nóm-e-non

**〔全訳〕**

　11年間にわたり、民族誌学者のジューン・ジョー・リーは、どのように食事をするかについてアメリカ人と話をしながら、アメリカ中を旅してきた。彼女はしばしば、事務職の人々を観察してオフィスにいた。あるインタビューで、シアトルにある建築会社の20代の管理補佐は彼女に、「仕事机をいれないなら、今週は一度もテーブルでは食事をしていないと思う」と語った。シカゴではリーは、コンピュータの前で食事をし、ひたすら休憩室を避けるIT専門家と話をした。そこで食べるのは変わった人だけだった。別の男は、コストコからパーティー用の生野菜盛り合わせを持ち込んで、腹が減るとそこから食べる、と語った。

　人類学の教育を受けたリーは、コンサルティング会社のハートマングループで働いている。彼女はクラフトフーズ、ペプシコ、ネッスルといった依頼企業を支援している。ホールフーズマーケットやグーグルは、人々が食べ物をどう考え、どう消費しているかをよりよく理解することで、製品をパックし直したり、新たな製品をデザインしたり、新たな流通方法を発見したり、あるいは、従業員が生産性を保ち、栄養を十分取れるようにしている。全ての会話とメモ取りと分析の後、リーは調査結果を次のように要約した。「職場における人々の食事の仕方はとても寂しい」。

　1987年の映画『ウオールストリート』において、ゴードン・ゲットーは、よく知られるように、「昼食は弱虫のものだ」と語る。この言葉は、アメリカの職場を予見するせりふとなった。というのも、昼食のために休憩を取ることが、徐々に怠惰のしるしとなってきたからだ。休息と燃料補給を必要とする肉体労働―建築、植林、収穫、製造―を、精を出して労働者が行った時代には、昼の食事のために休むことは今より意味があっただろう。しかし、標準的な仕事がコンピュータの前で座ることである経済においては、昼食は本能的なものではなく、はるかに任意なものなのだ。

　今や専門職の約62パーセントが、昼食を通常は自分のデスクで食べると語る。これは、社会学者が「デスクトップ・ダイニング」と呼び始めた現象だ。食べることは、会議やto-doリストをこなすことやメールの返信をすることの二の次になる。アメリカ成人のほぼ半数がひとりで昼食を食べる。ハートマングループの研究によれば、多くのいわゆるミレニアル(1980～2000年頃生まれの世代)の賃金労働者は実際、ひとりで食べることを好んだ。調査を受けた人の4分の1は、「複数の仕事をよりよく処理するためにひとりで食べる」という意見に同意した。

　これら全てのことに健康上のメリットは考えられる。同伴者のいない昼食は多分、量が少ないだろう。1920年代に遡る、ブタ、ネズミ、子犬、ニワトリ、アレチネ

ズミ、そして他の動物に関する研究は、研究者が「社会的促進」と呼ぶ現象を示す。この現象は、他者がいることで、個々がより多くを食べるというものだ。何年にもわたって研究者たちは、人間は違うと信じていた。動物は餌を食べるが、人間は食事をするのだと彼らは考えた。その後の研究で、人間もまた餌を食べていることが判明した。ひとりの他人と一緒に食べるだけで、平均摂取量は44%増加する。事実、より多くの人がいればいるほど、人々はより多く食べる。ある研究によれば、7人あるいはそれ以上と一緒だと、被験者はひとりで食べる場合より96%多く食べた。

しかし、はっきりとランチとわかるものが減る中、労働者は結局間食することになる。122人の従業員に対する研究において、人々は平均476カロリーの食べ物をデスクに隠していた。ある人は、3000カロリー分のチートス、キャンディーバー、5コのツナ缶を蓄えていた。個人の食物隠し場所に加えて、オフィスには、流木のような一仕出しランチの食べ残し、バースディケーキの残り、誰かが家で焼いたバナナブレッド、底の抜けたキャンディ皿といった一食物がたまる場所がある。カリフォルニア大学デービス校で研究者が、管理職員にインタビューしたとき、ある回答者は、こうしたよくある備蓄を「食べ物供給台」と呼んだ。

こうした集団の食物保管庫は時に、気がかりなものになる。そして、職場の共用冷蔵庫の場合、危険ですらある。2,100人以上の常勤専門職の調査では、ほぼ全ての人が冷蔵庫を利用できた。清潔さについて問われると、ちょうど40%の人が、冷蔵庫の清掃を意識していなかったか、さもなければ、まれにしか清掃しないか、全く清掃していないことを知っていた。同僚が忘れた、ねばねばのベビーキャロットの間をすり抜けるのは吐き気を催すかもしれないが、冷蔵庫内のもっと大きな危険は、リステリア菌バクテリアだ。大腸菌のような病原体と違ってリステリアは、冷蔵庫の推奨温度である華氏40度で繁殖する。アメリカで最も著名な食品安全弁護士である、シアトルのビル・マーラー法律事務所でさえ、最近まで冷蔵庫は期限切れの食べ物、腐ったサラダ、そして惣菜肉でごちゃごちゃだった。「保険を持っていない保険のセールスマンみたいで気恥ずかしいね」と彼は語った。

あらゆる健康リスク以外にも、デスク昼食は、協働的で革新的な社交の場としての我々のオフィス感覚を損なう。労働者が、顔をコンピュータ画面の青白色に照らして、1人分のヨーグルトをひとりで食べるとき、こうした感情を育てるのは難しい。コーネル大学フード・ブランド研究所長・教授であるブライアン・ワンシンクは、デスク食事はもはや勤勉の印ですらない。今日では、デスクで食事をする人は、おそらくフェイスブックをスクロールしているのだ。ワンシンクと他の研究者は、アメリカの大都市で、消防隊長と副隊長の調査を行った。彼らは、勤務成績とチームでの食事・調理の間に、かなり正の相関関係があることを発見した。消防士が一緒に食事をした消防署は、より協力的な行動を報告した。彼らは仕事に長けていた。

「職場の満足感は、同僚と一緒に食事をするなら、より高くなる」とワンシンクは私に語った。「自分の仕事をより好きになる。そして、同僚もより好きになるのだ」。

# **Ⅱ**

〔解答〕

A.
1. current　　2. favor　　3. roles　　4. similar
5. failing

B.
1. decision　　2. boring　　3. priority
4. insufficient　　5. creatures

C.
1. 4番目：キ　　7番目：ア
2. 4番目：ケ　　7番目：サ
3. 5番目：オ　　7番目：キ
4. 2番目：サ　　8番目：キ
5. 3番目：ケ　　11番目：カ

〔出題者が求めたポイント〕

A.
1. current「現在の」
2. favor「親切な行為」。do「与える」。Would you do me a favor?「お願いがあるのですが」は決まり文句
3. play a ～ role「～な役割を果たす」。ここでは、動詞が are なので、複数形の roles が正解
4. similar to ～「～に類似した」
5. fail to V「～しない、できない」。ここでは、前置詞 for の後ろなので、動名詞になり failing が正解

B.
設問訳
1. 環境保護団体は、大統領の決断に失望し、怒った。
2. 私はその映画が退屈だろうと予想したが、実際はとても好きだった。
3. 福祉改革は、政府にとって最優先事項である。
4. 応募者の数が不十分だった。それで、ツアーはキャンセルになった。
5. クジラの祖先は、陸上に暮らす生き物だったと言われている。

C.
正解の英文
1. [ Many people find it hard to believe that I come from ] the United States.
2. I [ must admit that there are times when I feel overwhelmed by ] the differences between mother-teacher interactions in Japan and the U.K.
3. [ Foreign tourism ] in Japan [ has been on the rise in recent ] years.
4. "Monkey see, monkey do" is used to describe when someone [ imitates what someone else does without thinking of whether it is good or ] bad.
5. Sometimes, people may [ join a queue even if they are not sure what it is ] for.

# 数　学

## 解答

### 29年度

## **I**

〔解答〕

問1　$x = 14,\ y = -9,\ |x+y| = 5$

問2　6個

〔出題者が求めたポイント〕

整数

問1　$nx = ay + b$ のとき，$ay + b$ は $n$ の倍数なので $ay + b = nk$ と表わせる。くり返してこれを行い $a$ を 1 まで行う。

問2　$|x+y| < 50 \Longleftrightarrow -50 < x+y < 50$

〔解答のプロセス〕

問1　$37(x + 2y - 1) = 21y + 4$，$21y + 4$ は 37 の倍数

よって，$21y + 4 = 37m_1$ とおく。

$21(y - m_1) = 16m_1 - 4$，$16m_1 - 4$ は 21 の倍数

よって，$16m_1 - 4 = 21m_2$ とおく。

$16(m_1 - m_2) = 5m_2 + 4$，$5m_2 + 4$ は 16 の倍数

よって，$5m_2 + 4 = 16m_3$ とおく。

$5(m_2 - 3m_3) = m_3 - 4$，$m_3 - 4$ は 5 の倍数

よって，$m_3 - 4 = 5n$　より　$m_3 = 5n + 4$

$5m_2 + 4 = 80n + 64$　より　$m_2 = 16n + 12$

$16m_1 - 4 = 336n + 252$　より　$m_1 = 21n + 16$

$21y + 4 = 777n + 592$　より　$y = 37n + 28$

$37x + 1961n + 1484 = 41$　より　$x = -53n - 39$

$x + y = -53n - 39 + 37n + 28 = -16n - 11$

$n = -2$ のとき，$x + y = 21$，$|x+y| = 21$

$n = -1$ のとき，$x + y = 5$，$|x+y| = 5$

$n = 0$ のとき，$x + y = -11$，$|x+y| = 11$

$n = -1$ のとき，$|x+y|$ は最小で 5，

$x = -53(-1) - 39 = 14$，$y = 37(-1) + 28 = -9$

(2)　$-50 < x + y < 50$

$-50 < -16n - 11 < 50$

$-39 < -16n < 61$

$2.43\cdots > n > -3.81$

よって，$n$ は　$-3$，$-2$，$-1$，$0$，$1$，$2$ で，

$x + y = 37$，$21$，$5$，$-11$，$-27$，$-43$ の 6 個。

## **II**

〔解答〕

問1　$\overrightarrow{\mathrm{OE}} = \dfrac{\vec{a} + \vec{b} + 2\vec{c}}{5}$　　問2　$\overrightarrow{\mathrm{OF}} = \dfrac{1}{4}\vec{b} + \dfrac{1}{2}\vec{c}$

問3　$\dfrac{3}{4}$　　問4　$\mathrm{BC} = \dfrac{3}{2}$，$\angle \mathrm{OCB} = 90°$

〔出題者が求めたポイント〕

問1　$\triangle \mathrm{ABC}$ の重心を G，OC の中点を D とすると，

$\overrightarrow{\mathrm{OG}} = \dfrac{\overrightarrow{\mathrm{OA}} + \overrightarrow{\mathrm{OB}} + \overrightarrow{\mathrm{OC}}}{3}$，$\overrightarrow{\mathrm{OD}} = \dfrac{1}{2}\overrightarrow{\mathrm{OC}}$

DG を $m:n$ の比に内分する点を E とすると，

$\overrightarrow{\mathrm{OE}} = \dfrac{n\overrightarrow{\mathrm{OD}} + m\overrightarrow{\mathrm{OG}}}{m + n}$

問2　$\overrightarrow{\mathrm{OF}} = \overrightarrow{\mathrm{OA}} + s\overrightarrow{\mathrm{AE}}$　より　$\vec{a},\ \vec{b},\ \vec{c}$ で表わし，$\triangle \mathrm{OBC}$ 上なので，$\vec{a}$ の係数が 0 で $s$ を求める。

問3　$\vec{b} \cdot \vec{c} = |\vec{b}||\vec{c}| \cos \angle \mathrm{BOC}$

$|\overrightarrow{\mathrm{OF}}|^2$ を展開し各値を代入する。

$m > 0$，$n > 0$ のとき，$m + n \geqq 2\sqrt{mn}$

問4　等号が成り立つのは，$m = n$ のとき。

$\cos \angle \mathrm{OCB} = \dfrac{\mathrm{OC}^2 + \mathrm{CB}^2 - \mathrm{OB}^2}{2 \cdot \mathrm{OC} \cdot \mathrm{CB}}$

〔解答のプロセス〕

問1　$\overrightarrow{\mathrm{OG}} = \dfrac{\vec{a} + \vec{b} + \vec{c}}{3}$，$\overrightarrow{\mathrm{OD}} = \dfrac{\vec{c}}{2}$

$\overrightarrow{\mathrm{OE}} = \dfrac{2\overrightarrow{\mathrm{OD}} + 3\overrightarrow{\mathrm{OG}}}{5} = \dfrac{\vec{a} + \vec{b} + 2\vec{c}}{5}$

問2　$\overrightarrow{\mathrm{AE}} = \dfrac{\vec{a} + \vec{b} + 2\vec{c}}{5} - \vec{a} = -\dfrac{4}{5}\vec{a} + \dfrac{1}{5}\vec{b} + \dfrac{2}{5}\vec{c}$

$\overrightarrow{\mathrm{OF}} = \overrightarrow{\mathrm{OA}} + s\overrightarrow{\mathrm{AE}}$ とする。

$= \left(1 - \dfrac{4}{5}s\right)\vec{a} + \dfrac{1}{5}s\vec{b} + \dfrac{2}{5}s\vec{c}$

F は $\triangle \mathrm{OBC}$ の上の点なので $\vec{a}$ の係数は 0

$1 - \dfrac{4}{5}s = 0$　よって，$s = \dfrac{5}{4}$

$\overrightarrow{\mathrm{OF}} = \dfrac{1}{5} \cdot \dfrac{5}{4}\vec{b} + \dfrac{2}{5} \cdot \dfrac{5}{4}\vec{c} = \dfrac{1}{4}\vec{b} + \dfrac{1}{2}\vec{c}$

問3　$\vec{b} \cdot \vec{c} = \dfrac{\sqrt{6}}{2}t \cdot \dfrac{\sqrt{6}}{2t} \cos 60° = \dfrac{6}{8} = \dfrac{3}{4}$

$|\overrightarrow{\mathrm{OF}}|^2 = |\dfrac{1}{4}\vec{b} + \dfrac{1}{2}\vec{c}|^2$

$= \dfrac{1}{16}|\vec{b}|^2 + 2\dfrac{1}{4} \cdot \dfrac{1}{2}\vec{b} \cdot \vec{c} + \dfrac{1}{4}|\vec{c}|^2$

$= \dfrac{1}{16} \cdot \dfrac{6}{4}t^2 + \dfrac{1}{4} \cdot \dfrac{3}{4} + \dfrac{1}{4} \cdot \dfrac{6}{4t^2}$

$= \dfrac{3}{16} + \dfrac{3}{32}t^2 + \dfrac{3}{8t^2}$

$\dfrac{3}{32}t^2 > 0$，$\dfrac{3}{8t^2} > 0$　なので，相加平均，相乗平均より

$|\overrightarrow{\mathrm{OF}}|^2 \geqq \dfrac{3}{16} + 2\sqrt{\dfrac{3}{32}t^2 \dfrac{3}{8t^2}} = \dfrac{3}{16} + 2\dfrac{3}{16}$

$= \dfrac{9}{16}$

$\left(\begin{array}{l}\dfrac{3t^2}{32} = \dfrac{3}{8t^2} \text{ のとき} \\ \text{つまり } t = \sqrt{2} \text{ のとき等号成立}\end{array}\right)$

$|\overrightarrow{\mathrm{OF}}|$ の最小値は，$\sqrt{\dfrac{9}{16}} = \dfrac{3}{4}$

問4　$t = \sqrt{2}$ を代入すると，

$\mathrm{OC} = |\vec{c}| = \dfrac{\sqrt{6}}{2\sqrt{2}} = \dfrac{\sqrt{3}}{2}$

$\mathrm{OB} = |\vec{b}| = \dfrac{\sqrt{6}}{2}\sqrt{2} = \sqrt{3}$

$$BC^2 = 3 + \frac{3}{4} - 2 \cdot \frac{\sqrt{3}}{2} \cdot \sqrt{3} \cos 60° = \frac{9}{4}$$

従って，$BC = \dfrac{3}{2}$

$$\cos \angle OCB = \frac{\dfrac{3}{4} + \dfrac{9}{4} - 3}{2 \cdot \dfrac{\sqrt{3}}{2} \cdot \dfrac{3}{2}} = 0$$

従って，$\angle OCB = 90°$

## Ⅲ

〔解答〕

問1　$P(X = \phi) = \dfrac{5}{18}$，$P(Y = \phi) = \dfrac{19}{36}$

問2　$\dfrac{1}{4}$

〔出題者が求めたポイント〕

確率，不等式

問1　$\{x | y_1 \leq x \leq y_2\}$　で，$y_1 > y_2$ のときこの場合は空集合 $\phi$ となる。

問2　$X = \{x | y_1 \leq x \leq y_2\}$

$Y = \{x | y_3 \leq x \leq y_4\}$　のとき，

$y_3 \leq y_1$，$y_2 \leq y_4$ ならば，$X \cap Y = X$ となる。

〔解答のプロセス〕

問1　$X = \phi$ のとき，$a^2 + b > 4a + 2b$

$a^2 - 4a > b$　より　$(a-2)^2 - 4 > b$

$Y = \phi$ のとき，$2a^2 - b > a^2 - 2a + 4b$

$a^2 + 2a > 5b$　より　$(a+1)^2 - 1 > 5b$

$x = (a-2)^2 - 4$，$y = (a+1)^2 - 1$　とする。

| $a$ | $x$ | $x > b$ の $b$ |
|---|---|---|
| 1 | $-3$ | なし |
| 2 | $-4$ | なし |
| 3 | $-3$ | なし |
| 4 | 0 | なし |
| 5 | 5 | $1 \sim 4$ |
| 6 | 12 | $1 \sim 6$ |

| $a$ | $y$ | $y > 5b$ の $b$ |
|---|---|---|
| 1 | 3 | なし |
| 2 | 8 | 1 |
| 3 | 15 | 1, 2 |
| 4 | 24 | $1 \sim 4$ |
| 5 | 35 | $1 \sim 6$ |
| 6 | 48 | $1 \sim 6$ |

$X = \phi$ は，$4 + 6 = 10$ 通り

$Y = \phi$ は，$1 + 2 + 4 + 6 + 6 = 19$ 通り

$$P(X = \phi) = \frac{10}{6^2} = \frac{5}{18}, \quad P(Y = \phi) = \frac{19}{6^2} = \frac{19}{36}$$

問2　$2a^2 - b \leq a^2 + b$　より　$a^2 \leq 2b$

$4a + 2b \leq a^2 - 2a + 4b$　より

$-(a-3)^2 + 9 \leq 2b$

$Z = -(a-3)^2 + 9$ とする。

| $a$ | $a^2$ | $a^2 \leq 2b$ の $b$ | $Z$ | $Z \leq 2b$ の $b$ | 共通の $b$ |
|---|---|---|---|---|---|
| 1 | 1 | $1 \sim 6$ | 5 | $3 \sim 6$ | 3, 4, 5, 6 |
| 2 | 4 | $2 \sim 6$ | 8 | $4 \sim 6$ | 4, 5, 6 |
| 3 | 9 | 5, 6 | 9 | 5, 6 | 5, 6 |
| 4 | 16 | なし | 8 | $4 \sim 6$ | なし |
| 5 | 25 | なし | 5 | $3 \sim 6$ | なし |
| 6 | 36 | なし | 0 | $1 \sim 6$ | なし |

これらは，$X \neq \phi$ であり，9 通り

従って，$\dfrac{9}{6^2} = \dfrac{9}{36} = \dfrac{1}{4}$

## Ⅳ

〔解答〕

問1　2　　問2　$2\left(\dfrac{2}{3}\right)^{n-1}$

問3　$\dfrac{72}{5}\left\{1 - \left(\dfrac{4}{9}\right)^n\right\}$　　問4　8

〔出題者が求めたポイント〕

等比数列，対数関数

問1　$\triangle ABC$ から $L_1$ を切り離し，$L_1$ の上側の直角二等辺三角形から，$x_1 = AB - 2x_1$

問2　問1と同様に考えると，$x_{n+1} = 2x_n - 2x_{n+1}$

初項が $a$，公比が $r$ の等比数列の一般項を $a_n$，$n$ 項までの和を $S_n$ とすると，$a_n = ar^{n-1}$

問3　$S_n = a\dfrac{1 - r^n}{1 - r}$

問4　$r^n = y$ とし，両辺を常用対数にとる。

$\log_{10} MN = \log_{10} M + \log_{10} N$

$\log_{10} \dfrac{M}{N} = \log_{10} M - \log_{10} N$，$\log_{10} M^r = r \log_{10} M$

〔解答のプロセス〕

問1　$x_1 = 6 - 2x_1$　より　$3x_1 = 6$

従って，$x_1 = 2$

問2　$x_{n+1} = 2x_n - 2x_{n+1}$　より　$3x_{n+1} = 2x_n$

よって，$x_{n+1} = \dfrac{2}{3} x_n$　従って，$x_n = 2\left(\dfrac{2}{3}\right)^{n-1}$

問3　$L_n$ の面積は，$2(x_n)^2 = 8\left(\dfrac{4}{9}\right)^{n-1}$

$L_1$ の面積は，$2(x_1)^2 = 8$

$$T_n = \sum_{k=1}^{n} 8\left(\frac{4}{9}\right)^{k-1} = \frac{8}{1 - \dfrac{4}{9}}\left\{1 - \left(\frac{4}{9}\right)^n\right\}$$

$$= \frac{72}{5}\left\{1 - \left(\frac{4}{9}\right)^n\right\}$$

問4　$\dfrac{72}{5}\left\{1 - \left(\dfrac{4}{9}\right)^n\right\} > \dfrac{115}{8}$　より

$\left(\dfrac{4}{9}\right)^n < 1 - \dfrac{115}{8} \cdot \dfrac{5}{72}$　より　$\left(\dfrac{4}{9}\right)^n < \dfrac{1}{576}$

$576 = 2^6 \times 3^2$，$4 = 2^2$，$9 = 3^2$

$\log_{10}\left(\dfrac{4}{9}\right)^n < \log_{10} \dfrac{1}{576}$

$n(2\log_{10} 2 - 2\log_{10} 3) < 0 - (6\log_{10} 2 + 2\log_{10} 3)$

$-0.3522n < -2.7602$

よって，$n > 7.8\cdots$ 従って，$n = 8$

## Ⅴ

〔解答〕

問1　解法のプロセス参照　　問2　$\dfrac{721}{36}$

〔出題者が求めたポイント〕
2次関数，積分法
問1　与式で，$D \geq 0$ とする。$(\cos 2\theta = 2\cos^2\theta - 1)$
　$8y \leq$ 右辺の形に変形し，$\cos\theta$ について平方完成する。
　$x$ を場合分けし，$\cos\theta$ がいくつのとき，右辺が最大となるか調べる。
　$x$ を場合分けし，右辺が最大となる $\cos\theta$ の値を代入して，$y \leq x$ の関数にする。
　端点，$x$ 軸との交点を求める。
問2　場合分けした部分を定積分で面積を求め加える。

〔解答のプロセス〕
問1　$D/4 = (x + 3\cos\theta)^2 - (4x^2 + 8y - 20 + 10\cos^2\theta - 5)$
　　　　$= -\cos^2\theta + 6x\cos\theta - 3x^2 + 25 - 8y$
　よって，$-\cos^2\theta + 6x\cos\theta - 3x^2 + 25 - 8y \geq 0$
　　　　$8y \leq -(\cos\theta - 3x)^2 + 6x^2 + 25$

右辺は，$\frac{1}{3} \leq x$ のとき，$\cos\theta = 1$ で最大

　$-\frac{1}{3} \leq x < \frac{1}{3}$ のとき，$\cos\theta = 3x$ で最大

　$x \leq -\frac{1}{3}$ のとき，$\cos\theta = -1$ で最大となる。

$\frac{1}{3} \leq x$ のとき，$8y \leq -(1 - 3x)^2 + 6x^2 + 25$

　$y \leq -\frac{3}{8}x^2 + \frac{3}{4}x + 3$　より

　　　$y \leq -\frac{3}{8}(x-1)^2 + \frac{27}{8}$

　　　$x = \frac{1}{3}$，$y = -\frac{1}{24} + \frac{1}{4} + 3 = \frac{77}{24}$　$\left(\frac{1}{3}, \frac{77}{24}\right)$

　$-\frac{3}{8}x^2 + \frac{3}{4}x + 3 = 0$　より

　　　$-\frac{3}{8}(x-4)(x+2) = 0$

$x$ 軸との交点は，$x = 4$

$-\frac{1}{3} \leq x < \frac{1}{3}$ のとき，$8y \leq 6x^2 + 25$

　$y \leq \frac{3}{4}x^2 + \frac{25}{8}$

端点は，$\left(-\frac{1}{3}, \frac{77}{24}\right)$，$\left(\frac{1}{3}, \frac{77}{24}\right)$

$x < -\frac{1}{3}$ のとき，$8y \leq -(-1 - 3x)^2 + 6x^2 + 25$

　$y \leq -\frac{3}{8}x^2 - \frac{3}{4}x + 3$　より

　　　$y \leq -\frac{3}{8}(x+1)^2 + \frac{27}{8}$

　$-\frac{3}{8}x^2 - \frac{3}{4}x + 3 = 0$　より

　　　$-\frac{3}{8}(x+4)(x-2) = 0$

$x$ 軸との交点は $x = -4$，端点は $\left(-\frac{1}{3}, \frac{77}{24}\right)$

$A\left(-1, \frac{27}{8}\right)$, $B\left(-\frac{1}{3}, \frac{77}{24}\right)$, $C\left(\frac{1}{3}, \frac{77}{24}\right)$, $D\left(1, \frac{27}{8}\right)$

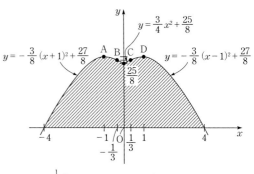

問2　$\displaystyle\int_{-4}^{-\frac{1}{3}} \left(-\frac{3}{8}x^2 - \frac{3}{4}x + 3\right) dx$

　$= \left[-\frac{1}{8}x^3 - \frac{3}{8}x^2 + 3x\right]_{-4}^{-\frac{1}{3}}$

　$= \left(-\frac{1}{27} - 1\right) - (-10) = \frac{242}{27}$

$\displaystyle\int_{-\frac{1}{3}}^{\frac{1}{3}} \left(\frac{3}{4}x^2 + \frac{25}{8}\right) dx = \left[\frac{1}{4}x^3 + \frac{25}{8}x\right]_{-\frac{1}{3}}^{\frac{1}{3}}$

　$= \frac{227}{216} - \left(-\frac{227}{216}\right) = \frac{227}{108}$

$\displaystyle\int_{\frac{1}{3}}^{4} \left(-\frac{3}{8}x^2 + \frac{3}{4}x + 3\right) dx$

　$= \left[-\frac{1}{8}x^3 + \frac{3}{8}x^2 + 3x\right]_{\frac{1}{3}}^{4}$

　$= 10 - \left(1 + \frac{1}{27}\right) = \frac{242}{27}$

$\dfrac{242}{27} + \dfrac{227}{108} + \dfrac{242}{27} = \dfrac{2163}{108} = \dfrac{721}{36}$

# 物理

## 解答　29年度

### 第1回

## I

〔解答〕

1　(1)　$9.47 \times 10^{12}$ km　　(2)　8.31 分

2　(1)　9.80 W　　(2)　6.53 W

〔出題者が求めたポイント〕

光の速さ，仕事率

〔解答のプロセス〕

1　(1)　1日は 86400 秒であるから，1年を秒で表すと
$$365.25 \times 86400 = 3.15576 \times 10^7 \text{ [s]}$$
よって
$$1[\text{光年}] = 3.00 \times 10^8 \times 3.15576 \times 10^7$$
$$\fallingdotseq 9.47 \times 10^{15} \text{ [m]}$$
[km]の単位に直すと
$$1[\text{光年}] = 9.47 \times 10^{12} \text{ [km]} \quad \cdots(\text{答})$$

(2)　かかる時間 $t$ は
$$t = \frac{1.496 \times 10^{11}}{3.00 \times 10^8} = 4.986\cdots \times 10^2 \text{ [s]}$$
[分]の単位に直すと
$$t = 8.31 \text{ [分]} \quad \cdots(\text{答})$$

2　(1)　物体の質量を $m(=2.00 \text{ kg})$，重力加速度の大きさを $g(=9.80 \text{ m/s}^2)$，動摩擦係数を $\mu(=0.500)$ とおく。一定の速さ $v(=1.00 \text{ m/s})$ で運動させるとき，水平方向の力はつり合っているから，加えた力を $F$ [N]とすると

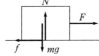

$$F = \mu mg$$
よって，仕事率 $P_1$ [W]は
$$P_1 = Fv = \mu mgv = 0.500 \times 2.00 \times 9.80 \times 1.00$$
$$= 9.80 \text{ [W]} \quad \cdots(\text{答})$$

(2)　力 $F$ を水平から $45°$ の角度で作用させるとき，垂直抗力を $N$ [N]として，鉛直方向の力のつり合いの式は

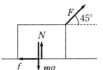

$$F\sin 45° + N - mg = 0$$
$$\therefore \quad N = mg - \frac{F}{\sqrt{2}}$$
また，水平方向の力のつり合いより
$$F\cos 45° - \mu N = 0$$
よって
$$\frac{F}{\sqrt{2}} - \mu\left(mg - \frac{F}{\sqrt{2}}\right) = 0 \quad \therefore \quad F = \frac{\sqrt{2}\mu mg}{1+\mu}$$
したがって，仕事率 $P_2$ [W]は
$$P_2 = F\cos 45° \cdot v = \frac{\mu mgv}{1+\mu}$$
$$= \frac{0.500 \times 2.00 \times 9.80 \times 1.00}{1.50}$$
$$\fallingdotseq 6.53 \text{ [W]} \quad \cdots(\text{答})$$

## II

〔解答〕

1　$\dfrac{h}{\sqrt{n^2-1}}$

2　(1)　$\dfrac{V}{2L}$, $\dfrac{V}{L}$, $\dfrac{3V}{2L}$　　(2)　$\dfrac{V}{4L}$, $\dfrac{3V}{4L}$, $\dfrac{5V}{4L}$

〔出題者が求めたポイント〕

全反射，気柱の共鳴

〔解答のプロセス〕

1　屈折角が $90°$ となる入射角を $\theta_0$ とおくと，屈折の法則より

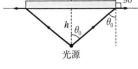

$$\frac{\sin 90°}{\sin \theta_0} = \frac{n}{1}$$
$$\therefore \quad \sin \theta_0 = \frac{1}{n} \quad \cdots ①$$

入射角が $\theta_0$ となる位置まで円板で覆えばよいから，このときの円板の半径を $R$ とおくと
$$\frac{R}{h} = \tan \theta_0$$
$$\therefore \quad R = h\tan\theta_0 = h\frac{\sin\theta_0}{\cos\theta_0} = \frac{h\sin\theta_0}{\sqrt{1-\sin^2\theta_0}}$$
①式を用いると
$$R = \frac{h \cdot \dfrac{1}{n}}{\sqrt{1-\left(\dfrac{1}{n}\right)^2}} = \frac{h}{\sqrt{n^2-1}} \quad \cdots(\text{答})$$

2　(1)　開管で $m$ 番目の共鳴が起こる条件は，波長を $\lambda_m$ とすると
$$m\frac{\lambda_m}{2} = L \quad \therefore \quad \lambda_m = \frac{2L}{m}$$
よって，$m$ 番目の共鳴の振動数 $f_m$ は
$$f_m = \frac{V}{\lambda_m} = \frac{mV}{2L}$$
したがって，固有振動数は小さいほうから
$$f_1 = \frac{V}{2L}, \quad f_2 = \frac{V}{L}, \quad f_3 = \frac{3V}{2L} \quad \cdots(\text{答})$$

(2)　閉管で $m$ 番目の共鳴が起こる条件は，波長 $\lambda_m$ について
$$(2m-1)\frac{\lambda_m}{4} = L \quad \therefore \quad \lambda_m = \frac{4L}{2m-1}$$
よって，$m$ 番目の共鳴の振動数 $f_m$ は
$$f_m = \frac{V}{\lambda_m} = \frac{(2m-1)V}{4L}$$
したがって，固有振動数は小さいほうから
$$f_1 = \frac{V}{4L}, \quad f_2 = \frac{3V}{4L}, \quad f_3 = \frac{5V}{4L} \quad \cdots(\text{答})$$

# III

〔解答〕

1 (1) $2p_1$  (2) $2T_1$

(3)

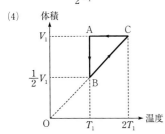

(4)

〔出題者が求めたポイント〕

気体の状態変化

〔解答のプロセス〕

(1) 過程1において，ボイルの法則より
$$p_1 V_1 = p_2 \cdot \frac{1}{2} V_1 \quad \therefore \quad p_2 = 2p_1 \quad \cdots(答)$$

(2) 過程2において，シャルルの法則より
$$\frac{\frac{1}{2} V_1}{T_1} = \frac{V_1}{T_2} \quad \therefore \quad T_2 = 2T_1 \quad \cdots(答)$$

(3) 状態 A→B は等温変化，B→C は定圧変化，C→A は定積変化である．

(4) 定圧変化では，体積 $V$ は温度 $T$ に比例するから，$V$-$T$ グラフ上では原点を通る直線上を変化する．

# IV

〔解答〕

1 (1) 0 V/m  (2) $\dfrac{1}{4\pi\varepsilon_0}\dfrac{Q}{r^2}$ [V/m]

(3) $\dfrac{1}{4\pi\varepsilon_0}\dfrac{Q}{c}$ [V]  (4) 0 V

2 $V_R = 6.0 \times 10^1$ [V]，$V_L = 1.2 \times 10^2$ [V]，
$V_C = 4.0 \times 10^1$ [V]

〔出題者が求めたポイント〕

電場・電位，交流回路

〔解答のプロセス〕

1 (1) 電荷は導体球の表面のみに分布するから，導体球内に電場は存在しない．よって，電場は 0．
　　　　　　　　　　　…(答)

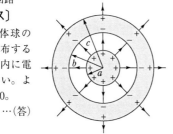

(2) 電気力線の形は $a < r < b$ では，中心に点電荷があるときと全く同じだから，電場 $E$ も点電荷の場合と同じで
$$E = \frac{1}{4\pi\varepsilon_0} \cdot \frac{Q}{r^2} \text{ [V/m]} \quad \cdots(答)$$

(3) 導体内は等電位だから，中空導体球の内側表面の電位 $V$ は外側表面の電位に等しい．中空導体球の外側での電位は点電荷の場合と同じだから
$$V = \frac{1}{4\pi\varepsilon_0} \cdot \frac{Q}{c} \text{ [V]} \quad \cdots(答)$$

(4) 中心から距離 $b$ と $c$ の間は等電位である．よって，電位差は 0．　…(答)

2 回路を流れる電流 $i(t)$ [A]を
$$i(t) = I_0 \sin\omega t$$
とおく．抵抗，コイル，コンデンサーの両端の電位差を $v_R$ [V]，$v_L$ [V]，$v_C$ [V]とすると，コイルとコンデンサーのリアクタンスを $z_L$ [Ω]，$z_C$ [Ω]として
$$v_R = RI_0 \sin\omega t$$
$$v_L = z_L I_0 \sin\left(\omega t + \frac{\pi}{2}\right) = z_L I_0 \cos\omega t$$
$$v_C = z_C I_0 \sin\left(\omega t - \frac{\pi}{2}\right) = -z_C I_0 \cos\omega t$$
よって，電源電圧の瞬時値 $v$ [V]は
$$v = v_R + v_L + v_C$$
$$= RI_0 \sin\omega t + (z_L - z_C)I_0 \cos\omega t$$
$$= \sqrt{R^2 + (z_L - z_C)^2} I_0 \sin(\omega t + \alpha)$$
したがって，電源電圧の実効値 $V_e$ [V]は電流の実効値を $I_e$ [A]として
$$V_e = \sqrt{R^2 + (z_L - z_C)^2} I_e$$
$$\therefore I_e = \frac{V_e}{\sqrt{R^2 + (z_L - z_C)^2}}$$
$$= \frac{1.0 \times 10^2}{\sqrt{(3.0 \times 10^2)^2 + (4.0 \times 10^2)^2}}$$
$$= 0.20 \text{ [A]}$$
よって，R，L，C それぞれの両端の電圧の実効値は
$$V_R = RI_e = 3.0 \times 10^2 \times 0.20 = 6.0 \times 10^1 \text{ [V]}$$
$$V_L = z_L I_e = 6.0 \times 10^2 \times 0.20 = 1.2 \times 10^2 \text{ [V]}$$
$$V_C = z_C I_e = 2.0 \times 10^2 \times 0.20 = 4.0 \times 10^1 \text{ [V]}$$
　　　　　　　　　　　…(答)

# V

〔解答〕

(1) 0.0036 u  (2) $5.4 \times 10^{-13}$ J

(3) $5.8 \times 10^{-14}$ J  (4) $2.8 \times 10^9$ K

〔出題者が求めたポイント〕

核融合のエネルギー

〔解答のプロセス〕

(1) 質量の減少分 $\Delta m$ は
$$\Delta m = 2 \times 2.0136 - (3.0149 + 1.0087)$$
$$= 0.0036 \text{ [u]} \quad \cdots(答)$$

(2) 放出されるエネルギー $E$ [J]は
$$E = \Delta mc^2$$

$= 0.0036 \times 1.66 \times 10^{-27} \times (3.00 \times 10^8)^2$
$\fallingdotseq 5.4 \times 10^{-13}$ [J]   …(答)

(3) 核融合反応が起こるときの原子核間の静電気力による位置エネルギー $U$ [J] は
$$U = k_0 \frac{e^2}{r} = 9.0 \times 10^9 \times \frac{(1.6 \times 10^{-19})^2}{4.0 \times 10^{-15}}$$
$= 5.76 \times 10^{-14}$
$\fallingdotseq 5.8 \times 10^{-14}$ [J]   …(答)

(4) 原子核の熱運動のエネルギーが $U$ よりも大きくなると核融合反応が起こる。よって、核融合反応が起こる最低温度は $\frac{3}{2}kT = U$ より
$$T = \frac{2U}{3k} = \frac{2 \times 5.76 \times 10^{-14}}{3 \times 1.38 \times 10^{-23}}$$
$\fallingdotseq 2.8 \times 10^9$ [K]   …(答)

## 第2回

### I

〔解答〕

1  $\dfrac{F - \mu(M+m)g}{M}$

2 (1) 0.18 N   (2) 1.8 m/s$^2$

〔出題者が求めたポイント〕

摩擦力による運動, エレベーター内の物体の運動, 慣性力

〔解答のプロセス〕

1 直方体の鉛直方向のつり合いより, 直方体が床から受ける垂直抗力の大きさ $N$ は
$N = (M+m)g$

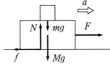

よって, 水平面と直方体の間の動摩擦力の大きさ $f$ は
$f = \mu N = \mu(M+m)g$
したがって, 加速度の大きさを $a$ とすると, 直方体の運動方程式は
$Ma = F - \mu(M+m)g$
∴ $a = \dfrac{F - \mu(M+m)g}{M}$   …(答)

2 (1) ばねの力, 重力, 慣性力がつり合っている。ばね定数 $k$ [N/m], ばねの伸びを $d$ [m], 物体の質量を $m$ [kg], 重力加速度の大きさを $g$ [m/s$^2$] とおくと, ばねの力は上向きに
$kd = 20.0 \times 0.040$
$= 0.80$ [N]

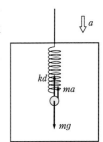

重力は下向きに
$mg = 0.10 \times 9.8 = 0.98$ [N]
よって, 慣性力は上向きであり, その大きさ $F$ [N] は
$F = 0.98 - 0.80 = 0.18$ [N]   …(答)

(2) エレベーターの加速度を $a$ [m/s$^2$] とおくと慣性力は $F = ma$ と表されるから
$a = \dfrac{F}{m} = \dfrac{0.18}{0.10} = 1.8$ [m/s$^2$]   …(答)

### II

〔解答〕

1 (1) 0, 0.25, 0.50, 0.75, 1.0 m   (2) 346 m/s

2 $5.0 \times 10^5$ m/s

〔出題者が求めたポイント〕

気柱の共鳴, 光のドップラー効果

〔解答のプロセス〕

1 (1) 管の長さを $l$ [m], 音波の波長を $\lambda$ [m], 振動数を $f$ [Hz], 音速を $V$ [m/s] とおくと, 開管の共鳴条件は自然数 $m$ を用いて

$l = m\dfrac{\lambda}{2} = m\dfrac{V}{2f}$   ∴ $f = \dfrac{mV}{2l}$

519 Hz の共鳴が $m$ 倍振動であるとすると，692 Hz の共鳴が $m+1$ 倍振動となるから

$$519 = \frac{mV}{2l}, \quad 692 = \frac{(m+1)V}{2l}$$

$$\therefore \quad \frac{519}{692} = \frac{m}{m+1} \quad \therefore \quad m = 3$$

したがって，692 Hz の共鳴は 4 倍振動のときであるから，腹の位置の管の端からの距離 $x$ [m] は

$$x = 0,\ 0.25,\ 0.50,\ 0.75,\ 1.0\ [\text{m}] \quad \cdots (\text{答})$$

(2) $V = \dfrac{2fl}{m} = \dfrac{2 \times 519 \times 1.0}{3} = 346\ [\text{m/s}] \quad \cdots (\text{答})$

2 光速を $c$ [m/s]，$\beta$ の公転の速さを $v$ [m/s]，振動数を $f$ [Hz]，波長を $\lambda$ [m] とすると，$\beta$ が近づくとき波長は $\dfrac{v}{f} = \dfrac{v\lambda}{c}$ だけ短く，$\beta$ が遠ざかるときは $\dfrac{v}{f} = \dfrac{v\lambda}{c}$ だけ長くなるから，波長のずれを $\Delta\lambda$ [m] として

$$\Delta\lambda = \frac{v\lambda}{c}$$

$$\therefore \quad v = c\frac{\Delta\lambda}{\lambda} = 3.0 \times 10^8 \times \frac{1.0 \times 10^{-9}}{6.0 \times 10^{-7}}$$
$$= 5.0 \times 10^5\ [\text{m/s}] \quad \cdots (\text{答})$$

## Ⅲ
〔解答〕

1 (1) $1.0 \times 10^3$ J/K (2) $1.0$ J/g·K

2 (1) 56 s (2) 496 s (3) 1056 s

〔出題者が求めたポイント〕

熱と温度，比熱

〔解答のプロセス〕

1 (1) 重力 $mg$ がした仕事の合計 $W$ [J] は

$$W = mgh \times 100 = 1.0 \times 9.8 \times 1.0 \times 100$$
$$= 9.8 \times 10^2\ [\text{J}]$$

一方，熱容量を $C$ [J/K] とすると $W = C\Delta T$ より

$$C = \frac{W}{\Delta T} = \frac{9.8 \times 10^2}{0.98} = 1.0 \times 10^3\ [\text{J/K}] \quad \cdots (\text{答})$$

(2) 比熱を $c$ [J/g·K] とおくと，$C = mc$ より

$$c = 1.0\ [\text{J/g·K}] \quad \cdots (\text{答})$$

2 (1) 氷を $-20℃$ から $0℃$ にするのに必要な熱量 $Q_1$ [J] は

$$Q_1 = 2.0 \times 10^2 \times 2.1 \times 20.0 = 8.4 \times 10^3\ [\text{J}]$$

よって，求める時刻を $t_1$ [s] とすると

$$1.5 \times 10^2 \times t_1 = 8.4 \times 10^3$$

$$\therefore \quad t_1 = \frac{8.4 \times 10^3}{1.5 \times 10^2} = 56\ [\text{s}] \quad \cdots (\text{答})$$

(2) $0℃$ の氷がすべて水になるまでにかかる時間を $t_2$ [s] とすると

$$t_2 = \frac{2.0 \times 10^2 \times 3.3 \times 10^2}{1.5 \times 10^2} = 440\ [\text{s}]$$

よって，氷がすべて水になる時刻は

$$t_1 + t_2 = 496\ [\text{s}] \quad \cdots (\text{答})$$

(3) 水が $0℃$ から $100℃$ になるまでにかかる時間を $t_3$ [s] とすると

$$1.5 \times 10^2 \times t_3 = 2.0 \times 10^2 \times 4.2 \times 100$$

$$\therefore \quad t_3 = 560\ [\text{s}]$$

よって，$100℃$ となり沸騰する時刻は

$$t_1 + t_2 + t_3 = 1056\ [\text{s}] \quad \cdots (\text{答})$$

## Ⅳ
〔解答〕

1 $20 : 27 : 100$

2 (1) $4.0 \times 10^{-15}$ N (2) $2.4 \times 10^{-16}$ J

(3) $2.0 \times 10^5$ m/s

〔出題者が求めたポイント〕

電気抵抗，電場・電位，電場による粒子加速

〔解答のプロセス〕

1 抵抗 $R$ [Ω] の断面積を $S$ [m²]，長さを $l$ [m]，抵抗率を $\rho$ [Ωm] とすると

$$R = \rho\frac{l}{S} \quad \therefore \quad \rho = \frac{SR}{l}$$

したがって，A，B，C の抵抗線の長さを $l_A$ [m]，$l_B$ [m]，$l_C$ [m] とすると

$$\frac{\pi(0.20 \times 10^{-3})^2 \times 0.50}{l_A} = \frac{\pi(0.30 \times 10^{-3})^2 \times 0.30}{l_B}$$
$$= \frac{\pi(0.50 \times 10^{-3})^2 \times 0.40}{l_C}$$

$$\therefore \quad \frac{20}{l_A} = \frac{27}{l_B} = \frac{100}{l_C}$$

$$\therefore \quad l_A : l_B : l_C = 20 : 27 : 100 \quad \cdots (\text{答})$$

2 (1) 電場の強さ $E$ [V/m] は，AB 間の距離を $d$ [m]，電位差を $V$ [V] として

$$E = \frac{V}{d} = \frac{1.5 \times 10^3}{6.0 \times 10^{-2}} = 2.5 \times 10^4\ [\text{V/m}]$$

よって，リチウムイオンが電場から受ける力の大きさ $F$ [N] は，リチウムイオンの電気量を $q$ [C] として

$$F = qE = 1.6 \times 10^{-19} \times 2.5 \times 10^4$$
$$= 4.0 \times 10^{-15}\ [\text{N}] \quad \cdots (\text{答})$$

(2) 電場がした仕事 $W$ [J] は

$$W = Fd = 2.4 \times 10^{-16}\ [\text{J}] \quad \cdots (\text{答})$$

(3) リチウムイオンの運動エネルギーは電場がした仕事に等しいから，求める速さを $v$ [m/s] とすると，リチウムイオンの質量を $m$ [kg] として

$$\frac{1}{2}mv^2 = W$$

$$\therefore \quad v = \sqrt{\frac{2W}{m}} = \sqrt{\frac{2 \times 2.4 \times 10^{-16}}{1.2 \times 10^{-26}}}$$
$$= 2.0 \times 10^5\ [\text{m/s}] \quad \cdots (\text{答})$$

## Ⅴ
〔解答〕

(1) $2 \times 10^{-29}$ kg (2) $1.8 \times 10^{-12}$ J

(3) $1.7 \times 10^7$ m/s (4) $1.5 \times 10^{11}$ J

〔**出題者が求めたポイント**〕

核融合のエネルギー

〔**解答のプロセス**〕

(1)　減少した質量$\Delta m$ [kg]は

$$\Delta m = (1.67 + 11.65 - 2 \times 6.65) \times 10^{-27}$$
$$= 2 \times 10^{-29} \text{ [kg]} \quad \cdots(\text{答})$$

(2)　$E = \Delta mc^2 = 2 \times 10^{-29} \times (3.00 \times 10^8)^2$

$$= 1.8 \times 10^{-12} \text{ [J]} \quad \cdots(\text{答})$$

(3)　陽子の運動エネルギーは

$$1.1 \times 10^6 \text{ eV} = 1.76 \times 10^{-13} \text{ J}$$

よって，反応後の2つの$\alpha$粒子の運動エネルギーは，$\alpha$粒子の質量を$m_\alpha$ [kg]，速さを$v$ [m/s]として

$$2 \times \frac{1}{2} m_\alpha v^2 = (1.8 + 0.176) \times 10^{-12}$$

$$\therefore \quad v = \sqrt{\frac{1.976 \times 10^{-12}}{6.65 \times 10^{-27}}} = \sqrt{2.97\cdots \times 10^{14}}$$

$$\fallingdotseq 1.7 \times 10^7 \text{ [m/s]}$$

$$\cdots(\text{答})$$

(4)　リチウム1g中の原子の数$N$は

$$N = \frac{1 \times 10^{-3}}{11.65 \times 10^{-27}} \text{ [個]}$$

よって，発生するエネルギー$E_0$ [J]は

$$E_0 = NE = \frac{1.8 \times 10^{-12}}{11.65 \times 10^{-24}} \fallingdotseq 1.5 \times 10^{11} \text{ [J]} \cdots(\text{答})$$

# 化 学

## 解答　29年度

### 第1回

### Ⅰ

〔解答〕

(1) (ア)－(G)　(イ)－(E)　(ウ)－(A)　(エ)－(F)　(オ)－(C)
　　(カ)－(D)　(キ)－(B)

(2)

|  | 食塩 | 石灰石 | シリカゲル |
|---|---|---|---|
| 水への溶解性 | a | b | b |
| 塩酸との反応 | b | a | b |
| 硝酸銀水溶液 | a | b | b |
| 炎 色 反 応 | (B) | (C) | 無 |

(3) (コ)硝酸銀　(サ)希塩酸　(シ)塩化銀　(ス)二酸化炭素
　　(セ)炭酸カルシウム

〔出題者が求めたポイント〕

炎色反応, 混合物の分離

〔解答のプロセス〕

(1) 必須事項なので覚えておく。Mg の燃焼のときの白色は炎色反応と原理は同じであるが, 色がついていないので炎色反応とは言わない。

(2),(3) 食塩 NaCl は水に溶け, 硝酸銀で沈殿を生じる。石灰石は水に溶けないが, 弱酸の塩なので塩酸と反応する。シリカゲル $SiO_2$ は水にも塩酸にも溶けない。

　　混合物に水を加えると食塩だけ溶ける。沪液に硝酸銀水溶液(コ)を加えると塩化銀(シ)の白色沈殿が生じる。

　　　　$Ag^+ + Cl^- \longrightarrow AgCl$ (シ)

　　水に溶けなかったものに希塩酸(サ)を加えると, 石灰石は二酸化炭素(ス)を発生して溶けるが, シリカゲル $SiO_2$ は溶けない。

　　　　$CaCO_3 + 2HCl \longrightarrow CaCl_2 + H_2O + CO_2$ (ス)

　　石灰水に二酸化炭素を通じると炭酸カルシウム(セ)が生じて白濁する。

　　　　$Ca(OH)_2 + CO_2 \longrightarrow CaCO_3$ (セ) $+ H_2O$

### Ⅱ

〔解答〕

(1) (a)水素イオン　(b)$-\log_{10}x$　(c)7
　　(d)水酸化物イオン　(e)$1 \times 10^{-7}$

(2) 2.1　　(3) 11.8　　(4) 6.97

〔出題者が求めたポイント〕

水溶液の pH

〔解答のプロセス〕

(1) NaOH 水溶液はどんなに薄めても塩基性 (pH>7) であり, 塩酸はどんなに薄めても酸性(pH<7)である。例えば $10^{-8}$ mol/L NaOH では $[OH^-] = 10^{-8}$ mol/L, $[H^+] = 10^{-6}$ mol/L $\Longrightarrow$ pH=6 としてはいけない。それは NaOH から求めた$[OH^-]$ は NaOH の電離によるものであり, 水の電離による $OH^-$ が考えられていないからである。NaOH が濃い場合は $H_2O$ の電離による $OH^-$ は NaOH の電離による $OH^-$ に比べ

て無視できるが, 極めて薄い溶液では $H_2O$ の電離による $10^{-7}$ mol/L 程度の $H^+$ と $OH^-$ があり, $H_2O$ の電離による $OH^-$ を考えねばならなくなる。この場合 $H_2O$ の電離による $H^+$ と $OH^-$ は必ず同じ濃度であるから, NaOH の電離による $OH^-$ がどんなに少なくとも$[H^+]<[OH^-]$ となり, pH>7, 溶液は塩基性を示すのである。

(2) $[H^+] = cn\alpha = 0.50$ mol/L $\times 1$(価)$\times 0.016$(電離度)
　　　　　 $= 8.0 \times 10^{-3}$ mol/L $= 2.0^3 \times 10^{-3}$ mol/L

　　pH $= -\log_{10}(2.0^3 \times 10^{-3}) = 3 - 0.30 \times 3$
　　　　 $= 2.10 \fallingdotseq 2.1$

(3) $[OH^-] = 0.60$ mol/L $\times 1 \times 0.010$
　　　　　 $= 6.0 \times 10^{-3}$ mol/L

　　$[H^+] = \dfrac{K_w}{[OH^-]} = \dfrac{1.0 \times 10^{-14} \text{mol}^2/\text{L}^2}{6.0 \times 10^{-3} \text{mol/L}}$

　　　　 $= \dfrac{10^{-11}}{6.0}$ mol/L

　　pH $= -\log_{10}\dfrac{10^{-11}}{6.0} = 11 + \log 6.0 = 11.78 \fallingdotseq 11.8$

(4) $[HCl] = \dfrac{1.0 \times 10^{-4}}{10000}$ mol/L $= 1.0 \times 10^{-8}$ mol/L

　　$H_2O$ の電離による $H^+$, $OH^-$ を $x$〔mol/L〕とすると
　　　　$K_w = [H^+][OH^-] = (1.0 \times 10^{-8} + x)x = 1.0 \times 10^{-14}$
　　改めて　$[H^+] = y$〔mol/L〕　とおくと
　　　　$[OH^-] = (y - 1.0 \times 10^{-8})$〔mol/L〕
　　よって　$y(y - 1.0 \times 10^{-8}) = 1.0 \times 10^{-14}$

　　　　$y = \dfrac{1.0 \times 10^{-8} \pm \sqrt{(1.0 \times 10^{-8})^2 + 4 \times 1.0 \times 10^{-14}}}{2}$

　　$y > 0$ より　$y = \dfrac{1.0 \times 10^{-8} + \sqrt{401 \times 10^{-16}}}{2}$

　　　　　 $\fallingdotseq \dfrac{21}{2} \times 10^{-8} = 105 \times 10^{-9}$

　　　　　 $= 3.0 \times 5.0 \times 7.0 \times 10^{-9}$ mol/L

　　pH $= -\log_{10}(3.0 \times 5.0 \times 7.0 \times 10^{-9})$
　　　　 $= 9 - \log_{10}3.0 - \log_{10}5.0 - \log_{10}7.0 = 6.97$

### Ⅲ

〔解答〕

(1) 両性水酸化物

(2) $CaCl(ClO) \cdot H_2O + 2HCl \longrightarrow CaCl_2 + Cl_2 + 2H_2O$

(3) 酸化ナトリウムと水
　　　$Na_2O + H_2O \longrightarrow 2NaOH$
　　酸化カルシウムと塩酸
　　　$CaO + 2HCl \longrightarrow CaCl_2 + H_2O$
　　塩基性酸化物

(4) 斜方硫黄, 単斜硫黄, ゴム状硫黄
　　二硫化炭素に溶けないもの:　ゴム状硫黄

(5) $2NH_4Cl + Ca(OH)_2 \longrightarrow CaCl_2 + 2H_2O + 2NH_3$

(6) $NaHCO_3 + HCl \longrightarrow NaCl + H_2O + CO_2$

〔出題者が求めたポイント〕

無機物の反応

〔解答のプロセス〕

(1) Al, Zn, Sn, Pb は両性元素で，その単体，酸化物，水酸化物は両性を示し，酸にも強塩基にも溶ける。

$$Al(OH)_3 + 3HCl \longrightarrow AlCl_3 + 3H_2O$$
$$Al(OH)_3 + NaOH \longrightarrow Na[Al(OH)_4]$$

(2) さらし粉は酸化力が強く，HCl を酸化して $Cl_2$ を発生させる。

(3) 金属の酸化物の多くは，水と反応すると塩基になり，酸と反応して塩をつくるので塩基性酸化物という。

(4) 硫黄には $S_8$ 分子から成り結晶系の異なる斜方硫黄と単斜硫黄，原子数不定の鎖状構造で弾性のあるゴム状硫黄の3種類の同素体がある。斜方硫黄と単斜硫黄は二硫化炭素 $CS_2$ に溶けるが，ゴム状硫黄は溶けない。

(5) 弱塩基の塩に強塩基 $(Ca(OH)_2)$ を作用させると，強塩基の塩が生じ弱塩基 $(NH_3)$ が遊離する。

(6) 弱酸の塩に強酸 (HCl) を作用させると，強酸の塩が生じ弱酸 $(CO_2 + H_2O)$ が遊離する。

## Ⅳ

〔解答〕

(1)(ア) $2H^+ + 2e^- \longrightarrow H_2$

(イ) $2H_2O \longrightarrow O_2 + 4H^+ + 4e^-$

(ウ) $2H_2O + 2e^- \longrightarrow H_2 + 2OH^-$

(エ) $2I^- \longrightarrow I_2 + 2e^-$　(オ) $Ag^+ + e^- \longrightarrow Ag$

(カ) $2H_2O \longrightarrow O_2 + 4H^+ + 4e^-$

(キ) $Cu^{2+} + 2e^- \longrightarrow Cu$　(ク) $Cu \longrightarrow Cu^{2+} + 2e^-$

(ケ) $Na^+ + e^- \longrightarrow Na$　(コ) $2Cl^- \longrightarrow Cl_2 + 2e^-$

(2)銅：9.53 g，酸素：1.68 L　(3) 1.12 L

〔出題者が求めたポイント〕

電気分解

〔解答のプロセス〕

(1) 水溶液の電気分解　①不溶性陽極(C,Pt)　ハロゲン化物イオンがあればハロゲン単体が生成，ないときは $OH^-$ または $H_2O$ が反応して $O_2$ が発生　②Cu,Ag などの金属では極の金属が溶ける。　③陰極　イオン化傾向の小さい金属イオンがあればその金属が析出，ないときは $H^+$ または $H_2O$ が反応して $H_2$ が発生

融解塩の電気分解(極は炭素)　陽極で陰イオンが $e^-$ を失い，陰極で陽イオンが $e^-$ を得る。

(2) 流れた電子は $\dfrac{15.0\,A \times (60 \times 32 + 10)\,s}{9.65 \times 10^4\,C/mol}$

$= 0.300$ mol

$e^-$ が 2 mol 流れると Cu 1 mol が析出する (キ)から

$63.5\,g/mol \times \dfrac{0.300}{2}\,mol = 9.525 \fallingdotseq 9.53$ g

陽極の反応　$2H_2O \longrightarrow O_2 + 4H^+ + 4e^-$

$e^-$ が 4 mol 流れると $O_2$ 1 mol が発生するから

$22.4\,L/mol \times \dfrac{0.300\,mol}{4} = 1.68$ L

(3) 流れた電子は $\dfrac{5.00\,A \times (60 \times 16 + 5)\,s}{9.65 \times 10^4\,C/mol}$

$= 0.0500$ mol

陽極の反応　$2Cl^- \longrightarrow Cl_2 + 2e^-$

陰極の反応　$2H_2O + 2e^- \longrightarrow H_2 + 2OH^-$

$e^-$ が 2 mol 流れると $H_2$ 1 mol と $Cl_2$ 1 mol 合計 2 mol の気体が発生するから

$22.4\,L/mol \times 2 \times \dfrac{0.0500}{2}\,mol = 1.12$ L

## Ⅴ

〔解答〕

(1) A：$\langle\!\!\bigcirc\!\!\rangle$-CH-CH$_2$-CH$_3$（OH）　B：$\langle\!\!\bigcirc\!\!\rangle$-CH-CH$_2$-OH（CH$_3$）

C：$\langle\!\!\bigcirc\!\!\rangle$-CH$_2$-CH-CH$_3$（OH）　D：$\langle\!\!\bigcirc\!\!\rangle$-CH$_2$-CH$_2$-CH$_2$-OH

E：$\langle\!\!\bigcirc\!\!\rangle$-C-CH$_3$（CH$_3$・OH）

(2) F：$\langle\!\!\bigcirc\!\!\rangle$-C=CH$_2$（CH$_3$）　G：$\langle\!\!\bigcirc\!\!\rangle$-CH$_2$-CH=CH$_2$

H：$\langle\!\!\bigcirc\!\!\rangle$-C=C（H / H・CH$_3$）　I：$\langle\!\!\bigcirc\!\!\rangle$-C=C（CH$_3$ / H・H）

(3)(あ)二重　(い)ベンゼン環　(う)枝分かれ　(え)正四面体

(お)単　(4) A，C，D

〔出題者が求めたポイント〕

有機物の構造推定

〔解答のプロセス〕

(1),(2) 分子式 $C_9H_{12}O$ でベンゼン一置換体のアルコールは次の5種類

(ア) $\langle\!\!\bigcirc\!\!\rangle$-C-C-C（OH）　(イ) $\langle\!\!\bigcirc\!\!\rangle$-C-C-C（OH）　(ウ) $\langle\!\!\bigcirc\!\!\rangle$-C-C-C（OH）

(エ) $\langle\!\!\bigcirc\!\!\rangle$-C-C（C / OH）　(オ) $\langle\!\!\bigcirc\!\!\rangle$-C-C（C / OH）

酸化でケトンを生じる A と C は第二級アルコールの(イ)と(ウ)，酸化でアルデヒドが生じる B と D は第一級アルコールの(ア)と(エ)，酸化で変化しなかった E は第三級アルコールの(オ)である。

(ア)～(オ)の脱水生成物は　(ア) $\longrightarrow$ (カ) $\langle\!\!\bigcirc\!\!\rangle$-C-C=C

(イ) $\longrightarrow$ (カ) $\langle\!\!\bigcirc\!\!\rangle$-C-C=C と (キ) $\langle\!\!\bigcirc\!\!\rangle$-C=C-C

(ウ) $\longrightarrow$ (キ) $\langle\!\!\bigcirc\!\!\rangle$-C=C-C

(エ) $\longrightarrow$ (ク) $\langle\!\!\bigcirc\!\!\rangle$-C-C=C（C）　(オ) $\longrightarrow$ (ケ) $\langle\!\!\bigcirc\!\!\rangle$-C=C（C）

E (オ)から生じる F は(ケ)，よって F が生じる B は(エ)，第一級アルコールの D は(ア)となる。また D から G が生じるから G は(カ)で，同じ G(カ)を生じる C は(イ)である。C(イ)から生じる(キ)には幾何異性体 H，I があり，同じ

日本獣医生命科学大学 29年度 (55)

H, I を生じる A は(イ)となる。

(3) C=C とそれに結合する 4 原子計 6 原子は一平面内に位置し，ベンゼン環の C 原子とそれに結合する 6 原子計 12 原子は一平面内に位置している。また C 原子の単結合を考えた場合，正四面体の中心の C 原子と 4 個の頂点のうち 2 個に C 原子がある場合は 3 個の C 原子は一平面内に位置できるが，3 個の頂点に C 原子がある場合，4 個の C 原子は一平面内に位置することはできない。

(4) B：⬡Ⓒ H-CH₂-OH の Ⓒ 原子
　　　　　|
　　　　 CH₃

　　　　　　CH₃
　　　　　　|
　E：⬡Ⓒ-CH₃ の Ⓒ 原子には C 原子が単結合で 3
　　　　　　|
　　　　　 OH

個結合しているので，炭素原子をすべて一平面内に置くことは出来ない。

## Ⅵ

〔解答〕

(1) -OC-(CH₂)₄-CO-NH-(CH₂)₆-NH-

(2) 50 個　　(3) $5.33 \times 10^{21}$ 個

〔出題者が求めたポイント〕

ナイロン 66 の構成

〔解答のプロセス〕

(1) アミド結合はアミンの-NH₂ とカルボン酸の-COOH が脱水縮合して生じた結合である。

HO OC-(CH₂)₄-CO OH H NH-(CH₂)₆-NH 2
⇓
-OC-(CH₂)₄-CO-NH-(CH₂)₆-NH-

(2) -OC-(CH₂)₄-CO-NH-(CH₂)₆-NH- = 226

重合度を $n$ とすると　$226n = 1.13 \times 10^4$

$n = 50$　　1 分子中に繰り返し単位が 50 あるからナイロン 1 分子中のアジピン酸分子，ヘキサメチレンジアミン分子はともに 50 個である。

(3) ナイロン 66 1.00 g は $\dfrac{1.00}{1.13 \times 10^4}$ mol で，分子の数は

$6.02 \times 10^{23}$/mol $\times \dfrac{1.00}{1.13 \times 10^4}$ mol　　1 分子中のアミド結合は　$50 \times 2 = 100$ 個　であるから

$6.02 \times 10^{23} \times \dfrac{1.00}{1.13 \times 10^4} \times 100 = 5.327 \times 10^{21}$

$≒ 5.33 \times 10^{21}$ 個

---

第2回

## Ⅰ

〔解答〕

(1)(a) P　(b) Si　(c) O　(d) S　(e) N　(f) C

(2) H₂c：$1.82 \times 10^5$ Pa　H₂d：$9.61 \times 10^4$ Pa

(3) a₄O₁₀：43.7%　bO₂：46.8%　dO₂：50.0%

〔出題者が求めたポイント〕

元素の推定と化合物の性質

〔解答のプロセス〕

(1) (あ)第 4 周期以降の元素は考えなくてよいから，f, e, c は第 2 周期元素，b, a, d は第 3 周期元素である。

(い)酸化物をつくらないのは酸素と希ガスであり，希ガスは他の元素とも化合物をつくらないから，c は酸素である。a は酸化数 +5 を示す第 3 周期元素なのでリン，b は酸化数 +4 を示し，リンより原子番号が小さい第 3 周期元素であるからケイ素とわかる。P₄O₁₀ も SiO₂ も常温で固体である。また複数の酸化物をつくる d は硫黄か塩素。e, f は炭素か窒素であるが，原子番号順より f は炭素，e は窒素と推定できる。炭素の酸化物には CO，CO₂ があり，窒素の酸化物には N₂O，NO，NO₂，N₂O₄，N₂O₅ がある。

(う) (い)で考えられた元素のうち P, Si, Cl は天然に単体は存在しないので，d は S となる。よってその水素化合物の H₂c＝H₂O，H₂d＝H₂S，eH₃＝NH₃，fH₄＝CH₄ となり，問題の記述と合致する。

(2) H₂c＝H₂O＝18.0　気体の状態方程式より

$p$〔Pa〕$\times 1.00$ L

$\qquad = \dfrac{1.00}{18.0}$ mol $\times 8.31 \times 10^3$ Pa·L/(K·mol)

$\qquad\qquad\qquad\qquad \times (273 + 120)$ K

$p = 1.815 \times 10^5 ≒ 1.82 \times 10^5$〔Pa〕

H₂d＝H₂S＝34.0　気体の状態方程式より

$p$〔Pa〕$\times 1.00$ L

$\qquad = \dfrac{1.00}{34.0}$ mol $\times 8.31 \times 10^3$Pa·L/(K·mol)

$\qquad\qquad\qquad\qquad \times (273 + 120)$ K

$p = 9.605 \times 10^4 ≒ 9.61 \times 10^4$〔Pa〕

(3) a₄O₁₀：$\dfrac{4P}{P_4O_{10}} \Longrightarrow \dfrac{124.0}{284.0} \times 100 = 43.66 ≒ 43.7\%$

bO₂：$\dfrac{Si}{SiO_2} \Longrightarrow \dfrac{28.1}{60.1} \times 100 = 46.75 ≒ 46.8\%$

dO₂：$\dfrac{S}{SO_2} \Longrightarrow \dfrac{32.0}{64.0} \times 100 = 50.0\%$

---

## Ⅱ

〔解答〕

(1) Cu²⁺　　(2) 共通イオン効果

(3) テトラアンミン銅(Ⅱ)イオン，[Cu(NH₃)₄]²⁺

(4) 酸化されたイオン：I⁻　還元されたイオン：Cu²⁺

(5) Cu²⁺ + 2 OH⁻ ⟶ Cu(OH)₂

〔出題者が求めたポイント〕

銅（Ⅱ）イオンの推定と反応

〔解答のプロセス〕

(1) 水溶液の色（青色），アンモニア水を過剰に加えたときの溶液の色（深青色）より，銅（Ⅱ）イオンとわかる。

(2) $NH_3 + H_2O \rightleftharpoons NH_4^+ + OH^-$ の平衡状態に $NH_4^+$ をふくむ塩化アンモニウムが共存すると，ルシャトリエの原理にしたがい平衡は左に移動する。このように平衡状態にある水溶液中に平衡状態を構成するイオンと同じイオンを加えることにより平衡が移動することを共通イオン効果という。

(3) $Cu^{2+} + 4\,NH_3 \longrightarrow [Cu(NH_3)_4]^{2+}$

(4) ④では $I^-$ が $I_2$ になったから $I^-$ は酸化され，$Cu^{2+}$ は還元されたとわかる。$Cu^{2+}$ が還元されて $Cu$ になると赤黒色の沈殿となるが，⑤で $I_2$ を還元したあと残った物質が白色であるから，$Cu^{2+}$ は $Cu^+$ になったのであり，白色沈殿はヨウ化銅（Ⅰ）である。

$$2\,Cu^{2+} + 4\,I^- \longrightarrow Cu_2I_2 + I_2$$

亜硫酸ナトリウムは還元剤である。

$$SO_3^{2-} + H_2O \longrightarrow SO_4^{2-} + 2\,H^+ + 2\,e^-$$
$$I_2 + 2\,e^- \longrightarrow 2\,I^-$$

(5) $Cu^{2+}$ 水溶液を塩基性にすると，水酸化銅（Ⅱ）が沈殿する。

## Ⅲ

〔解答〕

(1)(ア)同位体　(イ)8　(ウ)白　(エ)炭素　(オ)水素
(カ)イオン化傾向　(キ)溶融塩電解
(2)イオン結合
(3)$Mg + 2\,H_2O \longrightarrow Mg(OH)_2 + H_2$
(4)1.7 g/cm³　　(5)11 A

〔出題者が求めたポイント〕

マグネシウム

〔解答のプロセス〕

(1) (ア)，(イ) 同じ元素で質量数の異なる原子同士を同位体といい，同位体の（相対質量×存在率）の和＝原子量である。同位体の相対質量を質量数とし，(イ)を $x$ とすると質量数24, 25, 26の同位体の存在率はそれぞれ

$$\frac{x}{x+2},\ \frac{1}{x+2},\ \frac{1}{x+2}\ \text{であるから}$$

$$24 \times \frac{x}{x+2} + 25 \times \frac{1}{x+2} + 26 \times \frac{1}{x+2} = 24.3$$

$$x = 8$$

(ウ) $2\,Mg + O_2 \longrightarrow 2\,MgO$（白色）

(エ) Mg は酸素との結合力が強く，二酸化炭素中の酸素を奪い炭素を残す。

$$2\,Mg + CO_2 \longrightarrow 2\,MgO + C$$

(オ) 熱水と反応すると水酸化マグネシウムとなり，水素を発生する。

(カ)，(キ) マグネシウムのイオン化傾向は大きく，水溶液の電気分解ではマグネシウムイオンは還元されず水

が還元されてしまう。したがって水のない状態すなわち溶融した塩化マグネシウムを電気分解してつくる。

(2) 金属元素と非金属元素の結合はイオン結合である

(4) 六方最密構造の単位格子の上下の面の菱形（正三角形2個）の一辺を $a$，高さを $c$，原子半径を $r$ とすると，

$$a = 2r,\ c = \frac{2\sqrt{2}}{\sqrt{3}}\,a\ \ \text{であり，密度}\,d\,\text{は}$$

$\dfrac{\text{原子2個の質量}}{\text{単位格子の体積}}$ で求められるが，途中の計算が面倒である。六方最密構造も面心立方格子も球のぎっしり詰まった平面の積重ねであり（積重ねのしかたは少し違う），充填率は同じであるから，面心立方格子で計算するとよい。

面心立方格子では，原子は立方体の8つの頂点と6つの面の中心に位置し，原子の数は
$1/8 \times 8 + 1/2 \times 6 = 4$個。面の対角線方向で原子が接しているから，一辺を $a$，原子の半径を $r$ とすると $4r = \sqrt{2}\,a$ の関係がある。よって密度は

$$\frac{\text{原子4個の質量}}{\text{立方体の体積}} = \frac{\dfrac{24.3\ \text{g/mol}}{6.0 \times 10^{23}\,\text{/mol}} \times 4}{\left(\dfrac{4 \times 1.6 \times 10^{-8}\ \text{cm}}{\sqrt{2}}\right)^3}$$

$$= \frac{24.3 \times \sqrt{2} \times 10}{6.0 \times 8 \times 1.6^3} = 1.73 \fallingdotseq 1.7\ \text{g/cm}^3$$

(5) 極の反応は $Mg^{2+} + 2\,e^- \longrightarrow Mg$
流れた電流を $x$〔A〕とすると電子の物質量は

$\dfrac{x\,\text{〔A〕} \times 3600\ \text{s}}{9.7 \times 10^4\ \text{C/mol}}$ で表される。電子が2 mol流れると $Mg$ 1 mol が析出するから

$$\frac{3600\,x}{9.7 \times 10^4} \times \frac{1}{2} = \frac{5.0}{24.3} \qquad x = 11.0 \fallingdotseq 11\ \text{〔A〕}$$

## Ⅳ

〔解答〕

(1)(ア)サルファ剤　(イ)抗生物質
(2) $H_2N\!-\!\langle\ \rangle\!-\!SO_2NH_2$　　(3) アゾ基
(4)水素結合，イオン結合　　(5) 291　　(6) 59 g

〔出題者が求めたポイント〕

プロントジル

〔解答のプロセス〕

(1) 病原菌やウィルスに直接作用して病気そのものを治す合成物質を化学療法剤といい，スルファニルアミドの誘導体であるサルファ剤と微生物によってつくられる抗生物質がある。

(2) ベンゼンスルホン酸 $\langle\ \rangle\!-\!SO_3H$ のアミドがベンゼンスルホンアミド $\langle\ \rangle\!-\!SO_2NH_2$ で，$-SO_2NH_2$ のパラの位置にアミノ基がついたものが $p$-アミノベンゼンスルホンアミドである。

(3) $-N\!=\!N-$ アゾ基は染料の基本構造の1つである。

(4) 繊維を染色するには，染料分子が繊維の隙間に入り

繊維分子と結合する必要がある。直接染料は染料分子中のアミノ基と繊維中のヒドロキシ基の水素結合で結びついて染着する。また酸性染料や塩基性染料は，絹，羊毛，ナイロンなどの分子中のアミノ基やカルボキシ基とイオン結合により結びついて染着する。さらに染着のしかたには染料分子と繊維分子との間の分子間力による結合も含まれている。

(5) 与えられた構造式よりプロントジルの分子式は
$C_{12}H_{13}N_5O_2S$　　分子量は
$$12 \times 12 + 1.0 \times 13 + 14 \times 5 + 16 \times 2 + 32 = 291$$

(6) $p$-アミノスルホンアミドの分子式は $C_6H_8N_2O_2S$，分子量は 172 であるから，プロントジル $x$ 〔g〕より生じる $p$-アミノスルホンアミドについて
$$x \text{〔g〕} \times \frac{172}{291} = 0.10 \times 350 \text{ g}$$
$$x = 59.3 \fallingdotseq 59 \text{〔g〕}$$

## Ⅴ

〔解答〕

(1)(b)　　　COOH　　(c)　　　COO⁻　　(d)　　　COO⁻
　　　⁺H₃N-C-H　　　　⁺H₃N-C-H　　　　H₂N-C-H
　　　　(CH₂)₄　　　　　　(CH₂)₄　　　　　　(CH₂)₄
　　　　　NH₂　　　　　　　NH₂　　　　　　　NH₂

(2)等電点

(3) A：アスパラギン酸　　　B：アラニン　　　C：リシン

〔出題者が求めたポイント〕

pH とアミノ酸の構造

〔解答のプロセス〕

(1) (a)点では塩酸中で H⁺ が多いため 2 個の -NH₂ が両方とも -NH₃⁺ になっている。これにアミノ酸と同じ物質量の OH⁻ を加えると，1 個の -NH₃⁺ が H⁺ を失い -NH₂ になる(b点)。このとき電離しにくい方の側鎖の -NH₃⁺ が -NH₂ になる。続いてアミノ酸と同じ物質量の OH⁻ を加えると -COOH が H⁺ を失い -COO⁻ になる(c点)。さらにアミノ酸と同じ物質量の OH⁻ を加えると -NH₃⁺ が H⁺ を失い -NH₂ になる(d点)。

(2) アミノ酸は陽イオン，双性イオン，陰イオンの 3 つの状態をとるが，-NH₃⁺ と -COO⁻ を 1 個ずつもつとき(設問では c 点)は陽イオン，陰イオンの量は少なく，アミノ酸全体としての電荷は 0 となっている。このような状態になるときの pH を等電点という。

(3) 等電点はアミノ酸により異なり，-COOH を 2 個もつ酸性アミノ酸では 3 程度(アスパラギン酸では 2.77)，-NH₂ と -COOH を 1 個ずつもつ中性アミノ酸では 6 程度(アラニンでは 6.00)，-NH₂ を 2 個もつ塩基性アミノ酸では 10 程度(リシンでは 9.74)である。溶液の pH が等電点より小さいときはアミノ酸は陽イオンとなり，等電点より大きいときは陰イオンになる。

設問で緩衝液の pH が 2 のとき，いずれのアミノ酸の等電点よりも小さいのですべて陽イオンとなり，陽イオン交換樹脂に吸着される。緩衝液の pH が 3 より大きくなるとアスパラギン酸の等電点より大きくなる

のでアスパラギン酸だけが陽イオンでなくなり，陽イオン交換樹脂から離れて溶出する。よってアミノ酸 A はアスパラギン酸である。緩衝液の pH が 6 より大きくなるとアラニンの等電点より大きくなるのでアラニンが陽イオンでなくなり，陽イオン交換樹脂より離れて溶出する。よってアミノ酸 B はアラニンである。最後に緩衝液の pH が 10 より大きくなるとリシンが陽イオンでなくなり溶出する。アミノ酸 C はリシンである。

# 生　物

## 解答　29年度

### 第1回

### Ⅰ
〔解答〕
問1　生命表
問2　(a)　80　　(b)　0.0125　　(c)　0.25　　問3　(ア)
問4　1，2，4　　問5　密度効果
問6　(1)　1.25　　(2)　増加傾向にある

〔出題者が求めたポイント〕
　個体群密度，生命表に関する基本的な問題である。
問2　(a)　生存率は年齢0の個体数2000に対する割合である。年齢1では0.004なので2000×0.004＝80。
　(b)　25÷2000＝0.0125。　(c)　齢別生存率は次の年齢に生存する割合を示すので，2÷8＝0.25。
問3　齢別生存率に着目すると，年齢0から1にかけて急降下するが，以降急降下しないことから，グラフ(ア)に近くなる。
問4　多産型の生物を選択する。
問6　(1)　(25×60＋8×95＋2×120)÷2000＝1.25
　(2)　(1)の結果より，1を超えていることから，増加傾向といえる。

### Ⅱ
〔解答〕
A 問1　[白い花・巻き葉・しわの種子]
　問2　赤い花の遺伝子と平面の葉の遺伝子，白い花の遺伝子と巻き葉の遺伝子組換え価は9.0
B 問3　(a)　右巻き　(b)　右巻　(c)　右巻
　　　　(d)　左巻　(e)　右巻　(f)　左巻
　問4　寄生とは宿主から寄生者が栄養などの利益をもらうのみで，宿主にとっては栄養を搾取され，時に病に至るなど不利益をもたらされる関係である。

〔出題者が求めたポイント〕
　メンデル遺伝，連鎖，組換え，母性遺伝，寄生に関する基本的な問題である。
A 問1　$F_1$はどの遺伝子型もヘテロのため，表現型として現れなかったものが劣性遺伝子の表現型である。
　問2　検定交雑では，$F_1$が作る配偶子の遺伝型が子供の表現型として現れる。$F_1$は[赤い花・平面の花・しわの種子]からのゲノムと，[白い花・巻き葉・丸い種子]からのゲノムを合わせもち，検定交雑の結果最も多くあらわれる表現型は[赤い花・平面の花・しわの種子]と[白い花・巻き葉・丸い種子]である。この表現型と個体数にあまり差のない表現型が[赤い花・平面の花・丸い種子]と[白い花・巻き葉・しわの種子]であり，種子の形に関する遺伝子は他の遺伝子とは連鎖せず独立していることがわかる。花の色と葉の形に関する遺伝子が組み変わった表現型を見てみると，個体数が少なくなっていることが

わかり，連鎖していると考えられる。
　組換え価は (27＋29＋33＋31)／(303＋312＋308＋295＋27＋29＋33＋31)×100＝8.96...≒9.0

### Ⅲ
〔解答〕
問1　(a)　生物群集　(b)　捕食　(c)　被食
　　　(d)　警戒(警告，危険)
問2　(1)　擬態　コノハチョウ(タイワンナナフシ，ハナカマキリなど)
　　(2)　保護色　ライチョウ(ウズラ，ミズダコ，アマガエルなど)
問3　種間競争　競争排除則
問4　すみわけ，くいわけ
　説明：住む場所を分けたり，食べるものを分けたりすることで，同じ生息地でもお互いの競争を避けられる。

〔出題者が求めたポイント〕
　生態系，種間競争に関する基本的な問題である。一部細かい知識が問われている。
問2　(1)　あくまでも解答例であり，知っている動物でよい。
　(2)　知っている動物でよいが，下線部で問われているのは被食者例であるので，カメレオンなど捕食のために保護色を使用している動物例はふさわしくない。

### Ⅳ
〔解答〕
問1　細胞質基質
問2　ATP　2分子
問3　デヒドロゲナーゼ　NADH
問4　酸化的リン酸化　マトリックス
問5　2ヶ所　4分子
問6　エタノールとして細胞質基質および細胞外に存在している。
問7　外界に酸素を存在させることで，発酵から酸素を用いた呼吸に切り替わり，ミトコンドリアが発達したと考えられる。

〔出題者が求めたポイント〕
　呼吸，発酵，解糖系，ATP合成に関する基本的な問題である。問題文1つ1つが長いが，問われていることは単純であるため，何を問われているかを読み取ること。
問1　解糖系また解糖が起こる場所は細胞質基質である。
問5　解糖系で合成されるATPは4分子であり，問2でこたえたように最初にATPを2分子使用しているため，解糖系で得られるATPは見かけ上2分子であることがわかる。

問6　エタノールは有機物であり，無機物へと分解してエネルギーを取り出すことが可能である。
問7　ミトコンドリアは酸素が存在することで発達する。

第2回

## I
〔解答〕
問1　成長曲線
問2　250
問3　0.625/cm³
問4　イ
問5　個体数が3から始まり，指数関数的に増加し，無限大に伸びる曲線となる。(グラフは右図)
問6　1, 3, 4
問7　アリー効果

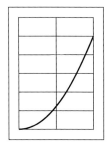

〔出題者が求めたポイント〕
　成長曲線に関する基本的な問題である。一部グラフの読み方を求められている。
問2　曲線が頭打ちになっている上限を読む。
問3　250/400を計算すればよい。
問4　最も増加の傾きが急勾配である箇所を探す。
問5　増加率が一定であることから，上限なく増加する一方の成長曲線となる。
問6　エサは有限のため，過密であると1個体が摂取できる栄養は少なくなる。そのため，卵を作るエネルギーが低下し，それにともなって産卵数は低下し，個体の成長も抑制される。また，個体群密度の増加に伴って観察される現象として，バッタの相変異などがある。

## II
〔解答〕
問1　(a) 適刺激　(b) 電気　(c) レンズ(水晶体)
　　　(d) 黄斑　(e) 虹彩　(f) 瞳(孔)
問2　イ，ウ，ア，エ
問3　桿体細胞：1種類しかないが，高感度であり，わずかな光でも感じる。(27字)
　　　錐体細胞：3種類あり，明るい場所で光の波長の感度の違いから色がわかる。(30字)
問4　視神経細胞が束ねられた中心であり，視細胞が存在しないから。(29字)

〔出題者が求めたポイント〕
　眼の構造に関する基本的な問題である。
問2　視神経はガラス体に最も近く，膜の底は網膜色素上皮層がある。

## III
〔解答〕
問1　集団(超個体)
問2　社会性昆虫　ハキリアリ，オオクロアリ，アルゼンチンアリ，マルハナバチ
問3　カースト　保育(育児)，営巣，偵察，護衛(防衛)，ニンフ，採取など
問4　集合フェロモン，警戒フェロモン，道標フェロモ

ン，触角で体表の炭水化物を感じ取るなど
問5　(イ)

〔出題者が求めたポイント〕
　社会性昆虫に関する基本的な問題である。一部細かい知識を必要とする。
問2　社会性をもつ昆虫の一例である。シロアリはゴキブリの仲間で，クロアリはハチの仲間であるので，社会性昆虫ではあるが，分類は異なることは知っておきたい。
問5　中齢幼虫時に受け取るフェロモンによって分化がおき，脱皮後に分業する。

# IV

問1　(反応式) $H_2O \longrightarrow 2[H] + \frac{1}{2}O_2$

　　　(部位の名称) チラコイド

問2　(1)　熱によるタンパク変性により反応を停止させ，アルコールによる成分抽出を目的にしている。
　　(2)　グリセリン酸リン酸（ホスホグリセリン酸）
　　(3)　スポットAの物質が生成された後，スポットAの物質をもとにスポットBの物質が生成されると考えられる。
問3　リン
問4　(1)　塩基
　　(2)

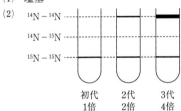

〔出題者が求めたポイント〕
　光合成，カルビン・ベンソン回路，メセルソン・スタールの実験に関する基本的な問題である。一部細かい知識を必要とする。問題文1つ1つが長いが，問われていることは単純であるため，何を問われているかを読み取ること。
問2　(1)　熱を加えることにより，反応を進める酵素（タンパク質からなる）を変性させ，反応を止めさせている。また生成される物質は有機物であり，アルコールで抽出される物質であると考えられる。
　　(2)　スポットAの物質は，カルビン・ベンソン回路にてATPが存在すると生成されるグリセリン酸リン酸を示しており，光により生成されたATPにより生成された。
　　(3)　スポットBはカルビン・ベンソン回路によって炭酸同化され生成されたスクロースを示す。
問3　DNAを構成するリン酸のPの同位体を用いている。タンパク質にはSの同位体を用いている。
問4　(2)　保存的複製を仮説とした問いである。元のDNAには新しく窒素は取り込まれないので，何代経ても $^{15}N$–$^{15}N$ のDNA量は変わらない。新しくできるDNAは培地に含まれる $^{14}N$ の窒素を使用して生成されるので，代を経るたびに $^{14}N$–$^{14}N$ のバンドが太くなる。

日本獣医生命科学大学　29 年度　(61)

英語　解答用マークシート

日本獣医生命

記入方法
1. 記入は、必ず HB の黒鉛筆で、○の中を正確に、ぬりつぶしてください。
2. 書き損じた場合は、プラスチック製消しゴムできれいに消してください。
3. 用紙を、折曲げたり汚さないで下さい。

| | 良い例 | ● |
|---|---|---|
| | 悪い例 | 〇 ⊘ ⦰ |

受験番号

Ⅰ

| | 解答番号 | 解答記入欄 | | | | |
|---|---|---|---|---|---|---|
| 問1 | 1 | ① | ② | ③ | ④ | ⑤ |
| | 2 | ① | ② | ③ | ④ | ⑤ |
| 問2 | 3 | ① | ② | ③ | ④ | ⑤ |
| | 4 | ① | ② | ③ | ④ | ⑤ |
| | 5 | ① | ② | ③ | ④ | ⑤ |
| | 6 | ① | ② | ③ | ④ | ⑤ |
| | 7 | ① | ② | ③ | ④ | ⑤ |
| | 8 | ① | ② | ③ | ④ | ⑤ |
| | 9 | ① | ② | ③ | ④ | ⑤ |
| | 10 | ① | ② | ③ | ④ | ⑤ |
| | 11 | ① | ② | ③ | ④ | ⑤ |
| | 12 | ① | ② | ③ | ④ | ⑤ |
| | 13 | ① | ② | ③ | ④ | ⑤ |
| | 14 | ① | ② | ③ | ④ | ⑤ |
| 問3 | 15 | ① | ② | ③ | ④ | ⑤ |
| | 16 | ① | ② | ③ | ④ | ⑤ |
| | 17 | ① | ② | ③ | ④ | ⑤ |
| 問4 | 18 | ① | ② | ③ | ④ | ⑤ |
| 問5 | 19 | ① | ② | ③ | ④ | ⑤ |
| | 20 | ① | ② | ③ | ④ | ⑤ |

この解答用紙は 124％に拡大すると、ほぼ実物大になります。

日本獣医生命科学大学　29 年度　(62)

受験番号

# 解 答 用 紙

英　語

平成 29 年度　第 2 回
**全　学　科**

採
点

Ⅱ　A.
1. _____

2. _____

3. _____

4. _____

5. _____


B.
1. _____

2. _____

3. _____

4. _____

5. _____


C.

| 1. | 4 | 7 |
|----|---|---|
|    |   |   |

| 2. | 4 | 7 |
|----|---|---|
|    |   |   |

| 3. | 5 | 7 |
|----|---|---|
|    |   |   |

| 4. | 2 | 8 |
|----|---|---|
|    |   |   |

| 5. | 3 | 11 |
|----|---|----|
|    |   |    |

この解答用紙は 182％に拡大すると、ほぼ実物大になります。

日本獣医生命科学大学 29年度 (63)

受験番号

## 解 答 用 紙

平成29年度 第2回
獣 医 学 科

採点

数 学

**I** 問1 $x =$ ___ $y =$ ___ 問2 ___ 個

**II** 問1 $\overrightarrow{\mathrm{OE}} =$ ___ 問2 $\overrightarrow{\mathrm{OF}} =$ ___

問3 $\left|\overrightarrow{\mathrm{OF}}\right|$ の最小値は ___

問4 $\angle \mathrm{OCB} =$ ___ $\mathrm{BC} =$ ___

**III** 問1 $X = \varnothing$ の確率は ___ $Y = \varnothing$ の確率は ___

問2 ___

**IV** 問1 $x_1 =$ ___ 問2 $x_n =$ ___

問3 $T_n =$ ___ 問4 $n =$ ___

**V** 問1 ___ 問2 $S =$ ___

この解答用紙は182%に拡大すると、ほぼ実物大になります。

日本獣医生命科学大学 29 年度 （64）

受験番号

# 解 答 用 紙

平成 29 年度　第 1 回
**獣 医 学 科**

物　　理

採点

**I**

1　(1)　　　　(2)

2　(1)　　　　(2)

**II**

1

2　(1)　　　　(2)

**III**

1　(1)　　　　(2)

(3)

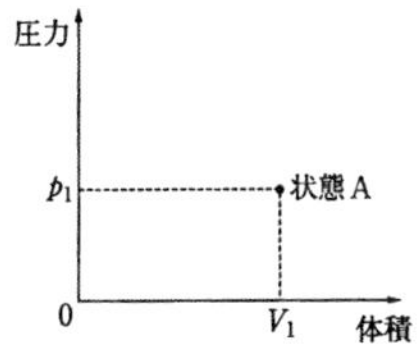

圧力

$p_1$　　　状態 A

0　　　$V_1$　体積

(4)

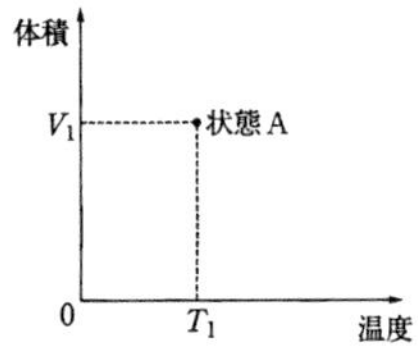

体積

$V_1$　　状態 A

0　　　$T_1$　温度

**IV**

1　(1)　　　　(2)

(3)　　　　(4)

2　$V_R =$　　　$V_L =$

$V_C =$

**V**

(1)　　　　(2)

(3)　　　　(4)

この解答用紙は 182％に拡大すると、ほぼ実物大になります。

日本獣医生命科学大学　29年度　（65）

受験番号 □

# 解 答 用 紙

平成29年度　第1回
**獣 医 学 科**

## 化　　学

採点 □

---

**Ⅰ**

(1)

| （ア）— | （イ）— | （ウ）— | （エ）— | （オ）— |
|---|---|---|---|---|
| （カ）— | （キ）— | | | |

(2)

| | 食塩 | 石灰石 | シリカゲル |
|---|---|---|---|
| 水への溶解性 | a. 溶ける b. 溶けない | a. 溶ける b. 溶けない | a. 溶ける b. 溶けない |
| 希塩酸を加えたときの反応 | a. 反応する b. 反応しない | a. 反応する b. 反応しない | a. 反応する b. 反応しない |
| 硝酸銀水溶液を加えたときの反応 | a. 反応する b. 反応しない | a. 反応する b. 反応しない | a. 反応する b. 反応しない |
| 水溶液の炎色反応 | （ク）— | （ケ）— | |

(3)

| （コ） | （サ） | （シ） | （ス） | （セ） |
|---|---|---|---|---|

**Ⅱ**

(1)

| (a) | (b) | (c) | (d) | (e) |
|---|---|---|---|---|

(2) ____ (3) ____ (4) ____

**Ⅲ**

(1) ____ (2) ____

(3)

| 酸化ナトリウムと水との反応 | |
|---|---|
| 酸化カルシウムと塩酸との反応 | |
| 酸化物の名称 | |

(4) ____ ・ ____ ・ | 二硫化炭素に溶けないもの |

(5) ____

(6) ____

**Ⅳ**

(1)

| （ア） | （イ） |
|---|---|
| （ウ） | （エ） |
| （オ） | （カ） |
| （キ） | （ク） |
| （ケ） | （コ） |

(2) 銅 ____ 酸素 ____ (3) 発生した気体の全体積 ____

**Ⅴ**

(1)

| A | B | C | D | E |
|---|---|---|---|---|

(2)

| F | G | H | I | |
|---|---|---|---|---|

(3)

| （あ） | （い） | （う） | （え） | （お） |
|---|---|---|---|---|

(4) ____

**Ⅵ**

(1) ____

(2) ____ (3) ____

この解答用紙は182％に拡大すると、ほぼ実物大になります。

日本獣医生命科学大学　29 年度　（66）

受験番号　□

# 解 答 用 紙

平成 29 年度　第 1 回
獣 医 学 科

生　　物

採点　□

**I**　問 1　□　問 2　| a | b | c |

問 3　□　問 4　□　問 5　□

問 6　(1)　□　(2)　□

**II**　問 1　□

問 2　□　組換え価　□

問 3　| a | b | c | d | e | f |

問 4　□

**III**　問 1　(a)　(b)　(c)　(d)

問 2　(1)　種名　□

(2)　種名　□

問 3　名　称　□　法則　□

問 4　例の名称　□

説明　□

**IV**　問 1　□　問 2　| 供給分子名 | 供給分子数 |

問 3　| 酵素名 | 電子受容体名（還元型） |　問 5　| 反応数 |

問 4　| ATP合成過程 | 部位の名称 |　| ATPの分子数 |

問 6　□

問 7　□

この解答用紙は 182％に拡大すると、ほぼ実物大になります。

日本獣医生命科学大学　29 年度　(67)

受験番号

# 解　答　用　紙

物　　理

平成 29 年度　第 2 回
## 獣　医　学　科

採点

Ⅰ

1

2　(1)　(2)

Ⅱ

1　(1)　(2)

2

Ⅲ

1　(1)　(2)

2　(1)　(2)
　　(3)

Ⅳ

1

2　(1)　(2)
　　(3)

Ⅴ

(1)　(2)
(3)　(4)

この解答用紙は 182% に拡大すると、ほぼ実物大になります。

日本獣医生命科学大学　29 年度　（68）

受験番号

## 解 答 用 紙

化　学

平成 29 年度　第 2 回
**全　学　科**
採

点

**I**

| (1) | a | b | c | d | e | f |
|---|---|---|---|---|---|---|
| (2) | $H_2c$ | | $H_2d$ | | (3) a | b | d |

**II**

| (1) | | (2) | | (3) | イオンの名称 | イオン式 |
|---|---|---|---|---|---|---|
| (4) | 酸化されたイオン | | 還元されたイオン | | | |
| (5) | | | | | | |

**III**

| (1) | (ア) | (イ) | (ウ) | (エ) |
|---|---|---|---|---|
| | (オ) | (カ) | (キ) | (2) |
| (3) | | | (4) | (5) |

**IV**

| (1) | (ア) | (イ) |
|---|---|---|
| (2) | | |
| (3) | | (4) |
| (5) | | (6) |

**V**

| (1) | (b) | (c) | (d) |
|---|---|---|---|
| (2) | | (3) A | B | C |

この解答用紙は 182％に拡大すると、ほぼ実物大になります。

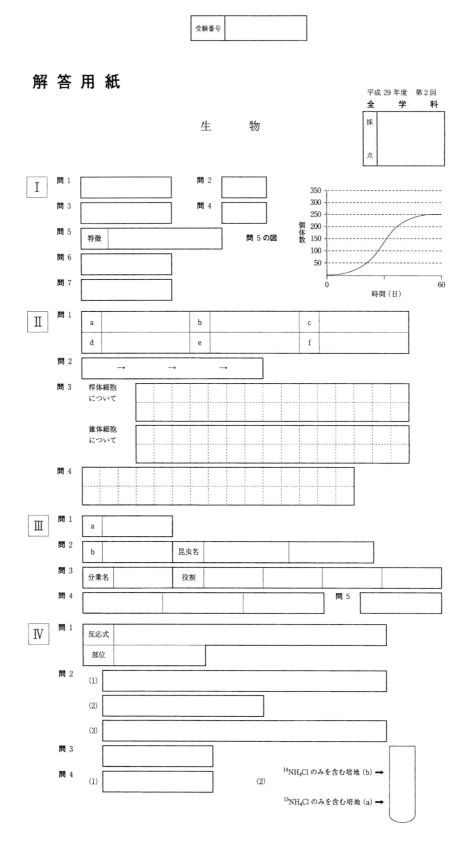

# 平成28年度

# 問 題 と 解 答

平成28年度

# 英　語

## 問題

28年度

第2回

Ⅰ　次の英文を読み，設問に答えなさい。

By now it's old news that Bill Veeck has lost the Chicago White Sox[注1]; it happened last Friday, and already the papers have been filled with tributes[注2] written about Veeck by sportswriters who know him well.

I have never met Bill Veeck. Like everyone else, I was aware of his impeccable[注3] reputation for (ア) decency[注4] and class, but I have never had a chance to (　a　) his hand. Last May, though, something happened. I didn't write about it at the time, because Veeck didn't want me to.

But now — because it looks (　b　) if Veeck will be disappearing from the Chicago scene — I want to do it.

It was May 27, a Tuesday. I had written a column about a thirty-five-year-old man who had four children — boys fifteen, fourteen, and ten, and a girl seven. His wife had left him, and eight months earlier he had lost his job.

Every day since then, he had looked for work. There were no jobs. The gas had been shut (　c　) in his apartment; he and his children had no hot water, and could not bathe.

The man told me, in the flattest and saddest of voices, that he had decided to start committing crimes to feed his family.

"I never committed a criminal act in my life," he said. "I never even thought about it. But now I'm (イ) starting to see it in a different light. I'm starting to think that most people out there robbing are probably people just like you and me. They just can't see any other way out."

"God knows that I don't want to hurt anyone. I wouldn't take money from an innocent person on (ウ) the street, like those thugs[注5] and bums[注6]. But now I can understand (　d　) goes through a man's mind when he goes into a grocery store or a bank and says, 'This is a stick-up[注7].' That person knows that he doesn't have anything to look forward to. He's doing it because he has to."

It was a story that belonged in another country, in another century. But it was happening in the economic environment of the United States in the 1980s. (エ)

That morning, the phone didn't stop ringing. People had read the column, and wanted to help.

Every caller offered to send money. And to every caller, I explained that the man was not looking for a handout[注8]. The gift would be gone in a few weeks. What he wanted was a job. Could the caller (A) ask around and see (　e　) there was a job for the man?

That took the callers by surprise. There were no jobs. I became resigned to it as I answered the phone all morning: this was another case of a newspaper column that would stir people's emotions for a few hours, and （　f　） in absolutely no change in the life of a man in trouble.

Around noon, the phone rang again.

"This is Bill Veeck," the caller said.

We had never spoken before. Veeck got to the （　g　） immediately.

"Is this fellow willing to work?" he said.

I said I believed he was.

"Well, I've got a big old ballpark out here," Veeck said. "I could probably use another hand to help keep things up. It's just manual labor, but if he wants work why don't you send him out here and let us talk to him."

I said I would call the man right away. But I wondered something. All the other callers had been full of （　h　）, but no one had been willing to give the man a chance at a job. Why was Veeck doing it?

"Oh, I went through the Depression," Veeck said. "I've seen this before. Sometimes when a fellow is in trouble you want to go out on a limb for<sup>注9</sup> him."

I called the man; I told him not to get his hopes up, but that if he went out to Comiskey Park<sup>注10</sup>, there might be the possibility of a job for him.

The rest of the week went by; I work every Sunday, and so on the following Sunday I was in my office, writing a column.

I got a call from the security desk. The man was downstairs; he wanted to see me.

He came up. He was nervous and apologetic about taking my time. He was a big man with the
(オ)
softest of voices.

"I just wanted to thank you," he said. "I wanted to do it in person. I （　i　） here sooner, but when I got to Comiskey Park they hired me right away, and I've been working there ever since."

I said that I was glad to hear the news, but that I wasn't the person to thank. I write newspaper columns all the time and nothing happens. The person who mattered was Bill Veeck.

The man began to cry. "I'm sorry to be like this," he said. "But I was just out of hope, and it looked like nobody in the world （　j　）, and then this happened. It's saved my life and the life of my family. I'll never forget that somebody was willing to give me a chance. I didn't know that people like Mr. Veeck really existed anymore."

Neither did I, I said. Neither did I.
(B)

(Adapted from Bob Greene, *American Beat*, 1983)

日本獣医生命科学大学　28 年度　(3)

注 1：Chicago White Sox　シカゴ・ホワイトソックスというプロ野球チーム
注 2：tribute　賛辞　　　注 3：impeccable　申し分のない　　　注 4：decency　礼儀正しさ
注 5：thug　暴漢，悪党　　注 6：bum　浮浪者　　　注 7：stick-up　強盗
注 8：handout　施し物　　　注 9：go out on a limb for〜　〜に助け船を出す
注 10：Comiskey Park　コミスキーパーク（野球場）

問　1　空所（a）〜（j）を補うものとして最も適したものを，それぞれ下記の①〜⑤の中から一つずつ
　　　選び，マークシートの解答欄　1　〜　10　にマークしなさい。

（a）　1　　① extend　　　② keep　　　③ raise　　　④ see　　　⑤ shake
（b）　2　　① as　　　　　② even　　　③ like　　　④ only　　　⑤ rarely
（c）　3　　① in　　　　　② off　　　　③ on　　　　④ out　　　⑤ up
（d）　4　　① that　　　　② those　　　③ what　　　④ which　　⑤ who
（e）　5　　① if　　　　　② what　　　③ when　　　④ where　　⑤ why
（f）　6　　① come　　　　② follow　　③ result　　④ turn　　　⑤ work
（g）　7　　① beginning　② interview　③ office　　④ phone　　⑤ point
（h）　8　　① cruelty　　② difficulties　③ excuses　④ privacy　⑤ sympathy
（i）　9　　① am　　　　　② had been　③ have been　④ was　　　⑤ would have been
（j）　10　　① behaved　　② cared　　③ managed　④ ran　　　⑤ worked

問　2　下線部（ア）〜（オ）の単語の文脈上の意味を考え，それぞれに最も近い意味を表す英語表現を，下記
　　　の①〜⑤の中から一つずつ選び，マークシートの解答欄　11　〜　15　にマークしなさい。ただし，
　　　同じ記号を二度使ってはならない。

（ア）　11　aware　　　　（イ）　12　criminal　　　（ウ）　13　innocent
（エ）　14　economic　　（オ）　15　apologetic

①　free from moral wrong

②　involving illegal activity

③　feeling or showing regret

④　considered in relation to trade, industry, and the creation of wealth

⑤　knowing that something (such as a situation, condition, or problem) exists

問 3　下線部（A）（B）の内容に最も近いものをそれぞれ①～⑤から一つ選び，マークシートの解答欄
　　　 16 ， 17 にマークしなさい。

（A）　16 　① 才能があれば，数週間のうちに外国に行けそうだ。

　　　　　　② 食料品が送られてきても，数週間のうちに腐ってしまう。

　　　　　　③ お金を頂いても，数週間のうちに使い切ってしまう。

　　　　　　④ 贈答品があると，数週間のうちに受け取りに行かなければならない。

　　　　　　⑤ みやげ物をもらっても，数週間のうちに持ち去られてしまう。

（B）　17 　① 筆者もヴェックさんのような人が今でもこの世に存在するとは思っていなかった。

　　　　　　② 困窮していた男もまた，ヴェックさんのような人が今でもこの世に存在するとは自
　　　　　　　 覚していなかった。

　　　　　　③ 筆者は，国や時代が変われば，ヴェックさんのような人がこの世に存在しない場合
　　　　　　　 があることに気づいていた。

　　　　　　④ 困窮していた男は，ヴェックさんのような人は悪党にも浮浪者にもお金を恵んだり
　　　　　　　 はしないことを理解していた。

　　　　　　⑤ 筆者は知らなかったわけではなく，ヴェックさんのような人が今でもこの世に存在
　　　　　　　 することを既にわかっていた。


問 4　次の①～⑤の日本文に関して，本文の内容と一致するものを一つ選び，マークシートの解答欄
　　　 18 にマークしなさい。

　　　① 筆者がビル・ヴェックについてコラムに書こうと思ったのは，彼がシカゴを去り，別の球団を買
　　　　 収したためである。

　　　② 35歳の所帯のある男が，失業後妻に家出され，生活困窮のために，銀行や百貨店で大強盗をしよ
　　　　 うと追い込まれたのは，1980年からアメリカの景気が改善していったことが背景にあった。

　　　③ ビル・ヴェックは世界大恐慌を経験し，仕事を得るのは難しいことを知っていたため，困窮して
　　　　 いた男に身の周りの雑用仕事につくチャンスを与えたいと申し出た。

　　　④ 筆者がビル・ヴェックと電話で話した後，困窮していた男にすぐ電話をし，期待されても困るが，
　　　　 仕事があるかもしれないことを伝えた。

　　　⑤ 困窮していた男は，仕事に就き，休みなく働いて家族を養うことができるようになったため，電
　　　　 話をしてくれた筆者にお礼を言いたかったが，訪問できたのは1年後であった。

問 5 次の１及び２のそれぞれの単語①〜⑤の中から，最も強いアクセントの位置が他の四つと異なる
ものを一つずつ選び，マークシートの解答欄 19 ， 20 にマークしなさい。

1. 19
   ① dis-ap-pear　　② gro-cer-y　　③ prob-a-bly　　④ some-bod-y　　⑤ sym-pa-thy

2. 20
   ① col-umn　　② com-mit　　③ nerv-ous　　④ of-fer　　⑤ trou-ble

Ⅱ　次の A，B 及び C の設問に答えなさい。

A.　次の 1〜5 の日本文とほぼ同じ意味の英文になるように，（　　　）内に適した単語を［　　　］の指示に
　　従って解答用紙に書きなさい。

　　1.　私は始めは緊張していたが，まもなく緊張が和らぎ始めた。
　　　　I felt nervous to start （　　　　　），but soon began to relax.
　　　　　［w で始まる単語］

　　2.　彼がベジタリアンかもしれないことを私は考慮しませんでした。
　　　　I didn't take into （　　　　）that he might be a vegetarian.
　　　　　［c で始まる単語］

　　3.　若いころに何度か失敗することは，最高に有用な利益をもたらす。
　　　　There is the greatest practical benefit in making a few （　　　　）early in life.
　　　　　［f で始まる単語］

　　4.　陸地を見失う勇気を持たなければ，海を渡ることは決してできない。
　　　　You can never cross the ocean until you have the courage to lose （　　　　）of the shore.
　　　　　［s で始まる単語］

　　5.　世界中から何百万人もの人たちが自由とチャンスを探し求めてアメリカにやってくる。
　　　　（　　　　）of people from all over the world come to the United States in search of freedom
　　　　and opportunity.
　　　　　［M で始まる単語］


B.　以下の例に従って，次の 1〜5 の［　　　　］内の単語の形を変え，文脈に合うように（　　　）に入る一語
　　を解答用紙に書きなさい。

　（例）Certain (combinations) of sounds are not possible in English. ［combine］
　（例）I think that I should sell my car, but he (disagrees). ［agree］

　　1.　There was widespread （　　　　）of the government's new tax policy. ［critic］
　　2.　Producers attach poster-like labels to their bottles to catch eyes of （　　　　）. ［consume］
　　3.　"How can I lose （　　　　）?" "Nothing to it. Just diet and take exercise." ［weigh］
　　4.　We want to raise （　　　　）of and find ways of reducing noise pollution. ［aware］
　　5.　Rainwater collects here and then （　　　　）into the river Kennett. ［charge］

日本獣医生命科学大学　28 年度　(7)

C. 次の 1〜5 のそれぞれの日本文の意味になるように，下記に与えられた単語を [　　] 内に並べかえて
　英文を完成させると，指定された数字の位置にくるものはどれか。与えられた語群の中からそれぞれ選
　び，記号を解答用紙に書きなさい。ただし，文頭にくる語も小文字で示してある。

1. 栄養状態がいいことは，幸福とどう関係するのだろうか。

　　[ _1_　_2_　_3_　_4_　**_5_**　_6_　**_7_**　_8_　_9_ ]?

　　　（**5** と **7**）

　　　ア．do　　　　イ．does　　　ウ．good　　　エ．happiness　　オ．have
　　　カ．nutrition　キ．to　　　　ク．what　　　ケ．with

2. はちみつの味は，どの花からの蜜 (注) かによって変わる。(注)：nectar　蜜

　The [ _1_　_2_　_3_　_4_　**_5_**　_6_　_7_　**_8_**　_9_　_10_　_11_　_12_ ].

　　　（**5** と **8**）

　　　ア．changes　　イ．comes　　ウ．depending　　エ．flower　　オ．from
　　　カ．honey　　　キ．nectar　　ク．of　　　　　ケ．on　　　　コ．taste
　　　サ．the　　　　シ．what

3. 科学で大切なことは，科学が進歩するにつれて自分の考えを修正したり変更したりすることだ。

　In science the important thing is [ _1_　_2_　_3_　_4_　_5_　**_6_**　_7_　_8_
　**_9_** ]

　　　（**6** と **9**）

　　　ア．advances　イ．and　　　ウ．as　　　　エ．change　　オ．ideas
　　　カ．modify　　キ．one's　　ク．science　　ケ．to

4. 私の個人的な方針は，緊急な場合を除いて，勤務時間後はメールに返事をしないことだ。

　　[ _1_　_2_　_3_　_4_　**_5_**　_6_　_7_ to emails after working hours　_8_
　**_9_**　_10_　_11_ ].

　　　（**5** と **9**）

　　　ア．an　　　イ．emergency　ウ．except　　エ．in　　　オ．is
　　　カ．my　　　キ．not　　　　ク．personal　ケ．policy　コ．reply
　　　サ．to

5. A: Close to 50 percent of American college students leave school without a degree.

B: Really? Why is that?

A: 主な理由には，多額の債務負担や家族からの支援の欠如，そして学業と仕事の均衡を保つうえでの困難さが含まれる。

Major reasons include crushing debt burdens, lack of family support, and [ 1 　 **2** 　 3 　 4 　 **5** 　 6 　 7 　 8 　 9 　 10 ].

(**2** と **5**)

ア．a 　　　　　イ．academic 　　ウ．and 　　エ．balance 　　オ．between

カ．difficulties 　キ．in 　　　　ク．life 　　ケ．maintaining 　コ．work

# 数　学

## 問題

### 第2回

28年度

問　1　関数 $f(x)$ が

$$f(x) = 3x^2 + \int_{-1}^{1} f(t)\,dt$$

を満たすとき，以下の各問いに答えよ．

(1)　関数 $f(x)$ を求めよ．

(2)　曲線 $C : y = f(x)$ の $x = 1$ における接線 $\ell$ の方程式を求めよ．

(3)　$C$ と $\ell$ 及び $y$ 軸によって囲まれる部分の面積 $S$ の値を求めよ．

問 2  seimei の 6 文字をすべて使ってできる文字列をアルファベット順に並べるとき，以下の各問いに答えよ．

(1) 全部で何通りの文字列が出来るか．

(2) seimei は何番目か．

(3) 100 番目の文字列は何か．

**問 3** O を原点とする座標平面上の点 $(x, y)$ が方程式

$$xy + 2x - 3y = 2$$

を満たすとき，以下の各問いに答えよ．

(1) この方程式の解で $x, y$ がともに整数となる点は 6 つある．これらの点のうちで $x$ 座標が最小となる点，および最大となる点の座標を求めよ．なお解答欄には $x$ 座標の小さい順に記せ．

(2) (1) で得られた 6 つの点を線分で結んでできる六角形で面積が最大となるものの面積を求めよ．

**問 4** 四面体 OABC において，$AB=\sqrt{3}$，$BC=\sqrt{6}$，$CA=1$，$OB=2$，$\angle AOB=60°$，$\angle AOC=45°$ であるとき，以下の各問いに答えよ．

(1) 辺 OA の長さを求めよ．

(2) 辺 OC の長さを求めよ．

(3) $\angle BOC$ の大きさを求めよ．

(4) $\triangle ABC$ の重心を G とする．直線 OG 上に点 P を，$OP\perp BP$ を満たすようにとるとき，$\dfrac{OG}{OP}$ の値を求めよ．

問 5　次の条件によって定められる数列 $\{a_n\}$ がある.

$$\begin{cases} a_1=1 \\ (a_{n+1})^n=2^{3n^2(n+1)}\cdot(a_n)^{2(n+1)} & (n=1,\ 2,\ 3,\ \cdots) \\ a_n>0 & (n=1,\ 2,\ 3,\ \cdots) \end{cases}$$

このとき以下の各問いに答えよ.

(1)　数列 $\{b_n\}$ を $b_n=\dfrac{\log_2 a_n}{n}$ で定めるとき，$b_{n+1}$ を $b_n$ を用いて表せ.

(2)　(1) の数列 $\{b_n\}$ に対して，数列 $\{b_n+xn+y\}$ が等比数列となるように実数 $x,\ y$ の値を定めよ.

(3)　数列 $\{a_n\}$ の一般項を

$$a_n=2^{c_n}$$

と表すとき，数列 $\{c_n\}$ の一般項を求めよ.

(4)　数列 $\{a_n\}$ の初項から第 $n$ 項までの積 $P_n=a_1\cdot a_2\cdot a_3\cdots a_n$ を求めると

$$P_n=2^{\boxed{\text{ア}}(n-1)\cdot\boxed{\text{イ}}^{n+1}-n(n+\boxed{\text{ウ}})(n+\boxed{\text{エ}})+\boxed{\text{オ}}}$$

$\left(\text{但し}\ \boxed{\text{ウ}}<\boxed{\text{エ}}\right)$ となる．$\boxed{\text{ア}}$ から $\boxed{\text{オ}}$ に当てはまる数字を解答欄に記入せよ.

# 物理

## 問題　28年度

### 第1回

I  1) 電車がA駅からB駅（距離18km）へ5分で走るときの平均速度 m/s を求めよ。

2) 水平から角度 $\theta$ のなめらかな斜面上に質量 $m$ の物体を置くと滑りはじめた。重力加速度の大きさを $g$ として以下を求めよ。ただし，摩擦は無視する。

　a) 物体を置いてから $t$ 時間後の物体の速度

　b) 滑っているときの物体が斜面から受ける垂直抗力

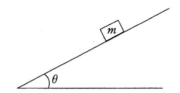

3) 図のように，縦 $2l$ 横 $3l$ の長方形の板から一部を切り取った板の重心の座標を求めよ。

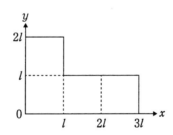

4) 図のように，自然長 $l$ のばねの一端に質量 $m$ の小球をつけ，もう一端を原点Oに固定した。水平面上を角速度 $\omega$ で等速円運動させると，ばねの長さは $2l$ になった。以下を求めよ。ただし，ばねの質量と摩擦は無視する。

　a) 小球の加速度の大きさ

　b) 小球に作用する向心力の大きさ

　c) ばね定数

　d) 加速度を $\omega/2$ にしたときのばねの長さ

　e) d) のときの，向心力の大きさ

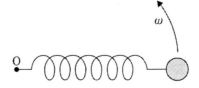

Ⅱ 1) 長さ 15.0 cm の閉管に息を吹き込むと，発生する基本音の振動数を求めよ。ただし，閉端の部分が腹になっているとし，音の速さを 340 m/s とする。

2) ヤングの実験において，2 つのスリット（間隔 $d$）に平行光線（波長 $\lambda$）を当て，$l(l < d)$ 離れたスクリーンに生じる明線について以下に答えよ。

　　a) 明線の間隔を，$l$, $d$, $\lambda$ で表せ。

　　b) 次に，スリットとスクリーンの間を屈折率 $n$ の物質で満たすと，明線の間隔は何倍になるか求めよ。

Ⅲ 1） 大気圧 $p_0$ の大気中に水平に置かれた滑らかに動くピストンを備えたシリンダーの中に理想気体を密封した。ピストンを自由に動けるようにしたところ，理想気体の状態（体積 $V$，内部エネルギー $U$）が $(V_i, U_i)$ となった。この状態から $(V_f, U_i)$ にゆっくりと変化させた後の理想気体の圧力を求めよ。

2） 単原子分子の理想気体1モルの温度を30℃から10℃へ降下させるとき，以下を求めよ。ただし，気体の定積モル比熱は $\dfrac{3}{2}R$ J/(mol·K) とする。

　a） 定積変化のときの，内部エネルギーの変化

　b） 定圧変化のときの，気体から移動した熱量

IV 1) 以下の電磁波を周波数が低い順に並べよ。

　γ線　　可視光線　　紫外線　　電波　　赤外線　　x線

2) $xy$ 平面上の点 $(-r, 0)$ に電荷 $-Q$ を，点 $(r, 0)$ に電荷 $+Q$ を置いた。以下の点での電場を求めよ。ただし，クーロンの比例定数を $k$ とする。

　a) $(2r, 0)$,　　b) $(0, 0)$,　　c) $(0, r)$

3) 図のように，抵抗（200 Ω）と可変抵抗（0〜100 Ω）を電源（10 V）に直列につないだ。可変抵抗を 0〜100 Ω と変化させるとき，以下を求めよ。

　a) 可変抵抗で消費される最大電力
　b) a) のときの抵抗値

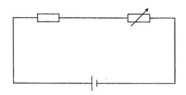

4) 図のような電位差 $V$ の電池，抵抗値 $R_1$, $R_2$, $R_3$ の抵抗器，電気容量 $C$ のコンデンサー，スイッチによる回路について以下に答えよ。

　a) スイッチを閉じて，十分な時間がたったとき，コンデンサーに蓄えられている電気量を求めよ。
　b) a) の後にスイッチを開いて，十分な時間がたつまでの間に，抵抗値 $R_2$ の抵抗器で発生するジュール熱を求めよ。ただし，a) の電気量を $Q$ とする。

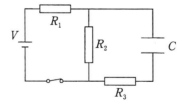

$\boxed{\text{V}}$ 　1）炭素 $^{14}\text{C}$ の　a）陽子数，　b）中性子数，　c）原子番号を求めよ。

　　2）次の核反応について　a），b），c），d）を答えよ。

$$^{14}_{7}\text{N} + {}^{4}_{2}\text{He} \longrightarrow {}^{\boxed{a)}}_{\boxed{\phantom{x}}}\boxed{b)} + {}^{1}_{1}\text{H}$$

$$^{9}_{4}\text{Be} + {}^{4}_{2}\text{He} \longrightarrow {}^{\boxed{c)}}_{\boxed{\phantom{x}}}\boxed{d)} + {}^{1}_{0}\text{n}$$

# 化　学

## 問　題

28年度

第1回

Ⅰ　アボガドロ定数を $6.02 \times 10^{23}$ /mol として，以下の問い（1）～（4）に答えよ。ただし，原子量は H＝1.00，O＝16.0，Na＝23.0，Mg＝24.0，Cl＝35.5，K＝39.0 とし，有効数字 3 桁で答えよ。

（1）　カリウム原子 $2.40 \times 10^{24}$ 個の質量は何 g か。

（2）　水 90.0 g に含まれる分子の数は何個か。

（3）　塩化ナトリウム 351 g に含まれる陽イオンと陰イオンの総数は何個か。

（4）　マグネシウム原子 1 個の質量は何 g か。


Ⅱ　以下の文章を読み，問い（1）～（4）に答えよ。ただし，原子量は H＝1.00，C＝12.0，O＝16.0，Na＝23.0，Cl＝35.5 とする。

　炭酸ナトリウムの無水塩は（　ア　）色の固体で，水によく溶け，水溶液は（　イ　）性を示す。工業的には（　ウ　）法によって作られる（式①および②）。この方法は発明者の名前をとって（　エ　）法とも呼ばれる。炭酸ナトリウムは（　オ　）やセッケンの原料として大量に使用されている。

$$NaCl + H_2O + NH_3 + CO_2 \longrightarrow NaHCO_3\downarrow + NH_4Cl \ \cdots\cdots ①$$
$$2\,NaHCO_3 \longrightarrow Na_2CO_3 + H_2O + CO_2 \ \cdots\cdots ②$$

（1）　空欄（　ア　）～（　オ　）を埋めよ。

（2）　100 kg の炭酸ナトリウム無水塩を製造するには何 kg の塩化ナトリウムが必要か有効数字 3 桁で答えよ。

（3）　炭酸ナトリウムをガスバーナーで強熱した際に観察される炎の色は何色であるか，次の中から選び，記号で答えよ。

　　（a）赤色　　　（b）黄色　　　（c）赤紫色　　　（d）黄緑色　　　（e）青緑色

（4）　炭酸イオンが水中で（　イ　）性を示すイオン反応式を示せ。

Ⅲ 下図に示すような内容積50.0 mLの容器Aに，SO₂とO₂のモル比2：3の組成の混合ガスが入れてあり，その圧力は$2.02\times10^4$ Paである。容器Aは，閉じたコックCを経て，真空にした容器Bに連結している。AおよびBの温度は15℃および400℃に保たれ，下記の実験操作中変化しないものとする。以下の問い（1）～（5）に答えよ。ただし，アボガドロ定数は$6.02\times10^{23}$ /mol，気体定数$R$は$8.31\times10^3$ Pa・L/(K・mol)とする。

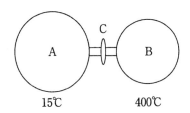

(1) 容器A内の混合気体の全物質量（mol）はいくつか。有効数字3桁で答えよ。

(2) (1)のとき容器A内1 mLあたりに何個の酸素分子が含まれるか。有効数字3桁で答えよ。

(3) コックCを開いて容器Bに混合ガスを導入し，A，Bの圧力が等しくなった後にコックCを閉じたところ，圧力は$1.01\times10^4$ Paであった。容器Bの内容積は何mLか。有効数字3桁で答えよ。ただし，コックの内容積および混合ガスの反応は無視しうるものとする。

(4) 次にコックCを閉じたまま，容器B内で酸化バナジウム(V)触媒を作用させたときに起こる反応の化学反応式を書け。

(5) (4)の反応をある時間続けたのち，B内の圧力を測定したところ，$9.09\times10^3$ Paであった。容器B内の$SO_2$のうち何％が反応したか。ただし，触媒の体積は無視しうるものとする。

Ⅳ 以下の文章を読み，問い（1）〜（6）に答えよ。問い（1）〜（4）については，各問中の（a）〜（d）の中から正しいものを1つ選んで，記号で示せ。また，問い（5）と（6）の答えは，有効数字3桁で示せ。ただし，原子量は，O=16.0，Al=27.0 とする。

アルミニウムおよび亜鉛が溶けた，濃度 2 mol/L の塩酸水溶液がある。これを溶液 A とする。溶液 A の中のアルミニウムおよび亜鉛の濃度を求めるために，下図に示した装置を用いて，以下の実験1〜実験3を行った。なお，図の b は陰イオン交換樹脂の粒を詰めたクロマト管であり，あらかじめ滴下ロート a から 2 mol/L 塩酸を十分に流して，樹脂を完全に X-NR$_3^+$Cl$^-$ （X は重合体，R はアルキル基）の形にしてから用いた。

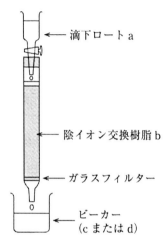

〔実験1〕 溶液 A の 25.0 mL を，a から b を通して流し，流出液をビーカー c に受けた。さらに，2 mol/L 塩酸を a から流し，この流出液もビーカー c に合わせて受けて集めた。これを溶液 B とする。この結果，アルミニウムの全量が流れ出て溶液 B に含まれたが，亜鉛の全量は樹脂層に捕えられて，ビーカー c には流れ出なかった。次に，非常に薄い塩酸（0.005 mol/L）を a から b に十分流して，流出液を別のビーカー d に受け集めた。この操作で，樹脂層に捕えられていた亜鉛の全量は完全にビーカー d に流れ出た。これを溶液 C とする。

〔実験2〕 溶液 B に，メチルレッドを指示薬として加えてから加熱し，指示薬が赤色から黄色に変わるまでアンモニア水を加えた。この結果，溶液 B に含まれるアルミニウムは水酸化アルミニウムとして完全に沈殿した。この沈殿をこし分け，洗浄してから，るつぼに入れて約 1000℃ で長時間強熱したところ，白色粉末 0.450 g が得られた。

〔実験3〕 薄い水酸化ナトリウム水溶液を少しずつ加えて，溶液 C を微酸性とした。かきまぜながら，この溶液にビュレットから 0.100 mol/L シアン化カリウム水溶液を滴下した。溶液ははじめ白く濁ったが，さらに滴下を続けると濁りは次第に消えて，シアン化カリウム水溶液を 15.0 mL 加えたところで，ついに透明な溶液が得られた。

（1） 溶液 A の中でアルミニウムはどのような形で溶けているか。

（a）$AlCl_3$ 分子　　　（b）$[Al(OH)_4]^-$　　　（c）$[AlCl_6]^{3-}$　　　（d）$[Al(H_2O)_6]^{3+}$

（2） 溶液 A の中で亜鉛はどのような形で溶けているか。

（a）$ZnCl_2$ 分子　　　（b）$[Zn(OH)_4]^{2-}$　　　（c）$[ZnCl_4]^{2-}$　　　（d）$[Zn(H_2O)_4]^{2+}$

（3） 〔実験1〕で，薄い塩酸（0.005 mol/L）を流すと，樹脂に捕えられていた亜鉛が流れ出したのは，どのような理由か。

（a）塩素イオンの濃度が減少したために，$ZnCl_2$ 分子として捕えられていた亜鉛が $[Zn(H_2O)_4]^{2+}$ になったから。

（b）樹脂に捕らえられていた $[Zn(OH)_4]^{2-}$ が水酸化物イオンと交換したから。

（c）塩素イオンの濃度が減少したために，$[ZnCl_4]^{2-}$ として捕えられていた亜鉛が $[Zn(H_2O)_4]^{2+}$ になったから。

（d）樹脂に捕えられていた $[Zn(H_2O)_4]^{2+}$ が水酸化物イオンと交換したから。

（4） 〔実験2〕で，水酸化アルミニウムが完全に沈殿したとき，溶液の pH はどれか。

（a）4<pH<6　　　（b）6≦pH<8　　　（c）8≦pH<10　　　（d）10≦pH<12

（5） 溶液 A の中に溶けているアルミニウムのモル濃度（mol/L）を求めよ。

（6） 〔実験3〕で，溶液が白く濁るのは，不溶性のシアン化亜鉛 $Zn(CN)_2$ ができたためである。また，シアン化カリウム水溶液をさらに加えると，濁りが消えたのは

$$Zn(CN)_2 + 2CN^- \longrightarrow [Zn(CN)_4]^{2-}$$

の反応が進行したためである。溶液 A の中に溶けている亜鉛のモル濃度（mol/L）を求めよ。

日本獣医生命科学大学　28年度　(23)

V　以下の問い（1）～（6）に答えよ。構造式は，例にならって記せ。ただし立体異性体を区別する必要はない。

例）

$$
\begin{array}{ccc}
& \text{O} & \\
& \parallel & \\
\text{HO}-\text{C}-\text{CH}-\text{OH} & & \\
& | & \\
& \text{CH}_3 &
\end{array}
\qquad
\begin{array}{c}
\text{CH}_3 \\
| \\
\text{Cl}-\text{Si}-\text{Cl} \\
| \\
\text{CH}_3
\end{array}
\qquad
\left[\begin{array}{c}
\text{CH}_3 \\
| \\
-\text{CH}_2-\text{CH}-
\end{array}\right]_n
$$

　　　　　乳酸　　　　　　ジクロロジメチルシラン　　　　重合体の構造式

　乳酸のようなα-ヒドロキシ酸の縮合重合でできたポリエステルは，生体に対する適合性が高く，体内で各種の酵素の作用を受け分解，排出され，生体吸収性高分子という。乳酸は，加熱すると a ラクチドと呼ばれる環状ジエステルを生成する。さらに，スズ触媒を用いて縮合重合させると b ポリ乳酸となる。乳酸は，また， c グリコール酸と重合させて手術用の縫合糸として用いられる。

　シリコーンゴムは，耐久性，耐薬品性，耐熱性，耐寒性に優れ，医療用チューブに用いられ，ジクロロジメチルシランを原料として合成される。ジクロロジメチルシランは d 水と反応して化合物（ あ ）と気体が生成する。さらに，化合物（ あ ）を縮合重合させることでシリコーンゴムが合成される。

（1）　下線 a の構造式を書け。

（2）　下線 b のポリ乳酸の構造式を書け。

（3）　下線 c のような2種類以上の単量体を重合させることを何というか答えよ。

（4）　化合物（ あ ）の構造式を書け。

（5）　下線 d で生じる気体は何か化学式で答えよ。

（6）　シリコーンゴムの構造式を書け。

VI 芳香族化合物の合成について述べた以下の文章を読み，問い（1）～（7）に答えよ。

ベンゼンに濃硝酸と濃硫酸の混合物を作用させると（ア）が生じる（反応1）。（ア）をスズと濃塩酸で還元すると（イ）が得られ（反応2），これに水酸化ナトリウム水溶液を加えると，弱アルカリ性の（ウ）が遊離する。ここで，（ア）から（ウ）への変化を半反応式で表すと，

$$（ア） ＋ （a）H^+ ＋ （b）e^- \longrightarrow （ウ） ＋ （c）$$

となる。反応2では過剰の塩酸を用いているので，この反応の生成物は（ウ）ではなく，（イ）である。（ウ）に無水酢酸を作用させるとアセチル化物（エ）と副生成物である（オ）が生じる。

（1） （ア）～（オ）にあてはまる化合物名を答えよ。

（2） 反応1ではベンゼン環の水素原子が置換されているが，このような置換反応を何というか。

（3） 係数（a），（b）はいくつか。

（4） （c）にあてはまる化学式を係数も含めて答えよ。

（5） 反応2においてスズ Sn は $Sn^{4+}$ へ変化し，塩化スズ(IV)となる。（ア）から（イ）を合成する酸化還元反応式を書け。

（6） 化合物（ウ）がさらし粉水溶液によって酸化されると何色を呈するか。

（7） （エ）の示性式を書け。

# 生　物

## 問題

### 第1回

Ⅰ　下記の文章を読んで各問に答えよ。

　　菌類は，植物や動物とは異なる独自の生物群を形成している。菌類の多くは固着生活をし，ほかの生物の①生産した有機物を分解して栄養分を得ている生物である。ほとんどの菌類は陸上生活をし，（a）という糸状の構造で体を形成し，胞子で繁殖する。菌類は，有性生殖の方法などにより，接合菌類，子のう菌類，担子②菌類などに分けられる。

　　動物は，胚葉の区別がない無胚葉性のもの，二胚葉性のもの，および三胚葉性のものに大別される。三胚③葉性の動物は，旧口動物と新口動物に分けられる。さらに旧口動物は，脱皮をして成長する脱皮動物類と脱皮しないで成長する（b）動物類に大別される。新口動物には，棘皮動物，原索動物や脊椎動物などが含まれる。新口動物の中で最も複雑な構造をもつ動物群が脊椎動物である。原索動物と脊椎動物は，一生のうちいずれかの時期に（c）を持つ近縁の動物群であり，まとめて（c）動物と呼ぶ。脊椎動物は背骨をもち，中枢神経を発達させている。水中生活をする魚類，水中と陸上の両方を生活の場とする両生類，おもに陸上を生活の場とする，鳥類，は虫類，哺乳類が脊椎動物に属する。

問　1　上の文章中の（a）～（c）に当てはまる最も適当な語句を記せ。

問　2　下線部①のような生物を何と呼ぶか。

問　3　下線部②の各菌類に属するものを下記からそれぞれ2つ選び，記号で記せ。

　　　（ア）シメジ　　　　　（イ）クモノスカビ　　　　（ウ）アカパンカビ　　　　（エ）アオカビ

　　　（オ）シイタケ　　　（カ）ケカビ

問　4　下線部③の旧口動物と新口動物の違いを簡潔に説明せよ。

問　5　脊椎動物の下記文章に関して，誤っているものを2つ選び，記号で記せ。

　　　（ア）脊柱の両側に筋肉を配置することにより，魚類は大きな遊泳力をもつようになった。

　　　（イ）は虫類は表皮にうろこを持つ変温動物であり，魚類と同様に2心房1心室の心臓をもつ。

　　　（ウ）カエルのなかまは，成体になると肺と皮膚で呼吸をし，尾が消失する。

　　　（エ）鳥類は，は虫類の一部から分枝した系統で，は虫類と鳥類はいずれも卵生である。

　　　（オ）哺乳類は有袋類を除き胎生であり，雌が乳を出して子育てをする。

問 6  絶滅危惧種とされる下記 (1)～(5) の生物は下記 (ア)～(コ) のどれに所属するか，記号で記せ。

(1) オオルリシジミ　　(2) タイマイ　　(3) マリモ　　(4) ムツゴロウ

(5) ヤンバルクイナ

(ア) は虫類　　(イ) 鳥類　　(ウ) 節足動物　　(エ) 緑藻類　　(オ) 両生類

(カ) 哺乳類　　(キ) 魚類　　(ク) 軟体動物　　(ケ) 種子植物　　(コ) 線形動物

II　下記の文章を読んで各問に答えよ。

　腎臓には(a)とよばれる尿を生成する単位がある。(a)は，(b)とそれに続く細尿管（腎細管）から構成されている。(b)は，毛細血管が集合した球状の(c)と，それを包んでいる袋状の(d)からなる。(c)では，血液中の血球やタンパク質以外の成分の大部分が(d)にろ過され，原尿が作られる。原尿は細尿管に導かれ，すべてのグルコース，必要量の塩類などが，周辺に分布する毛細血管に再吸収される。再吸収される塩分や水分の量は，ホルモンによって調節されている。再吸収されなかった成分が尿となり，集合管を経て(e)，輸尿管を通り膀胱へ運ばれる。
①

　ヒトの血液中に含まれるグルコース（血糖）の量は常に一定の濃度に保たれている。ところが，何らかの原因でこの濃度が一定以上に上昇し，元に戻らなくなると，グルコースが尿中に排泄されるようになる。下のグラフは静脈にグルコースを注射して血糖値を増加させ，原尿(ア)および尿中(イ)へのグルコース輸送量 (mg/分) を測定したものである。

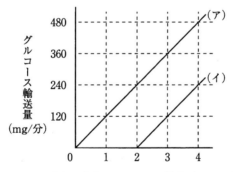

問 1　文章内の (a)～(e) に適切な語句を入れよ。

問 2　上記のグラフから，1分間の原尿量 (mL/分) を求めよ。

問 3　血しょう中のグルコース濃度が 2.5 mg/mL のとき，1分間のグルコース再吸収量 (mg) を求めよ。

問　4　あるヒトが 1 日に 144 g のグルコースを尿中に排出した。このヒトの血しょう中のグルコース濃度（mg/mL）はいくらか，四捨五入して小数第一位まで求めよ。

問　5　下線部 ① に関与するホルモンを 2 つ答えよ。

Ⅲ　下記の文章を読んで各問に答えよ。

　ヒトでは，体細胞の核内 DNA の長さは全てをつなぎ合わせると約 2 m になる。体細胞分裂の前期になると糸状の染色体は折りたたまれて太く短い棒状の構造を呈するようになる。この現象を染色体の凝縮という。この時期，ヒトの体細胞では 46 本の染色体が観察される。分裂期の後期になると，各染色体は動原体についた紡錘糸によって引かれるように両極の中心体に向かって移動する。その後，細胞質分裂がおきて 2 つの娘細胞ができる。

問　1　ヒトの体細胞分裂が起こるとき，染色体が長いままだと数 $\mu$m の大きさしかない 2 つの娘細胞に染色体を分配することが出来ない。そのため，本文の下線部のような濃縮を起こして長さを短くする必要がある。ヒトの体細胞では，分裂時に 1 本の染色体は通常の何分の 1 に凝縮されるか。計算して答えよ。ただし，核内 DNA の全長を 2 m とし，全ての染色体は同じ長さで，濃縮時の染色体の長さは 5 $\mu$m であるとする。有効数字を 2 桁で計算せよ。

問　2　以下の（ア）〜（ウ）は遺伝子に関連した説明文である。各説明文には間違いが 1 カ所含まれている。例文と解答例を参考にして，各説明文の間違いを正しい内容に訂正せよ。

（例文）　DNA の遺伝情報は，伝令 RNA に転写され，その後伝令 RNA の遺伝暗号に基づいて脂質が直接つくられる。

（解答例）脂質ではなくタンパク質が直接つくられる。

（ア）遺伝情報は，真核生物では DNA に，原核生物では RNA に記録・保存されている。

（イ）ウイルスの一種であるバクテリオファージは，細菌に感染して増殖するが，バクテリオファージ自身は遺伝情報を持たない。

（ウ）ヒトの神経細胞と筋細胞では持っている遺伝子セットが異なるため，細胞の機能が異なる。

問　3　伴性遺伝に関する以下の文の空欄(ア)～(ク)に最も適当な語句や数字あるいはアルファベットを入れなさい。

　　ヒトの血友病は伴性遺伝する。その原因遺伝子は性染色体である(ア)染色体上に位置している。仮に血友病の遺伝子を $a$ とすると，$a$ は対立遺伝子である遺伝子 $A$ (正常な遺伝子) に対して(イ)遺伝子となる。いま，$A$ と $a$ の遺伝子頻度をそれぞれ $p$ と $q$ とする（ただし $p+q=1$）。このとき男性が血友病になる頻度は，(ア)染色体に $a$ がある頻度と等しくなるため(ウ)と表現することができる。これに対して，女性が血友病になる頻度は2つの(ア)染色体に $a$ がある頻度と等しくなるため (エ)と表現することができる。男性が血友病になる頻度である(ウ)は，$0<$(ウ)$<1$ である。したがって，(ウ)$>$(エ)となる。そのため，男性が血友病になる頻度は女性よりも(オ)くなる。この考えに従えば，仮に男性が血友病である割合が1万人に1人とすると，(ウ)$=$(カ)となる。この場合，女性が血友病になる頻度は(エ)$=$(キ)となるため，女性では(ク)人に1人の割合で血友病の表現型を示すと計算される。

問　4　減数分裂に関する以下の文の空欄(ａ)～(ｅ)に最も適当な語句を入れよ。

　　減数分裂は体細胞分裂とは異なり，最終的には(ａ)が半減する分裂である。減数分裂のとき，相同染色体どうしが対合して(ｂ)染色体が形成される。このとき，相同染色体の間で交さが起こって染色体の一部が交換されることを(ｃ)という。同一の染色体上に存在する遺伝子は，減数分裂の際でも染色体が切れない限り一緒に行動する。これを(ｄ)という。相同染色体の間で(ｃ)が起こると，新たな遺伝子の組み合わせが出来ることになる。これを遺伝子の(ｅ)いう。

IV　下記の文章を読んで各問に答えよ。

　　デンプンはブドウ糖が多数つながった高分子化合物で，重要なエネルギー源である。植物では，光合成器
官でカルビン・ベンソン回路へ二酸化炭素が取り込まれて光合成産物が合成される。光合成産物は，一時的
にデンプンとして葉緑体に蓄えられる。葉緑体に蓄えられたデンプンは，分解加工され形を変えて葉緑体か
ら植物体の各部へ運ばれ，成長中の根や茎や葉，種子で他の物質をつくるのに利用される。一方，根や種子
の貯蔵組織では再びデンプンとして貯蔵される。

問　1　ヒトでは高分子のデンプンを分解する酵素を含む2種類の分泌液が消化管内に放出される。この酵
　　　　素名，ならびに2種類の分泌液名を記せ。

問　2　デンプンを分解する酵素は，植物の種子の発芽に関わっている。オオムギなどの種子では，条件が
　　　　発芽に適すると，胚乳周囲の細胞層からデンプン分解酵素が分泌され，胚乳のデンプンが糖に分解さ
　　　　れ，胚の成長に利用される。種子の発芽に際してデンプン分解酵素を分泌する胚乳周囲の細胞層は何
　　　　と呼ばれるか。その名称を記せ。また，デンプン分解酵素の分泌は胚から分泌される植物ホルモンに
　　　　より促進される。その植物ホルモンの名称を記せ。

問　3　デンプンと同様にブドウ糖が多数つながった高分子物質であるが，ヒトは消化酵素を持たないた
　　　　め，直接エネルギー源として利用できない物質がある。その物質を主成分とする細胞の構造物の名称
　　　　を記せ。

問　4　下線部①に示すように，植物において，光合成産物が，光合成が行われた葉緑体中に一時的にデン
　　　　プンとして蓄えられた場合，このデンプンは何と呼ばれるか。その名称を記せ。

問　5　下線部②に示すように，光合成産物が合成部位から植物体各組織へ運ばれることは何と呼ばれる
　　　　か。その名称と，その時に光合成産物がとる一般的な形状を物質名で記せ。

問　6　デンプンを主成分とする穀物の1つに米があげられる。米はうるち米ともち米に分類され，胚乳に
　　　　含まれるデンプンの性質が異なる。米のデンプンの性状はデンプンのアミロースという物質の合成に
　　　　関わる顆粒結合型デンプン合成酵素をコードする *waxy* 遺伝子により決定される。もち米ではこの
　　　　遺伝子の2番目のエクソン部位のタンパク質コード領域の23塩基対（開始コドンの1番目の塩基対
　　　　から数えて87番目〜109番目の塩基対）が繰り返して重複を起こしている例が観察される。うるち米
　　　　はもち米に対して優性に遺伝する。以下の設問に答えよ。

（1）　うるち米の花粉を，もち米のめしべに授粉させて得られる $F_1$ の胚乳の遺伝子型は何か。うるち米を
　　　つくる優性の遺伝子を *A*，もち米をつくる劣性の遺伝子を *a* として遺伝子型を示せ。

（2）　もち米の *waxy* 遺伝子産物である酵素のアミノ酸配列を調べると，途中まではうるち米のそれと
　　　同一であるが，途中から全く異なるアミノ酸配列となる。この現象はどのようにして起こるかを，簡
　　　潔に説明せよ。

# 物　理

## 問題　28年度

### 第2回

I　1）斜面をすべる実験において，時刻 $t$ と物体の速さ $v$ の関係が図のグラフのようになった。

　　a）時刻 $t=0 \sim t_1$

　　b）時刻 $t=t_1 \sim t_2$

　上記のそれぞれの時間間隔における物体の加速度と物体に作用する力について下記から選べ。

　　ア．時間とともに大きくなる加速度

　　イ．0ではない一定の加速度

　　ウ．大きさ0の加速度

　　エ．時間とともに大きくなる力

　　オ．0ではない一定の合力

　　カ．大きさ0の合力

　　キ．力は働いていない

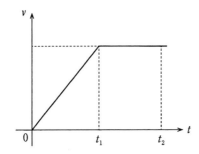

2）質量 $m$ のおもりに糸を結び，糸の上端を鉛直上向きに引っ張り上げる。重力加速度の大きさを $g$ として以下を求めよ。ただし，摩擦は無視する。

　　a）一定の速度 $v$ で引っ張り上げるときの張力の大きさ。

　　b）一定の加速度 $a$ で引っ張り上げるときの張力の大きさ。

3）長さ $r$ の糸を付けた物体を糸の他端を固定して，最下点で初速 $v_0$ を与えて鉛直面内で回すとき，物体が1回転するための $v_0$ の条件を求めよ。ただし，重力加速度の大きさを $g$ として，摩擦は無視する。

II 1) 弦を張る力を $S$ N とし，線密度 $\rho$ kg/m とすると，弦を伝わる波の速さは $v=\sqrt{S/\rho}$ で与えられる。いま，質量 0.5 g，長さ 0.5 m の一様な弦を 160 N で張り，振動させた。以下を求めよ。

a) 弦を伝わる横波の速さ
b) 発生する基本音の振動数

2) 図の実線で示した $x$ 軸の＋方向に進む波が，はじめて点線で示された波になるまでに 0.5 秒かかった。以下を求めよ。

a) 波の速度と振動数。
b) $t=0$ 秒，$x=6$ m での変位。

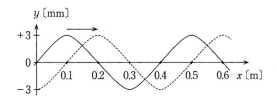

Ⅲ 1) 質量 $m$ の水（熱容量 $C$）の温度を $t_i$ から $t_f$ にあげたときに，水が吸収する熱量を求めよ。
2) 単原子分子理想気体を図のように変化させた。以下の過程で移動した熱量を求めよ。

　　a) $C \to D$
　　b) $B \to C$

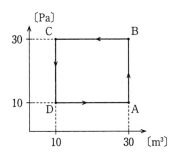

Ⅳ 1) 図のような，スイッチ，電圧 3.0 V の電池，内部抵抗 50 Ω の直流電流計，可変抵抗，100 Ω の抵抗 R′，抵抗 R の回路について以下を求めよ。

a) スイッチを閉じて，電流計が 10 mA を示すように可変抵抗を調整したときの電流計の電圧
b) a) のときの R′ の電圧と電流
c) a) のときの可変抵抗の電流と抵抗値
d) 続いてスイッチを開き，電流計が 5.0 mA を示したときの抵抗 R の抵抗値

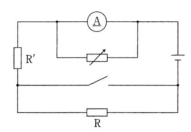

2) 巻き数 $N_1$ 回の 1 次コイルと $N_2$ 回の 2 次コイルの変圧器がある。1 次コイルに電流 $I_1$ が流れるとき，2 次コイルに流れる電流を求めよ。ただし，変圧器の電力損失は無視する。

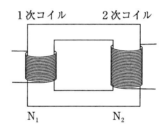

$\boxed{\text{V}}$  1）$^{238}\text{U}$ が崩壊を繰り返し鉛 $^{206}_{82}\text{Pb}$ になるとき，以下を求めよ。

a）$\alpha$ 崩壊の回数

b）$\beta$ 崩壊の回数

2）次の核反応について a），b），c）を答えよ。

$$^{12}_{\boxed{\text{a)}}}\text{C} + {}^{\boxed{}}_{\boxed{}}\text{n} \longrightarrow {}^{13}_{6}\boxed{\text{b)}} + \boxed{\text{c)}}$$

# 化 学

## 問題　28年度

### 第2回

I　以下の文章（1）〜（7）中の下線部の粒子の物質量（mol）を有効数字2桁で答えよ。ただし，原子量は H＝1.0，C＝12，O＝16，Mg＝24，Cl＝35.5，アボガドロ定数は $6.0×10^{23}$/mol，気体定数 $R$ は $8.3×10^3$ Pa·L/(K·mol) とする。

(1) 塩化マグネシウム100 g中の塩素原子。

(2) 100個の水分子。

(3) 標準状態で密度が1.4 g/Lである気体5.0 Lに含まれる気体分子。

(4) 質量パーセント濃度が7.0 %であるグルコース水溶液500 gに含まれる水分子。

(5) 0.10 mol/Lの酢酸水溶液2.0 L中に存在する水酸化物イオン。ただし，酢酸の電離度を0.010とする。

(6) グルコース3.0 gを溶かした水溶液の凝固点が－0.62℃であるときの水溶液中の水分子。ただし，水のモル凝固点降下を1.9 K·kg/molとする。

(7) 亜鉛に希硫酸を加え，発生した水素を水上置換で捕集したところ，$1.0×10^5$ Pa，27℃でその体積は880 mLであった。ただし，27℃の水の蒸気圧を $3.6×10^3$ Paとする。

II　以下の問い（1）〜（4）に答えよ。

(1) 1 molのプロパン $C_3H_8$ が完全燃焼するとき，2219 kJの燃焼熱が発生する変化を熱化学方程式で書け。

(2) 塩酸と水酸化ナトリウム水溶液の中和反応で，水1 molと56.5 kJの中和熱が発生する変化を熱化学方程式で書け。

断熱容器に入れた水45 gに水酸化ナトリウム（式量40）の固体5.0 gを加え，撹拌しながら液温を測定したら，右図のような結果が得られた。次の問いに答えよ。

(3) この実験で発生した熱量は何kJか。有効数字2桁で答えよ。（水溶液の比熱を4.2 J/(g·K)とする。）

(4) 水酸化ナトリウムの水への溶解熱は何kJ/molか。有効数字2桁で答えよ。

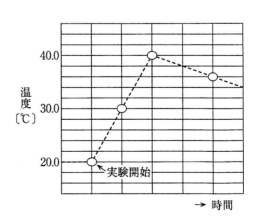

$\boxed{\text{III}}$　下の（1）〜（4）の文章の（a）〜（g）に適した化学式，電子を含んだイオン反応式または数値（有効数字2桁）を入れよ。ただし，原子量は，H＝1.0，O＝16，S＝32，K＝39，Cu＝64，ファラデー定数は$9.6 \times 10^4$ C/mol，アボガドロ定数は$6.0 \times 10^{23}$ /mol，銅の密度は8.9 g/cm³とする。

（1）　2枚の白金板を電極として水酸化カリウム水溶液を電気分解するとき（これを電解槽Aとする），陽極に発生する物質は（a），陰極に発生する物質は（b）である。

（2）　2枚の白金板を電極として硫酸銅(II)水溶液を電気分解するとき（これを電解槽Bとする），陽極に発生する物質は（c）であり，その物質の生成する反応式は（d）である。

（3）　電解槽Aを用いて電気分解を行ったところ，両極に発生した物質は合わせて54 mgであった。このとき通じた電気量は（e）Cである。

（4）　電解槽Bに$8.9 \times 10^3$ Cの電気量を通じて電気分解を行うとき，陰極に析出する銅の原子数は（f）個である。また，陰極の表面積が10 cm²であったとすると，陰極の表面は平均して厚さ（g）cmの銅で覆われることになる。


$\boxed{\text{IV}}$　以下の文章を読み，問い（1）〜（4）に答えよ。

　タンパク質精製の際，粗抽出液からタンパク質を濃縮する目的で硫安分画という方法が用いられる。これは（ア）コロイドであるタンパク質に硫安（硫酸アンモニウム）などの（イ）質を加えると，タンパク質の表面の（ウ）分子が取り除かれ，タンパク質分子同士が集合して沈殿するという現象を利用している。この現象を（エ）とよぶ。一方，水酸化鉄(III)のコロイド溶液は（オ）コロイドであるため，少量の（イ）質でコロイド粒子が集合して沈殿が起こり，この現象は（カ）と呼ばれている。硫酸アンモニウムは水に溶けると（キ）性を示すため，pHの変化がタンパク質に影響を与える場合にはpHの調節が必要である。

（1）　文章中の（ア）〜（キ）に適切な語句を書け。

（2）　硫酸アンモニウムの電離で生じたアンモニウムイオンが水中で（キ）性を示すイオン反応式を示せ。

（3）　タンパク質と硫酸アンモニウムをセロハン袋に入れて水に浸したときの，袋の中の溶液量と硫酸アンモニウム濃度の変化の組み合わせとして正しいものを選べ。ただし，タンパク質は沈殿しないものとする。

| | 溶液量 | 濃度 |
|---|---|---|
| （a） | 減る | 減る |
| （b） | 変わらない | 減る |
| （c） | 変わらない | 変わらない |
| （d） | 増える | 変わらない |
| （e） | 増える | 減る |

（4） 以下の選択肢（a）～（j）の中からコロイドであるものを全て選び，記号で答えよ。

　　（a）水　　　　（b）砂糖水　　　　（c）スポンジ　　　（d）ガラス　　　（e）マヨネーズ

　　（f）雲　　　　（g）アクリル樹脂　　（h）空気　　　　（i）純金　　　　（j）牛乳


<u>V</u>　以下の問い（1）～（5）に答えよ。ただし，原子量 H＝1.00，C＝12.0，N＝14.0，O＝16.0，Na＝23.0，Cu＝63.5 とし，有効数字 3 桁で答えよ。

（1） グリセリン 1 分子と同じ直鎖脂肪酸 3 分子からなる油脂の分子量は 836 である。この脂肪酸の示性式を書け。またこの脂肪酸には炭素間二重結合がいくつあるか。

（2） （1）の油脂 2.09 g を NaOH 水溶液で加水分解した。NaOH 水溶液中の何 g の NaOH が消費されたか。

（3） 分子式 $C_3H_7NO_2$ で表されるアミノ酸は，不斉炭素原子をもつ。このアミノ酸の構造式を例にならって書け。

　　例）
$$HO-CH_2-\underset{\underset{O}{\|}}{C}-OH$$

（4） （3）のアミノ酸を酸性の水溶液に溶かすと，陽イオンになる。また，塩基性水溶液に溶かすと，陰イオンになる。このアミノ酸の酸性水溶液中での構造式を書け。また，このアミノ酸のような性質をもつイオンを何というか書け。

（5） 0.0500 mol のマルトースを加水分解した後，その溶液にフェーリング液を加えて加熱すると，生成する酸化銅(I)は何 g になるか。グルコース 1 mol あたり酸化銅(I) 1 mol が生成するとして求めよ。

# 生　物

## 問題

### 第2回

28年度

Ⅰ　下記の文章を読んで各問に答えよ。

　プラナリアとは，扁形動物門ウズムシ綱ウズムシ目ウズムシ亜目に分類される動物の総称である。体長10 mm ほどの動物で，<u>神経細胞が集合した脳</u>，腸，原腎管，筋肉などをもつが，循環系は持たない。通常，
①
プラナリアは，からだの中央部がくびれて分裂して2つの個体を生じる方法で増殖する。しかし，栄養状態や温度などの環境条件が悪化すると，体内に<u>卵と精子を作り，受精して次の世代を残す方法で増殖</u>するよう
②
になる。

　プラナリアの全身には多数の<u>幹細胞</u>が散在しており，からだの位置情報に従って失われた器官や組織を
③
正しく再生することが知られている。そのため，組織再生の研究モデルとしても知られている動物である。例えば，プラナリアの中でも再生能力が強いナミウズムシを用いて切断実験を行うと，切断部位に再生芽と呼ばれる組織がつくられる。この再生芽から<u>分化</u>が進んで最終的に再生が起こる。
④

問　1　下線部①に関する下記の説明文（a）～（f）に当てはまる語句を入れよ。

　　　　動物には，環境の変化に素早く適切に反応するために，外部からの刺激を受け取る（a）と，それに対して反応する（b）を結ぶ神経系が形成され，情報と伝達の統合を行っている。クラゲなどの刺胞動物では，神経繊維が相互に連絡して網目状になっている（c）神経系をもつにとどまるが，プラナリアのような扁形動物やそれ以上に発達した動物になると，（d）神経系と（e）神経系が分化した集中神経系をもつようになる。脊椎動物の（d）神経系は，脳と（f）で構成されている。

問　2　下線部②のような生殖方法は何生殖とよばれるか。名称を答えよ。

問　3　下線部③の幹細胞とは，下記の説明文のような特徴をもった細胞である。空欄（1）と（2）に最も適当な語句を入れて説明文を完成させよ。

　　　　幹細胞とは，（1）する能力と，様々な細胞に分化する（2）を持つ未分化な細胞である。

問　4　下線部④の<u>分化</u>とは，どのような現象か。簡潔に説明せよ。

問　5　下線部④の<u>分化</u>を正しく進行させるために，発生過程における形態形成で重要な役割を果たす現象としてプログラム細胞死がある。プログラム細胞死とはどのようなものか。簡潔に説明せよ。また，プログラム細胞死の多くは染色体が凝集して細胞全体が萎縮して断片化する過程を経る。このような細胞死は特に何と呼ばれるか。名称を答えよ。

Ⅱ 下記の文章を読んで各問に答えよ。

　多細胞生物では，からだを作っている多くの細胞は皮膚の内側にあり，液体に浸っている。この体内の液体を体液といい，脊椎動物では，血管内を流れる血液，リンパ管内を流れるリンパ液，各組織の細胞外にある組織液に分けられる。体液は，体内の細胞にとっては生活をする場であり，外界の環境（外部環境）に対して，体内環境と呼ばれる。ヒトのからだは，①体内環境を一定の範囲内に調節することで，常に細胞や器官が活動できる状態を作り出している。

　ヒトの血液の総量は，体重のおよそ8％である。血液中には，有形成分である血球（赤血球，白血球，血小板）と液体成分である血しょうが含まれる。

　赤血球は，肺から各組織に酸素を運搬する。白血球には，からだの防衛に働き細菌などを捕食するものや，免疫に関係する②リンパ球などがある。また，血小板は出血を防ぐために働いている。

　血しょうは約90％が水で，ほかにタンパク質，アミノ酸，③グルコース，脂質，無機塩類，ホルモンや，老廃物である尿素などを含み，これらの物質や血球を各組織に運搬する働きがある。また，組織で生じた二酸化炭素は血しょうとともに肺へ運ばれ，そこで排出される。

　赤血球中には，④ヘモグロビン（Hb）という赤色のタンパク質が含まれている。ヘモグロビンは，肺胞のように，酸素濃度が高く二酸化炭素濃度が低い場所では，酸素と結合して酸素ヘモグロビン（$HbO_2$）になりやすい性質がある。逆に，組織のように，酸素濃度が低く二酸化炭素濃度が高い場所では，酸素と離れてもとのヘモグロビンになりやすい。ヘモグロビンのこの性質によって，赤血球は肺からからだの各組織に酸素を運搬することができる。呼吸の結果，組織の細胞で発生した二酸化炭素は血液に入る。ほとんどの二酸化炭素は一度，赤血球に受け渡され，その後，再び血しょう中に放出され，運搬される。肺では，血液に入ったときとは逆の反応が起こり，二酸化炭素となって排出される。

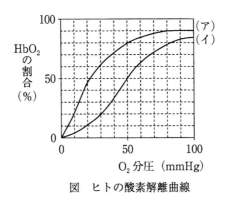

図　ヒトの酸素解離曲線

問 1　下線部①のことを何と言うか。

問　2　下線部②のリンパ球に関する下記文章で**誤っている**ものを 1 つ選び，記号で記せ。

ア　T 細胞も B 細胞も骨髄の造血幹細胞から分化する。

イ　未成熟な T 細胞は胸腺で正と負の 2 段階の選択を受ける。

ウ　抗原と結合した B 細胞は抗体産生細胞へと分化する。

エ　抗体産生細胞が産生する抗体は免疫グロブリンと呼ばれる糖タンパク質である。

オ　活性化して増殖したヘルパー T 細胞や B 細胞の一部は記憶細胞として体内に残る。

問　3　下線部③のグルコースは血しょう中に通常どれくらいの割合で含まれているか，下記より選択せよ。

ア　0.1 %　　　イ　0.2 %　　　ウ　0.3 %　　　エ　0.4 %　　　オ　0.5 %

問　4　下線部④について，図の（ア）は $CO_2$ 分圧が 40 mmHg，（イ）は $CO_2$ 分圧が 70 mmHg のときのグラフである。いま，動脈血の $O_2$ 分圧が 100 mmHg，$CO_2$ 分圧が 40 mmHg，静脈血の $O_2$ 分圧が 30 mmHg，$CO_2$ 分圧が 70 mmHg とする。組織を通過する間に酸素を解離したヘモグロビンは，動脈血によって運ばれた酸素ヘモグロビンの何 % か。四捨五入して小数第一位まで求めよ。

問　5　前問の条件で，ヘモグロビンは血液 100 mL 中 10 g 存在し，1 g のヘモグロビンは最大 1.5 mL の酸素と結合出来るものとすると，組織で解離される酸素は血液 100 mL あたり何 mL か求めよ。

Ⅲ　下記の文章を読んで各問に答えよ。

　生物の中には集団で生活するものや，単独あるいはつがいで生活するものがいる。一定の地域で生活している同種の個体の集まりを（a）という。

　（a）には，個体の分布，個体数の変動や個体間の関係など，個体だけでは見られない特有の性質がある。

　ある地域に生活している生物は個体が集中して分布している場合もあれば，一定の間隔をおいて分布している場合もある。
　　　　　　　　　　　　　　　　　①　　　　　　　　　　　　　　　②

問　1　（a）に入る語句を記せ。

問　2　下線部①および②を何分布と呼ぶか。

問　3　下線部①および②以外に考えられる分布名を1つ答えよ。また，どのような分布か，最後に「分布している場合」をつけて30字以内で説明せよ。

問　4　二重下線部の個体数の調査法には区画法と標識再捕法がある。標識再捕法によりある地域の小動物について調査したとして，以下の条件では何匹の小動物が生息するか推定せよ。また，推定が実際の値に近いために必要な3つの条件を挙げよ。

　ア　トラップにより捕獲した90匹の小動物に標識してフィールドに戻した。

　イ　1週間後にトラップで捕獲された小動物104匹のうち，標識が確認された個体は18匹であった。

Ⅳ 下記の文章を読んで各問に答えよ。

　遺伝子組換え技術は，ある生物のもつ特定の遺伝子を取り出し，別の遺伝子につないで新しい遺伝子の組合わせを作る技術であり，その基本となる道具は目的となる遺伝子を切り出すハサミとなる酵素と DNA 断片を接着するノリとなる酵素である。この技術の応用により他種生物のタンパク質を大腸菌内で大量に合成することが可能である。目的のタンパク質を大量に大腸菌内で合成するためにしばしば大腸菌体内で自己増殖する環状の DNA がベクターとして使用される。

　遺伝子組換え技術を用いて，イヌのあるタンパク質を大腸菌で大量に合成したい。イヌの同一細胞に由来する異なる DNA を材料に以下の2つの実験を実施した。

実験1　目的のタンパク質を発現するイヌの細胞の核内のゲノム DNA を精製し試料とした。精製した DNA を断片化し，ベクターに組み込み，次いで大腸菌に導入後，クローニングを行った。目的のタンパク質をコードする遺伝子の，開始コドンから終止コドンまでの全長を含む DNA 断片を有するものを選別した。クローニングされた DNA 断片がコードするタンパク質の発現を誘導した。

実験2　目的のタンパク質を発現するイヌの細胞の細胞質から mRNA を精製し試料とした。mRNA に相補的な DNA を合成し，ベクターに組み込み，次いで大腸菌に導入後，クローニングを行った。目的のタンパク質をコードする遺伝子の開始コドンから終止コドンまでの全長を含む DNA 断片を有するものを選別した。クローニングされた DNA 断片がコードするタンパク質の発現を誘導した。

　なお，目的のタンパク質をコードする遺伝子の開始コドンと終止コドンのそれぞれの領域に作製した PCR 増幅用のプライマーを用いて実験1と実験2でクローニングされた DNA 断片の PCR 増幅を実施したところ，両方とも PCR による増幅産物が得られた。しかし，PCR により増幅された DNA 断片の長さに著しい違いが認められた。

問　1　下線部①および②で示すハサミとノリに相当する酵素の一般名を記せ。

問　2　下線③で示す大腸菌体内で自己増殖する環状 DNA の形態を有するベクターは何と呼ばれるか，その名称を記せ。

問　3　下線部④に示す RNA に相補的な DNA の合成は，セントラルドグマに反する遺伝情報の流れである。RNA を鋳型にして DNA を合成する反応に関与する酵素名を記せ。また，この酵素をもつウイルスは何と総称されるかを記せ。

問 4　実験1および実験2ともに目的のタンパク質をコードする遺伝子の開始コドンと終止コドンの領域を含む全長が適切にクローニングされ，かつ，実験1および実験2のそれぞれで，クローニングされた遺伝子から適切に転写が起こり，そのmRNAにおいて本来の開始コドン部位から翻訳が起こっている場合，予測されるそれぞれの産生タンパク質の一次構造を，目的のタンパク質の本来のそれと比較して簡潔に説明せよ。

問 5　実験1と実験2でクローニングされたDNA断片の長さの違いは，遺伝子上のある部分が取り除かれたことに起因する。その部分と取り除かれる過程を何というか記せ。

問 6　実験2で目的のタンパク質をコードする遺伝子のクローニングの過程で，得られたDNA断片の塩基配列を決定し比較した。その結果，図に示すように基本的な構造は同一であるが，一部異なる構造が認められた。このような現象の名称をあげ，その成因を簡潔に記せ。また，この現象がもたらす産生タンパク質への影響をあげよ。

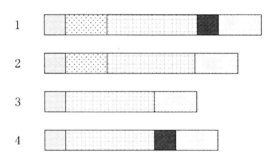

図　実験2で得られたDNA塩基配列の比較

1〜4は得られたmRNAに相補的なDNAの構造。
同一の模様は同一の塩基配列を示す。

日本獣医生命科学大学　28年度　(44)

# 英　語

## 解答　28年度

**1**

〔解答〕

| (1) | ⑤ | (2) | ① | (3) | ② | (4) | ③ | (5) | ① |
|---|---|---|---|---|---|---|---|---|---|
| (6) | ③ | (7) | ⑤ | (8) | ⑤ | (9) | ⑤ | (10) | ② |
| (11) | ⑤ | (12) | ② | (13) | ① | (14) | ④ | (15) | ③ |
| (16) | ③ | (17) | ① | (18) | ④ | (19) | ① | (20) | ② |

〔出題者が求めたポイント〕
長文読解総合問題

〔解法のヒント〕
問2. 選択肢の意味
　①道徳的悪がないこと
　②違法行為にかかわること
　③後悔の念を感じるあるいは示す
　④貿易、産業、および富を作り出すことに関係すると
　　考えられる
　⑤(状況、状態、問題など)何かが存在するのを知って
　　いること
問4. ①「別の球団を買収した」というのが誤り。
　　②「アメリカの景気が改善していった」というの
　　　が誤り。
　　③「身の回りの雑用仕事」というのが誤り。
　　④正しい。
　　⑤「訪問できたのは1年後だった」というのが誤
　　　り。
問5.1. ①はアクセントが第3音節、他は第1音節にある。
　　2. ②はアクセントが第2音節、他は第1音節にある。

〔全訳〕
　ビル・ヴェックがシカゴホワイトソックスを失ったの
はもう古いニュースになってしまった。それは先週の金
曜日に起こったことで、新聞各紙はすでに、彼をよく知
るスポーツライターによってヴェックについて書かれた
賛辞にあふれている。
　私はビル・ヴェックに会ったことはない。他の皆と同
じく私も、彼の礼儀正しさと品位に対する申し分のない
評判は知っていたが、彼と握手する機会に恵まれたこと
はない。しかし、この前の5月、あることが起こった。
私はその時にはそれについて何も書かなかった。ヴェッ
クが望まなかったからである。
　しかし今、ヴェックがシカゴのシーンから退場するよ
うに思われるので、私はそれを書いてみたい。
　5月27日火曜日のことだった。私は4人の子どもたち、
15歳、14歳、10歳の男の子と7歳の女の子、のいる35
歳の男についてのコラムを書いた。妻は彼の元をすでに
去っていて、8か月前には彼は職を失った。
　それから毎日彼は仕事を探した。仕事は全くなかっ
た。彼のアパートのガスは止められていた。彼と子ども
たちはお湯もなく風呂に入ることもできなかった。
　その男は生気のない悲しさ極まる声で、子どもたちを
養うために犯罪を起こそうと決断したと私に言った。

　「私は生まれてから一度も犯罪行為をしたことはあり
ません。」と彼は言った。「そんなことは考えたこともあ
りません。でも今、私はそれを違った目で見るように
なってきています。あの盗みをしている人々のほとんど
は、たぶんあなたや私と同じような人たちなんだろうと
思い始めているんです。彼らには抜け出す方法が他にわ
からないだけなのです。」
　「私は絶対にだれかを傷つけたくはありません。悪党
や浮浪者みたいに道で罪もない人々からお金を取り上げ
ることはないでしょう。でも私は今、人がスーパーや銀
行に入って『強盗だ！』と言うとき、その人の心に何が
去来しているのかを理解することができます。その人は
期待できるものは何もないとわかっているのです。彼は
しなければならないからするのです。」
　これは他の国の他の世紀に属する話だった。でも、こ
れは1980年代に合衆国の経済状況の中で起こっている
のだった。
　その朝、電話が鳴り止まなかった。人々はコラムを読
み、助けたいという気持ちになっていた。
　電話をかけてきたどの人もお金を送ると申し出た。そ
して私はそのすべての人に、彼は施しを求めているので
はないと説明した。もらったものは2、3週間でなくなっ
てしまうでしょう。彼がほしいのは仕事なのです。彼に
仕事があるかどうか、周りの人に聞いてもらえません
か？
　こう言うと電話の人たちは驚いた。仕事はなかった。
午前中ずっと電話に応えながら私はあきらめの境地に
なった。人々の感情を数時間かき回したあげくに困って
いる人の人生には絶対に何の変化も起こさないという新
聞のコラムが、またひとつだ。
　お昼頃、電話がまた鳴った。
　電話の主は「ビル・ヴェックだが、」と言った。
　私たちはそれまで一度も話したことはなかった。
ヴェックはすぐに本題に入った。
　「この人は働きたいのかね？」と彼は言った。
　そうだと思います、と私は言った。
　「こっちに大きな古い野球場を持っているんだ。」と、
ヴェックは言った。「これを維持する助けに、たぶんひ
とり手がいると思うんだが。ただの手作業だが、もし彼
が働きたければここに来させて彼と話をさせてくれない
か。」
　私は、すぐに彼に電話すると言った。しかし、あるこ
とを考えていた。電話をくれた他の人たちはみんな同情
にあふれていたが、仕事のチャンスをくれようとした人
はだれもいなかった。どうしてヴェックはそんなことを
しようとするんだろう。
　「ああ、私は大恐慌を経験したんでね。」とヴェックは
言った。「こんなことを前に見たことがあるんだ。時に
は人が困っていると助け船を出したくなるものだよ。」
　私は男に電話した。喜ぶのはまだ早いけれども、コミ

スキーパークに行ったら仕事の可能性があると私は言った。

その週の残りが過ぎた。私は日曜日には毎週仕事をしているので、その日曜日もオフィスにいてコラムを書いていた。

私は警備員室から電話をもらった。男が下に来ていて私に会いたがっていると言う。

彼は現れた。彼は落ち着きなく、時間を取らせてすみませんと言った。とても穏やかな声をした大きな男だった。

「ただお礼を言いたかったのです。」と彼は言った。「直接お会いして言いたかったのです。もっと早く来るはずでしたが、コミスキーパークに行ったらすぐに雇われて、それからずっとそこで働いています。」

私は、それを聞いて嬉しいけれど感謝すべき人は私ではないと言った。私は新聞のコラムをいつも書いているけれども何事も起こらない。大事な人物はビル・ベックだった。

男は泣き出した。「こんなふうになってすみません。でも、私には希望がありませんでした。気にしてくれる人は世界中だれもいないように思いました。そしてこれが起こったのです。それは私の命と家族の命を救いました。私にチャンスをくれようとする人がいたことを決して忘れません。ヴェックさんのような人が本当にいるとは知りませんでした。」

私も知らなかったと私は言った。そう、私も知らなかった。

## ❷
〔解答〕

A. 1. with　　2. consideration　　3. failures
　　4. sight　　5. Millions
B. 1. criticism　　2. consumers　　3. weight
　　4. awareness　　5. charges
C. 1. 5番目　オ　　7番目　ア
　　2. 5番目　ウ　　8番目　エ
　　3. 6番目　オ　　9番目　ア
　　4. 5番目　キ　　9番目　エ
　　5. 2番目　キ　　5番目　エ

〔出題者が求めたポイント〕

A. 短文の空所補充(記述式)
B. 短文の空所補充(語形変化)
C. 整序英作文

〔解法のヒント〕

A. 1. 「始め」to start with
　　2. 「考慮に入れる」take into consideration
　　3. 「失敗する」make a failure
　　4. 「〜を見失う」lose sight of 〜
　　5. 「何百万もの〜」millions of 〜

B の全訳

1. 政府の新しい税政策には広く批判が起こっている。
2. 生産者は消費者の目を引くために製品のボトルにポ

スターのようなラベルをつける。

3. 「どうやったら体重を減らせるだろう。」「簡単なことだよ。ダイエットして運動するんだ。」
4. 私たちは騒音公害を減らすための意識を高め方法を見つけたい。
5. 雨水はここに集まり、ケネット川に流れ込む。

C. 完成した英文

1. What does good nutrition have to do with happiness?
2. The taste of honey changes depending on what flower the nectar comes from.
3. In science the important thing is to modify and change one's ideas as science advances.
4. My personal policy is not to reply to emails after working hours except in an emergency.
5. Major reasons include crushing debt burdens, lack of family support, and difficulties in maintaining a balance between academic life and work.

# 数 学

## 解答

28年度

### 問1

〔解答〕

(1) $f(x) = 3x^2 - 2$　　(2) $y = 6x - 5$　　(3) 1

〔出題者が求めたポイント〕

微分積分

(1) $k = \int_{-1}^{1} f(t)dt$ として，定積分で $k$ を求める。

(2) $y = f(x)$ の上の $x = t$ における接線の方程式は，
$y = f'(t)(x - t) + f(t)$

(3) 定積分で面積を求める。

〔解答のプロセス〕

(1) $k = \int_{-1}^{1} f(t)dt$ とする。$f(x) = 3x^2 + k$

$$\int_{-1}^{1}(3t^2 + k)dt = \left[t^3 + kt\right]_{-1}^{1}$$
$$= (1 + k) - (-1 - k) = 2k + 2$$

よって，$k = 2k + 2$　$\therefore k = -2$

従って，$f(x) = 3x^2 - 2$

(2) $f'(x) = 6x$ より $f'(1) = 6$，$f(1) = 1$
$y = 6(x - 1) + 1 = 6x - 5$

(3) $3x^2 - 2 - (6x - 5) = 3x^2 - 6x + 3$

$$\int_{0}^{1}(3x^2 - 6x + 3)dx = \left[x^3 - 3x^2 + 3x\right]_{0}^{1}$$
$$= 1 - 3 + 3 = 1$$

### 問2

〔解答〕

(1) 180　　(2) 158　　(3) *imeise*

〔出題者が求めたポイント〕

(1) 前から 1，2，……，6 と順番をつけて，$e$ にこれから 2 つ，残りから $i$ を 2 つ選び，残り 2 つに $s$，$m$ を並べる。

(2) 先頭が $e$，$i$，$m$ のときの場合の数を求め和を求める。先頭が *see* の場合の数を加えてあとは順番に数え上げていく。

(3) (2)を利用して，先頭が $e$ のとき，先頭が $ie$ のとき $ii$ のとき，……のように数えていく。

〔解答のプロセス〕

(1) $_6C_2 \cdot _4C_2 \cdot 2! = 15 \times 6 \times 2 = 180$

(2) 先頭 $e$ のとき，$e$ の場所を選び，残りから $i$ を 2 つ選び，残りを $s$，$m$ を並べる。$_5C_1 \cdot _4C_2 \cdot 2! = 60$
先頭 $i$ のとき，$i$ の場所を選び，残りから $e$ を 2 つ選び，残りを $s$，$m$ を並べる。$_5C_1 \cdot _4C_2 \cdot 2! = 60$
先頭 $m$ のとき，$e$ の場所を 2 つ選び，残りから $i$ を 2 つ選び，残りを $s$ とする。$_5C_2 \cdot _3C_2 = 30$
先頭 *see* のとき，残り 3 つのうち 2 つを $i$，余ったところを $m$ とする。$_3C_2 \cdot _1C_1 = 3$
$60 + 60 + 30 + 3 = 153$

| *seieim*, | *seiemi*, | *seiiem*, | *seiime*, | *seimei* |
|---|---|---|---|---|
| 154 | 155 | 156 | 157 | 158 |

従って，158 番目

(3) 先頭が $e$ のとき，(2)より 60 通り
先頭が $ie$ のとき，残りから $e$，$i$ を 1 つ選び，残りを $s$，$m$ を並べる。$_4C_1 \cdot _3C_1 \cdot 2! = 24$
先頭が $ii$ のとき，残りから $e$ を 2 つ選び，残りに $s$，$m$ を並べる。$_4C_2 \cdot 2! = 12$
$60 + 24 + 12 = 96$

| *imeeis*, | *imeesi*, | *imeies*, | *imeise* |
|---|---|---|---|
| 97 | 98 | 99 | 100 |

第 100 番目は，*imeise*

### 問3

〔解答〕

(1) 最小 $(-1, -1)$，最大 $(7, -3)$　　(2) 27

〔出題者が求めたポイント〕

整数，平面図形

(1) $nm = k$ のとき，$n$ と $m$ は $k$ の約数である。

(2) グラフに点をとり，六角形をつくる。

2 点 $(x_1, y_1)$，$(x_2, y_2)$ の間の距離 $l$ は，
$l = \sqrt{(x_2 - x_1)^2 + (y_2 - y_1)^2}$

2 点を通る直線は，$y = \dfrac{y_2 - y_1}{x_2 - x_1}(x - x_1) + y_1$

点 $(x_0, y_0)$ と直線 $ax + by + c = 0$ の距離 $d$ は，
$d = \dfrac{|ax_0 + by_0 + c|}{\sqrt{a^2 + b^2}}$

〔解答のプロセス〕

(1) $(x - 3)(y + 2) + 6 = 2$ より　$(x - 3)(y + 2) = -4$

| $x - 3$ | $y + 2$ | $x$ | $y$ | |
|---|---|---|---|---|
| $-1$ | 4 | 2 | 2 | A |
| $-2$ | 2 | 1 | 0 | B |
| $-4$ | 1 | $-1$ | $-1$ | C |
| 4 | $-1$ | 7 | $-3$ | D |
| 2 | $-2$ | 5 | $-4$ | E |
| 1 | $-4$ | 4 | $-6$ | F |

最小 $(-1, -1)$，最大 $(7, -3)$

(2) 2 点 A，D を通る直線 $l$

$y = \dfrac{-3 - 2}{7 - 2}(x - 2) + 2$

$\therefore y = -x + 4$
$(x + y - 4 = 0)$

$AD = \sqrt{(7 - 2)^2 + (-3 - 2)^2}$
$= 5\sqrt{2}$

2 点 B，E を通る直線 $m$

$y = \dfrac{-4 - 0}{5 - 1}(x - 1) + 0$

$\therefore y = -x + 1$
$(x + y - 1 = 0)$

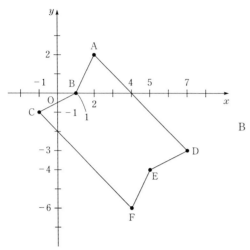

$BE = \sqrt{(5-1)^2 + (-4-0)^2} = 4\sqrt{2}$

2点 C, F を通る直線

$y = \dfrac{-6+1}{4+1}(x+1) - 1 = -x - 2 \quad (x+y+2=0)$

$CF = \sqrt{(4+1)^2 + (-6+1)^2} = 5\sqrt{2}$

直線 AD, 直線 BE, 直線 CF はすべて平行なので四角形 ABED と四角形 BCFE は台形(等脚台形)である。

点 B と直線 AB との距離, $\dfrac{|1+0-4|}{\sqrt{1^2+1^2}} = \dfrac{3}{\sqrt{2}}$

点 B と直線 CF との距離, $\dfrac{|1+0+2|}{\sqrt{1^2+1^2}} = \dfrac{3}{\sqrt{2}}$

六角形の面積は,

$\dfrac{1}{2}(5\sqrt{2} + 4\sqrt{2})\dfrac{3}{\sqrt{2}} + \dfrac{1}{2}(5\sqrt{2} + 4\sqrt{2})\dfrac{3}{\sqrt{2}} = 27$

## 問4

〔解答〕

(1) 1　　(2) $\sqrt{2}$　　(3) $90°$　　(4) $\dfrac{11}{15}$

〔出題者が求めたポイント〕

三角比

(1) $AB^2 = OA^2 + OB^2 - 2OA \cdot OB\cos\angle AOB$

(2) (1)と同様に求めてもよい。(1)の結果より △OCA が 2等辺三角形より, $OC = 2(OA\cos\angle AOC)$

(3) $\cos\angle BOC = \dfrac{OB^2 + OC^2 - BC^2}{2 \cdot OB \cdot OC}$

(4) 底面の △ABC を考えて, AC の中点を M とする。
$\cos\angle BAC$, BM を求める。
G が重心より　BG : GM = 2 : 1
GB を求める。
△OCA を考え, OM を求める。
△OBM を考える。$\cos\angle OBM$, $\sin\angle OBM$, OG を求める。
△OBG の面積より
$\dfrac{1}{2} OB \cdot BG\sin\angle OBM = \dfrac{1}{2} OG \cdot BP$

BP を求めて, $OP^2 + BP^2 = OB^2$

〔解答のプロセス〕

(1) $3 = OA^2 + 4 - 2 \cdot OA\cos 60°$
$OA^2 - 2OA + 1 = 0$ より $(OA-1)^2 = 0$
従って, $OA = 1$

(2) $OA = CA = 1$ なので, △AOC は2等辺三角形
$OC = 2(1\cos 45°) = \dfrac{2}{\sqrt{2}} = \sqrt{2}$

(3) $\cos\angle BOC = \dfrac{2^2 + \sqrt{2}^2 - \sqrt{6}^2}{2 \cdot 2 \cdot \sqrt{2}} = 0$
従って, $\angle BOC = 90°$

(4)

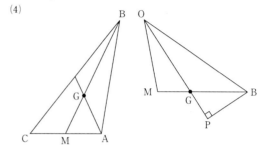

$\cos\angle BAC = \dfrac{1+3-6}{2 \cdot 1 \cdot \sqrt{3}} = -\dfrac{1}{\sqrt{3}}$

$BM^2 = \dfrac{1}{4} + 3 - 2 \cdot \dfrac{1}{2}\sqrt{3}\left(-\dfrac{1}{\sqrt{3}}\right) = \dfrac{17}{4}$

$\therefore BM = \dfrac{\sqrt{17}}{2}$

点 G が △ABC の重心なので,

$GB : GM = 2 : 1$ より $BG = \dfrac{2}{3}\dfrac{\sqrt{17}}{2} = \dfrac{\sqrt{17}}{3}$

△OCA は直角2等辺三角形なので $\angle OCA = 45°$

$\angle OAC = 90°$ より $OM = \sqrt{1 + \left(\dfrac{1}{2}\right)^2} = \dfrac{\sqrt{5}}{2}$

△OMB で考える。

$\cos\angle OBM = \dfrac{4 + \dfrac{17}{4} - \dfrac{5}{4}}{2 \cdot 2 \dfrac{\sqrt{17}}{2}} = \dfrac{7}{2\sqrt{17}}$

$OG^2 = 4 + \dfrac{17}{9} - 2 \cdot 2 \dfrac{\sqrt{17}}{3} \dfrac{7}{2\sqrt{17}} = \dfrac{11}{9}$

$\therefore OG = \dfrac{\sqrt{11}}{3}$

△OBG の面積を考えると,

$\dfrac{1}{2}\dfrac{\sqrt{11}}{3}BP = \dfrac{1}{2} 2\dfrac{\sqrt{17}}{3}\sqrt{1 - \left(\dfrac{7}{2\sqrt{17}}\right)^2}$

$\dfrac{\sqrt{11}}{6}BP = \dfrac{\sqrt{19}}{6}$ より $BP = \dfrac{\sqrt{19}}{\sqrt{11}}$

$OP^2 = 2^2 - \left(\dfrac{\sqrt{19}}{\sqrt{11}}\right)^2 = \dfrac{25}{11}$ $\therefore OP = \dfrac{5}{\sqrt{11}}$

$\dfrac{OG}{OP} = \dfrac{\sqrt{11}}{3} \div \dfrac{5}{\sqrt{11}} = \dfrac{\sqrt{11}}{3} \times \dfrac{\sqrt{11}}{5} = \dfrac{11}{15}$

## 問5

〔解答〕

(1) $b_{n+1} = 2b_n + 3n$  (2) $x = 3, \ y = 3$

(3) $c_n = 3n2^n - 3n^2 - 3n$  (4)

| ア | イ | ウ | エ | オ |
|---|---|---|---|---|
| 3 | 2 | 1 | 2 | 6 |

〔出題者が求めたポイント〕

数列

(1) 漸化式の両辺を底が2の対数にとって，両辺を $n(n+1)$ で割って，$b_n$ を代入する。

(2) $b_{n+1} + x(n+1) + y = r(b_n + xn + y)$ が(1)の漸化式となるように未定係数法で定める。

(3) $b_1$，$b_1 + x + y$ を定めて，$b_n$ を求める。

$c_n = nb_n$

(4) $P_n = 2^{c_1 + c_2 + \cdots + c_n}$ より $\sum\limits_{k=1}^{n} c_k$ を求める。

$S = 1 \cdot 2^1 + 2 \cdot 2^2 + 3 \cdot 2^3 + \cdots + n \cdot 2^n$ は $2S$ を求めると，$S - 2S = 2^1 + 2^2 + \cdots + 2^n - n2^{n+1}$

$\sum\limits_{k=1}^{n} ar^{k-1} = a \dfrac{r^n - 1}{r - 1} \quad \left( = a \dfrac{1 - r^n}{1 - r} \right)$

$\sum\limits_{k=1}^{n} k^2 = \dfrac{1}{6} n(n+1)(2n+1)$, $\sum\limits_{k=1}^{n} k = \dfrac{1}{2} n(n+1)$

〔解答のプロセス〕

(1) $\log_2 (a_{n+1})^n = \log_2 2^{3n^2(n+1)} \cdot (a_n)^{2(n+1)}$

$n\log_2 a_{n+1} = 3n^2(n+1) + 2(n+1)\log_2 a_n$

$\dfrac{\log_2 a_{n+1}}{n+1} = 3n + 2 \dfrac{\log_2 a_n}{n}$

従って，$b_{n+1} = 2b_n + 3n$

(2) $b_{n+1} + x(n+1) + y = r(b_n + xn + y)$ とする。

$b_{n+1} = rb_n + (r-1)xn + (r-1)y - x$

(1)と比べると，$r = 2$，$r - 1 = 1$ より

$x = 3$，$y - x = 0$ より $y = 3$

(3) $a_1 = 1$，$b_1 = \dfrac{\log_2 1}{1} = 0$

$b_1 + 3 \cdot 1 + 3 = 6$

よって，$b_n + 3n + 3 = 6 \cdot 2^{n-1} = 3 \cdot 2^n$

$b_n = 3 \cdot 2^n - 3n - 3$

$c_n = \log_2 a_n = nb_n = 3n \cdot 2^n - 3n^2 - 3n$

(4) $\log_2 P_n = \sum\limits_{k=1}^{n} c_k = 3 \sum\limits_{k=1}^{n} \{ k \cdot 2^k - (k^2 + k) \}$

$S = 1 \cdot 2^1 + 2 \cdot 2^2 + 3 \cdot 2^2 + \cdots + n \cdot 2^n$ とする。

$\begin{array}{rl} S = & 1 \cdot 2^1 + 2 \cdot 2^2 + 3 \cdot 2^3 + \cdots + n \cdot 2^n \\ -)\, 2S = & \quad\ 1 \cdot 2^2 + 2 \cdot 2^3 + \cdots + (n-1) \cdot 2^n + n \cdot 2^{n+1} \\ \hline -S = & \ 2^1 + \ 2^2 + \ 2^3 + \cdots + \quad 2^n - n \cdot 2^{n+1} \end{array}$

$-S = 2 \dfrac{2^n - 1}{2 - 1} - n \cdot 2^{n+1}$

$S = (n-1) \cdot 2^{n+1} + 2$

$\sum\limits_{k=1}^{n} (k^2 + k) = \dfrac{1}{6} n(n+1)(2n+1) + \dfrac{1}{2} n(n+1)$

$\qquad\qquad = \dfrac{1}{3} n(n+1)(n+2)$

よって，$P_n = 2^{Q_n}$ とすると，

$Q_n = 3(n-1) 2^{n+1} - n(n+1)(n+2) + 6$

# 物　理

## 解答　28年度

### 第1回

### I

〔出題者が求めたポイント〕

重心の考え方，円運動の理解

〔解答のプロセス〕

1) $\dfrac{18 \times 10^3}{5 \times 60} = 60 \text{m/s}$　…(答)

2) a) 物体・運動方程式は，

$ma = mg\sin\theta$

$\therefore\ a = g\sin\theta$

$v^2 at = gt\sin\theta$

$gt\sin\theta$

b) $mg\cos\theta$

3) 原点に接する縦 $2l$ 横 $l$ の物体と $x$ 座標 $l$ より大きい部分，縦 $l$×横 $2l$ の2つの物体の重心を考える。

2物体は面積が等しく，同じ重量なので，それぞれの重心座標 $\left(2l,\ \dfrac{1}{2}l\right)$ と $\left(\dfrac{1}{2}l,\ l\right)$ を結ぶ約分の中点の座標が重心の座標となるから

$$\left(\dfrac{2l + \dfrac{1}{2}l}{2},\ \dfrac{\dfrac{1}{2}l + l}{2}\right) = \left(\dfrac{5}{4}l,\ \dfrac{3}{4}l\right)　…(答)$$

4) a) $a = r\omega^2 = 2l\omega^2$

b) $ma = 2ml\omega^2$

c) $2ml\omega^2 = k(2l - l)$　$\therefore\ k = 2m\omega^2$　…(答)

d) 小球にはたらく半径方向の力のつりあいより

$$k(x - l) = mx\left(\dfrac{\omega}{2}\right)^2$$

$$\therefore\ x = \dfrac{4kl}{4k - m\omega^2}　…(答)$$

e) $mx\left(\dfrac{\omega}{2}\right)^2$ に $x$ の値を代入して

$$\dfrac{m\omega^2 kl}{4k - m\omega^2}　…(答)$$

### II

〔出題者が求めたポイント〕

気柱の共鳴，ヤングの実験

〔解答のプロセス〕

1) $\lambda = 0.150 \times 4 = 0.60 \text{m}$

$f = \dfrac{v}{\lambda} = \dfrac{340}{0.60} = 566.6$　　$567 \text{Hz}$　…(答)

2) $\Delta x = \dfrac{l\lambda}{d}$

3) $\lambda$ が $\dfrac{1}{n}$ 倍になるので　$\dfrac{1}{n}$ 倍　…(答)

### III

〔出題者が求めたポイント〕

気体のエネルギー

〔解答のプロセス〕

1) 変化の前後の温度を $T_i$, $T_f$ として

$U_i = nC_V T_i$, $U_f = nC_V T_f$ だから

$$T_f = \dfrac{U_f}{U_i}\,T_i$$

変化させた後の圧力 $P$ は，ボイル・シャルルの法則より

$\dfrac{P_0 V_i}{T_i} = \dfrac{PV_f}{T_f}$ が成り立つから，$T_f$ を代入して

$$P = \dfrac{U_f V_i}{U_i V_f}\,P_0　…(答)$$

2) a) $\Delta U = \dfrac{3}{2}R\Delta T = \dfrac{3}{2}R(10 - 30)$

$= -30R\,(\text{J})$　…(答)

b) $Q = \dfrac{5}{2}R\Delta T = \dfrac{5}{2}R(10 - 30)$

$= -50R\,(\text{J})$　…(答)

### IV

〔出題者が求めたポイント〕

3) $P$ は $R$ が増すと単調増加する

〔解答のプロセス〕

1) 電波，赤外線，可視光線，紫外線，X線，$\gamma$ 線

2) $x$ 軸の正の向きを正として

a) $k\dfrac{Q}{r^2} - k\dfrac{Q}{(3r)^2} = \dfrac{8kQ}{9r^2}$　…(答)

b) $2 \times k\dfrac{Q}{r^2} = \dfrac{2kQ}{r^2}$　…(答)

c) $k\dfrac{Q}{(\sqrt{2}\,r)^2}\cos 45° \times 2 = \dfrac{\sqrt{2}\,kQ}{2r^2}$　…(答)

3) 可変抵抗の大きさを $R$ とすると $P = \left(\dfrac{10}{200 + R}\right)^2 R$

だから $P' = \dfrac{100(200 - R)}{(200 + R)^3}$ である。

〔別解〕

可変抵抗の大きさを $R$ とすると，

$$I = \dfrac{10}{200 + R}$$

$$P = RI^2 = R\left(\dfrac{10}{200 + R}\right)^2 = \dfrac{100}{r + \dfrac{40000}{r} + 400}$$

分母が最小の時に $P$ 最大となる。

相加相乗平均の関係より

$$R + \dfrac{40000}{R} \geq \sqrt{R \cdot \dfrac{40000}{R}} \geq 200$$

$R = 200\,\Omega$ で $P$ は最大となるが，$R$ の上限が $100\,\Omega$ なので，$R = 100\,\Omega$ で $P$ は最大となり，$P = \dfrac{1}{9}$〔W〕である。

a) $\dfrac{1}{9}$〔W〕 …（答）

b) $100$〔Ω〕 …（答）

4) a) 十分な時間がたつと，コンデンサーには電流が流れないので，，コンデンサーにかかる電圧 $V'$ は $R_2$ にかかる電圧に等しい。

$V' = \dfrac{R_2}{R_1 + R_2} V$ だから

$$Q = CV' = \dfrac{R_2 CV}{R_1 + R_2} \quad \text{…（答）}$$

b) コンデンサーの蓄えた静電エネルギー $U$ は

$$U = \dfrac{1}{2} QV' = \dfrac{Q}{2}\left(\dfrac{R_2 V}{R_1 + R_2}\right)$$

スイッチを閉じると $U$ が，$R_1$ と $R_2$ で生じるジュール熱になるから

$$\dfrac{R_2}{R_1 + R_2} U = \dfrac{QVR_2^2}{2(R_1 + R_2)^2} \quad \text{…（答）}$$

## V

〔出題者が求めたポイント〕

アルファ線による原子核散乱

1)$a$) $6$  $b$) $8$  $c$) $6$

2)$a$) $17$  $b$) $0$  $c$) $12$  $d$) $C$

---

第2回

## I

〔解答〕

1)a) イ，オ   b) ウ，カ，キ

2)a) $mg$   b) $m(g+a)$   3) $v_0 \geq \sqrt{3gr}$

〔出題者が求めたポイント〕

力学に関する小問集合

〔解答のプロセス〕

2)a) おもりに働く力はつりあっている $mg$ …（答）

b) 慣性力 $ma$ が下向きに働く $m(g+a)$ …（答）

3) 最高点における速度を $v_1$, として

$$\dfrac{1}{2} mv_0^2 = 2mgr + \dfrac{1}{2} mv^2$$

$$\dfrac{mv^2}{r} = mg + T$$

両式より $T = \dfrac{mv_0^2}{r} - 3mg$

$T \geq 0$ であれば回転できるので $\dfrac{mv_0^2}{r} - 3mg \geq 0$

$v_0 \geq \sqrt{3gr}$ …（答）

## II

〔解答〕

1)a) $4.0 \times 10^2\,\mathrm{m/s}$   b) $4.0 \times 10^2\,\mathrm{Hz}$

2)a) $0.2\,\mathrm{m/s}$  $0.5\,\mathrm{Hz}$   b) $0\,\mathrm{m}$

〔出題者が求めたポイント〕

波に関する基本問題

〔解答のプロセス〕

1)a) $S = 160\,\mathrm{N}$, $\rho = \dfrac{5.0 \times 10^{-4}}{0.5} = 1.0 \times 10^{-3}\,\mathrm{kg/m}$

だから

$$v = \sqrt{\dfrac{S}{\rho}} = 4.0 \times 10^2\,\mathrm{m/s} \quad \text{…（答）}$$

b) $\lambda = 2 \times 0.5 = 1.0\,\mathrm{m}$

$$f = \dfrac{v}{\lambda} = \dfrac{4.0 \times 10^2}{1.0} = 4.0 \times 10^2\,\mathrm{Hz} \quad \text{…（答）}$$

2)a) $v = \dfrac{0.1}{0.5} = 0.2\,\mathrm{m/s}$ …（答）

$$f = \dfrac{v}{\lambda} = \dfrac{0.2}{0.4} = 0.5\,\mathrm{Hz} \quad \text{…（答）}$$

b) 実線の波形の時刻を $t = 0$ 秒とする。

$6\,\mathrm{m} = n\lambda$  $n = \dfrac{6}{0.4} = 15$  $y = 0\,\mathrm{m}$ …（答）

## III

〔解答〕

1) $C(t_f - t_i)$

2)a) $-300\,\mathrm{J}$   b) $1500\,\mathrm{J}$

〔出題者が求めたポイント〕

気体の状態変化

〔解答のプロセス〕

1) $Q = C\Delta T = C(t_f - t_i)$  …(答)

2)a) C → D は定積変化

$$\Delta Q = \frac{3}{2}nR\Delta T = \frac{3}{2}\Delta P \cdot V$$

$$= \frac{3}{2}(10-30) \times 10$$

$$= -300(\text{J}) \quad \cdots(\text{答})$$

b) B → C は定圧変化

$$\Delta Q = \frac{5}{2}nR\Delta T = \frac{5}{2}P\Delta V$$

$$= \frac{5}{2} \times 30(10-30) = -1500\text{J} \quad \cdots(\text{答})$$

**Ⅳ**

〔解答〕

1)a)  0.50V   b)  $V_R = 2.5\text{V}$   $I_R = 2.5 \times 10^{-2}\text{A}$

c)  $i = 1.5 \times 10^{-2}\text{A}$   $r = 33\ \Omega$   d)  120 Ω

2)  $I_2 = \dfrac{N_1}{N_2}I_1$

〔出題者が求めたポイント〕

電磁気の基本問題

〔解答のプロセス〕

1)a)  $V_A = RI_A = 50 \times 10 \times 10^{-3} = 0.50\text{V}$

b)  $V_R = 3.0 - 0.50 = 2.5\text{V}$  …(答)

$$I_R = \frac{V_R}{R} = \frac{2.5}{100} = 2.5 \times 10^{-2}\text{A} \quad \cdots(\text{答})$$

c)  $i = 2.5 \times 10^{-2} - 10 \times 10^{-3} = 1.5 \times 10^{-2}\text{A}$  …(答)

$$r = \frac{V_A}{i} = \frac{0.50}{1.5 \times 10^{-2}} = 33\ \Omega \quad \cdots(\text{答})$$

d)  ①  電流計にかかる電圧は

$$50 \times 5.0 \times 10^{-3} = 0.25\text{V}$$

②  可変抵抗に流れる電流は $\dfrac{0.25}{\frac{100}{3}} = 7.5 \times 10^{-3}\text{A}$

③  100 Ωの抵抗 $R'$ に流れる電流は

$$(5.0 + 7.5) \times 10^{-3} = 12.5 \times 10^{-3}\text{A}$$

④  $R'$ にかかる電圧は  $100 \times 12.5 \times 10^{-3} = 1.25\text{V}$

⑤  $R$ にかかる電圧は  $3.0 - (0.25 + 1.25) = 1.5\text{V}$

以上より $R$ の値は, $R = \dfrac{1.5}{12.5 \times 10^{-3}} = 120\ \Omega$

$$\cdots(\text{答})$$

2)  $I_1V_1 = I_2V_2$  および  $\dfrac{V_1}{N_1} = \dfrac{V_2}{N_2}$ より  $I_2 = \dfrac{N_1}{N_2}I_1$

$$\cdots(\text{答})$$

**Ⅴ**

〔解答〕

1)a)  8 回   b)  6 回

2)a)  6   b)  $c$   c)  $r$

〔出題者が求めたポイント〕

原子核崩壊

〔解答のプロセス〕

1)a)  1 回の $\alpha$ 崩壊で質量数は 4, 原子番号は 2 減少し,

1 個の $\beta$ 崩壊で原子番号は 1 増加する。

$$238 - 4n = 106 \quad \therefore n = 8 \quad 8\ \text{回} \quad \cdots(\text{答})$$

b)  $92 - 2n = 98 - 2 \times 8 = 76$

$$82 - 76 = 6 \quad 6\ \text{回} \quad \cdots(\text{答})$$

〔別解〕

$\alpha$ 崩壊の回数を $n$, $\beta$ 崩壊の回数を $m$ とすると, 以下が成り立つ。

質量：$328 - 4n = 206$  ……①

原子番号：$92 + m - 2n = 82$  ……②

（∵  ウランの原子番号は 92）

①より  $n = 8$  …a)解答

②式に代入して

$$m = 6 \quad \cdots\text{b)解答}$$

# 化 学

## 解答

28年度

### 第1回

### I

〔解答〕

(1) 155 g　(2) $3.01 \times 10^{24}$ 個　(3) $7.22 \times 10^{24}$ 個

(4) $3.99 \times 10^{-23}$ g

〔出題者が求めたポイント〕

物質の質量，粒子の数

〔解答のプロセス〕

(1)　$39.0 \text{ g/mol} \times \dfrac{2.40 \times 10^{24}}{6.02 \times 10^{23}/\text{mol}} \fallingdotseq 155 \text{ g}$

(2)　$6.02 \times 10^{23}/\text{mol} \times \dfrac{90.0 \text{ g}}{18.0 \text{ g/mol}} = 3.01 \times 10^{24}$ 個

(3)　$NaCl$ 1 mol には $Na^+$ 1 mol と $Cl^-$ 1 mol, 合計 2 mol のイオンが含まれるから

$6.02 \times 10^{23}/\text{mol} \times \dfrac{351 \text{ g}}{58.5 \text{ g/mol}} \times 2 \fallingdotseq 7.22 \times 10^{24}$ 個

(4)　$\dfrac{24.0 \text{ g/mol}}{6.02 \times 10^{23}/\text{mol}} \fallingdotseq 3.99 \times 10^{-23}$ g

### II

〔解答〕

(1) (ア)白　(イ)塩基　(ウ)アンモニアソーダ　(エ)ソルベー
(オ)ガラス　(2) $1.10 \times 10^2$ kg　(3)(b)

(4) $CO_3^{2-} + H_2O \rightleftharpoons HCO_3^- + OH^-$

〔出題者が求めたポイント〕

炭酸ナトリウムの製法と性質

〔解答のプロセス〕

(1)　炭酸ナトリウムの無水物は白色粉末，十水和物は無色の結晶である。弱酸と強塩基の塩であるから水溶液中で加水分解し，塩基性を示す。工業的には塩化ナトリウムの飽和水溶液にアンモニアと二酸化炭素を吹き込んで生じる炭酸水素ナトリウムを焼いてつくる（式①，②）。この方法をアンモニアソーダ法またはソルベー法という。炭酸ナトリウムはガラスやセッケンの製造原料の他，製紙，染料，医薬品工業で利用されている。

(2)　$NaCl$ 2 mol から $Na_2CO_3$ 1 mol が得られるから

$\dfrac{x \times 10^3 \text{〔g〕}}{58.5 \text{ g/mol}} \times \dfrac{1}{2} = \dfrac{100 \times 10^3 \text{ g}}{106.0 \text{ g/mol}} \qquad x \fallingdotseq 110 \text{ kg}$

(3)　$NaCl$ の炎色反応は黄色である。

(4)　$CO_3^{2-}$ は弱酸由来の陰イオンであるから，$H_2O$ より $H^+$ を奪って $HCO_3^-$ になり $OH^-$ を残す。

### III

〔解答〕

(1) $4.22 \times 10^{-4}$ mol　(2) $3.05 \times 10^{18}$ 個　(3) 117 mL

(4) $2SO_2 + O_2 \longrightarrow 2SO_3$　(5) 50.0 %

〔出題者が求めたポイント〕

気体の圧力と反応

〔解答のプロセス〕

(1)　気体の状態方程式より

$2.02 \times 10^4 \text{ Pa} \times 50.0 \times 10^{-3} \text{ L}$
$= n \text{〔mol〕} \times 8.31 \times 10^3 \text{ Pa·L}/(\text{K·mol})$
$\times (273 + 15) \text{K}$

$n = 0.0004220 \fallingdotseq 4.22 \times 10^{-4}$ mol

(2)　酸素分子は混合気体の 3/5 であるから

$6.02 \times 10^{23}/\text{mol} \times 4.220 \times 10^{-4} \text{ mol} \times \dfrac{3}{5} \times \dfrac{1}{50.0}$

$\fallingdotseq 3.05 \times 10^{18}$ 個

(3)　容器 A では温度，体積は変わらず圧力が 1/2 になったから，含まれている気体も 1/2 になっていて

$4.220 \times 10^{-4} \text{ mol} \times \dfrac{1}{2} = 2.110 \times 10^{-4} \text{ mol}$

したがって容器 B 内の気体も $2.11 \times 10^{-4}$ mol。また容器 A と B の圧力は同じなので，$pV = nRT$ より気体の体積と絶対温度は比例することになる。よって

$\dfrac{50.0 \text{ mL}}{(273 + 15) \text{K}} = \dfrac{V \text{〔mL〕}}{(273 + 400) \text{K}} \qquad V \fallingdotseq 117 \text{ mL}$

(4)　$V_2O_5$ の触媒で $SO_2$ は $O_2$ と反応して $SO_3$ になる。

(5)　最初の $SO_2$ を $2n$〔mol〕とすると $O_2$ は $3n$〔mol〕。$SO_2$ の反応率を小数で $\alpha$ と表すと

|  | $2SO_2$ | $+$ | $O_2$ | $\longrightarrow$ | $2SO_3$ |  |
|---|---|---|---|---|---|---|
| 反応前 | $2n$ |  | $3n$ |  | $0$ | 〔mol〕 |
| 変化量 | $-2n\alpha$ |  | $-n\alpha$ |  | $+2n\alpha$ | 〔mol〕 |
| 反応後 | $2n(1-\alpha)$ |  | $n(3-\alpha)$ |  | $2n\alpha$ | 〔mol〕 |

合計　$(5-\alpha)n$〔mol〕

反応前後で体積，温度は変わらないから，物質量は圧力に比例する。よって

$\dfrac{5n \text{〔mol〕}}{1.01 \times 10^4 \text{ Pa}} = \dfrac{(5-\alpha)n \text{〔mol〕}}{9.09 \times 10^3 \text{ Pa}}$

$\alpha = 0.500 \quad \cdots \quad 50.0 \%$

### IV

〔解答〕

(1)(d)　(2)(c)　(3)(c)　(4)(a)　(5) 0.353 mol/L

(6) 0.0150 mol/L

〔出題者が求めたポイント〕

$Al^{3+}$ と $Zn^{2+}$ の分離と定量

〔解答のプロセス〕

(1)　アルミニウムは陰イオン交換樹脂に捕えられなかったから陰イオンになっていない。$AlCl_3$ 分子は水溶液中に存在しないから，アルミニウムは水和イオンの $[Al(H_2O)_6]^{3+}$ になっているとわかる。

(2)　亜鉛は陰イオン交換樹脂に捕えられたから陰イオンになっている。亜鉛は塩酸中に含まれているから，陰

イオンになるための配位子としては $Cl^-$ しかなく，$[ZnCl_4]^{2-}$ になっているとわかる。

(3) 陰イオン生成の反応　$Zn^{2+} + 4\,Cl^- \rightleftharpoons [ZnCl_4]^{2-}$ において，$Cl^-$ 濃度減少により $Zn^{2+}$ から $Cl^-$ が離れ水和イオンになったため陰イオン交換樹脂から流れ出したのである。

(4) メチルレッドの変色域は弱酸性域(pH 4.2 ～ 6.2)である。

(5) 実験 2 で生じた白色粉末は $Al_2O_3$ である。
$$2\,Al(OH)_3 \longrightarrow Al_2O_3 + 3\,H_2O$$
$Al_2O_3$ (式量 102.0) 0.450 g 中の Al は
$$\frac{0.450\ \mathrm{g}}{102.0\ \mathrm{g/mol}} \times 2 = 8.824 \times 10^{-3}\ \mathrm{mol} \quad \text{であるから，}$$
25.0 mL の容器 A 中の $Al^{3+}$ の濃度は
$$\frac{8.824 \times 10^{-3}\ \mathrm{mol}}{25.0 \times 10^{-3}\ \mathrm{L}} \fallingdotseq 0.353\ \mathrm{mol/L}$$

(6) $Zn^{2+}$ 1 mol は 4 mol の KCN と反応して錯イオンになるから
$$x\,[\mathrm{mol/L}] \times \frac{25.0}{1000}\ \mathrm{L} \times 4 = 0.100\ \mathrm{mol/L} \times \frac{15.0}{1000}\ \mathrm{L}$$
$$x = 0.0150\ \mathrm{mol/L}$$

# V

〔解答〕

(1)
$$\begin{array}{c} O{=}C{-}O{-}CH{-}CH_3 \\ H_3C{-}CH{-}O{-}C{=}O \end{array}$$

(2)
$$\left[ \begin{array}{c} O \\ \| \\ C{-}CH{-}O \\ | \\ CH_3 \end{array} \right]_n$$

(3)共重合

(4)
$$\begin{array}{c} CH_3 \\ | \\ HO{-}Si{-}OH \\ | \\ CH_3 \end{array}$$

(5) HCl

(6)
$$\left[ \begin{array}{c} CH_3 \\ | \\ Si{-}O \\ | \\ CH_3 \end{array} \right]_n$$

〔出題者が求めたポイント〕

生分解性高分子，シリコーンゴム

〔解答のプロセス〕

(1) 2 分子の乳酸の $-COOH$ と $-OH$ で 2 個のエステル結合をつくる。

$$\begin{array}{c} CO|OH \quad H|O{-}CH{-}CH_3 \\ CH_3{-}CH{-}O|H \quad H|O|OC \end{array}$$

$$\longrightarrow \begin{array}{c} CO{-}O{-}CH{-}CH_3 \\ CH_3{-}CH{-}O{-}CO \end{array} + 2\,H_2O$$

(2)
$$\cdots + HO|OC{-}CH{-}O|H + HO|OC{-}CH{-}O|H + \cdots$$
$$\qquad\qquad CH_3 \qquad\qquad\qquad CH_3$$

$$\longrightarrow \left[ \begin{array}{c} OC{-}CH{-}O \\ | \\ CH_3 \end{array} \right]_n$$

(4),(5)
$$\begin{array}{c} CH_3 \\ | \\ Cl{-}Si{-}Cl \\ | \\ CH_3 \end{array} + 2\,H_2O \longrightarrow \begin{array}{c} CH_3 \\ | \\ HO{-}Si{-}OH \\ | \\ CH_3 \end{array} + 2\,HCl$$

(6)
$$\cdots + \begin{array}{c} CH_3 \\ | \\ HO{-}Si{-}O|H \end{array} + \begin{array}{c} CH_3 \\ | \\ HO{-}Si{-}O|H \end{array} + \cdots \longrightarrow \left[ \begin{array}{c} CH_3 \\ | \\ Si{-}O \\ | \\ CH_3 \end{array} \right]_n$$
$$\qquad CH_3 \qquad\qquad CH_3$$

# VI

〔解答〕

(1)㋐ニトロベンゼン　㋑アニリン塩酸塩　㋒アニリン　㋓アセトアニリド　㋔酢酸　(2)ニトロ化

(3)(a) 6　(b) 6　(4) 2 $H_2O$

(5) 2 ⬡$-NO_2$ + 3 Sn + 14 HCl
$$\longrightarrow 2\ \text{⬡}{-}NH_3Cl + 4\,H_2O + 3\,SnCl_4$$

(6)赤紫色　　(7) ⬡$-NH{-}CO{-}CH_3$

〔出題者が求めたポイント〕

アニリンの合成反応

〔解答のプロセス〕

(1)
$$\text{⬡} + HNO_3 \xrightarrow[\text{ニトロ化}]{H_2SO_4} \text{⬡}{-}NO_2 \text{(ア)} + H_2O$$
ニトロベンゼン

$$2\ \text{⬡}{-}NO_2 + 3\,Sn + 14\,HCl$$
$$\xrightarrow{\text{還元}} 2\ \text{⬡}{-}NH_3Cl \text{(イ)} + 3\,SnCl_4 + 4\,H_2O$$
アリニン塩酸塩

$$\text{⬡}{-}NH_3Cl + NaOH$$
$$\xrightarrow{\text{弱塩基遊離}} \text{⬡}{-}NH_2 \text{(ウ)} + NaCl + H_2O$$
アニリン

$$\text{⬡}{-}NH_2 + (CH_3CO)_2O$$
$$\xrightarrow{\text{アセチル化}} \text{⬡}{-}NHCOCH_3 \text{(エ)} + CH_3COOH \text{(オ)}$$
アセトアニリド

(3),(4)
$$\text{⬡}{-}NO_2 \text{(ア)} + \text{(a)}\,H^+ + \text{(b)}\,e^- \longrightarrow \text{⬡}{-}NH_2 \text{(ウ)} + \text{(c)}$$

(c)は O の数から 2 $H_2O$，H の数から(a)=6，両辺の電荷は 0 であるから(b)=6

アニリンの N 原子は O(酸化数 $-2$)を 2 個失い H(酸化数 $+1$)を 2 個得るので，酸化数が 6 減る $\longrightarrow$ $e^-$ の係数(b)は 6　と考えてもよい

(5)
$$\text{⬡}{-}NO_2 + 7\,H^+ + 6\,e^-$$
$$\longrightarrow \text{⬡}{-}NH_3^+ + 2\,H_2O \quad \cdots ①$$
$$Sn \longrightarrow Sn^{4+} + 4\,e^- \qquad\qquad\qquad \cdots ②$$
①×2 + ②×3　より $e^-$ を消去する。
$$2\ \text{⬡}{-}NO_2 + 14\,H^+ + 3\,Sn$$
$$\longrightarrow 2\ \text{⬡}{-}NH_3^+ + 3\,Sn^{4+} + 4\,H_2O$$

(6) アニリンがさらし粉により酸化されて赤紫色を呈するのは，アニリンの特徴の反応である。

# 第2回

## I
〔解答〕
(1) 2.1 mol　(2) $1.7 \times 10^{-22}$ mol　(3) 0.22 mol
(4) 26 mol　(5) $2.0 \times 10^{-11}$ mol　(6) 2.8 mol
(7) 0.034 mol

〔出題者が求めたポイント〕
物質量の算出

〔解答のプロセス〕
(1) $MgCl_2 = 95$　$\dfrac{100 \text{ g}}{95 \text{ g/mol}} \times 2 \fallingdotseq 2.1$ mol

(2) $\dfrac{100}{6.0 \times 10^{23} \text{/mol}} \fallingdotseq 1.7 \times 10^{-22}$ mol

(3) $\dfrac{5.0 \text{ L}}{22.4 \text{ L/mol}} \fallingdotseq 0.22$ mol

(4) 水は93.0%　$\dfrac{500 \text{ g} \times 0.930}{18 \text{ g/mol}} \fallingdotseq 26$ mol

(5) $[H^+] = 0.10 \text{ mol/L} \times 1 \times 0.010 = 1.0 \times 10^{-3}$ mol/L
$[OH^-] = K_w/(1.0 \times 10^{-3}) = 1.0 \times 10^{-11}$ mol/L
$1.0 \times 10^{-11} \text{ mol/L} \times 2.0 \text{ L} = 2.0 \times 10^{-11}$ mol

(6) 水を$x$〔mol〕$= 18x$〔g〕とすると
$0.62 = 1.9 \text{ K·kg/mol} \times \dfrac{3.0 \text{ g}}{180 \text{ g/mol}} \times \dfrac{1000 \text{ g/kg}}{18x \text{ [g]}}$
$x \fallingdotseq 2.8$ mol

(7) 水素の分圧は $1.0 \times 10^5 - 3.6 \times 10^3 = 9.64 \times 10^4$ Pa
$9.64 \times 10^4 \text{ Pa} \times 880 \times 10^{-3}$ L
$\quad = n$〔mol〕$\times 8.3 \times 10^3$ Pa·L/(K·mol) $\times 300$ K
$n \fallingdotseq 0.034$ mol

## II
〔解答〕
(1) $C_3H_8$（気）$+ 5 O_2$（気）
$\qquad = 3 CO_2$（気）$+ 4 H_2O$（液）$+ 2219$ kJ
(2) $HCl$ aq $+ NaOH$ aq $= NaCl$ aq $+ H_2O$（液）$+ 56.5$ kJ
(3) 5.0 kJ　(4) 40 kJ/mol

〔出題者が求めたポイント〕
熱化学方程式の記述と算出

〔解答のプロセス〕
(1),(2) 化学式に状態を付記する。生成する$H_2O$は特に記なければ液体である。
(3) 液温低下を考慮した最高液温は右図のように作図し44.0℃

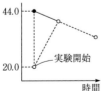

発生熱量（J）
= 溶液の質量（g）×比熱（J/(g·K)）×液温上昇度（K）
であるから

$q$〔kJ〕$= (45 + 5.0) \text{ g} \times 4.2 \times 10^{-3}$ kJ/(g·K)
$\qquad\qquad\qquad \times (44.0 - 20.0)$ K
$\quad = 5.04 \fallingdotseq 5.0$ kJ

(4) NaOH 1 mol あたりの熱量は
$5.04 \text{ kJ} \times \dfrac{40 \text{ g/mol}}{5.0 \text{ g}} \fallingdotseq 40$ kJ/mol

## III
〔解答〕
(1)(a) $O_2$　(b) $H_2$
(2)(c) $O_2$　(d) $2 H_2O \longrightarrow O_2 + 4 H^+ + 4 e^-$
(3)(e) $5.8 \times 10^2$　(4)(f) $2.8 \times 10^{22}$　(g) 0.033

〔出題者が求めたポイント〕
電気分解

〔解答のプロセス〕
(1) 陽極では$OH^-$, 陰極では$K^+$ではなく$H_2O$が反応する。
陽極：$4 OH^- \longrightarrow O_2 + 2 H_2O + 4 e^-$ …①
陰極：$2 H_2O + 2 e^- \longrightarrow H_2 + 2 OH^-$ …②
①＋②×2 より両極の反応をまとめると
$2 H_2O \xrightarrow{4 e^-} 2 H_2 + O_2$

(2) 陽極では$SO_4^{2-}$ではなく$H_2O$, 陰極では$Cu^{2+}$が反応する。
陽極：$2 H_2O \longrightarrow O_2 + 4 H^+ + 4 e^-$
陰極：$Cu^{2+} + 2 e^- \longrightarrow Cu$

(3) $e^-$が4 mol流れると$O_2$ 1 molと$H_2$ 2 molが生じる。
その質量の合計は
$32 \text{ g/mol} \times 1 \text{ mol} + 2.0 \text{ g/mol} \times 2 \text{ mol} = 36$ g
よって　$\dfrac{36 \text{ g}}{9.6 \times 10^4 \text{ C/mol} \times 4 \text{ mol}} = \dfrac{54 \times 10^{-3} \text{ g}}{x \text{ [C]}}$
$x = 576 \fallingdotseq 5.8 \times 10^2$ C

(4)(f) $e^-$ 2 molが流れると Cu 1 molが析出するから
$6.0 \times 10^{23} \text{/mol} \times \dfrac{8.9 \times 10^3 \text{ C}}{9.6 \times 10^4 \text{ C/mol}} \times \dfrac{1}{2}$
$\fallingdotseq 2.8 \times 10^{22}$ 個

(g) 質量＝密度×体積　であるから
$8.9 \text{ g/cm}^3 \times 10 \text{ cm}^2 \times x$〔cm〕
$\quad = 64 \text{ g/mol} \times \dfrac{8.9 \times 10^3 \text{ C}}{9.6 \times 10^4 \text{ C/mol}} \times \dfrac{1}{2}$
$x \fallingdotseq 0.033$ cm

## IV
〔解答〕
(1)(ア)親水　(イ)電解　(ウ)水　(エ)塩析　(オ)疎水　(カ)凝析
　(キ)酸
(2) $NH_4^+ + H_2O \longrightarrow NH_3 + H_3O^+$
(3)(b)　(4)(c),(e),(f),(j)

〔出題者が求めたポイント〕
コロイド

〔解答のプロセス〕
(1) タンパク質は分子1個でコロイド粒子である（分子

コロイド），多くの水分子が水和していて水に溶ける（親水コロイド）。タンパク質水溶液に多量の電解質を加えると，電解質が溶解するために水和している水分子が奪われ，タンパク質分子が凝集し沈殿する（塩析）。一方水酸化鉄（Ⅲ）のコロイドは水和している分子が少なく電荷による反撥力のため安定化しているので，少量の電解質により電荷が中和されると沈殿する（凝析）。

硫酸アンモニウムは強酸と弱塩基の塩なので，水溶液中で加水分解して酸性を示す。

(2) 弱塩基由来の陰イオン $NH_4^+$ が水から $OH^-$ を奪い $H^+$（$H_3O^+$）を残す。

(3) セロハンは半透膜であり，水分子は自由に通過するので，袋の中の溶液量は変化しない。

アンモニウムイオンと硫酸イオンは半透膜を通過し，濃度の大きい袋の中から外の水中に出て行くので濃度は減少するが，袋の内外の濃度が同じになると変化しなくなる。

(4) (c)固体の中に気体（空気）の分散したコロイド
(e)水の中にタンパク質，油が分散したコロイド
(f)空気中に水または氷の微粒子が分散したコロイド
(j)水の中に油，タンパク質の分散したコロイド

$$\underset{\text{H}_2\text{N-CH-COOH}}{\overset{\text{CH}_3}{|}} \quad \text{となる。}$$

(4) アミノ酸を水に溶かすと，-COOH から-NH₂ に $H^+$ が移り，双性イオン $\underset{\text{H}_3\text{N}^+\text{-CH-COO}^-}{\overset{\text{CH}_3}{|}}$ になる。

溶液を酸性にすると-COO⁻が $H^+$ を得て-COOH になった陽イオン $\underset{\text{H}_3\text{N}^+\text{-CH-COOH}}{\overset{\text{CH}_3}{|}}$ になる。

溶液を塩基性にすると -NH₃⁺が $H^+$ を奪われて -NH₂ になった陰イオン $\underset{\text{H}_2\text{N-CH-COO}^-}{\overset{\text{CH}_3}{|}}$ になる。

(5) $\underset{\text{マルトース}}{C_{12}H_{22}O_{11}} + H_2O \longrightarrow \underset{\text{グルコース}}{2\,C_6H_{12}O_6}$

グルコースには-CHO があり，フェーリング液と反応してグルコース 1 mol から $Cu_2O$ 1 mol が生じる。

$$R\text{-CHO} + 2\,Cu^{2+} + 5\,OH^-$$
$$\longrightarrow R\text{-COO}^- + Cu_2O + 3\,H_2O$$

従って 1 mol のマルトースから $Cu_2O$ 2 mol が生じるので 143 g/mol × 0.0500 mol × 2 ＝ 14.3 g

# Ⅴ
〔解答〕
(1)示性式：$C_{16}H_{29}COOH$　炭素間二重結合の数：2
(2) 0.300 g　(3) $\underset{\underset{\text{O}}{\text{H}_2\text{N-CH-C-OH}}}{\overset{\text{CH}_3}{|}}$

(4) $\underset{\underset{\text{O}}{\text{H}_3\text{N}^+\text{-CH-C-OH}}}{\overset{\text{CH}_3}{|}}$　双性イオン

(5) 14.3 g

〔出題者が求めたポイント〕
油脂，アミノ酸，マルトース

〔解答のプロセス〕
(1) $(RCOO)_3C_3H_5 = 836$　$RCOOH = 266$
$R = C_mH_n = 221$
$m = 15$, $n = 41$　H 過多で不適
$m = 16$, $n = 29$　適
$m = 17$, $n = 1$　H 過小で不適
炭素数 16 の飽和アルキル基は $C_{16}H_{33}-$ なので，H4 原子が少ない。よって C＝C は 2 個である。

(2) 油脂 1 mol は NaOH 3 mol と反応する。
$(RCOO)_3C_3H_5 + 3\,NaOH$
$$\longrightarrow 3\,RCOONa + C_3H_5(OH)_3$$
よって　$40.0 \text{ g/mol} \times \dfrac{2.09 \text{ g}}{836 \text{ g/mol}} \times 3 = 0.300$ g

(3) アミノ酸には-NH₂ と-COOH があるから
$C_3H_7NO_2 = C_2H_4(NH_2)COOH$
不斉炭素原子があるから

# 生 物

## 解答

28年度

### 第1回

### Ⅰ

系統と分類

〔解答〕

問1. (a)菌糸　　(b)冠輪　　(c)脊索

問2. 従属栄養生物

問3. 接合菌類：(イ)(カ)，子のう菌類：(ウ)(エ)，担子菌類：(ア)(オ)

問4. 旧口動物は原口が口になり，新口動物は原口が肛門になる。

問5. (イ)(オ)

問6. (1)：(ウ)，(2)：(ア)，(3)：(エ)，(4)：(キ)，(5)：(イ)

〔出題者が求めたポイント〕

分類，系統，発生などに関する基本問題。多くは教科書レベルだが，一部に教科書を超える内容がある。

問1　(c)脊椎動物では，脊索は発生途中に退化消失する。

問2　対義語として，自ら栄養をつくり出す生物のことを「独立栄養生物」という。

問3　接合菌は真菌のような土壌や淡水いるカビの仲間。子のう菌類は酵母や赤パンカビなど。担子菌類はキノコの仲間が当てはまる。また担子菌は胞子を生成する際の分裂は2回であるが，子のう菌は分裂が3回行われるため，1つの細胞から8つの胞子ができる。

問5　(イ)魚類の心臓は1心房1心室。(オ)カモノハシなどの単孔類も胎生ではない。

問6　(1)節足動物の昆虫類で，チョウの仲間である。(2)タイマイはウミガメの仲間。(3)原生生物の緑藻類に分類される。(4)干潟に生息している。肺呼吸を行うことができる魚類。(5)沖縄本島にいる飛べない鳥であり，外来種が原因で絶滅危惧種に指定されている。

### Ⅱ

体内環境

〔解答〕

問1. (a)ネフロン　　(b)腎小体　　(c)糸球体

(d)ボーマンのう　　(e)腎う(腎杯)

問2. 120 ml/分

問3. 240 mg

問4. 2.8 mg/ml

問5. 鉱質コルチコイド，バンプレシン

〔出題者が求めたポイント〕

腎臓，内分泌系に関する基礎知識および計算問題を問われた問題。

問1　(e)集合管から輸尿管までの間で通過する腎臓の部位名を答えられればよい。

問2　120 mg/分 × 1 ml/mg＝120 ml/分

問3　血しょう中のグルコース量が 2.5 mg/ml の場合，尿中にグルコースが出ていることがグラフからわかり，再吸収量は最大値に到達していることが分かる。(ア)原尿中から(イ)尿中のグルコース輸送量をひいたものがグルコースの再吸収量であり，再吸収量の最大値は 240 mg/分である。

問4　144 g＝144000 mg　144000 mg÷24 時間÷60 分＝100 mg/分　問題文であげられているヒトは尿中に100 mg/分グルコースが輸送されており，再吸収の最大量を超えているため，血漿中のグルコース輸送量は100＋240＝340 mg/分であることが分かる。血しょう中のグルコース輸送量と血漿中のグルコース濃度はグラフによると正比例の関係であるため，

340÷120＝2.83…≒2.8 mg/ml　となる。

### Ⅲ

遺伝学

〔解答〕

問1　$8.7×10^3$ 分の1

問2　(ア)原核生物も DNA に遺伝情報を記録・保存されている。

(イ)バクテリオファージも遺伝情報を持つ。

(ウ)持っている遺伝子は同じだが，発現される遺伝子の組合せが異なる。

問3　(ア)X　　(イ)劣性　　(ウ)q　　(エ)$q^2$

(オ)高　　(カ)0.0001　　(キ)0.00000001

(ク)1億

問4　(a)染色体数　　(b)二価　　(c)乗換え

(d)連鎖群　　(e)組換え

〔出題者が求めたポイント〕

染色体，DNA，遺伝子，遺伝，減数分裂，組換えについての基本的な問題。多くは教科書レベルだが，一部に教科書を超える内容がある。

問1　染色体1本の平均の長さが何倍に濃縮されているかを求める。2 m＝2000000 $\mu$m

2000000 $\mu$m÷46 本÷5 $\mu$m≒8695≒8700 倍

問3　女性は性染色体が XX であり，両方とも劣性遺伝子 a を持っている場合($X^aX^a$)の遺伝子頻度は

$(pX^A+qX^a)^2＝p^2X^AX^A+2pqX^AX^a+q^2X^aX^a$

よって $q^2$ となる。

### Ⅳ

タンパク質，セントラルドグマ

〔解答〕

問1　アミラーゼ，分泌液名：だ液，すい液

問2　細胞層名：糊粉層，植物ホルモン名：ジベレリン

問3　細胞壁

問4　同化デンプン

問5　転流，形状名：スクロース

問6　(1) Aaa

(2) 翻訳の際に3つの塩基ずつで1つのアミノ酸が指定されるが，2番目のエクソン部位で重複を起こした結果，フレームシフトが起こった。そのため，2番目のエクソン部位からアミノ酸配列がまったく異なることになった。

〔出題者が求めたポイント〕

消化酵素，植物ホルモン，遺伝，転写，翻訳，突然変異に関する標準的な問題。多くは教科書レベルだが，一部に教科書を超える内容がある。

問1　だ液は $\alpha$ アミラーゼ（プチアリン），すい液は $\gamma$ アミラーゼ（アミロプシン）といい，デンプンを加水分解する酵素の総称をジアスターゼという。

問3　高分子物質とは細胞壁を構成するセルロースのことである。

問5　多くがスクロース（ショ糖）の形で，師管を転流している。師管内を濃度勾配に逆らい，スクローストランスポーターにて能動輸送が行われている。

問6　(1) 被子植物は胚と胚乳の両方が受精する重複受精を行う。胚乳は，めしべ側の遺伝子 aa と，おしべ側の遺伝子 A のが受精して作られるため，遺伝子型は Aaa となる。

(2) 重複はある範囲の塩基配列が繰り返し挿入されることを示し，数回繰り返して挿入されることがある。しかし，1回でも23塩基対が重複すると、直前の23塩基対のうち，7コドン（21塩基対）がアミノ酸に翻訳されるが，残り2塩基対は続く23塩基対の1塩基対目とコドンを作ることになり、フレームシフトが起こってしまう。

うるち米

アミノ酸6　アミノ酸7　アミノ酸8　アミノ酸9
〜16 17 18 19 20 21 22 23 24 25 26 27〜

もち米

アミノ酸6　アミノ酸7　アミノ酸X　アミノ酸Y　アミノ酸Z
〜16 17 18 19 20 21 22 23 1　2 3 4　5 6 7 8 9〜

## 第2回

### Ⅰ

発生，分化

**〔解答〕**

問1　(a)受容器，(b)効果器，(c)散在，(d)管状，
(e)かご形，(f)脊髄〔(d)中枢(e)末梢も可。〕

問2　有性生殖

問3　(1)自己複製(分裂)，(2)多分化能(多能性)

問4　細胞が特定の形や働きをもつようになること。

問5　ある段階で起こるように予定されている細胞の
死。
名称：アポトーシス

**〔出題者が求めたポイント〕**

神経系，生殖，幹細胞，分化，アポトーシスなどの知識
問題。一部，かなり細かい知識を必要とする。

問2　扁形動物は「かご形神経系」をもつ。節足動物は「は
しご形神経系」を持つ。

問3　幹細胞は自己と同じ細胞を永続的に作る能力をも
つ。幹細胞の分裂した娘細胞の片方は幹細胞のままで
あり，もう片方は分化した細胞になる。分化した細胞
は幹細胞には戻れない。

問5　プログラム細胞死(アポトーシス)は内的要因によ
り，細胞膜に包まれたまま小さく断片化する現象であ
る。反対にプログラムになく，外的要因により細胞膜
が破けるなどで細胞内物質を細胞外にまき散らして細
胞が死ぬことをネクローシスという。

### Ⅱ

体内環境

**〔解答〕**

問1　恒常性

問2　ウ

問3　ア

問4　77.8%

問5　10.5 ml

**〔出題者が求めたポイント〕**

免疫，酸素解離曲線などの基礎問題および計算問題。一
部，かなり細かい知識を必要とする。

問2　ウ×　B細胞は抗原と結合しただけでは抗体産
生細胞にはならない。活性化されたヘルパーT細胞
の受容体に，B細胞が抗原提示をし，受容体と結合す
るとB細胞は活性化される。その後B細胞は増殖し，
抗体産生細胞へと分化する。

イの補足：未熟なT細胞は，T細胞の受容体が胸
腺細胞の自己抗原に対する結合具合で選別される。自
己抗原とピッタリ結合する受容体を持つT細胞は，
アポトーシスする(負の選択)。自己抗原とゆるく結合
する受容体をもつT細胞は成熟する(正の選択)。ま

た自己抗原と全く結合しない受容体をもつ場合，選択
されることもなくアポトーシスする(無視による死)。

問3　健常では，血液100 ml中にグルコース100 mg
前後含まれている。

問4　動脈血は(ア)のグラフから90%，静脈血は(イ)
のグラフから20%と読み取れる。問題文には「動脈血
によって運ばれた酸素ヘモグロビンの〜」とある。よっ
て，

$(90\% - 20\%)／90\% = 77.77\cdots ≒ 77.8\%$

問5　ヘモグロビン1 gが100%結合した場合，酸素は
最大1.5 ml結合できる。組織ではそのうちの70%の
酸素が解離されるので，1.5 ml×0.7×10 g=10.5 ml

### Ⅲ

個体数変動

**〔解答〕**

問1　個体群

問2　①集中分布，②一様分布

問3　分布名：ランダム分布，他個体とは関係なくまっ
たくランダムに分布している場合。

問4　推定520匹
条件1：各個体は同じ確率で捕獲されること。
条件2：標識をつけた個体とつけていない個体の間に
差が生じないこと。
条件3：標識を付けて放したとき，個体群の中にラン
ダムに拡散すること。

**〔出題者が求めたポイント〕**

生態系，個体群，分布様式，標識再捕法などの知識問題
および計算問題。一部，かなり細かい知識を必要とする。

問4　2回目に捕獲した小動物104匹のうち，標識して
いた小動物18匹であり，初めに捕獲した90匹中の
1／5に薄まっていた。よって2回目に捕獲した匹数
の5倍の個体数がこの地域に生息していると推測され
る。

### Ⅳ

タンパク質の合成

**〔解答〕**

問1　①制限酵素，②DNAリガーゼ

問2　プラスミド

問3　酵素名：逆転写酵素，
ウイルスの総称：レトロウイルス

問4　実験1：産生タンパク質は，本来の目的のタンパ
ク質と一次構造が異なる。
実験2：産生タンパク質は，目的のタンパク質と同じ一
次構造の長さであり，かつアミノ酸配列を持つ。

問5　取り除かれる部分：イントロン，過程名：スプラ
イシング

問6　現象名：選択的スプライシング

成因：mRNA の前駆体から除去されるイントロン部
　　　　　分が変化すること。
　　影響：1 つの遺伝子から多様なタンパク質を作ること
　　　　　ができる。

〔出題者が求めたポイント〕
遺伝子工学，逆転写，スプライシングなどの知識が問われ
れている。一部，かなり細かい知識を必要とする。
問3　レトロウイルスには HIV（エイズウイルス）や
　　T 細胞白血病ウイルスなどがある。
問4　イヌは真核生物のため，真核細胞であり核膜を持
　　つ。DNA から転写された mRNA は核内でスプライ
　　シングを経てイントロンが除去され，エキソンのみの
　　配列になって核膜の外で翻訳される。しかし，大腸菌
　　は原核生物のため，核膜がない。大腸菌では DNA を
　　転写するとすぐに翻訳が同時に始まり，また遺伝子領
　　域内にはイントロンがない。
　　　実験1は，イヌのゲノム DNA にはイントロン領域
　　も入っており，そのまま大腸菌のベクターに組み込む
　　と，大腸菌はイントロンの領域も含めて転写と翻訳を
　　おこなう。またイントロン領域は塩基対数が 3 の倍数
　　とは限らないため，続くエキソンをフレームシフトさ
　　せていることも考えられる。
　　　実験2は，イヌの細胞質にある mRNA は，すでに
　　スプライシングでイントロンが除去された後の mRNA
　　であり，逆転写酵素で作り出す DNA はエキソンのみ
　　の塩基配列で構成されている。そのため，大腸菌で転
　　写翻訳しても，塩基配列がエキソンのみから構成され
　　るために目的のタンパク質と一次構造は変わらないと
　　考えられる。ただし立体構造までは一緒とは言えなく，
　　また大腸菌にはゴルジ体がないため，タンパク質への
　　糖修飾などが真核細胞と比べて欠落していたり，異
　　なったりしている。
問6　選択的スプライシングによって，ヒトは約 2 万
　　5000 の遺伝子から十数万ものタンパク質をつくり出
　　すことができる。

# 平成27年度

# 問　題　と　解　答

平成27年度

# 英　語

## 問題

### 27年度

第2回

Ⅰ　次の英文を読み，設問に答えなさい。

High in the mountains of northeastern China, conservationists looking to preserve the endangered (ア) Amur tiger — the world's largest living feline[注1] — are releasing deer into the area for the big ( a ) to kill and eat.

Hundreds of the animals, also known as Siberian tigers and scientifically as *Panthera tigris altaica*, once roamed[注2] the lush[注3] pine and oak forests of Manchuria[注4], but only few still survive in the wild.

China was once home to several tiger subspecies, but now their legacy endures more in folklore[注5] — "Where there are mountains, there are tigers," goes one old saying — than in the flesh[注6].

Conservationists cite increased human settlement, logging and poaching[注7] of both tigers — for use in Chinese medicine — and prey as among the reasons for the dramatic population fall.

"The prey numbers are very low ( b ) comparison to other countries," said Rohit Singh of global conservation organization WWF's[注8] Tigers Alive Initiative.

WWF has a project to increase deer numbers in the Jilin Wangqing National Nature Reserve[注9] to give the tigers — and even more endangered Amur leopards — a chance to ( c ) and multiply.

In 2012, a total of 37 deer were released into the area, while last month a similar number were let (イ) go to feed the felines.

But the tigers' appetite is huge.

Dale Miquelle, Vladivostok-based[注10] director of the Wildlife Conservation Society's (WCS)[注11] Russia Program, said one tiger needs to kill about 50 deer or wild boar[注12] a year to survive, and a prey population about 10 times that size was needed for the kill rate to be sustainable. (ウ)

"Ultimately the process will be about ( d ) sure that these (prey) animals are protected from poaching and that they have the area to expand their populations and that their habitat isn't being destroyed by other activities," he said.

The Wangqing reserve is part of a corridor[注13] ( e ) the Amur tiger population in China with the one in Russia, less than 100 km away.

The corridor is "very important for tigers," said Tang Lijun, deputy director of the reserve's administration bureau, adding that steps had been taken to sharply reduce logging work in the area to ( f ) preserve it.

Measures include ( g ) to provide forest workers with alternative sources of income as logging (エ) work declines, such as stakes in fish, fungus[注14] and other farming ventures.

Estimates for worldwide wild tiger numbers run from about 2,700 to 3,200, said Joseph Vattakaven, a WWF conservation adviser and expert on the felines, down from an estimated 100,000 a century ago.

( h ) the extremely low tiger and leopard numbers in northeastern China, sightings[注15] are rare.

The last time a WWF camera trap caught an image of a tiger was in April 2012, but Miquelle said ( i ) in China's Hunchun Nature Reserve[注16], part of the "corridor" and where WCS has a program, had yielded views of at least four different tigers this year.

As recently as the 1970s, Amur tiger numbers in China and Russia were about equal at approximately 150 each, Vattakaven said, but the Russian population rose "because ( j ) protection and other efforts."

Joe Walston, Asia executive director for WCS, added from New York: "If it hadn't been ( k ) Russia, there now would be no wild tigers in China."

"So the test really is for China to build on the efforts that have gone ( l ) in Russia."

A key factor, he added, was that China should ( m ) major infrastructure projects "that will divide and break up tiger habitats."

The WWF's Singh said that while there were important ecological reasons to save tigers, they
(オ)
paled before one compelling[注17] fact.

"It's such a charismatic[注18] species," he said. "You can't just lose it. It's such a beautiful species."

(Adapted from AFP-Jiji, *The Japan Times ST*, September 27, 2013)

注1：feline　ネコ科の動物　　　　注2：roam　歩き回る　　　　注3：lush　青々と茂った

注4：Manchuria　満州《中国東北部の旧称》

注5：folklore　民話　　　　　　　注6：flesh　実物　　　　　　注7：poach　密猟する

注8：WWF　世界自然保護基金（＝World Wide Fund for Nature）

注9：Jilin Wangqing National Nature Reserve　吉林省汪清国立自然保護区

注10：Vladivostok　ウラジオストク《ロシアの都市》

注11：Wildlife Conservation Society　野生生物保護協会

注12：wild boar　イノシシ　　　　注13：corridor　回廊地帯　　　注14：fungus　キノコ

注15：sighting　目撃例　　　　　　注16：Hunchun Nature Reserve　琿春自然保護区

注17：compelling　説得力のある　　注18：charismatic　カリスマ的な

問　1　空所（a）～（m）を補うものとして最も適したものを，それぞれ下記の①～⑤の中から一つずつ選び，マークシートの解答欄　1　～　13　にマークしなさい。

（a）　1　① cats　　② conservationists　③ deer　　④ forests　　⑤ mountains

（b）　2　① as　　② in　　③ of　　④ on　　⑤ with

（c）　3　① approve　② derive　　③ dissolve　④ resolve　　⑤ thrive

（d）　4　① made　　② making　　③ on making　④ to make　　⑤ to making

（e）　5　① has linked　② linked　　③ linking　④ links　　⑤ to be linked

（f）　6　① aid　　② assist　　③ avail　　④ help　　⑤ serve

（g）　7　① scents　② schemes　③ sheds　　④ shields　　⑤ shortages

（h）　8　① Gave　　② Give　　③ Given　④ Giving　　⑤ To give

（i）　9　① decades　② declines　③ deficits　④ details　　⑤ devices

（j）　10　① both　　② by　　③ for　　④ in　　⑤ of

（k）　11　① except　② for　　③ in　　④ with　　⑤ without

（l）　12　① about　② away　　③ on　　④ out　　⑤ up

（m）　13　① absorb　② anticipate　③ appreciate　④ ascribe　　⑤ avoid

問　2　下線部（ア）～（オ）の単語の文脈上の意味を考え，それぞれに最も近い意味を表す英語表現を，下記の①～⑤の中から一つずつ選び，マークシートの解答欄　14　～　18　にマークしなさい。ただし，同じ記号を二度使ってはならない。

（ア）　14　endangered　　（イ）　15　similar　　（ウ）　16　sustainable

（エ）　17　alternative　　（オ）　18　ecological

①　seriously at risk of extinction

②　available as another possibility

③　able to be maintained at a certain rate or level

④　having a resemblance in appearance, character, or quantity, without being identical

⑤　connected with the relation of plants and living creatures to each other and to their environment

問　3　次の①〜⑤の日本文に関して，本文の内容と一致するものを一つ選び，マークシートの解答欄
　　　19 にマークしなさい。

①　保護論者たちは，トラとそのえじきとなる動物の個体数が激減している一因として，漢方薬への
　　利用を目的とした密猟を挙げている。

②　トラの食欲は旺盛であり，1頭のトラが生き延びるためには，年間で約50頭のシカやイノシシを
　　殺す必要がある。

③　世界中の野生のトラの生息数は約2,700頭から3,200頭の間であると推定されており，100年前の
　　推定値と比べると，およそ半数に減少している。

④　WWFがわなを仕掛けて野生のトラを捕獲したのは2012年4月が最後で，それ以降は目撃情報
　　が寄せられているだけである。

⑤　1970年代に生息していたアムールトラの個体数は中国とロシアではほぼ同数で，合計でおよそ
　　150頭いたが，ロシア側の個体数はその後増加した。


問　4　次の1及び2のそれぞれの単語①〜⑤の中から，最も強いアクセントのある母音の発音が他の四つ
　　　と異なるものを一つずつ選び，マークシートの解答欄 20 ， 21 にマークしなさい。

　　1. 20
　　　　① appetite　　② dramatic　　③ expand　　④ habitat　　⑤ multiply

　　2. 21
　　　　① deputy　　② estimated　　③ executive　　④ legacy　　⑤ recently

Ⅱ　次の英文を読み，設問に答えなさい。

No need to sugarcoat it: according to new guidelines from the World Health Organization (WHO), only 5% of a person's total daily calories should come from added sugar (about 26g per day for a 2,000-kilocalorie diet). Their experts made the recommendation after studying the increasing rates of obesity[注1], tooth decay and heart disease, all of which are linked to sugar consumption.
(A)(ア)

But is it too extreme? In the U.S., the Centers for Disease Control estimates that a full 13% of U.S. adults' total caloric intake came from sugar in 2010. The main culprit[注2] isn't even sweets — it's processed foods. A tablespoon of ketchup has 4g of sugar; a frozen pizza may contain as much as 26g. Expecting people to sacrifice all that "is (　a　)," says Keri Gans, a registered dietitian[注3] and the author of *The Small Change Diet*. "We should focus on what we should be eating and not what we shouldn't be."

To that end, WHO's original 10% restriction (about 52g of added sugar per day for a
(イ)
2,000-kilocalorie diet) may be "more realistic" in the U.S., according to Francesco Branca, WHO's director for nutrition. That would be slightly more than the amount recommended in the controversial
(B)
guidelines the American Heart Association released in 2009, which suggested from 30g to 45g per day.

In the long (　b　), the onus[注4] to reduce sugar consumption may fall (　c　) the food industry. In February, for example, the U.S. Food and Drug Administration announced it will revamp[注5] nutrition labels to highlight added sugars (as opposed to sugar that occurs (　d　), as in fruit), making it easier for people to gauge[注6] a product's healthfulness. And following the attempted "soda ban" in New York City — which aimed to outlaw sugary beverages in (　e　) over 16 oz.[注7] (473ml) — San Francisco and Berkeley, Calif., are trying to pass a sugary-beverage tax in an effort to curb[注8] the 180,000 deaths worldwide that are linked to sweetened drinks.

It may not be possible to shift our diets right away, says Dr. Donald Hensrud, a preventive medicine and nutrition expert with the Mayo Clinic. But by taking advantage of food-health initiatives — like the new labels — and eating more fresh foods, "we can change our taste preferences" for the better.

(Adapted from Alexandra Sifferlin, *TIME*, March 24, 2014)

注1：obesity　肥満　　　注2：culprit　原因　　　注3：dietitian　栄養士
注4：onus　責任　　　　注5：revamp　改良する　　注6：gauge　判断する
注7：oz.　オンス（重量の単位；約28.3g）
注8：curb　歯止めをかける

問 1　空所（a）～（e）を補うものとして最も適したものを，それぞれ下記の①～⑤の中から一つずつ選び，マークシートの解答欄 22 ～ 26 にマークしなさい。

（a）22 　① illegal 　② indifferent 　③ unavailable 　④ uncommon 　⑤ unrealistic
（b）23 　① history 　② relationship 　③ run 　④ time 　⑤ walk
（c）24 　① at 　② down 　③ in 　④ on 　⑤ over
（d）25 　① additionally 　② artificially 　③ domestically 　④ experimentally 　⑤ naturally
（e）26 　① design 　② kinds 　③ production 　④ sizes 　⑤ types

問 2　下線部（ア）are linked to，（イ）restriction の言い換えとして最も適切なものを，それぞれ下記の①～⑤の中から一つずつ選び，マークシートの解答欄 27 ， 28 にマークしなさい。

（ア）27 　① are associated with 　② are aware of 　③ are concerned about
　　　　　④ are composed of 　⑤ are identical with

（イ）28 　① limitation 　② prevention 　③ recommendation
　　　　　④ relaxation 　⑤ suggestion

問 3　下線部（A），（B）が指示するものを，それぞれ下記の①～⑤の中から一つずつ選び，マークシートの解答欄 29 ， 30 にマークしなさい。

（A）29 　① heart disease
　　　　　② obesity
　　　　　③ obesity, tooth decay and heart disease
　　　　　④ recommendation
　　　　　⑤ tooth decay

（B）30 　① a 2,000-kilocalorie diet
　　　　　② about 52 g of added sugar per serving
　　　　　③ nutrition
　　　　　④ WHO's director
　　　　　⑤ WHO's original 10％ restriction

問 4　次の①〜⑤の日本文に関して，本文の内容と一致するものを一つ選び，マークシートの解答欄 31 にマークしなさい。

① 世界保健機関による新たな調査から，一人当たりの一日の総カロリーのうち，わずか５パーセントしか砂糖に由来していないことが明らかになった。

② アメリカでは，ケチャップやピザのような加工食品の普及により砂糖過剰摂取が生じているため，加工食品を控えることが望まれている。

③ 砂糖摂取を抑制するための指針として，2009 年に米国心臓協会が示した１日 2,000 キロカロリーの食事に対して，30 グラムから 45 グラムの砂糖摂取が一番妥当であるとみなされている。

④ 栄養表示で砂糖入りであることを目立たせたり，糖分と容量の多い飲み物を禁止にしたり，糖分の多い飲み物に課税したりした結果，消費者の砂糖摂取量が減少した。

⑤ 食習慣の変更はすぐにできそうにないが，食物と健康に関わる新たな取り組みを活用し，生鮮食品を多く食べることで，味の好みを良い方向に変えることはできると述べた人がいる。

問 5　次の１及び２のそれぞれの単語①〜⑤の中から，最も強いアクセントの位置が他の四つと異なるものを一つずつ選び，マークシートの解答欄 32 ， 33 にマークしなさい。

1. 32
　① ad-van-tage　② con-sump-tion　③ in-creas-ing　④ nu-tri-tion　⑤ pre-fer-ence

2. 33
　① an-nounce　② con-tain　③ ex-pect　④ ex-treme　⑤ la-bel

Ⅲ　次の A 及び B の設問に答えなさい。

A. 以下の例に従って，次の 1〜5 の [　　] 内の単語の形を変え，文脈に合うように （　　） に入る一語を解答用紙に書きなさい。

（例）Certain (combinations) of sounds are not possible in English. [combine]
（例）I think that I should sell my car, but he (disagrees). [agree]

1. You can find (　　　　) apartments in this neighborhood. [afford]

2. Money and humanity do not have to be (　　　　) exclusive. [mutual]

3. She covered a few recent (　　　　) in the entertainment world. [happen]

4. It is important that you give some (　　　　) guidelines to the members of your division. [practice]

5. He is so (　　　　) that he acts 10 years younger than he really is. [mature]

B. 次の１及び２のそれぞれの日本文の意味になるように，下記に与えられた単語を[   ]内に並べかえて英文を完成させると，指定された数字の位置にくるものはどれか。与えられた語群の中からそれぞれ選び，記号を解答用紙に書きなさい。ただし，文頭にくる語も小文字で示してある。

1. 養殖魚に何を餌（えさ）として与えるべきかを把握することは，それらをどこで養殖するべきかという問題よりも地球にとって重要かもしれない。

   [ 1   2   3 ] to [ 4   5   6   7   8   9   10   11 ] the [ 12   13   14   15   16   17   18 ] farm them.

   （2と9と16）

   | ア. be | イ. farmed | ウ. feed | エ. figuring |
   | オ. fish | カ. for | キ. important | ク. may |
   | ケ. more | コ. of | サ. out | シ. planet |
   | ス. question | セ. than | ソ. the | タ. to |
   | チ. what | ツ. where | | |

2. ほとんどの企業が女子の大卒者の採用数の増加を検討していると述べた理由は，従業員の多様性を高めるためであった。

   [ 1   2   3   4   5   6   7   8   9   10   11   12   13   14   15   16   17 ] the workforce.

   （6と9と14）

   | ア. companies | イ. considering | ウ. diversity | エ. female |
   | オ. graduates | カ. hiring | キ. in | ク. increase |
   | ケ. more | コ. most | サ. reason | シ. said |
   | ス. the | セ. they | ソ. to | タ. was |
   | チ. were | | | |

# 数　学

## 問題

### 第2回

27年度

**問　1**　不等式 $|3x|+|4x-2|<8$ を解け.

問 2  4つの都市 A，B，C，D は互いに 1 本の道路で結ばれている．ある旅行者が 1 回の移動で，ある
都市から他の 3 都市のいずれかに等確率で移動するものとする．都市 A を起点として旅行を始め，
3つの都市をすべて訪れたところで旅行は終了するものとする．このとき以下の問いに答えよ．

(1) 3 回目の移動で旅行を終了する確率を求めよ．

(2) 4 回目の移動で旅行を終了する確率を求めよ．

**問　3**　$27^{1000}$ の下 5 桁を求めよ．

**問 4** △ABC の 3 辺を BC $=a$, CA $=b$, AB $=c$ とし, ∠A $=$ A, ∠B $=$ B, ∠C $=$ C とする. 内積 $\overrightarrow{AB} \cdot \overrightarrow{AC} = x$, $\overrightarrow{BC} \cdot \overrightarrow{BA} = y$, $\overrightarrow{CA} \cdot \overrightarrow{CB} = z$ とする.

(1) $\cos$ A, $\cos$ B, $\cos$ C を $a$, $b$, $c$, $x$, $y$, $z$ を用いて解答欄のように表せ.

(2) $a$, $b$, $c$ を $x$, $y$, $z$ を用いて表せ.

問 5  $f(a) = \int_{-1}^{1} |(x+a-4)(x-a)| dx, \quad a \geqq 1$ とする.

$f(a)$ の最小値を求めよ.

# 物理

## 問題　27年度

### 第1回

I　1）流水の速さが2.0 m/sのまっすぐな川を，静水時の速さが10.0 km/hのカワイルカが下流に向かって泳いでいるときの速度（km/h）を求めよ。

2）重力下で，質量$m$の物体を鉛直上向きに一定の力$F$を加え高さ$h$だけ持ち上げた。このとき，物体にされた仕事を求めよ。ただし，重力加速度の大きさを$g$とする。

3）図のように，長さが$l$のひもに，質量$M$の物体を鉛直につるし，質量$m$（$m<M$）の小球を速さ$v$で衝突させた。衝突後のひもと鉛直線との成す角を$\theta$，重力加速度の大きさを$g$とする。以下の問いに答えよ。ただし，ひもの長さの変化と重さは無視する。

（a）小球と物体が弾性衝突する場合の衝突後の物体と小球の速さを，$M$, $m$, $v$で表せ。

（b）（a）の衝突後にひもが水平になる高さまで物体が上がる場合について，衝突前の小球の速さ$v$を$l$, $M$, $m$, $g$で表せ。

（c）速さ$v$の小球と物体が合体する場合の衝突後の合体した物体の速さを$M$, $m$, $v$で表せ。

（d）（c）の場合に，衝突により生じる熱エネルギーを，$l$, $M$, $m$, $v$, $\theta$, $g$で表せ。ただし，失われた力学的エネルギーはすべて熱として発生するとする。

（e）（c）の場合の$\cos\theta$を求めよ。

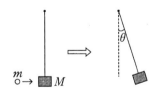

Ⅱ　$n$ モルの単原子分子理想気体の圧力を $p$，体積を $V$，絶対温度 $T$，気体定数を $R$，とする。この気体が，状態 S $(p,\ V,\ T)$ からわずかに異なる状態 S′ $(p+\Delta p,\ V+\Delta V,\ T+\Delta T)$ へゆっくりと変化をした。次の問いに答えよ。

（a）　このときの気体の内部エネルギー変化を，$n,\ T,\ R$ をもちいて表せ。

（b）　このときの気体のした仕事を，$p,\ V,\ R$ をもちいて表せ。

（c）　このときの気体に与えられた熱量を，$n,\ p,\ V,\ T,\ R$ をもちいて表せ。

（d）　このときの $\Delta p,\ \Delta V,\ \Delta T$ の関係式を，$n,\ p,\ V,\ T,\ R$ をもちいて表せ。

Ⅲ 図のように，真空中で厚さ $l$ の薄い膜（屈折率 $\sqrt{3}$）に，波長 $\lambda$ の単色光を入射角 $60°$ であてると，光は膜の上面と下面で反射した。次の問いに答えよ。

(a) 反射のときに位相のずれが生じるのは，A，B，C，D，E のどの点か。

(b) 屈折角 $\theta$ を求めよ。

(c) 膜の中での光の波長を求めよ。

(d) 光の経路 A→D→B→E と経路 C→B→E の光路差を求めよ。

(e) 光の波長 $\lambda$ が $600\,\mathrm{nm}$ のとき，(d) の 2 つの光路の光が強め合う膜の厚さの最小値を求めよ。

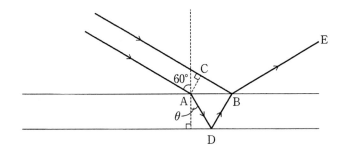

Ⅳ 1）細い金属線をよりあわせた電気コードの金属線が断線して，電気コードの断線部分の断面積が0.1倍になったとする。断線した部分で発生するジュール熱は，同じ長さの断線していない部分の何倍になるか求めよ。ただし，電流は一様とし，抵抗率の温度変化は無視する。

2）図のように，鉛直上向きの一様な磁場（磁束密度 $B$）内に，間隔 $d$ の 2 本の平行な導線レールを水平に配置する。レールの端を起電力 $E$ の電池をつなぎ，導線棒（抵抗値 $R$）AB をレール上の上に置き，導線棒が速さ $v$ で動くとき，下記の問いに答えよ。ただし，導線棒はレール上をなめらかに動くものとする。

（a）導線棒両端間に生じる誘導起電力の大きさを，$B$, $d$, $R$, $v$ で表せ。

（b）導線棒両端間に流れる電流を，$B$, $d$, $E$, $R$, $v$ で表せ。また，電流の向きを求めよ。

（c）導線棒が磁場から受ける力の大きさを，$B$, $d$, $E$, $R$, $v$ で表せ。

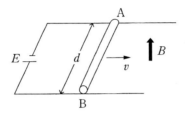

Ⅴ ある原子（半減期 $T$）が $\beta$ 崩壊して $N_1$ mol から $N$ mol になるのにかかる時間を求めよ。

# 化 学

## 問 題

### 27年度

### 第1回

Ⅰ 次の文章を読んで，以下の問い（1）〜（5）に答えよ。

一般に，$H_2O$，$NH_3$，$CN^-$ や $Cl^-$ などが有する（ あ ）が，中心原子または陽イオンに（ い ）結合してできた化合物を錯体という。錯体の中の（ あ ）を持った分子やイオンを（ い ）子といい，中心原子（イオン）に（ い ）している数を（ い ）数という。錯体が特にイオンのときを錯イオンという。金属元素は（ う ）元素と（ え ）元素に分類され，錯イオンは，$Zn^{2+}$ や $Cd^{2+}$ のような（ う ）元素の金属イオンでもつくられるが，（ え ）元素の金属イオンを中心とするものが多い。錯イオンを作る陽イオンの（ い ）数は $Fe^{3+}$ のシアニド錯イオンのように（ お ）のものが最も多く，次に $Cu^{2+}$ のアンミン錯イオンのように（ か ）のものが多いが2のものもある。（ お ）のものは陽イオンを中心に（ き ）構造，（ か ）のものは正方形や（ く ）構造をとり，2のものは直線形となる。

（1） 文章中の（ あ ）〜（ く ）に適した語句と数を記せ。

（2） 錯イオンとなる（ え ）元素の金属イオンを以下の中からすべて選べ。

  $Cr^{3+}$， $Fe^{2+}$， $Ca^{2+}$， $Al^{3+}$， $Ni^{2+}$， $Mg^{2+}$， $Ba^{2+}$

（3） $Zn^{2+}$ を含む水溶液にアンモニア水を加えると，白色の沈殿を生じ，さらに過剰のアンモニア水を加えると，無色の錯イオンとなり，生じた沈殿は溶けてしまう。この沈殿と錯イオンの化学式を書け。

（4） 硝酸銀水溶液にアンモニア水を加えると，褐色の沈殿を生じ，さらに過剰のアンモニア水を加えると，無色の錯イオンとなり，生じた沈殿は溶けてしまう。この沈殿と錯イオンの化学式を書け。

（5） テトラアンミンジクロロコバルト(Ⅲ)イオンには，立体配置によっていくつかの異性体が存在する。何種類の異性体をとるか。

日本獣医生命科学大学 27 年度 （19）

Ⅱ 次の文章を読み，以下の問い（1）〜（6）に答えよ。ただし，気体定数 $R = 8.3 \times 10^3$ [Pa·L/(K·mol)] とし，標準状態を 0℃，$1.0 \times 10^5$ Pa とする。また，メタンは理想気体として取り扱い，水の蒸気圧は無視する。計算結果は，有効数字 2 桁で記せ。

一定温度では，一定量の溶媒に溶解する気体の物質量は，その液体に接しているその気体の分圧に比例する。これをヘンリーの法則という。ただし，ヘンリーの法則は，溶解度の大きな気体や，溶けるだけでなく，溶媒と反応したり水溶液中で電離したりする気体では適用できない。一方，一定圧力では，固体の場合とは逆に一定量の液体に溶解する気体の物質量は，温度が高くなるにつれて小さくなる。これは，高温ほど溶液中に溶けている気体分子の熱運動が激しくなり，溶液中から飛び出しやすくなるためである。たとえば，$1.0 \times 10^5$ Pa のメタンが水 1.0 L に溶ける物質量は，20℃ で $1.48 \times 10^{-3}$ mol，40℃ で $1.06 \times 10^{-3}$ mol である。

（1） 以下の気体から，ヘンリーの法則が成り立たない気体をすべて選べ。

$H_2$，$N_2$，$NH_3$，$O_2$，He，HCl，

（2） 20℃ および 40℃ において，$1.0 \times 10^5$ Pa で水 1.0 L に溶解するメタンの体積は，標準状態に換算して何 mL か。

（3） 20℃，$2.0 \times 10^4$ Pa で，水 1.0 L に溶解するメタンの体積は，標準状態に換算して何 mL か。

（4） 2.0 L の密閉容器に 1.0 L の水と 0.10 mol のメタンを入れ，20℃ で溶解平衡に到達させた。このとき，水溶液中に溶解したメタンの体積（mL）を，標準状態に換算して気体として存在するメタンの圧力 P [Pa] を用いて表せ。

（5） 上記（4）の条件下で，気体として存在するメタンの物質量（mol）を，気体として存在するメタンの圧力 P [Pa] を用いて表せ。

（6） 上記（4），（5）から，気体として存在するメタンの圧力 P の値 [Pa] と水溶液中に溶解したメタンの物質量（mol）を，それぞれ求めよ。

Ⅲ 酸と塩基の反応について以下の問い（1）～（4）に答えよ。

（1） セッケン水，血液，胃液，食酢を pH の低い順に左から並べよ。

（2） $Na_2SO_3$，$Na_3PO_4$，$Na_2SO_4$，$NaHSO_4$，$NH_4NO_3$ のうち，その水溶液が酸性を示すものをすべて選べ。

（3） 0.500 mol/L の酢酸水溶液 10.0 mL を水でうすめて，500 mL の水溶液をつくった。この酢酸水溶液の電離度を 0.050 とすると酢酸水溶液の pH はいくらか。有効数字 2 桁で答えよ。ただし，$\log_{10} 5$ ＝0.70 とする。

（4） シュウ酸二水和物 $H_2C_2O_4 \cdot 2H_2O$ 0.315 g を正確に計り，メスフラスコを用い水に溶かして全量を 500 mL にした。このシュウ酸水溶液を三角フラスコに正確に 50.0 mL とり，フェノールフタレインを指示薬として，濃度不明の水酸化ナトリウム水溶液で中和滴定すると，中和点までに 4.00 mL を要した。滴定に用いた水酸化ナトリウム水溶液の濃度は何 mol/L か。有効数字 3 桁で答えよ。また，中和点の前後で，溶液は何色から何色に変化したか。ただし，原子量は，H＝1，C＝12，O＝16 とする。

Ⅳ 下記のA欄の化合物（イ）〜（チ）がある。B欄の（1）〜（6）は，それぞれ化合物（イ）〜（チ）のいずれかを0.1gずつ用いて得られた結果である。

（a）〜（h）に該当する化合物を選び，（イ）〜（チ）の記号で答えよ（同じ記号を二回以上用いてもよい）。ただし，（ニ）以外はすべて無水物である。また，必要ならば下記の原子量を用いよ。

原子量　H＝1，C＝12，N＝14，O＝16，Na＝23，S＝32，Ba＝137

[A欄]

（イ）炭酸ナトリウム（$Na_2CO_3$）

（ロ）炭酸水素ナトリウム（$NaHCO_3$）

（ハ）硝酸アンモニウム（$NH_4NO_3$）

（ニ）炭酸アンモニウム（一水和物）（$(NH_4)_2CO_3 \cdot H_2O$）

（ホ）硫酸アンモニウム（$(NH_4)_2SO_4$）

（ヘ）硫酸ナトリウム（$Na_2SO_4$）

（ト）硫酸水素ナトリウム（$NaHSO_4$）

（チ）亜硫酸ナトリウム（$Na_2SO_3$）

[B欄]

（1）　同じ体積の水に溶かしたとき，（a）は最も強い酸性を示し，（b）は最も強い塩基性を示した。

（2）　過剰の希硫酸に溶かして煮沸したとき，（c）が最も多量の気体を発生した。また，過剰の水酸化ナトリウム水溶液に溶かして煮沸したとき，（d）が最も多量の気体を発生した。

（3）　（e）の水溶液に二クロム酸カリウム溶液を加えたところ，二クロム酸イオンの黄橙色が消えた。

（4）　化合物中の窒素原子の質量パーセントが最も大きいのは（f）であった。

（5）　（g）の水溶液に過剰の水酸化ナトリウム水溶液を加えて加熱し，生じた気体全部を0.050 mol/Lの硫酸50 mLに吸収させたのち，この溶液を0.10 mol/Lの水酸化ナトリウム水溶液で滴定したところ，34.85 mLを要した。

（6）　（h）の水溶液を塩酸酸性としたのち，過剰の塩化バリウム水溶液を加えたところ，0.194 gの沈殿が得られた。

日本獣医生命科学大学　27 年度　(22)

---

Ⅴ　次の文章を読み，以下の問い（1）～（3）に答えよ。

　生体の主要な成分であるタンパク質は約 20 種類の α-アミノ酸により構成されている。アミノ酸は一つの分子内に塩基性を示す（　あ　）と酸性を示す（　い　）をもち，結晶中や水溶液中では陽イオンと陰イオンが両方存在する（　う　）イオンになっている。一つのアミノ酸の（　あ　）と別のアミノ酸の（　い　）との間で脱水縮合がおこると，一般に（　え　）と呼ばれる結合を生成する。アミノ酸どうしの結合の場合には特に（　お　）と呼ばれる。

　タンパク質水溶液に水酸化ナトリウム水溶液と硫酸銅(II)水溶液を少量加えると，赤紫色に呈色する。タンパク質中の窒素は，水酸化ナトリウムを加えて加熱して生じた アンモニアを検出することで確認できる。
(a)　　　　　　　　　　　　　　　　　　　　　　　　　　　　　(b)
また，硫黄は上記の溶液に酢酸鉛(II)を加え，（　か　）色の（　き　）の沈殿の検出により確認できる。タンパク質を構成するアミノ酸の中に（　く　）を有するアミノ酸がある場合，タンパク質水溶液に濃硝酸を加えて加熱すると，アミノ酸中の（　く　）はニトロ化され黄色を呈し，アンモニア水を加えると黄橙色となる。

（1）　文章中の（　あ　）～（　く　）に適した語句を記せ。

（2）　下線部（a）の呈色反応の名称を答えよ。

（3）　下線部（b）のアンモニアの検出方法を二つ述べよ。

---

Ⅵ　以下の文章を読んで，問い（1）～（3）に答えよ。

　$C_5H_{10}$ の分子式をもつ化合物には，10 種の構造異性体 A～J がある。このうち，A～E の 5 種は白金触媒の存在下で水素を付加させると，分子式 $C_5H_{12}$ をもつ化合物に変化する。しかし，F～J の 5 種は水素と反応しない。A には幾何異性体が存在する。化合物 F は 5 員環，化合物 G は 4 員環，化合物 H～J は 3 員環がそれぞれの分子内に存在する。A と B に臭化水素を反応させるとそれぞれ 2 種の化合物が生成するが，そのうち一方は，同一の化合物 K である。また，化合物 C～E に水素を付加すると同一の化合物 L が生成する。

（1）　化合物 A と B の構造式と名称を例にならって答えよ。ただし，幾何異性体については考慮する必要はない。

　　　例）構造式：　$CH_3$— CH — $CH_2CH_3$　　　名称：2-クロロブタン
　　　　　　　　　　　　　|
　　　　　　　　　　　　　Cl

（2）　化合物 H～J に該当する化合物 3 つの構造式を（1）の例にならって書け。ただし，順序は問わない。

（3）　化合物 K，L の構造式を（1）の例にならって書け。

# 生 物

## 問題　27年度

### 第1回

I　進化・系統に関する下記の文章を読んで各問に答えよ。

　生物体内の分子や生化学的な反応で，互いに似た形質が別の生物に見られるとき，その形質の起源には2通りの可能性がある。1つは共通の祖先からその形質を引き継いだ場合で，このような形質は互いに（a）であるという。もう1つは，別々の祖先から，偶然似た形質をもつ生物が現れた場合で，このような形質は互いに（b）であるという。系統分類においては，（a）な形質を重視し，（b）な形質は用いない。

　系統のかけ離れたものほど，アミノ酸配列により多くの違いが見られる。これは，共通の祖先がもっていた同じタンパク質の遺伝子が，系統が分かれてから（c）の経過とともに別々に変化し，その結果アミノ酸配列にも違いが生じたと考えられる。アミノ酸のおきかわる（d）を時計として使った進化に関するこの尺度を（e）とよぶ。

　下表に示す脊椎動物において，あるタンパク質は全て349個のアミノ酸からできており，このことを共通性という。そのうちそれぞれの動物によってアミノ酸の種類に違いが認められ，このことを（f）という。

|  | ヒト | イヌ | カエル | マグロ |
|---|---|---|---|---|
| ヒト | × | 22 | 54 | 90 |
| イヌ |  | × | 36 | 57 |
| カエル |  |  | × | 33 |
| マグロ |  |  |  | × |

問 1　上の文章中の（a）〜（f）に当てはまる最も適当な語句を記せ。

問 2　上の表は脊椎動物種間における，あるタンパク質の異なるアミノ酸数をまとめたものである。ヒトとカエルは，2億7千万年前に分岐したと考えることとする。このタンパク質のアミノ酸が1つ置換するのに要した時間を求めよ。

問 3　問2で求めた値をもとに，ヒトとマグロが分岐したのは何年前か求めよ。

問 4　上表をもとにこれらの動物の分子系統樹を下図のように作成した場合，それぞれの祖先生物からのアミノ酸置換数（進化的距離）を①〜⑤に，動物種を⑥〜⑨に答えよ。

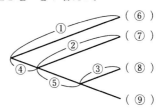

Ⅱ 次の文章を読んで下記の問いに答えよ。

　真核細胞の細胞質基質には細胞骨格とよばれるタンパク質からなる繊維状構造物が張り巡らされ，細胞に一定の形態を与えているほか，細胞小器官の動き，細胞分裂，筋収縮などの様々な細胞機能に関わっている。細胞骨格は中間径フィラメント，微小管およびアクチンフィラメントの3つに大別される。

問　1　図1は動物細胞の細胞骨格の1種類の分布を示した模式図である。図のような分布を示す細胞骨格として適当なものの名称を答えよ。またこの細胞骨格は，図中にAで示される細胞小器官を起点に伸びている。この細胞小器官の名称を答えよ。

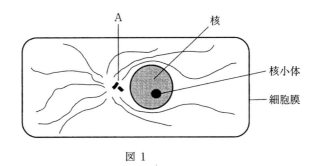

図 1

問　2　問1の細胞骨格はタンパク質が重合して形成される繊維状の構造物である。この細胞骨格を構成するタンパク質名を答えよ。

問　3　図2は神経細胞が情報を伝達する隣の神経細胞と接している模式図である。神経細胞の神経終末は，隣の細胞とごく狭い間隙を隔てて接続する。このような神経軸索末端における情報伝達のための接続部位は何と呼ばれるか。また，この部位において情報を伝達する化学物質は何と呼ばれるか。それぞれの名称を答えよ。

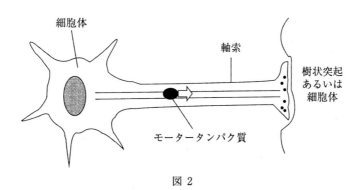

図 2

問　4　図2の神経細胞の模式図に示すように，神経終末で情報伝達を行う化学物質は神経の細胞体で合成された後，神経末端まで軸索内の細胞骨格から構成される輸送用レール上をモータータンパク質とよばれる細胞骨格の繊維上を動くタンパク質により運ばれ，蓄えられる。神経細胞の軸索内で，情報伝達のための化学物質を神経末端まで運ぶ輸送用レールとなっている細胞骨格名を答えよ。

問　5　モータータンパク質は，共通する酵素活性をもっている。その酵素活性の基質を一般名で答えよ。

問　6　次のa〜eの現象のうち，細胞骨格のアクチンフィラメントが主に関与するものをすべて選び記号で答えよ。

　　a　植物細胞の原形質流動
　　b　精子の運動
　　c　筋収縮
　　d　気管粘膜の繊毛運動
　　e　動物細胞のアメーバ運動

問　7　動物細胞の染色体標本を，細胞培養法を用いて作製する場合，通常，コルヒチンと呼ばれる物質が添加される。コルヒチンは微小管の形成を阻害する作用を有する。染色体標本を作製する目的で細胞培養液中にコルヒチンを加えた場合，培養細胞の細胞分裂においてどのような影響が出ると推測されるか。次のa〜eの選択肢から最も適当と思われるものを1つ選べ。

　　a　前期の核膜の消失が起こらない
　　b　染色質の凝縮不全をきたし，染色体がしっかり形成されない
　　c　紡錘糸の形成不全となり，核分裂が進まない
　　d　染色体の動原体が形成されない
　　e　細胞質分裂が進まない

問　8　問7と同様に培養細胞を準備して，コルヒチンの代わりに，アクチンフィラメントの合成を阻害するサイトカラシンBを添加した場合，細胞分裂においてどのような影響が出ると推測されるか。最も適当なものを，問7のa〜eの選択肢から1つ選べ。

日本獣医生命科学大学　27年度　(26)

Ⅲ　次の文章を読んで，各問に答えよ。なお，本問題を通じて同じアルファベットには同じ語句が入る。

　　動物の体を構成する細胞は，大きく( a )と( b )の2種類に分けられる。このうち( b )は減数分裂を行い配偶子を生じる細胞であり，雌雄の区別がみられる動物では，雄では( c )において( d )が，雌では( e )において( f )が作られる。( d )と( f )が融合する現象を受精といい，受精によって形成される細胞を受精卵とよぶ。受精卵は，同じ種の子を増やすことができる個体（成体）にまで成長する。受精卵の成長過程を発生とよぶ。発生には2つの重要な点がある。1つは，受精卵の段階においてある程度まで体軸が決定されているという①点である。もう1つは，発生初期の体軸に沿ったからだの各部には，どこに何をつくるかという情報が存在しており，この情報にもとづいて特定の遺伝子が発現したり，その発現が抑制されることで器官形成が決まっ②てくるという点である。受精卵の段階において体軸の決定に大きく関与するのは，受精卵に含まれる母性（母親）から由来する物質であり，このうち発生過程に影響する物質を母性因子という。生物の発生において，③その種に固有の形態が生じる過程を( g )という。このようにして新しい個体の形が作られていくのである。

問 1　( a )～( g )にあてはまる適切な語句を入れよ。

問 2　動物における下線① 体軸とは何か。解答欄に「魚類の模式図」を書いて説明せよ。

問 3　下線③ 母性因子に関する下記文章について，( h )～( j )にあてはまる適切な語句を入れよ。

　　　カエルでは，受精がおこると精子と卵の核が融合する。その後，第一卵割までの間に，卵の表層全体が内側の細胞質に対して約30°回転する。この現象を( h )という。この現象によって，受精卵の( i )側に局在するディシェベルドタンパク質とよばれる母性因子が，精子侵入点の反対側の赤道部に出来る( j )とよばれる領域に移動する。

問 4　下線② 特定の遺伝子に関する下記文章について，( k )～( n )にあてはまる遺伝子群の名称として正しい組み合わせを表の (1)～(5) の中から一つ選んで，番号で答えよ。

　　　ショウジョウバエでは，母性因子に由来する調節タンパク質の濃度勾配によって，最初に( k )遺伝子群とよばれる約10種類の遺伝子が発現する。引き続き，( k )遺伝子群から合成された調節タンパク質によって，( l )遺伝子群の発現がおこる。さらに，( l )遺伝子群の発現によって( m )遺伝子群の発現が引きおこされる。これによって，胚の体軸に沿って14の区画化された体節が形成される。さらに各体節は( n )遺伝子群の働きによって特有の形態へと変化していく。

| | ( k ) | ( l ) | ( m ) | ( n ) |
|---|---|---|---|---|
| (1) | セグメントポラリティ | ペアルール | ギャップ | ホメオティック |
| (2) | ペアルール | ギャップ | ホメオティック | セグメントポラリティ |
| (3) | ギャップ | セグメントポラリティ | ペアルール | ホメオティック |
| (4) | ギャップ | ペアルール | セグメントポラリティ | ホメオティック |
| (5) | ホメオティック | セグメントポラリティ | ペアルール | ギャップ |

日本獣医生命科学大学　27 年度　(27)

Ⅳ　次の文章を読み，問いに答えよ。

(1) DNA がもつ遺伝情報は mRNA に写し取られ，それをもとにアミノ酸が tRNA により運ばれる。この
アミノ酸が結合することにより遺伝情報どおりのタンパク質ができる。

(2) タンパク質は一次構造から四次構造までの複雑な立体構造を持つことにより様々な生理作用を司る。こ
の構造はそれぞれのアミノ酸の持つ性質によるもので，タンパク質を構成するアミノ酸の種類と配列が
重要であり，アミノ酸同士の結合も関係している。

問　1　(1) の遺伝情報の流れと以下に示した表をもとに，ア～オに相当する塩基もしくはアミノ酸を記せ。
ただし，ア，イ，エは 3 つの塩基の配列として示せ。

| 鋳型 DNA 鎖 | | ア | A　C　G | イ | |
| --- | --- | --- | --- | --- | --- |
| mRNA 鎖 | ウ | U　G | エ | G　A　G | |
| アミノ酸配列 | | メチオニン | オ | グルタミン酸 | |

mRNA の遺伝暗号（コドン）表

| 1番目<br>の塩基 | 2番目の塩基 | | | | 3番目<br>の塩基 |
| --- | --- | --- | --- | --- | --- |
| | U | C | A | G | |
| U | フェニルアラニン<br>フェニルアラニン<br>ロイシン<br>ロイシン | セリン<br>セリン<br>セリン<br>セリン | チロシン<br>チロシン<br>終止<br>終止 | システイン<br>システイン<br>終止<br>トリプトファン | U<br>C<br>A<br>G |
| C | ロイシン<br>ロイシン<br>ロイシン<br>ロイシン | プロリン<br>プロリン<br>プロリン<br>プロリン | ヒスチジン<br>ヒスチジン<br>グルタミン<br>グルタミン | アルギニン<br>アルギニン<br>アルギニン<br>アルギニン | U<br>C<br>A<br>G |
| A | イソロイシン<br>イソロイシン<br>イソロイシン<br>メチオニン | トレオニン<br>トレオニン<br>トレオニン<br>トレオニン | アスパラギン<br>アスパラギン<br>リジン<br>リジン | セリン<br>セリン<br>アルギニン<br>アルギニン | U<br>C<br>A<br>G |
| G | バリン<br>バリン<br>バリン<br>バリン | アラニン<br>アラニン<br>アラニン<br>アラニン | アスパラギン酸<br>アスパラギン酸<br>グルタミン酸<br>グルタミン酸 | グリシン<br>グリシン<br>グリシン<br>グリシン | U<br>C<br>A<br>G |

問 2　(2) に示されるタンパク質の結合と構造について以下の問いに答えよ。

（ a ）　タンパク質の一次構造はアミノ酸の種類と配列によって決まる。これらのアミノ酸同士はどのように
　　　　結合が形成されるか。その結合名と結合のしくみを簡潔に説明せよ。

（ b ）　タンパク質の二次構造は $\alpha$-ヘリックスや $\beta$ シートと呼ばれる構造をとる部分があるが，これらは何と
　　　　いう結合によって形成されるか。その結合名を記せ。

（ c ）　タンパク質の三次構造とは1分子のタンパク質の二次構造を含め折りたたまれた立体構造の全体を現
　　　　すが，この構造を構成する結合やファンデルワールス力に影響する要因を2つあげよ。

（ d ）　ポリペプチド鎖が組み合わさってできる構造をタンパク質の四次構造と呼ぶが，ヘモグロビンは何種
　　　　類の，何本のペプチド鎖によってできた四次構造か答えよ。

# 物　理

**問題**　27年度

## 第2回

Ⅰ　1) 馬が直線で平坦な1000 mのコースをスタートからゴールまで1分で走り抜けた。この馬の平均速度(km/h)を求めよ。

2) 霧が空気中をゆっくりと等速で落下している。このとき霧は球になっていて，空気から受ける抵抗力は霧の落下速度の大きさに比例する（比例定数を$k$とする）。重力加速度の大きさを$g$，霧の半径を$r$，密度を$\rho$として，霧の落下する速度を，$k, g, r, \rho$ をもちいて表せ。

3) 図のように，質量$m$の小球を，水平な床に垂直な壁から$d$離れた床の鉛直上方$h$から壁に向かって水平方向に速度$v$で投げたところ，小球は壁に当たってはねかえり，床に落下した。小球と壁とのはねかえり係数を$\varepsilon$，重力加速度の大きさを$g$，衝突前後での鉛直方向の速度成分は変わらないとする。次の問いに答えよ。

　(a) 小球が投げられてから壁に当たるまでの時間を，$d, v, \varepsilon$ をもちいて表せ。

　(b) 壁に当たってから落下点までの時間を，$d, h, v, \varepsilon, g$ をもちいて表せ。

　(c) 壁と落下点までの水平距離を，$d, h, \varepsilon, v, g$ をもちいて表せ。

　(d) 小球の落下点までの運動エネルギーを，$m, d, h, v, \varepsilon, g$ をもちいて表せ。

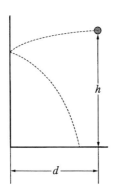

Ⅱ 1) カップに紅茶が入っている。このときの，空気中への熱の放出による紅茶の温度変化について考える。紅茶の時刻 $t\ (0 \leq t)$ での温度を $T$，時刻 0 での温度を $T_0$，温度変化を $\Delta T$，時刻 0 から $t$ までに放出した熱の総量を $Q$ とする。この現象を表すグラフとして適当なものすべてを下記から選べ。ただし，空気の温度は $T_1$ とし，空気の温度変化は無視し，カップと紅茶の熱容量は温度によらず一定とする。

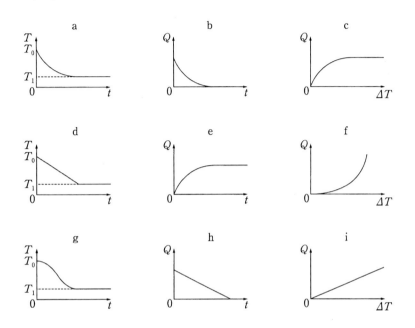

2) なめらかに動くピストンをもつシリンダー内の理想気体 $V_0\,\mathrm{m}^3$ に，熱量 $Q\,\mathrm{J}$ を加え，気体の温度を $T_0\,℃$ から $T_1\,℃$ にゆっくり上昇させた。大気圧を $p\,\mathrm{Pa}$ として，以下の問いに答えよ。ただし，ピストンの質量は無視する。

(a) 状態変化した気体の体積を，$T_0$，$T_1$，$V_0$ を用いて表せ。

(b) ピストンが外部にした仕事を，$T_0$，$T_1$，$V_0$，$p$ を用いて表せ。

(c) 気体の内部エネルギー変化を，$T_0$，$T_1$，$V_0$，$Q$，$p$ を用いて表せ。

Ⅲ　屈折率 $n$ のレンズに波長 $\lambda$ nm の可視光線を，レンズ面に垂直に入射させた場合について，以下の問いに答えよ。

（a）　このレンズに屈折率 $m$ $(m<n)$ のコーティング膜を施した場合に，レンズの中での波長を，$n$，$m$，$\lambda$ で表せ。

（b）　（a）のレンズの反射光の強さが最小となる膜の厚さの最小値を，$n$，$m$，$\lambda$ で表せ。

（c）　同じレンズに別の屈折率 $l$ $(l>n)$ のコーティング膜をほどこした場合について，レンズの反射光の強さを最小にするために，必要な最小の膜の厚さを，$n$，$l$，$\lambda$ で表せ。

Ⅳ 1) 平行板コンデンサー（極板の面積 $A$，極板間隔 $l$）の極板間の左右半分を比誘電率 $\varepsilon$ の誘電体で満たした。このコンデンサーの電気容量を求めよ。ただし，真空の誘電率を $\varepsilon_0$ とする。

2) 図のように，$L$ m の長さにコイル A（巻き数 $N_A$/m）を巻いて，さらにその上にコイル B（合計巻き数 $N_B$）を巻き付けた鉄心（断面積 $S$ m$^2$，透磁率 $\mu$ N/A$^2$）がある。コイル A に電流 $I$ A を流す。以下の問いに答えよ。

 (a) コイル A を貫く磁束を，$N_A$, $N_B$, $L$, $S$, $\mu$, $I$ で表せ。

 (b) コイル A を流れる電流 $I$ を時間 $t$ s の間に 0 にするとき，コイル B の両端間に生じる誘導起電力の大きさを，$N_A$, $N_B$, $L$, $S$, $\mu$, $I$, $t$ で表せ。ただし，電流の減少速度を一定とする。

 (c) この2つのコイルの相互インダクタンスを，$N_A$, $N_B$, $L$, $S$, $\mu$, $I$ で表せ。

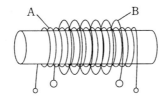

Ⅴ ヨウ素 $^{131}_{53}$I はキセノン Xe に β 崩壊する。この β 崩壊の半減期を 8.0 日として，以下の問いに答えよ。

(a) このキセノン Xe の陽子数と中性子数を求めよ。

(b) ヨウ素 $^{131}_{53}$I 16 g からキセノン Xe 12 g 生成するのに必要な日数を求めよ。

# 化　学

## 問　題

### 第2回

27年度

Ⅰ　次の文章を読み，以下の問い（1）～（5）に答えよ。

炭素は原子番号が（　あ　）で，質量数14の同位体を放射性同位体といい，質量数（　い　）と（　う　）の同位体は天然の存在比が一定である。これらのうち質量数（　い　）の同位体は（　え　）の基準として使われている。

炭素には多くの同素体があり，（　お　），（　か　），（　き　）などがある。このうち（　お　）の結晶構造は炭素原子がもつ価電子4つすべてが隣接する他の炭素原子と炭素間結合をつくり，正四面体の原子配列をもつ結晶となる。（　か　）では4つの価電子のうち3つが隣接する炭素原子との炭素間結合に使われ，平面状に並んだ六角形の原子配列構造をとり，この平面が重なった構造となっている。残りの1つの価電子は平面全体に共有される形になり，その平面内を 移動することができる。
(a)

炭素の主な酸化物は一酸化炭素と二酸化炭素で，両者とも常温常圧で気体である。一酸化炭素には（　く　）があり，鉄は一酸化炭素の（　く　）を利用して赤鉄鉱（主成分 $Fe_2O_3$）などから製造される。二酸化炭素は炭
(b)
素の燃焼によって生成するほか，生物の呼吸や 発酵によっても生じる。
(c)

（1）　文章中の（　あ　）～（　く　）に適した数値，語句を記せ。

（2）　下線部（a）のような電子の存在によって，同素体（　か　）はどのような性質をもつか，簡潔に答えよ。

（3）　下線部（b）を化学反応式で表せ。

（4）　（3）の化学反応の前後で，Fe の酸化数はいくつからいくつに変化しているか。

（5）　下線部（c）に関して，グルコース（ブドウ糖）からエタノールが生成する過程を化学反応式で表せ。

II 次の文章を読み,以下の問い(1)〜(5)に答えよ。ただし,気体は理想気体とみなし,大気圧は $1.01\times10^5$ Pa,気体の状態定数 $R=8.31\times10^3$ Pa·L/(K·mol),原子量は H=1.0, N=14, O=16 とする。また,計算結果は,有効数字2桁で記せ。

液体の表面近くにある分子のうちで,特に運動エネルギーの大きい分子は( あ )に打ち勝って液面から飛び出し気体となる。この現象を( い )という。液体の温度が高いほど,そのような分子の割合が増えるので( い )が盛んになる。反対に,気体を冷却していくと,気体分子の運動エネルギーが次第に小さくなり,ついに( あ )に捕らえられて集合し,液体となる。この現象を( う )という。

密閉容器内に適当な量の水を入れて放置すると,水が( い )し,やがて上部の空間は水蒸気が飽和する。このとき,単位時間あたりに( い )する水分子と( う )する水分子の数は等しく,見かけ上( い )が止まっているように見える状態になるが,この状態を( え )という。このときの上部の空間における水蒸気の圧力を水の( お )という。また,( お )と大気圧が等しくなるとき起こる現象を( か )という。下図は,水の( お )と温度の関係をグラフに表したもので( お )曲線という。

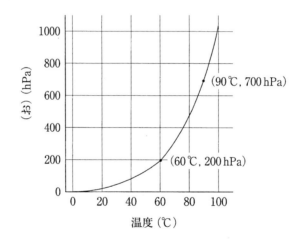

(1) 空欄( あ )〜( か )に適切な語句を記せ。
(2) 1.0gの水と0.56gの窒素を1Lの密閉容器に入れ,60℃に保って( え )の状態とした。窒素の水への溶解および水の体積を無視できるものとし,このときの窒素の分圧(Pa)を求めよ。
(3) (2)のとき,容器内の全圧(Pa)を求めよ。
(4) (2)で,さらに容器内の温度を90℃に上げた場合の窒素の分圧(Pa)を求めよ。
(5) (4)のとき,容器内には水は残っているか。

Ⅲ 　鉛蓄電池は，負極活物質に鉛 Pb と正極活物質に酸化鉛(Ⅳ) $PbO_2$，電解質水溶液に希硫酸を用いた構造の電池である。以下の問い（1）～（4）に答えよ。ただし，原子量は，H＝1，O＝16，S＝32，Pb＝207，ファラデー定数 $F＝9.65×10^4$ C/mol とする。

（1）　この電池を放電させたときの負極および正極の化学反応式を書け。

（2）　鉛蓄電池を 5.0 A の電流で 64 分 20 秒間放電させたとき，負極と正極の質量は，それぞれ何 g ずつ増減したか，解答欄の［増加・減少］の適切な方を○で囲って，有効数字 2 桁で答えよ。

（3）　放電前の希硫酸の濃度が 33 %，その質量は $1.0×10^3$ g とすると，放電後の希硫酸の濃度は，放電前に比べ何 % 増減したか，解答欄の［増加・減少］の適切な方を○で囲って，有効数字 2 桁で答えよ。

（4）　鉛蓄電池の説明について（ あ ）～（ う ）に適切な語句を入れよ。

　　　鉛蓄電池に放電時とは逆向きに電流を流すと，放電とは逆向きの反応が起こる。この現象を（ あ ）という。また，この（ あ ）によってくり返し使うことのできる電池を（ い ）電池または蓄電池という。（ あ ）により再利用できない電池は（ う ）電池という。


Ⅳ 　以下の問い（1）～（4）に答えよ。

（1）　（a）～（e）の記述にあてはまる気体の名称と，それぞれの気体の発生操作における化学反応を化学反応式で記せ。

　　（a）　無色で無臭の気体で，石灰石を強熱すると発生する。

　　（b）　黄緑色で有毒，刺激臭のある気体で，酸化マンガン(Ⅳ)に濃塩酸を加え加熱すると発生する。

　　（c）　塩化ナトリウムに濃硫酸を加え加熱すると発生する。

　　（d）　赤褐色の有毒な気体で，銅と濃硝酸を反応させると発生する。

　　（e）　無色の気体で，銅と希硝酸を反応させると発生する。

（2）　上記（1）の（a）～（e）の気体の中で，水上置換により捕集される気体はどれか。記号で答えよ。

（3）　上記（1）の（a）～（e）の気体の中で，水に溶けると弱酸性を示す気体はどれか。記号で答えよ。

（4）　上記（1）の（a）～（e）の気体の中で，大気圧 $1.013×10^5$ Pa のもとで $-79℃$ 以下にすると固体に変化する気体はどれか。（a）～（e）の記号で答えよ。また，気体から固体あるいは固体から気体へと変化する現象を何というか。

V 8個の α-アミノ酸からなる鎖状のオクタペプチド A がある。このペプチドのアミノ酸配列を決定するための情報として，以下の ①〜⑥ がわかっている。また，酵素 X，Y，Z は ⑦〜⑨ のような性質を有している。

① A を酸で完全に加水分解すると，アラニン（略号：Ala），グリシン（Gly），グルタミン酸（Glu），リシン（Lys），フェニルアラニン（Phe），システイン（Cys）の6種の α-アミノ酸が得られた。

② A の N 末端と C 末端のアミノ酸は旋光性を示さなかった。

③ A に酵素 X を作用させた結果，テトラペプチド I，II が得られた。

④ I に濃い水酸化ナトリウム水溶液を加えて加熱した後，酢酸で中和して酢酸鉛(II)水溶液を加えると，黒色沈殿が生じたが，II には生じなかった。また，I はキサントプロテイン反応を示したが，II は示さなかった。

⑤ I はビウレット反応を示したが，酵素 Y を作用させた結果，ビウレット反応を示さなくなった。

⑥ II に酵素 Z を作用させた結果，グルタミン酸とグリシンとジペプチドが生じた。

⑦ 酵素 X：ペプチドの塩基性アミノ酸残基のカルボキシ基側のペプチド結合を特異的に切断する。

⑧ 酵素 Y：ペプチドの芳香族アミノ酸残基のカルボキシ基側のペプチド結合を特異的に切断する。

⑨ 酵素 Z：ペプチドの酸性アミノ酸残基のカルボキシ基側のペプチド結合を特異的に切断する。

　これらの情報をもとに，以下の問い（1）〜（4）に答えよ。

（1）オクタペプチド A として考えられる2つのアミノ酸配列を，ペプチド結合していないアミノ基を有する α-アミノ酸（これを N 末端という）を左側にし，例にならって左から順に略号を用いて表せ。
例）Phe — Ala — Glu ‥‥

（2）テトラペプチド I には何種類の立体異性体があるか示せ。

（3）テトラペプチド II を，中性の pH の下でろ紙電気泳動にかけると，陰極，陽極のどちらに移動するか示せ。

（4）アラニン，グリシン，フェニルアラニンからなる環状トリペプチドには何種類の構造異性体と立体異性体があるか示せ。

# 生　物

## 問　題　27年度

### 第2回

---

Ⅰ　次の文章を読んで，各問に答えよ。

　多くの動物では，雌の卵巣から放出された卵が，雄の精巣で作られた精子の侵入を受けることで受精が行
　　　　　　　　　　　　　　　　　　　　　　　　　　　　　　　　　　　　　　　　　　　①
われる。受精した卵は受精卵となり，その後は卵割をくり返して胚発生が進行する。ヒトの場合は，受精後
の約1週間で胚盤胞（ウニやカエルでは胞胚に相当）という発生段階に達する。胚盤胞は，内部細胞塊とそ
　　　　　　　　　　　　　　　　　②
れを取り囲む一層の栄養外胚葉で構成される。このうち，内部細胞塊からほ乳類のからだ全体が出来上がっ
てくる。この内部細胞塊を取り出して，特殊な条件下で培養することで得られる多分化能と増殖能を維持し
た細胞を胚性幹細胞（ES細胞）という。ES細胞は培養条件によって様々な組織や器官に分化することがで
きるため，再生医療への応用が期待されている。しかし，ES細胞は受精卵に由来する胚盤胞からしか得ら
れないため，ヒトの応用に関しては倫理的な問題が存在する。また，仮に移植可能な臓器を作り出せたとし
ても，その臓器を移植するときに拒絶反応を引き起こす可能性がある。
　　　　　　　　　　　　　　　③
　この拒絶反応の問題を解決する方法として，体細胞クローン技術と人工多能性幹細胞（iPS細胞）の応用が
　　　　　　　　　　　　　　　　　　　　　　　④
考えられる。体細胞クローン技術は，未受精卵から核を取り除いて，そこに同種の別個体の分化した細胞の
核を移植して，その未受精卵を子宮に戻して発生させることで動物個体を作り上げるという技術である。こ
の技術とES細胞の技術を組み合わせれば，理論的には次のような臓器移植が可能となる。移植したい動物
個体の体細胞から取った核を，核を取り除いた未受精卵に移植して胚盤胞にまで発生させて，そこからES
細胞を作製する。そのES細胞から移植したい臓器を作ることができれば，拒絶反応のない臓器移植が可能
となる。一方，iPS細胞の応用には，皮膚などの分化した体細胞に，特定の遺伝子を導入することで，分化し
た細胞から未分化な細胞に変化させて多分化能と増殖能を維持した細胞を作るなどがある。このiPS細胞技
　　　　　　　　　　　　　　　　　　　　　　　　　　　　　　　　　　　　　　　　　　⑤
術を応用することによって，拒絶反応が回避できる臓器移植が開発されると期待が持たれている。

**問　1**　下線部①受精に関する現象として，(1)～(5)の文章から正しいものを2つ選び，番号で答えよ。

(1)　一般に，ほ乳類では，卵の先体に含まれる酵素が精子の膜を溶かすことで卵と精子の細胞膜が癒
　　合して受精が始まる。

(2)　卵の細胞膜に精子が達すると，細胞膜のイオン透過性が変化して卵の膜電位の一過性の低下がお
　　こる。

(3)　受精時に1つの精子しか侵入させない現象を多精拒否あるいは単精受精という。

(4)　卵の中に入った精核は卵核まで移動して卵核と融合する。これで受精は完了する。

(5)　受精後，すみやかにmRNAとtRNAの合成が始まり，DNAの合成は胞胚になってから始まる。

問 2 　下線部②胞胚について説明した下記文章について，（ a ）～（ e ）に適当な語句を入れよ。

　　　ウニの場合，胞胚になると胚の表面に（ a ）が生じて回転運動を開始するようになり，受精膜が破れて，胚の（ b ）が起こる。こうして遊泳するようになった胞胚では，（ c ）側の細胞層が肥厚して（ d ）側との区別が明確となる。この段階になると（ c ）側から（ e ）が生じて胞胚腔の内部に遊離してくる。

問 3 　下線部③拒絶反応とはどのような反応か。40 字以内で説明せよ。説明は必ず「～反応のこと。」で締めくくること。また，拒絶反応において，自己・非自己の認識に関与する膜タンパク質を何というか。そのタンパク質の名称を答えよ。

問 4 　下線部④クローンとはどのような性質をもつ集団をいうか。30 字以内で説明せよ。説明は必ず「～集団のこと。」で締めくくること。

問 5 　下線部⑤について，iPS 細胞技術による臓器移植はなぜ拒絶反応の回避につながるのか，その理由を 40 字以内で説明せよ。説明は必ず「～技術であるため。」で締めくくること。


Ⅱ 　次の文章を読み，各問に答えよ。

　生物間には種々の面において多様性が見られるが，一方では共通性も見られる。これら共通性に基づいて多様な生物をグループ分けすることを分類と言う。

　分類の基本的な単位を「種」という。現在では，類似の程度や相違の程度の違いをもとに，近縁の種をまとめて（ a ），近縁の（ a ）をまとめて科，以下同様にして，順に，（ b ），（ c ），（ d ），界のように，上位の分類段階を設けている。

　これまでの分類の最上位の段階である「界」の設定については，種々の説が提唱されている。まずリンネは，生物を動物界と植物界に分け，これをもとに分類の体系をつくり上げた。（ e ）はこれに原生生物界を加え，三界とした。（ e ）は各生物の系統を想定して類縁関係を整理し，これを樹木のように表して（ f ）を作成した。

　ホイッタカーは，単細胞生物をモネラ界と原生生物界に分け，多細胞生物では菌類は従属栄養であり，光合成を行う植物とは異なるという点から，これらを菌界，植物界，動物界に分け，これらを五界とした。さらに（ g ）は植物界を陸上植物に限定して，藻類は多細胞生物であっても原生生物界に分類した。また菌界から卵菌類と変形菌類を原生生物界に移した。

問 1 　文中の（ a ）～（ g ）に当てはまる語句もしくは人名を答えよ。

問 2 　五界のうち下線部のモネラ界と原生生物界について，特徴をそれぞれ簡潔に説明せよ。

問 3　多細胞動物のさまざまな動物は，それぞれ胚葉の分化がみられないもの(A)，二胚葉動物(B)，三胚葉で体腔を持たないもの(C)，三胚葉で偽体腔の動物(D)，さらに三胚葉で真体腔をもつ旧口動物(E)と新口動物(F)のどれかに分類される。

　　(A)～(F)の動物を下記の語群から(ア)～(カ)の記号で答えよ。

　語群：(ア) 扁形動物　　(イ) 節足動物　　(ウ) 刺胞動物　　(エ) 脊椎動物
　　　　(オ) 線形動物　　(カ) 海綿動物

Ⅲ　以下の図は各生物の関係を生態系全体におけるエネルギーの流れとして示したものである。以下の問いに答えよ。

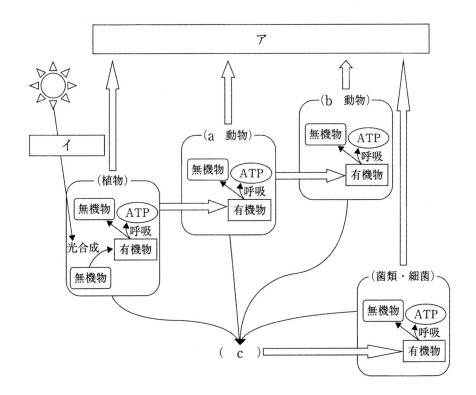

問 1　ア および イ に入るエネルギー名を記せ。

問 2　(a)および(b)に入る動物の食性を記せ。

問 3　(c)に入る語句を記せ。

Ⅳ　DNAの複製に関する下記の問いに答えよ。

問　1　体細胞分裂の前に，母細胞に含まれるDNAと同一のDNAが複製される。DNAの複製では，元の
DNAの2本のDNA鎖がほどけてゆきながら，それぞれを鋳型として相補的なDNA鎖が新しく合成
される。新しく合成されるDNA鎖の一方は，ほどけてゆく方向に向かって連続的に合成される。し
かし，もう一方はほどけてゆく方向と逆向きに断片的な新生DNA鎖として合成され，その後繋ぎ合
わされる。

（1）下線①に示すようなDNAの複製方法は何と呼ばれるか。その名称を答えよ。

（2）下線②に示す方法で合成されるDNA鎖の名称を答えよ。

（3）下線②に示すDNA複製に際して合成される短いDNA鎖の名称を答えよ。

（4）DNAの複製において，新しく合成される2本のDNA鎖の合成方法が異なるのは，DNA鎖を合成
するDNAポリメラーゼの酵素活性上の特徴により生じていると推測される。DNAポリメラーゼが
有する酵素活性上の特徴を簡潔に答えよ。

問　2　DNAの複製は試験管の中でも可能であり，特定のDNA領域を微量な試料から多量に複製する方
法が開発されている。このDNA複製反応では，反応液中に，鋳型DNA，4種類のヌクレオチド，
DNAポリメラーゼを加え，さらに鋳型のDNAの塩基配列に相補的な短いヌクレオチド鎖が加えら
れる。調製された反応液が入った試験管は3段階の温度（図中のA，B，C）で加温され，このサイク
ルを繰り返すことで特定のDNA断片が増幅される。

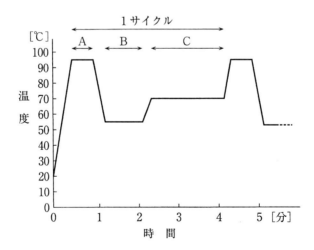

（1）このDNA増幅方法は何と呼ばれるか。その名称を答えよ。

（2）反応中に加えられる鋳型のDNAの塩基配列に相補的な短いヌクレオチド鎖は何と呼ばれるか。その
名称を答えよ。

（3）3段階の加温過程，A，B および C のそれぞれの終了時点で，反応液中の DNA 鎖の状態として適当なものを（ア）〜（エ）から1つ選べ。

（ア）短い相補的なヌクレオチド鎖どうしが2本鎖を形成する

（イ）ほとんどの DNA 鎖は1本鎖となっている

（ウ）ほとんどの DNA 鎖は2本鎖となっている

（エ）鋳型 DNA と短い相補的なヌクレオチド鎖が2本鎖を形成する

（4）この DNA 複製法では好熱菌が持つ DNA ポリメラーゼが使われる。この反応を，好熱菌の DNA ポリメラーゼの代わりに大腸菌が持つ DNA ポリメラーゼを用いて行った場合，図に示す反応条件では DNA の増幅はうまく進まず，目的の DNA 断片は得られない。大腸菌の DNA ポリメラーゼを用いてこの反応を進め，目的の DNA 断片を得るためにはどのような対応をしたら可能であろうか。加温過程を示す A，B および C を用いて，どの時点に，どのような対応方法が必要かを簡潔に説明せよ。また，その場合の1サイクルの加温過程を解答用紙の図中に実線の折れ線で示せ。

V  下記の文章を読んで各問に答えよ。

　脊椎動物の中枢神経は，脳と脊髄からなる。ヒトの脳では大脳の占める割合が大きく，機能も大脳に集中している。大脳は左右の半球に分かれており，それらは( a )と呼ばれる神経繊維の太い束でつながれている。大脳の表面に近い部分が大脳皮質で，ヒトの大脳皮質は，大脳表面の大半を占める新皮質と，間脳の近くにある( b )皮質および原皮質などを含む辺縁皮質からなる。
①

　間脳・中脳・橋・( c )はまとめて脳幹と呼ばれ，生命維持に関する重要な機能を果たす中枢である。間脳は視床と視床下部に分けられ，視床下部には( d )神経系の中枢があり，内臓の働きを調節する。また，視床下部は脳下垂体前葉のホルモンの分泌を調節して体内環境を一定に保つ。視床下部にある神経分泌細胞の一部は，その末端を脳下垂体後葉まで伸ばして，そこからホルモンを分泌している。
②

　脊髄は( e )骨の中を走る円柱状の構造をとり，体の各部と脳を結ぶ連絡路としての役割を果たすとともに，脊髄反射の中枢でもある。ひざの下を軽くたたくと足がはねあがる，しつがい腱反射と，熱いものに手が触れると瞬間的に手を引っ込める屈筋反射は脊髄反射である。瞳孔が光の照射により収縮する瞳孔反射の中枢
③
は脊髄ではなく，( f )にある。

**問　1**　上の文章中の( a )～( f )に当てはまる最も適当な語句を記せ。

**問　2**　下線部①の文章に関して誤っているものを2つ選び，番号で記せ。

　　(1) 大脳皮質は灰白色をしているので灰白質と呼ばれ，内部の大脳髄質は白色をしており白質と呼ばれる。

　　(2) 新皮質には欲求や感情にもとづく行動の中枢があり，記憶に関わる海馬と呼ばれる部位も含まれる。

　　(3) 複雑で高度な情報処理を行う動物ほど大脳の皮質が大きく発達し，複雑に入り組んだひだの多い構造をしている。

　　(4) ヒトなどの霊長類では，新皮質が発達して辺縁皮質をおおっており，辺縁皮質は表面からは見えない。

　　(5) 新皮質には，感覚野，運動野および連合野があり，感覚野の中の視覚の中枢は前頭葉に存在する。

**問　3**　下線部②の脳下垂体後葉から分泌されるホルモン1つについて，その名称および作用について記せ。

**問　4**　下線部③のしつがい腱反射と屈筋反射について，反射弓の相違を簡潔に説明せよ。

# 英 語

## 解答

### 27年度

## ❶

〔解答〕

問1 (a) ①　(b) ②　(c) ⑤　(d) ②　(e) ③

(f) ④　(g) ②　(h) ③　(i) ⑤　(j) ⑤

(k) ②　(l) ③　(m) ⑤

問2 (ア) ①　(イ) ④　(ウ) ③　(エ) ②　(オ) ⑤

問3 ②

問4.1 ⑤　2 ⑤

〔出題者が求めたポイント〕

問1 (a) 直前の tiger や feline の言い換え

(b) in comparison to〔with〕～「～と比べると」

(c) thrive「成功する、繁栄する」

(d) 前置詞 about の目的語となる動名詞句

(e) 現在分詞句の後置修飾。link A with B「A と B を結びつける」

(f) help (to) *do*「～するのに役立つ」

(g) steps = measures「対策」= schemes「計画」

(h) given「～を考慮すると」

(i) camera の言い換えで device「装置、機材」

(j) because of ～「～が原因で、～のおかげで」(= thanks to ～)

(k) if it hadn't been for ～「もし～がなかったら」(仮定法過去完了の条件節)

(l) go on「進行している、続いている」

(m) ①「を吸収する」②「を予期する」③「を感謝〔理解、鑑賞〕する」④「(ascribe A to B) A を B のせいにする」⑤「を避ける」

問2 それぞれの意味は全訳下線部参照

解答の根拠となる選択肢中の表現は以下の通り

(ア) ① extinction「絶滅」

(イ) ④ resemblance「類似性」

(ウ) ③ maintain「を維持する」

(エ) ② another「別の」

(オ) ⑤ environment「環境」

問3 ①「漢方薬への利用」は「トラ」のみであり、「えじきとなる動物」は無関係(第4段落)

② 第8～9段落に一致。

③ 第14段落に矛盾。「およそ半数」ではない。

④「わなを仕掛けて野生のトラを捕獲」は第16段落 camera trap の誤読。

⑤ 第17段落に矛盾。「合計」ではなく「それぞれ」。

問4.1. ⑤のみ[ʌ]、他は[æ]。

2. ⑤のみ[iː]、他は[e]。

〔全訳〕

　中国北東部の高山地帯で、自然保護活動家たちが、(ア)絶滅危惧種のアムールトラ(現存する世界最大のネコ科の動物)を保全しようとして、シカをこの地に放している。アムールトラが殺して食べられるように、である。

　数百匹いるアムールトラ(シベリアタイガーとしても知られ、学名は *Panthera tigris altaica*)は、かつては満州の青々と茂った松や樫の森を歩き回っていたが、未だに野生で生存しているのはほとんどいない。

　かつては中国は、いくつかあるトラの亜種の本拠地だったが、現在ではその遺産の多くが生きているのは民話の中であって、─「山あるところにトラあり」とある古い言い伝えにはある─実物の中ではない。

　自然保護活動家たちが個体数の劇的な減少の理由として挙げているのは、人間の定住、木材の切り出し、トラ(漢方薬で使うため)とトラのエサ両方の密猟、これらの増加である。

　「エサの数も他の国と比べると非常に少ないです」と言うのは Rohit Singh(世界的環境保全団体である世界自然保護基金(WWF)でトラ保護プログラムを担当)である。

　WWF の計画は、吉林省汪清国立自然保護区でシカの数を増やすことで、その狙いはアムールトラや、それ以上に絶滅の危機に瀕しているアムールヒョウに、繁殖して子供を増やす機会を与えることだ。

　2012 年、合計 37 匹のシカがこの地に放され、先月にも(イ)似たような数がアムールトラのエサとなるために放された。

　しかし、アムールトラの食欲にはすさまじいものがある。

　Dale Miquelle(ウラジオストクに拠点を置く野生生物保護協会(WCS)会長)によれば、トラ 1 匹が 1 年間生きていくのにシカまたはイノシシおよそ 50 匹を食べる必要があり、エサの比率が(ウ)持続可能であるためには、エサの個体数はこの約 10 倍必要である。

　「究極的には、この運動が目指しているのは、これらの(エサとなる)動物を密猟から守ること、個体数を増やせる場所を持てるようにすること、そして、彼らの生息地が他の活動で破壊されないようにすることです」と彼は述べた。

　汪清保護区は、中国とロシアのアムールトラの個体をつなぐ回廊地帯の一部であり、両者は 100km も離れていない。

　この回廊地帯は「トラにとって非常に重要です」と Tang Lijun(同保護区管理局副所長)は言い、さらに、この保護区での木材の切り出しを大幅に減らす対策を講じて、地区の保存に役立てています、と付け加えた。

対策の例としては、木材の切り出しが減るのに伴って、森林労働者に(エ)代わりとなる収入源を提供する計画がある。たとえば、魚やキノコ、その他の農業事業への出資金である。

　世界の野生のトラの数の推計値は約 2,700～3,200 匹の間だと Joseph Vattakaven(WWF 保全アドバイザー、トラの専門家)は述べており、これは 100 年前の推計 10 万匹から大幅に減少している。

　中国東北部でトラやヒョウの数が極端に少ないことを

考えると、目撃例は稀少なものである。

WWF のカメラトラップがトラの姿を最後にとらえたのは、2012 年 4 月だったが、Miquelle によると、中国の琿春自然保護区(「回廊地帯」の一部で、WCS のプログラムがある)にある機材は、今年少なくとも 4 匹の異なるトラの画像をとらえていた。

つい 1970 年代まで、中国とロシアのアムールトラの数は大体等しく、それぞれ約 150 匹だったが、ロシアの個体数は「保護やその他の努力のおかげで」増えた、と Vattakaven は述べた。

Joe Walston (WCS のアジア事務局長)はニューヨークから付け加えて次のように言った。「ロシアがなかったら、中国には現在、野生のトラは 1 匹もいないでしょう」

「ですから、実際に試されているのは、ロシアで継続中の努力に基づいて中国が事を進めることなのです」。

さらに彼はこう付け加えた。重要な要因は、中国が「トラの生息地を分割したり破壊したりするような」大きなインフラ計画を回避すべきだということです。

WWF の Singh によれば、トラを救うべき(オ)生態学上の重要な理由はいくつもあるが、それらは 1 つの説得力のある事実の前には色褪せてしまう。

「トラは非常にカリスマ的な種なのです。簡単に失うわけにはいかないのです。とても美しい種なのですから」と彼は述べた。

## 2
〔解答〕
問 1 (a) ⑤ (b) ③ (c) ④ (d) ⑤ (e) ④
問 2 (ア) ① (イ) ①
問 3 (A) ③ (B) ⑤
問 4 ⑤
問 5 1 ⑤ 2 ⑤
〔出題者が求めたポイント〕
問 1 (a) 第 3 段落第 1 文に"more realistic"とある。
(b) in the long run「長期的に見れば、結局は」
(c) fall on 〜「〜(の上)にのしかかる」
(depend [rely] on 〜と同じ<依存>の on)
(d) added sugar「(人工)甘味料」⇔ natural sugar「天然糖」の対比
(e) 直後に over 16 oz. (473 ml)とあるので、in sizes「大きさにおいて、大きさが」
問 2 (ア)・(イ) 全訳下線部参照
問 3 (A) all of which なので前の名詞句 3 つすべてを指す。
(B) 前文の主語が平行移動。
②は per serving「1 人前あたり」が間違い。
問 4.① 第 1 段落第 1 文、第 2 段落第 2 文に矛盾。
② 第 2 段落第 3 〜 4 文から「控えることが望まれている」は読み取れない。
③ 第 3 段落に矛盾。
④ 第 4 段落第 2 〜 3 文から「減少した」は読み取れない。

⑤ 最終段落に一致。
問 5.1.⑤のみ第 1 音節、他は第 2 音節
2.⑤のみ第 1 音節、他は第 2 音節
〔全訳〕
糖衣にくるむ(= うわべをよく見せる)必要はないだろう。世界保健機関(WHO)の新しい指針によると、1 日の総カロリーの 5%以上を甘味料からとるべきではない(2000 カロリーの食事なら 1 日 26g までである)。WHO の専門家たちがこの推奨を行ったのは、肥満・虫歯・心臓病の発生率の増加を調査した後である。これらすべてが糖分消費(ア)と関連している。

しかし、これは行き過ぎではなかろうか?アメリカ合衆国の疾病対策センターの推計では、2010 年には、アメリカの成人の総カロリー摂取の実に 13%が糖分によるものだった。その主な原因はお菓子ですらない。加工食品である。大さじ 1 杯(15g)のケチャップには 4g の糖分が含まれ、冷凍ピザには 26g もの糖分が含まれていることがある。人々にこれらすべてを犠牲にすることを期待するのは「非現実的だ」と言うのは Keri Gans(登録栄養士。著作『The Small Change Diet』)である。「我々は何を食べるべきではないか、ではなく、何を食べるべきかに焦点を当てるべきなのです」

この目標に対しては、WHO の当初の 10%(イ)制限(2000 カロリーの食事なら 1 日約 52g まで)の方がアメリカでは「より現実的」かもしれない、と Francesco Branca(WHO の栄養部門部長)は言う。これは、2009 年に米国心臓協会が発表して物議を醸した指針で推奨されている量(1 日 30 〜 45g)よりわずかに多くなりそうである。

長期的に見れば、糖分消費を減らす責任は食品産業にのしかかってくる可能性がある。たとえば 2 月に米国食品医薬品局(FDA)が宣言した内容は、栄養ラベルを改良して、甘味料(果物の場合のように自然に発生する糖とは異なる)を目立たせ、消費者が製品が健康によいことを判断しやすくする、というものだった。さらに、ニューヨーク市の「ソーダ禁止」計画(16 オンス(473 ml)以上の大きさの糖分の多い飲み物を違法とすることを目指した)に続いて、カリフォルニア州のサンフランシスコとバークレーは、糖飲料税法案を通過させようとしている。その狙いは、糖分の多い飲み物と関連がある全世界 18 万件の死亡に歯止めをかけることである。

Donald Hensrud(予防医学・栄養学の専門家：メイヨクリニック勤務)によれば、人々の食事をすぐに変えることはできないかもしれないが、食品と健康に関するイニシアティブをとり(ラベルを新しくするなど)、より新鮮な食品を食べることによって、「我々は味の好みを」より良い方向に向けて「変えられるのです」。

## 3
〔解答〕
A. 1. affordable   2. mutually   3. happenings
   4. practical   5. immature
B. 1. 2 番目 サ   9 番目 ケ   16 番目 コ

2. 6番目 セ　9番目 カ　14番目 ソ
〔出題者が求めたポイント〕
A. 1. affordable「手頃な値段の」
　2. mutually exclusive「相互排他的な、相容れない」
3. happening「出来事、ハプニング」。a few の後なので複数形
4. practical guideline「実践的な指針」
5. immature「未熟な」
B. 1. Figuring <u>out</u> what (to) feed farmed fish may be <u>more</u> important for (the) planet than the question <u>of</u> where to (farm them.)
2. The reason most companies said <u>they</u> were considering <u>hiring</u> more female graduates was <u>to</u> increase diversity in (the workforce.)

# 数　学

## 解答

### 問1
〔解答〕

$$-\frac{6}{7} < x < \frac{10}{7}$$

〔出題者が求めたポイント〕

2個の絶対値の中を0にする$x$を$\alpha, \beta(\alpha<\beta)$とすると，$x<\alpha,\ \alpha\leq x<\beta,\ \beta\leq x$の3つに分けて絶対値をはずして解く。

〔解答のプロセス〕

$3x=0$　より　$x=0$

$4x-2=0$　より　$x=\frac{1}{2}$

$x<0$のとき，$3x<0,\ 4x-2<0$

$-3x-4x+2<8$　より　$-7x<6$

よって，$x>-\frac{6}{7}$　従って，$-\frac{6}{7}<x<0$　……①

$0\leq x<\frac{1}{2}$のとき，$3x\geq0,\ 4x-2<0$

$3x-4x+2<8$　より　$-x<6$

よって，$x>-6$　従って，$0\leq x<\frac{1}{2}$　……②

$\frac{1}{2}\leq x$のとき，$3x>0,\ 4x-2\geq0$

$3x+4x-2<8$　より　$7x<10$

よって，$x<\frac{10}{7}$　従って，$\frac{1}{2}\leq x<\frac{10}{7}$　……③

①，②，③より　$-\frac{6}{7}<x<\frac{10}{7}$

### 問2
〔解答〕

(1)　$\frac{2}{9}$　　(2)　$\frac{2}{9}$

〔出題者が求めたポイント〕

(1)　3回の移動で終了する場合の移動先を順に並べて書き出してみる。

(2)　3回の移動で2つの都市になる場合と(1)を除くと残りは3回の移動で3つの都市に行ったことになるので次の移動で残り1つへ行ければよい。

〔解答のプロセス〕

(1)　3回の移動で終了する場合。

A→B→C→D，A→C→B→D，A→D→B→C
A→B→D→C，A→C→D→B，A→D→C→B
の6通り。

確率は，$\frac{6}{3^3}=\frac{6}{27}=\frac{2}{9}$

(2)　3回の移動で2都市になる場合。

A→B→A→B，A→C→A→C，A→D→A→D

の3通り。

3回の移動で3都市になる場合。$3^3-6-3=18$

4回目の移動で残り1つの都市に行けばよいので，

確率は，$\frac{18}{3^3}\times\frac{1}{3}=\frac{18}{81}=\frac{2}{9}$

### 問3

60001

〔出題者が求めたポイント〕

5桁×5桁の計算をしていく。

$27^m$の下5桁を$a_m$とすると，$a_{m+n}=a_m a_n$

〔解答のプロセス〕

$27^m$の下5桁を$a_m$とし，$27^m=10^5 l_m+a_m$とする。

$27^{m+n}=27^m\cdot27^n=(10^5 l_m+a_m)(10^5 l_n+a_n)$

$\qquad\qquad=10^5(10^5 l_m l_n+l_m a_n+l_n a_m)+a_m a_n$

従って，$a_{m+n}=a_m a_n$の下5桁である。

| | | | | | |
|---|---|---|---|---|---|
| $a_2$ | $=27\times27$ | | $a_2$ | $=$ | $7\ 2\ 9$ |
| $a_4$ | $=a_2\cdot a_2$ | | $a_4$ | $=$ | $3\ 1\ 4\ 4\ 1$ |
| $a_8$ | $=a_4\cdot a_4$ | | $a_8$ | $=$ | $3\ 6\ 4\ 8\ 1$ |
| $a_{16}$ | $=a_8\cdot a_8$ | | $a_{16}$ | $=$ | $6\ 3\ 3\ 6\ 1$ |
| $a_{20}$ | $=a_{16}\cdot a_4$ | | $a_{20}$ | $=$ | $3\ 3\ 2\ 0\ 1$ |
| $a_{40}$ | $=a_{20}\cdot a_{20}$ | | $a_{40}$ | $=$ | $0\ 6\ 4\ 0\ 1$ |
| $a_{80}$ | $=a_{40}\cdot a_{40}$ | | $a_{80}$ | $=$ | $7\ 2\ 8\ 0\ 1$ |
| $a_{100}$ | $=a_{80}\cdot a_{20}$ | | $a_{100}$ | $=$ | $6\ 6\ 0\ 0\ 1$ |
| $a_{200}$ | $=a_{100}\cdot a_{100}$ | | $a_{200}$ | $=$ | $3\ 2\ 0\ 0\ 1$ |
| $a_{400}$ | $=a_{200}\cdot a_{200}$ | | $a_{400}$ | $=$ | $6\ 4\ 0\ 0\ 1$ |
| $a_{800}$ | $=a_{400}\cdot a_{400}$ | | $a_{800}$ | $=$ | $2\ 8\ 0\ 0\ 1$ |
| $a_{1000}$ | $=a_{800}\cdot a_{200}$ | | $a_{1000}$ | $=$ | $6\ 0\ 0\ 0\ 1$ |

従って，60001

### 問4
〔解答〕

(1)　$\cos A=\frac{x}{bc},\ \cos B=\frac{y}{ac},\ \cos C=\frac{z}{ab}$

(2)　$a=\sqrt{y+z},\ b=\sqrt{x+z},\ c=\sqrt{x+y}$

〔出題者が求めたポイント〕

(1)　$\overrightarrow{AB}\cdot\overrightarrow{AC}=bc\cos A,\ \overrightarrow{BC}\cdot\overrightarrow{BA}=ca\cos B$

$\overrightarrow{CA}\cdot\overrightarrow{CB}=ab\cos C$

(2)　$\cos A=\frac{b^2+c^2-a^2}{2bc},\ \cos B=\frac{a^2+c^2-b^2}{2ac}$

$\cos C=\frac{a^2+b^2-c^2}{2ab}$

〔解答のプロセス〕

(1)　$(\overrightarrow{AB}\cdot\overrightarrow{AC}=)cb\cos A=x$　より　$\cos A=\frac{x}{bc}$

$(\overrightarrow{BC}\cdot\overrightarrow{BA}=)ac\cos B=y$　より　$\cos B=\frac{y}{ac}$

$(\overrightarrow{CA} \cdot \overrightarrow{CB} =) ba \cos C = z$ より $\cos C = \dfrac{z}{ab}$

(2) $(\cos A =) \dfrac{x}{bc} = \dfrac{b^2 + c^2 - a^2}{2bc}$

よって, $x = \dfrac{b^2 + c^2 - a^2}{2}$ ……①

$(\cos B =) \dfrac{y}{ac} = \dfrac{a^2 + c^2 - b^2}{2ac}$

よって, $y = \dfrac{a^2 + c^2 - b^2}{2}$ ……②

$(\cos C =) \dfrac{z}{ab} = \dfrac{a^2 + b^2 - c^2}{2ab}$

よって, $z = \dfrac{a^2 + b^2 - c^2}{2}$ ……③

②+③より $a^2 = y + z$ より $a = \sqrt{y+z}$
①+③より $b^2 = x + z$ より $b = \sqrt{x+z}$
①+②より $c^2 = x + y$ より $c = \sqrt{x+y}$

## 問5
〔解答〕
$4 (a = 4)$

〔出題者が求めたポイント〕
$a$ の値について, 分ける。
① $a < 4 - a$ のとき, (1) $1 \leqq a$ となる。
② $4 - a < a$ のとき,
(2) $1 < 4 - a$ のとき, (3) $-1 < 4 - a < 1$ のとき,
(4) $4 - a < 1 (1 < a)$ のとき.
以上(1)~(4)の場合に分けて定積分を求める。
微分又は平方完成して, 増減表をつくる。

〔解答のプロセス〕
$g(x) = (x + a - 4)(x - a)$ とする。
$g(x) = 0$ とすると, $x = a, 4 - a$
$a < 4 - a$ のとき, $a < 2$
$1 \leqq a < 2$ のとき, $-1 < x < 1$ で $g(x) > 0$
$4 - a \leqq a$ のとき, $2 \leqq a$
$4 - a \geqq 1$ とすると $3 \geqq a$
$4 - a \geqq -1$ とすると $5 \geqq a$
$2 \leqq a < 3$ のとき, $-1 < x < 1$ で $g(x) > 0$
$3 \leqq a < 5$ のとき, $-1 < x < 4 - a$ で $g(x) > 0$
$\qquad\qquad\qquad 4 - a < x < 1$ で $g(x) < 0$
$5 \leqq a$ のとき, $-1 < x < 1$ で $g(x) < 0$
$(x + a - 4)(x - a) = x^2 - 4x - (a^2 - 4a)$
$1 \leqq a < 3$ のとき,

$f(a) = \displaystyle\int_{-1}^{1} \{x^2 - 4x - (a^2 - 4a)\} dx$

$= \left[ \dfrac{1}{3} x^3 - 2x^2 - (a^2 - 4a)x \right]_{-1}^{1}$

$= -2a^2 + 8a + \dfrac{2}{3} = -2(a-2)^2 + \dfrac{26}{3}$

$5 \leqq a$ のとき,

$f(a) = \displaystyle\int_{-1}^{1} \{-x^2 + 4x + (a^2 - 4a)\} dx$

$= \left[ -\dfrac{1}{3} x^3 + 2x^2 + (a^2 - 4a)x \right]_{-1}^{1}$

$= 2a^2 - 8a - \dfrac{2}{3} = 2(a-2)^2 - \dfrac{26}{3}$

$3 \leqq a < 5$ のとき,

$f(a) = \displaystyle\int_{-1}^{4-a} \{x^2 - 4x - (a^2 - 4a)\} dx$

$\qquad + \displaystyle\int_{4-a}^{1} \{-x^2 + 4x + (a^2 - 4a)\} dx$

$= \left[ \dfrac{1}{3} x^3 - 2x^2 - (a^2 - 4a)x \right]_{-1}^{4-a}$

$\qquad + \left[ -\dfrac{1}{3} x^3 + 2x^2 + (a^2 - 4a)x \right]_{4-a}^{1}$

$= \dfrac{1}{3}(4-a)^3 - 2(4-a)^2 + a(4-a)^2$

$\qquad + \dfrac{1}{3} + 2 - a^2 + 4a - \dfrac{1}{3} + 2 + a^2 - 4a$

$\qquad + \dfrac{1}{3}(4-a)^3 - 2(4-a)^2 + a(4-a)^2$

$= 4 + (4-a)^2 \left\{ \dfrac{2}{3}(4-a) - 4 + 2a \right\}$

$= \dfrac{4}{3}(a^3 - 9a^2 + 24a - 13)$

$f'(a) = 4(a^2 - 6a + 8) = 4(a-2)(a-4)$

$f(1) = \dfrac{20}{3}, \ f(2) = \dfrac{26}{3}, \ f(3) = \dfrac{20}{3}$

$f(4) = 4, \ f(5) = \dfrac{28}{3}$

| $a$ | 1 | | 2 | | 3 | | 4 | | 5 | |
|---|---|---|---|---|---|---|---|---|---|---|
| $f'(a)$ | | + | 0 | − | | − | 0 | + | | + |
| $f(a)$ | $\dfrac{20}{3}$ | ↗ | $\dfrac{26}{3}$ | ↘ | $\dfrac{20}{3}$ | ↘ | 4 | ↗ | $\dfrac{28}{3}$ | ↗ |

グラフは下図。
$a = 4$ のとき, 最小値 $4$

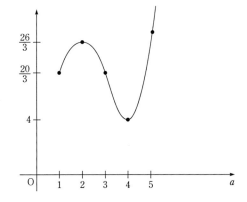

# 物　理

## 解答　27年度

**第1回**

### Ⅰ

〔出題者が求めたポイント〕

衝突問題　運動量の保存　力学的エネルギー

〔解答〕

(1) $17.2(\mathrm{km}/hl)$　(2) $(F-\mathrm{mg})h$

(3) (a) $\dfrac{(m-M)v}{m+M}$　物体 $\dfrac{2mv}{m+M}$

(b) $\dfrac{M-m}{m}\sqrt{\dfrac{gl}{2}}$　(c) $1-\dfrac{mv}{m+M}$

(d) $\dfrac{mMv^2}{2(m+M)}$　(e) $1-\dfrac{m^2v^2}{2(m+M)^2gl}$

〔解答へのプロセス〕

(3) (a) $mv=mv'+MV$ と $-v=v'-v$ を $v'$ と $V$ について解く

(b) $Mgl=\dfrac{1}{2}mv'^2$ より　$V'=\sqrt{2gl}$

$v'=V-v=\sqrt{2gl}-v$

$mv=mv'+MV'$ に上の $v'$ と $V'$ を代入して $v$ について解く

(c) $mv=(m+M)V''$　$V''=\dfrac{mv}{m+M}$

(d) $\dfrac{1}{2}mv^2-\dfrac{1}{2}(m+M)V''^2=\dfrac{mMv^2}{2(m+M)}$

(e) $\dfrac{1}{2}(m+M)V''^2=(m+M)gh$　より

$h=\dfrac{m^2v^2}{2(m+M)^2}$

$h=l(1-\cos\theta)$　より　$\cos\theta=\dfrac{l-h}{l}$

これに $h$ を代入すると

$\cos\theta=1-\dfrac{m^2v^2}{2(m+M)^2gl}$

### Ⅱ

〔出題者が求めたポイント〕

内部エネルギー　気体の仕事　熱力学第一法則

〔解答〕

(a) $\dfrac{3}{2}nR\Delta T$　(b) $P\Delta V$

(c) $\dfrac{3}{2}nR\Delta T+P\Delta V$　(d) $P\Delta V+V\Delta P=nR\Delta T$

〔解答へのプロセス〕

(b) 仕事は $PV$ グラフの面積である　$\Delta P\Delta V\fallingdotseq0$ とすると

$W=\dfrac{(P+P+\Delta P)\Delta V}{2}=P\Delta V+\dfrac{\Delta P\Delta V}{2}$

$\fallingdotseq P\Delta V(R$ は必要ない$)$

(c) $\Delta U=Q-W$　より　$Q=\Delta U+W$

(d) $PV=nRT$ と $(P+\Delta P)(V+\Delta V)=nR(T+\Delta T)$ より

$P\Delta V+V\Delta P=nR\Delta T$

### Ⅲ

〔出題者が求めたポイント〕

薄膜の干渉

〔解答〕

(a) $A$, $B$　(b) $30°$　(c) $\dfrac{\lambda}{\sqrt{3}}$　(d) $3l$

(e) $100nm$

〔解答へのプロセス〕

(b) $\sin60°=\sqrt{3}\sin\theta$　$\sin\theta\dfrac{1}{2}$

(d) 光路差 $2nd\cos\theta=2\sqrt{3}\ l\cos30°=3l$

(e) $3l=\left(m+\dfrac{1}{2}\right)\lambda$ で $m=0$ として　$l=100nm$

### Ⅳ

〔出題者が求めたポイント〕

磁場内を運動する等体棒

〔解答〕

(1) $1.1$ 倍　(2) (a) $vBd$　(b) $\dfrac{E-vBd}{R}$　$B\to A$

(c) $\dfrac{(E-vBd)Bol}{R}$

〔解答へのプロセス〕

(1) $Q=I^2Rt$　より　$Q$ は $R$ に比例する

断線していない　$R=f\dfrac{l}{s}$　断線 $R'=f\dfrac{R}{0.95}$

$R'=\dfrac{1}{0.9}R=1.1R$

(2) (c) $F=IBd$

### Ⅴ

〔出題者が求めたポイント〕

半減期の式の理解

〔解答〕

$\dfrac{Tly\frac{N_1}{N}}{ly^2}$

〔解答へのプロセス〕

半減期の式　$N=N1\left(\dfrac{1}{2}\right)^{\frac{t}{T}}$ を用いて

$ly\dfrac{N}{N_1}=\dfrac{t}{T}ly\left(\dfrac{1}{2}\right)$　$ly\dfrac{N_1}{N}=\dfrac{t}{T}ly^2$

$\therefore\ t=\dfrac{Tly\frac{N_1}{N}}{ly^2}$

## 第2回

### Ⅰ
**〔出題者が求めたポイント〕**
水平投射・衝突
**〔解答〕**

(1) $60km/h$  (2) $\dfrac{4\pi r^3 fg}{3h}$

(3) (a) $\dfrac{d}{v}$  (b) $\sqrt{\dfrac{2h}{g}}-\dfrac{d}{v}$  (c) $\epsilon\left(v\sqrt{\dfrac{2h}{g}}-d\right)$

　　(d) $mgh-\dfrac{1}{2}mv^2(1-\epsilon^2)$

**〔解答へのプロセス〕**

(2) 運動方程式 $\dfrac{4}{3}\pi r^3 fg-hv=ma$

　　$a=0$ として $v$ について解く

(3) (a) $\dfrac{d}{v}$　$\epsilon$ を用いる必要はない

　　(b) 床に落下するまでの時間は $t=\sqrt{\dfrac{2h}{g}}$

　　　$\epsilon$ は必要ない

　　(c) 壁に当たってはね返った小球の速度の水平成分
　　　は $\epsilon v$ である。

　　(d) 壁に当たって失ったエネルギーは

　　　$\Delta E=\dfrac{1}{2}mv^2-\dfrac{1}{2}m(\epsilon v)^2$

　　　$\therefore\ mgh-\Delta E=mgh-\dfrac{1}{2}mv^2(1-\epsilon^2)$

### Ⅱ
**〔出題者が求めたポイント〕**
気体の性質
**〔解答〕**

(1) a, b, c

(2) (a) $\dfrac{T_1}{T_0}Vo$  (b) $PV_0\left(\dfrac{T_1}{T_0}-1\right)$

　　(c) $Q-P_0V_0\dfrac{T_1}{T_0}-1$

**〔解答へのプロセス〕**

(2) (a) ボイルシャルルの法則 $\dfrac{V_0}{T_0}=\dfrac{V_1}{T_1}$

　　(b) $W=P\Delta V$

　　(c) 熱力学第一法則　$\Delta U=Q-W$

### Ⅲ
**〔出題者が求めたポイント〕**
薄膜の干渉
**〔解答〕**

(a) $\dfrac{\lambda}{n}$  (b) $\dfrac{\lambda}{4m}$  (c) $\dfrac{\lambda}{2l}$

**〔解答へのプロセス〕**

(b) 膜の上面と下面の反射でともに位相が $\pi$ ずれるので

　　位相の変化は $O$。弱めあう条件は $2d=\dfrac{\lambda}{m}\left(P+\dfrac{1}{2}\right)$ で

　　$P=0,1,2,3-$ である　厚さ最小だから $P=0$ として

　　$d=\dfrac{\lambda}{4m}$（$n$ は必要ない）

(c) 膜の上面の反対で位相が $\pi$ すれる

　　弱めあう条件式は　$2d=\dfrac{\lambda}{l}P$　$(P=0,1,2,3-)$

　　$P=1$ として　$d=\dfrac{\lambda}{2l}$（$n$ は必要ない）

### Ⅳ
**〔出題者が求めたポイント〕**
コンデンサーの合成容量，コイルの相互誘導
**〔解答〕**

(1) $(\epsilon+\epsilon_0)\dfrac{A}{2l}$

(2) (a) $\mu N_A IS$  (b) $\mu N_A N_B S\dfrac{I}{t}$  (c) $\mu N_A N_B S$

**〔解答へのプロセス〕**

(1) $C=\epsilon\dfrac{s}{e}$　より　$\epsilon\dfrac{\dfrac{A}{2}}{e}+\epsilon_0\dfrac{\dfrac{A}{2}}{e}=(\epsilon+\epsilon_0)\dfrac{A}{2e}$

(2) (a) $H=N_A I$  $\varnothing=BS=\mu N_A IS$
　　　（$L$ と $N_B$ は必要ない）

　　(b) $V=N_B\dfrac{\Delta\varnothing}{\Delta t}=\mu N_A N_B S\dfrac{\Delta I}{\Delta t}=\mu N_A N_B S\dfrac{I}{t}$

　　(c) (b) と $V=-M\dfrac{I}{t}$ と比べて　$M=\mu N_A N_B S$

　　　（$L$ は必要ない）

### Ⅴ
**〔出題者が求めたポイント〕**
半減期の問題
**〔解答〕**
(a) 陽子数 54　中性子数 77　(b) 16 回

**〔解答へのプロセス〕**
(a) $\beta$ 崩壊は中性子 1 つが陽子 $v$ に変わる

(b) $16g\times\left(\dfrac{1}{2}\right)^n=4$

　　$\dfrac{t}{T}=2$ で等式が成り立つ。

　　$T=8.0$ より

　　$\dfrac{t}{8.0}=2$　$\therefore\ t=16$ 回

# 化　学

## 解答

27年度

第1回

## I

〔解答〕
(1) (あ) 非共有電子対　(い) 配位　(う) 典型
　　(え) 遷移　(お) 6　(か) 4　(き) 正八面体
　　(く) 正四面体
(2) $Cr^{3+}$, $Fe^{2+}$, $Ni^{2+}$
(3) 沈殿：$Zn(OH)_2$　錯イオン：$[Zn(NH_3)_4]^{2+}$
(4) 沈殿：$Ag_2O$　錯イオン：$[Ag(NH_3)_2]^+$
(5) 2 (種類の構造)

〔出題者の求めたポイント〕
錯イオンの構造と性質に関する問題

〔解答のプロセス〕
(1) 非共有電子対を持つ分子やイオンが, 配位結合で金属イオンに結合したものが, 錯イオンである。中心となる金属によって配位数は決まる。$[Fe(CN)_6]^{4-}$ のように配位数6なら正八面体型, 配位数4なら, 平面型か正四面体型をとる。$[Cu(NH_3)_4]^{2+}$ は平面型, $[Zn(NH_3)_4]^{2+}$ は正四面体型である。配位数2は直線型となる。

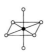

配位数2　　平面4配位　　正四面体4配位　　配位数6

(2) 選択肢の遷移元素は, いずれも錯イオンとなる。配位数は $Cr^{3+}$ は6, $Fe^{2+}$ は6, $Ni^{2+}$ は4である。

(3) $NH_3 + H_2O \longrightarrow NH_4^+ + OH^-$
　　$Zn^{2+} + 2OH^- \longrightarrow Zn(OH)_2$ (白色沈殿)
　　$Zn(OH)_2 + 4NH_3$
　　　　$\longrightarrow [Zn(NH_3)_4]^{2+}$ (溶解) $+ 2OH^-$

(4) $2Ag^+ + 2OH^- \longrightarrow Ag_2O$ (褐色沈殿) $+ H_2O$
　　$Ag_2O + 4NH_3 + H_2O$
　　　　$\longrightarrow 2[Ag(NH_3)_2]^+$ (溶解) $+ 2OH^-$
　　$Zn(OH)_2$ は安定だが, $AgOH$ は不安定で, すぐに $Ag_2O$ となる。　$2AgOH \longrightarrow Ag_2O + H_2O$

(5) テトラアンミンジクロロコバルト(III)イオン $[Co(NH_3)_4Cl_2]^+$ は, 図のように幾何異性体が存在する。
中央：$Co^{3+}$
a：$NH_3$　　b：$Cl^-$

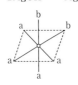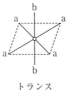

シス　　　トランス

## II

〔解答〕
(1) $NH_3$, $HCl$
(2) 20℃：33 mL　40℃：24 mL
(3) 6.6 mL
(4) $3.3 \times 10^{-4} mL$
(5) $4.1 \times 10^{-7} P$ mol
(6) $2.4 \times 10^5$ Pa, $3.5 \times 10^{-3}$ mol

〔出題者の求めたポイント〕
気体の溶解に関する基本的な問題

〔解答のプロセス〕
(1) $NH_3$, $HCl$ は, 次のようにイオンとなるため溶解度が大きく, ヘンリーの法則に従わない
　　$NH_3 + H_2O \rightleftarrows NH_4^+ + OH^-$
　　$HCl \longrightarrow H^+ + Cl^-$

(2) 標準状態における気体 1 mol の体積：22.4 L
　　20℃：$1.48 \times 10^{-3} \times 22.4 \times 10^3 = 33.2 \fallingdotseq 33$ (mL)
　　　　　　　　　　　　　　　　　　　　　…(答)
　　40℃：$1.06 \times 10^{-3} \times 22.4 \times 10^3 = 23.7 \fallingdotseq 24$ (mL)
　　　　　　　　　　　　　　　　　　　　　…(答)

(3) 溶解度は分圧に比例する。
　　$1.48 \times 10^{-3} \times \dfrac{2.0 \times 10^4}{1.0 \times 10^5} \times 22.4 \times 10^3$
　　$= 6.63 \fallingdotseq 6.6$ (mL)　…(答)

(4) $1.48 \times 10^{-3} \times \dfrac{P}{1.0 \times 10^5} = 1.48 \times 10^{-8} P$ (mol)
　　　　　　　　　　　　　　　　　……①
　　$1.48 \times 10^{-8} \times 22.4 \times 10^3 \times P = 3.32 \times 10^{-4} P$
　　$= 3.3 \times 10^{-4} P$ (mL)　…(答)

(5) 気体の状態方程式から
　　$P \times 1.0 = n \times 8.3 \times 10^3 \times (273 + 20)$
　　$n = P / (8.3 \times 10^3 \times 293) = 4.11 \times 10^{-7} P$ (mol)
　　$= 4.1 \times 10^{-7} P$ (mol)　…(答)

(6) 溶解したメタンと気体として存在しているメタンの物質量の和は 0.10 mol なので,
　　$1.48 \times 10^{-8} P + 4.11 \times 10^{-7} P = 0.10$ (mol)
　　$P = 0.10 / (1.48 \times 10^{-8} + 4.11 \times 10^{-7})$
　　$= 2.35 \times 10^5$ (Pa)
　　$\fallingdotseq 2.4 \times 10^5$ (Pa)　…(答)
　　メタンの物質量：
　　　$1.48 \times 10^{-8} \times 2.35 \times 10^5 \times \quad = 3.48 \times 10^{-3}$
　　　$\fallingdotseq 3.5 \times 10^{-3}$ (mol)　…(答)

## III

〔解答〕
(1) 胃液, 食酢, 血液, セッケン水
(2) 酸性：$NaHSO_4$, $NH_4NO_3$
(3) pH = 3.3
(4) $1.25 \times 10^{-1}$ (mol/L)

無色から赤色に変化する。

**〔出題者の求めたポイント〕**

塩の加水解離，弱酸の pH，中和反応に関する基礎的な問題

**〔解答のプロセス〕**

(1) （　）内は pH

　　胃液(1.5)，食酢(2.5)，血液(7.2)，セッケン水(9.6)

(2) $Na_2SO_3$：強塩基－弱酸の塩で塩基性

　　　$Na_3PO_4$：強塩基－弱酸の塩で塩基性

　　（参考）　$NaH_2PO_4$：酸性　　$Na_2HPO_4$：弱塩基性

　　$Na_2SO_4$：強塩基－強酸の塩で中性

　　$NaHSO_4$：酸性塩であり，$Na_2SO_4$ より pH は小さい。

　　この塩は中和されてない H をもつので，酸性 …（答）

　　$NH_4NO_3$：弱塩基－強酸で酸性　…（答）

(3) うすめた酢酸の濃度：

　　　$0.500 \times (10.0/500) = 0.01$（mol/L）

　　　$CH_3COOH \longrightarrow H^+ + CH_3COO^-$

　　$C$（mol/L）で電離度 $\alpha$ の $CH_3COOH$ の

　　　　$[H^+] = C \times \alpha$

　　　　$[H^+] = 0.01 \times 0.050 = 5 \times 10^{-4}$（mol/L）

　　　　$pH = 4 - \log 5 = 3.3$　…（答）

(4) $(COOH)_2 \cdot 2H_2O$（式量 126）：2 価の酸

　　　$(COOH)_2 + 2NaOH \longrightarrow (COONa)_2 + 2H_2O$

　　シュウ酸の濃度

　　　$\dfrac{0.315}{126} \times \dfrac{1000}{500} = 5 \times 10^{-3}$（mol/L）

　　NaOH の濃度を $x$（mol/L）とする。

　　　$2 \times 5 \times 10^{-3} \times \dfrac{50.0}{1000} = x \times \dfrac{4.00}{1000}$

　　　$x = 1.25 \times 10^{-1}$（mol/L）…（答）

シュウ酸溶液は酸性のためフェノールフタレインは無色だが，中和点の塩基性では赤色に変化する。

**Ⅳ**

**〔解答〕**

(1) (a) (ト)　(b) (イ)

(2) (c) (ロ)　(d) (ニ)

(3) (e) (チ)

(4) (f) (ハ)

(5) (g) (ホ)

(6) (h) (ト)

**〔出題者の求めたポイント〕**

塩を中心にした無機化合物の性質に関する基本問題

**〔解答のプロセス〕**

(1) （　）内は式量

　　（イ）　$Na_2CO_3$(106)　　（ロ）　$NaHCO_3$(84)

　　（ハ）　$NH_4NO_3$(80)　　（ニ）　$(NH_4)_2CO_3 \cdot H_2O$(114)

　　（ホ）　$(NH_4)_2SO_4$(132)　　（ヘ）　$Na_2SO_4$(142)

　　（ト）　$NaHSO_4$(120)　　（チ）　$Na_2SO_4$(126)

　　(a)：答：(ト)：$NaHSO_4$ は次のように電離して，強い酸性を示す。

$NaHSO_4 \longrightarrow Na^+ + HSO_4^-$

$HSO_4^- \longrightarrow H^+ + SO_4^{2-}$

　　(b)：答：(イ)：塩基性を示す塩は，$Na_2CO_3$，$NaHCO_3$，$Na_2SO_3$ である。また，$H_2CO_3$ は $H_2SO_3$ より弱い酸なので，$Na_2CO_3$ は $Na_2SO_3$ より強い塩基性を示す。

(2) (c)：答(ロ)：硫酸と反応して気体を発生する塩は，以下の通りである。反応式は気体 1 mol にそろえてある。

　　（イ）　$Na_2CO_3 + H_2SO_4 \longrightarrow Na_2SO_4 + H_2O + CO_2$

　　（ロ）　$NaHCO_3 + (1/2)H_2SO_4$

　　　　　　　　　$\longrightarrow (1/2)Na_2SO_4 + H_2O + CO_2$

　　（ニ）　$(NH_4)_2CO_3 + H_2SO_4$

　　　　　　　　　$\longrightarrow (NH_4)_2SO_4 + H_2O + CO_2$

　　（チ）　$Na_2SO_3 + H_2SO_4 \longrightarrow Na_2SO_4 + H_2O + SO_2$

　　反応物質 1 mol から気体 1 mol が発生するので，同じ 0.1（g）からは，式量の最も小さい $NaHCO_3$ が物質量が多く，最も多くの気体を発生する。

　　（参考）　硝酸アンモニウムの濃厚水溶液を加熱すると，窒素ガスを発生するが，ここでは希硫酸を用いているので，硝酸アンモニウムの濃度は薄い。

　　(d)：答(ニ)：反応式は比較のため，$2NH_3$ で，統一してある。

　　（ハ）　$2NH_4NO_3 + 2NaOH$

　　　　　　　　　$\longrightarrow 2NaNO_3 + 2H_2O + 2NH_3$

　　（ニ）　$(NH_4)_2CO_3 + 2NaOH$

　　　　　　　　　$\longrightarrow Na_2CO_3 + 2H_2O + 2NH_3$

　　（ホ）　$(NH_4)_2SO_4 + 2NaOH$

　　　　　　　　　$\longrightarrow Na_2SO_4 + 2H_2O + 2NH_3$

　　式量の最も小さいものを選ぶ。$2NH_4NO_3 = 160$，$(NH_4)_2CO_3 = 114$，$(NH_4)_2SO_4 = 132$ である。

(3) (d)：答(チ)：還元性持つのは $Na_2SO_3$

　　　$Na_2SO_3 \longrightarrow 2Na^+ + SO_3^{2-}$

　　　$3SO_3^{2-} + Cr_2O_7^{2-} + 8H^+$

　　　　　　　　　$\longrightarrow 3SO_4^{2-} + 2Cr^{3+} + 4H_2O$

(4) (e)：答(ハ)：組成式全体が 1 mol あったときの，窒素原子の質量パーセントは，

　　（ハ）　$14 \times 2/80$　　（ニ）　$14 \times 2/114$　…（答）

　　（ホ）　$14 \times 2/132$

(5) (g)：答(ホ)：発生した $NH_3$ を $x$（mol）とする。

　　$H_2SO_4$ は 2 価の酸。

　　　$x + 0.10 \times \dfrac{34.85}{1000} = 2 \times 0.050 \times \dfrac{50}{1000}$

　　　$x = 1.515 \times 10^{-3}$（mol）

　　0.1 g から発生する $NH_3$ を比較する。

　　（ハ）　$(0.1/80) = 1.25 \times 10^{-3}$（mol）

　　（ニ）　$(0.1/114) \times 2 = 1.75 \times 10^{-3}$（mol）

　　（ホ）　$(0.1/132) \times 2 = 1.515 \times 10^{-3}$（mol）　…（答）

(6) (h)：答(ト)：$BaCl_2$ は硫酸イオンと反応して沈殿を生成する。$Ba^{2+} + SO_4^{2-} \longrightarrow BaSO_4$（式量 233）

　　　　$0.194/233 = 8.33 \times 10^{-4}$（mol）

　　（ホ）　$(NH_4)_2SO_4 + BaCl_2 \longrightarrow BaSO_4 + 2NH_4Cl$

　　　　：$0.1/132 = 7.58 \times 10^{-4}$（mol）

　　（ヘ）　$Na_2SO_4 + BaCl_2 \longrightarrow BaSO_4 + 2NaCl$

　　　　　：$0.1/142 = 7.04 \times 10^{-4}$ (mol)
　（ト）　$NaHSO_4 + BaCl_2 \longrightarrow BaSO_4 + HCl + NaCl$
　　　　　：$0.1/120 = 8.33 \times 10^{-4}$ (mol)　…(答)

# Ⅴ

〔解答〕
(1)　（あ）アミノ基　（い）カルボキシ基(カルボキシル基)
　　（う）双性　（え）(酸)アミド結合
　　（お）ペプチド結合　（か）黒
　　（き）硫化鉛(Ⅱ)　（く）ベンゼン環
(2)　ビウレット反応
(3)　赤色のしめらせたリトマス試験紙が青くなる。
　　濃塩酸で白煙を生じる。

〔出題者の求めたポイント〕
アミノ酸，タンパク質の検出に関する基本的な知識を問う問題

〔解答のプロセス〕
(1)　（あ）(い)　アミノ酸の一般式：$R-CH(NH_2)COOH$
　　（う）　双性イオン：$R-CH(NH_3^+)COO^-$
　　（え）(お)　$-NH_2 + HOOC-$
　　　　　　　　$\longrightarrow -NH-CO- + H_2O$
　　（か）(き)　$Pb^{2+} + S^{2-} \longrightarrow PbS$(黒色沈殿)
　　（く）　キサントプロテイン反応はベンゼン環を検出する。
(2)　2つ以上のアミド結合を有することが必要。
(3)　生成するアンモニアは臭いでも確認できるが，赤色のリトマス試験紙を青くすることから，塩基性の気体として確認できる。前もって水にぬらせておく。また，濃塩酸で塩化アンモニウム $NH_4Cl$ の白煙を生じる。

# Ⅵ

〔解答〕
(1)　A：$CH_3-CH=CH-CH_2CH_3$　名称：2-ペンテン
　　B：$CH_2=CH-CH_2CH_2CH_3$　名称：1-ペンテン
(2)
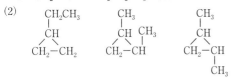

(3)　K：$CH_3CH-CH_2CH_2CH_3$
　　　　　　|
　　　　　　Br
　　L：$CH_3CH-CH_2CH_3$
　　　　　　|
　　　　　　$CH_3$

〔出題者の求めたポイント〕
不飽和炭化水素の構造決定に関する問題

〔解答のプロセス〕
(1)　A〜E
　　①　$CH_2=CH-CH_2-CH_2CH_3$
　　②　$CH_3CH=CHCH_2CH_3$
　　③　$CH_2=CH-CH(CH_3)_2$
　　④　$CH_2=C(CH_3)-CH_2CH_3$
　　⑤　$CH_3-CH=C(CH_3)_2$
　　A は幾何異性体があるということから，②である。
　　A に HBr を付加させると
　　②′　$CH_3CH_2-CHBr-CH_2CH_3$
　　②″　$CH_3CHBr-CH_2CH_2CH_3$
　　①に HBr を付加
　　①′　$CH_3-CHBrCH_2CH_2CH_3$
　　①″　$CH_2Br-CH_2CH_2CH_2CH_3$
　　②″と①′は同一の化合物 K。
　　よって，B は①
(2)　〔解答〕の3つの構造のうち2つはシス，トランスの関係にある。
(3)　③〜⑤に $H_2$ を付加すると同じ化合物となる。
　　L：$CH_3CH_2CH(CH_3)_2$　2-メチルブタン

## 2 期

### I

〔解答〕

(1) (あ) 6　(い) 12　(う) 13　(え) 原子量
　　(お) ダイヤモンド　(か) グラファイト(黒鉛)
　　(き) フラーレン　(く) 還元性

(2) 電気を通す。

(3) $Fe_2O_3 + 3CO \longrightarrow 2Fe + 3CO_2$

(4) $+3$ から $0$ に変化

(5) $C_6H_{12}O_6 \longrightarrow 2C_2H_5OH + 2CO_2$

〔出題者の求めたポイント〕

原子, 分子, 化学反応式の作成に関する基本的な問題

〔解答のプロセス〕

(1) (あ)～(え) 原子番号 6 の炭素原子には, $^{12}C$, $^{13}C$, $^{14}C$ の同位体があり, $^{14}C$ は放射性同位体である。また, $^{12}C$ は原子量の基準である。
　　(お)～(き) 炭素の同素体には, ダイヤモンド, グラファイト(黒鉛), フラーレン, カーボンナノチューブなどがある。このうちダイヤモンドは共有結合性結晶で最も硬い。グラファイトは結合の一部が自由電子となるので, 電気を通す。
　　(く) 炭素の酸化物は $CO$, $CO_2$ がある。$CO$ は還元性がある。また, 有毒でもある。$CO_2$ は無毒である。

(2) グラファイトには自由電子があるので, 電気を通す性質がある。

(3) 溶鉱炉の中で起こっている反応。

(4) $Fe_2O_3$ で, $Fe$ の酸化数を $x$ とすると, $[2x + (-2 \times 3) = 0]$ から, $x = +3$。また, 単体の酸化数は 0。

(5) グルコース, フルクトースは単糖類で, 同じ分子式 $C_6H_{12}O_6$。エタノールは $C_2H_5OH$ で, アルコール発酵の際には二酸化炭素が副生する。

### II

〔解答〕

(1) (あ) 液体分子同士の引力　(い) 蒸発
　　(う) 凝縮　(え) 気液平衡　(お) 蒸気圧
　　(か) 沸騰

(2) $P_{N_2}(60℃) = 5.5 \times 10^4 \, Pa$

(3) 全圧 $= 7.5 \times 10^4 \, Pa$

(4) $P_{N_2}(90℃) = 6.0 \times 10^4 \, Pa$

(5) 残っている。(0.58 g)

〔出題者の求めたポイント〕

状態変化と水の蒸気圧, 蒸気圧曲線の読み取りについての基本的な問題

〔解答のプロセス〕

(1) 液体が気体になる変化を蒸発, 気体が液体になる変化を凝縮という。温度が上がり, 蒸気圧が大気圧と

等しくなると, 沸騰する。蒸気圧と温度との関係を表したグラフを蒸気圧曲線という。

(2) $N_2 = 28$

$$P_{N_2} \times 1.0 = \frac{0.56}{28} \times 8.31 \times 10^3 \times (273 + 60)$$

$$P_{N_2}(60℃) = 5.53 \times 10^4 = 5.5 \times 10^4 \, (Pa) \quad \cdots (答)$$

(3) $60℃$ における $H_2O$ の蒸気圧はグラフから

$$P_{H_2O}(60℃) = 2.00 \times 10^4 \, (Pa)$$

$$全圧 = P_{N_2} + P_{H_2O} = 7.5 \times 10^4 \, (Pa) \quad \cdots (答)$$

(4)
$$P_{N_2} \times 1.0 = \frac{0.56}{28} \times 8.31 \times 10^3 \times (273 + 90)$$

$$P_{N_2}(90℃) = 6.03 \times 10^4 = 6.0 \times 10^4 \, (Pa) \quad \cdots (答)$$

(別解) $60℃$ を利用して,

$$5.5 \times 10^4 \times (363/333) = 6.0 \times 10^4 \, (Pa)$$

(5) $H_2O$ (分子量 18) $x \, (g)$ が $90℃$ で, $1.0 \, L$ の容器内で, 水の蒸気圧になったとすると,

$$7.0 \times 10^4 \times 1.0 = \frac{x}{18} \times 8.31 \times 10^3 \times (273 + 90)$$

$$x = 0.418 = 0.42 \, (g)$$

$H_2O$ は $1.0 \, g$ あるので, $(1.0 - 0.42 = 0.58) \, g$ は液体である。水は残っている。　$\cdots (答)$

(別解) $1.0 \, g$ の $H_2O$ が $90℃$ で, すべて気体となったときの圧力は, 気体の状態方程式から

$$P_{H_2O}(90℃) = 1.7 \times 10^5 \, (Pa)$$

これは $90℃$ における水の蒸気圧より大きい。$90℃$ で水は蒸気圧より大きくはなれないので, 一部は液体の水となっている。

### III

〔解答〕

(1) 負極：$Pb + SO_4^{2-} \longrightarrow PbSO_4 + 2e^-$
　　正極：$PbO_2 + 4H^+ + SO_4^{2-} + 2e^-$
$$\longrightarrow PbSO_4 + 2H_2O$$

(2) 負極：増加：9.6 g
　　正極：増加：6.4 g

(3) 減少：1.5%

(4) (あ) 充電　(い) 二次　(う) 一次

〔出題者の求めたポイント〕

鉛蓄電をもとに, 電池の反応や電気分解に関する基本的な問題

〔解答のプロセス〕

(1) $2 \, mol$ の電子 $e^-$ により, 負極, 正極はともに $PbSO_4$ となる。

(2) 流れた $e^-$ ：

$$\frac{5.0 \times [(64 \times 60 + 20)]}{9.65 \times 10^4} = 0.20 \, (mol)$$

反応式から $2 \, mol$ の $e^-$ で, 負極, 正極それぞれに $PbSO_4$ が $1 \, mol$ 生成する。

負極：質量は増加する。$PbSO_4$ の式量 $= 207 + 96$

2 mol の e⁻ では

質量増加分：$(PbSO_4) - (Pb) = (207 + 96) - (207)$
$$= 96 \text{ (g)}$$

0.20 mol では

$$96 \times (0.2/2) = 9.6 \text{ (g)} \quad \cdots \text{(答)}$$

同様に正極の増加：$PbO_2$ の式量 $= 207 + 32$

$(PbSO_4) - (PbO_2) = (207 + 96) - (207 + 32)$
$$= 64 \text{ (g)}$$

$$64 \times (0.2/2) = 6.4 \text{ (g)} \quad \cdots \text{(答)}$$

(3) 反応前：$H_2SO_4 = 1.0 \times 10^3 \times 0.33 = 330 \text{(g)}$

$H_2O = 1.0 \times 10^3 - 330 = 670 \text{ (g)}$

2 mol の e⁻ で，$H_2SO_4(98)$ は 2 mol 減少し，$H_2O$ は 2 mol 増加する。0.2 mol の e⁻ では

減少した $H_2SO_4 = 98 \times 0.2 = 19.6 \text{ (g)}$

増加した $H_2O = 18 \times 0.2 = 3.6 \text{ (g)}$

放電後は

$$\frac{330 - 19.6}{(670 + 3.6) + (330 - 19.6)} \times 100 = 31.54 \text{(\%)}$$

減少は：$33 - 31.54 = 1.46 = 1.5 \text{(\%)} \quad \cdots \text{(答)}$

(4) 鉛蓄電池のように，放電と充電で，繰り返し使えるものを二次電池，充電のできない電池を一次電池という。

# Ⅳ
〔解答〕

(1) (a) $CaCO_3 \longrightarrow CaO + CO_2$ （二酸化炭素）

(b) $MnO_2 + 4HCl \longrightarrow MnCl_2 + 2H_2O + Cl_2$ （塩素）

(c) $NaCl + H_2SO_4 \longrightarrow NaHSO_4 + HCl$ （塩化水素）

(d) $Cu + 4HNO_3 \longrightarrow Cu(NO_3)_2 + 2H_2O + 2NO_2$
（二酸化窒素）

(e) $3Cu + 8HNO_3 \longrightarrow 3Cu(NO_3)_2 + 4H_2O + 2NO$
（一酸化窒素）

(2) (e)

(3) (a)

(4) (a)，昇華

〔出題者の求めたポイント〕

気体の発生と性質に関する基礎的な問題

〔解答のプロセス〕

(2) NO は水に溶けないので水上置換で捕集する。

(3) (a) …（答）

$CO_2 + H_2O \rightleftharpoons 2H^+ + CO_3^{2-}$：弱酸

(b) $Cl_2 + H_2O \longrightarrow HCl(強酸) + HClO$

(c) $HCl$：強酸

(d) $3NO_2 + H_2O \longrightarrow 2HNO_3(強酸) + NO$

(4) $CO_2$ は $-79℃$ で固体（ドライアイス）となる。この変化を昇華という。

# Ⅴ
〔解答〕

(1) 2つの構造

$Gly - Phe - Cys - Lys - Ala - Glu - Glu - Gly$

$Gly - Phe - Cys - Lys - Glu - Ala - Glu - Gly$

(2) 8種類の立体異性体

(3) 陽極に移動する

(4) 構造異性体：2種　立体異性体：8種

〔出題者の求めたポイント〕

アミノ酸の配列順序を決める応用問題

〔解答のプロセス〕

酵素 X は，塩基性アミノ酸のリシン Lys のカルボキシ基側のペプチド結合を切断する。

酵素 Y は，芳香族アミノ酸のフェニルアラニン Phe のカルボキシ基側のペプチド結合を切断する。

酵素 Z は，酸性アミノ酸のグルタミン酸 Glu のカルボキシ基側のペプチド結合を切断する。

(1) ② オクタペプチド A の N 末端と反対側の C 末端が旋光性を示さないことから，両末端はグリシン。

A：$(NH_2-)$　$Gly - ○ - ○ - ○ - ○ - ○ - ○$
$- Gly$　$(- COOH)$

○は未知のアミノ酸

③ 酵素 X の作用から，テトラペプチド Ⅰ かⅡ の末端は塩基性アミノ酸のリシン。

$Gly - ○ - ○ - Lys$　　$○ - ○ - ○ - Gly$

④ Ⅰ には，硫黄を含むアミノ酸のシステインと芳香族をもつフェニルアラニンが含まれる。

⑤ 酵素 Y の働きでビウレット反応が陰性になることから Y により，Ⅰ はフェニルアラニンを中心に2つのジペプチドに分かれる。ビウレット反応はトリペプチド以上が陽性である。

Ⅰ：$(H_2N-)$　$○ - Phe - ○ - ○$　$(- COOH)$
　　　　　　　　　　　　↑
　　　　　　　　　　　　Y

⑥ 酵素 Z の働きでⅡ がジペプチド，グルタミン酸，グリシンの3つに分割されることから，Ⅱ は，グルタミン酸を2つ持ち，Ⅱ の残りのアミノ酸は，硫黄反応やキサントプロテイン反応を示さないアラニン。

Ⅱ：ア）$(H_2N-)$　$Ala - Glu - Glu - Gly$
$(- COOH)$

Ⅱ：イ）$(H_2N-)$　$Glu - Ala - Glu - Gly$
$(- COOH)$

Ⅱ の Gly は COOH 末端なので，Ⅰ の Gly は NH₂ 末端

Ⅰ：$(H_2N-)$　$Gly - Phe - ○ - ○$　$(- COOH)$

Lys は Ⅰ の COOH 末端と考えられ，残りは Cys なので

Ⅰ：$(H_2N-)$　$Gly - Phe - Cys - Lys$
$(- COOH)$

Ⅰ とⅡ のア），Ⅰ とⅡ のイ）を組み合わせて2つの構造が決まる。

(2) グリシン以外は不斉炭素原子を持つので，$2^3 = 8$ の立体異性体がある。

$Gly - Phe(L) - Cys(L) - Lys(L)$

$Gly - Phe(D) - Cys(L) - Lys(L)$

$Gly - Phe(L) - Cys(L) - Lys(D)$

Gly－Phe(D)－Cys(L)－Lys(D)
Gly－Phe(L)－Cys(D)－Lys(L)
Gly－Phe(D)－Cys(D)－Lys(L)
Gly－Phe(L)－Cys(D)－Lys(D)
Gly－Phe(D)－Cys(D)－Lys(D)

(3)  Ⅱは酸性アミノ酸を2つ持ち，中性の状態では－COO⁻イオンとなっている。従って，陽極に移動する。

(4)　Gly-NH-CO-Ala　　　Ala-NH-CO-Gly
　　　　CO　　NH　　　　　CO　　NH
　　　　　NH　CO　　　　　　NH　CO
　　　　　　Phe　　　　　　　　Phe

構造異性体は上記の2つ
立体異性体は，Ala, Phe には不斉炭素があるので，各構造異性体につき4つ，計8つ。
参考
グリシン　H－CH(NH$_2$)－COOH
　　　　(不斉炭素を持たない)
アラニン　CH$_3$－CH(NH$_2$)－COOH
グルタミン酸
　　　　HCOO－CH$_2$－CH$_2$－CH(NH$_2$)－COOH
　　　　(酸性アミノ酸)
リシン　H$_2$N(CH$_2$)$_4$－CH(NH$_2$)－COOH
　　　　(塩基性アミノ酸)
フェニルアラニン　C$_6$H$_5$－CH$_2$－CH(NH$_2$)－COOH
　　　　(ベンゼン環を持つ。キサントプロテイン反応)
システイン　HS－CH$_2$－CH(NH$_2$)COOH
　　　　(硫黄を含む)

# 生　物

## 解答　27年度

### 第1回

### I
進化・系統
〔解答〕
問1　(a)相同，(b)相似，(c)時間，(d)速度，(e)分子時計，(f)多型
問2　1000万年
問3　4億5000万年前
問4　①30，②22.5，③11，④7.5，⑤11.5，⑥マグロ，⑦カエル，⑧イヌ，⑨ヒト

〔出題者が求めたポイント〕
問1　祖先が持つ形質（祖先形質）からできる新しい形質のことを派生形質という。
問2　ヒトとカエルが分岐してから，各々アミノ酸が置換したと考える。54÷2＝27。分岐してから各々27アミノ酸が置換され，かかった時間は2億7千万年である。時間をアミノ酸置換数で割れば，1アミノ酸が置換する時間を求められる。27000万÷27＝1000万。
問3　ヒトとマグロが分枝してから各々 90÷2＝45 アミノ酸が置換されたので
　　45×1000万＝4億5000万。
問4　問いの分枝系統樹をみると，⑧と⑨が最も近く，⑥と⑨が最も遠い。表より最もアミノ酸置換数が小さいのはヒトとイヌの22であり，最も大きいのはヒトとマグロの90である。よって，⑥～⑨の動物種名が解答できる。③はヒトとイヌとの距離を表し，分岐してから各々の動物がアミノ酸を置換したと考えられるので，22÷2＝11。①，②は分枝後さらに分枝が続く。このような場合「各々の生物同士の距離」を考慮しなければならなく，アミノ酸置換数は平均値を用い，その半数が①および②の距離となる。②は⑦と⑨の距離だけでなく，⑦と⑧の距離も考慮するため，((54＋36)÷2)÷2＝22.5。①も同じく((90＋57＋33)÷3)÷2＝30。⑤＝②－③＝22.5－11＝11.5。④＝①－②＝30－22.5＝7.5。

### II
細胞骨格
〔解答〕
問1　細胞骨格：微小管，細胞小器官：中心体
問2　チューブリン
問3　接続部位：シナプス，化学物質：神経伝達物質
問4　微小管
問5　ATP
問6　a, c, e
問7　c
問8　e

〔出題者が求めたポイント〕

問6　bとdは微小管
問8　アクチンフィラメントは動物細胞の細胞分裂終期にて細胞質がくびれて分裂する際の，くびれの形成に作用している。これは，アクチンフィラメントからなる収縮環が収縮することによる。

### III
動物の発生
〔解答〕
問1　(a)体細胞，(b)生殖細胞，(c)精巣，(d)精子，(e)卵巣，(f)卵子，(g)形態形成
問2　生物において，からだの方向性がみられるとき，それを示す線を体軸という。
　　魚類のからだには，頭から尾を通る軸（前後軸または頭尾軸），からだの左右の軸（左右軸），背中と腹を通る（背腹軸）の3つの体軸がある。

魚類の模式図

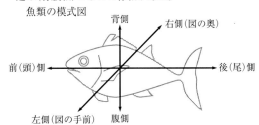

問3　(h)表層回転，(i)植物極，(j)灰色三日月環
問4　(4)

〔出題者が求めたポイント〕
問1～問4　遺伝子の発現する順番や，体の軸の決定などボディプランについて，教科書や資料集の内容を確認しておこう。

### IV
セントラルドグマ，タンパク質
〔解答〕
問1　ア TAC，イ CTC，ウ A，エ UGC，オ システイン
問2　(a)結合名：ペプチド結合，しくみ：カルボキシ(ル)基(-COOH)とアミノ基(-NH$_2$)から1分子の水が取れ，-CONH-の結合をとる。
　　(b)水素結合
　　(c)アミノ酸の側鎖間の相互作用，ジスルフィド結合(S-S結合)
　　(d)2種類，4本

〔出題者が求めたポイント〕
問1　DNAの塩基はATGCだが，RNAはAUGCであり，チミンの代わりにウラシルを塩基として使用していることに注意したい。
問2　アミノ酸のアミノ基およびカルボキシ(ル)基については化学式が書けるようにしておきたい。(c)アミノ酸の側鎖間では疎水結合や静電気力がある。

## 第2回

### I
動物の発生，免疫
〔解答〕
問1　(3)，(4)
問2　(a)繊毛，(b)ふ化，(c)植物極，(d)動物極，(e)一次間充織
問3　自己とは異なる個体の臓器を自己に移植すると，定着せずに排除される反応のこと。(38字)
　　　タンパク質の名称：HLA(ヒトのMHC：主要組織適合抗原複合体)
問4　無性生殖により生じた遺伝的に同じ性質をもつ生物の集団のこと。(30字)
問5　自己の体細胞をもとにして，自己と同じHLAをもつ幹細胞を作る技術であるため。(38字)

〔出題者が求めたポイント〕
問1　(1)×先体反応に使用される酵素は，精子の頭部の先端にある先体に含まれる。(2)×卵の膜電位の持続的な上昇がみられる。(5)初回の卵割前からDNAの合成は開始している。
問2　ウニの発生過程の流れは確認しておきたい。
問3～5　語句の意味は確認しておきたい。

### II
系統と分類
〔解答〕
問1　(a)属，(b)目，(c)綱，(d)門，(e)ヘッケル，(f)系統樹，(g)マーグリス
問2　モネラ界：原核細胞で，核膜をもたない。
　　　原生生物界：単細胞の真核生物，または組織が未分化な多細胞生物。
問3　(A)(カ)，(B)(ウ)，(C)(ア)，(D)(オ)，(E)(イ)，(F)(エ)

〔出題者が求めたポイント〕
問2　五界説と合わせてドメイン説も確認しておこう。
モネラ界：原核細胞をもち，細菌と古細菌が含まれる。多くは従属栄養であるが，シアノバクテリアや光合成細菌，化学合成細菌など独立栄養のものもある。原生生物界：真核生物のうち，単細胞生物やからだの構造が簡単で組織が発達しない多細胞生物からなり，動物界，植物界，菌界，のいずれにも入らないものがまとめられている。

### III
生態系
〔解答〕
問1　ア：熱エネルギー，イ：光エネルギー
問2　(a)植食性，(b)肉食性
問3　遺骸・排出物

〔出題者が求めたポイント〕
問1　エネルギーの流れは一方通行である。
問2　図は食物連鎖の流れになっている。
問3　植物も動物も遺骸・排出物には有機物が含まれる。

### IV
DNA複製
〔解答〕
問1　(1)半保存的複製，(2)ラギング鎖，
　　　(3)岡崎フラグメント
　　　(4)DNAポリメラーゼは新たなヌクレオチドをDNA鎖の3'末端に付加するため，5'→3'の一方向に伸長する。
問2　(1)PCR法(ポリメラーゼ連鎖反応法)，
　　　(2)プライマー
　　　(3)A:(イ)，B:(エ)，C:(ウ)
　　　(4)Bの過程が終了後，温度を37℃に下げてから大腸菌のDNAポリメラーゼを毎回添加させる必要がある。添加後は37℃の状態でCの過程を進行させる。

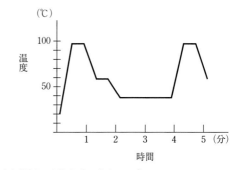

〔出題者が求めたポイント〕
問2　(3)BではAで1本鎖になったDNAが相補的な配列のDNA鎖(離れたDNA鎖もしくはプライマー)と2本鎖になる。このことをアニーリングという。
(4)大腸菌のDNAポリメラーゼは37℃が最適温度だが，高温になると変性しはじめ，失活してしまい，温度を下げても酵素の活性化が戻らなくなってしまう。酵素を変性させずに使用するためには，温度を37℃に下げてから反応液に酵素を添加する必要がある。複製され新しくできた2本鎖DNAを1本鎖にするためには95℃まで上げなければならなく，酵素は失活してしまうため，毎回Cの過程に入る直前に酵素を添加する必要性がある。

# V

神経系

〔解答〕

問1　(a)脳梁, (b)古, (c)延髄, (d)自律, (e)椎, (f)中脳

問2　(2), (5)

問3　ホルモンの名称：バソプレシン

　　　ホルモンの作用：腎臓の集合管での水の再吸収を促進する。血圧を上昇する。

問4　反射弓の相違：

　　　しつがい腱反射は介するシナプスが1つだが，屈筋反射は介するシナプスが複数ある。

〔出題者が求めたポイント〕

問2　(2)× 新皮質 ⟶ 古皮質・原皮質。(5)× 視覚の中枢は後頭葉にある。

問3　バソプレシンの分泌が低下すると，腎臓での水の再吸収が低下し，尿崩症（1日の尿量が5リットル以上）になってしまう。

問4　しつがい腱反射のように介するシナプスが1つの場合を単シナプス反射という。屈筋反射のように複数のシナプスを経由する反射を多シナプス反射という。

# 平成26年度

# 問 題 と 解 答

平成26年度

# 英　語

## 問題

### 26年度

### 第2回

Ⅰ　次の英文を読み，設問に答えよ。

An alarming new report estimates that between 30 and 50 percent of all the food produced in the world is lost and wasted. This is a shocking finding given the scale of malnourishment[注1] and hunger on our planet.

While it is tempting to blame governments（　1　）this appalling[注2] state of affairs, the truth is that almost all of us contribute to this problem. While governments must do the lion's share[注3] of the work, individual citizens can also help to reduce loss, waste and hunger.

The new report is by the Institution of Mechanical Engineers[注4], a British-based independent organization. The two-year study concluded that about half of the 4.4 billion tons of food that is produced worldwide annually is never eaten.

Those findings track with[注5] a study by the Swedish Institute for Food and Biotechnology[注6], conducted for the United Nations Food and Agriculture Organization[注7] and released in 2011, which concluded that about one-third of all food produced — 1.3 billion tons — was wasted annually, in equal measure by developed and developing nations.

(A)With 870 million people already suffering from (a)chronic malnutrition[注8], the world population exceeding 7 billion and climbing, and climate change altering agricultural production, there is no room （　2　）such practices.

The causes are many: Some food is left in the fields, more is wasted because of poor storage and transportation. Still more is wasted by markets and consumers. Ultimately, the scale of waste is large enough to prevent the world from "sustainably（　3　）our future food demands," especially when it is estimated that food production must double by 2050.

There are many steps that can and should be taken to remedy this (b)absurd situation. In hot climates, post-harvest[注9] wastage of fruit and vegetables ranges between 35 and 50 percent.

Ghana lost 50 percent of its stored corn in 2008 because of poor storage facilities. Better storage in Pakistan could reduce food losses by 16 percent. Better roads will speed up the time it takes for crops to reach markets, and better information about demand — relayed by cellphone for example — could help（　4　）that farmers get their goods to the right markets.

In the developed world, much of the food loss occurs on the corporate end because the food does not meet aesthetic standards. Incredibly, as much as 30 percent of the British vegetable crop is not harvested because it does not meet marketing standards for size and（　5　）.

The Japanese should understand that problem, as consumers here are some of the most finicky[注10] in the world, demanding products that are "perfect, pristine[注11] and pretty."

Food scandals of recent years have also encouraged consumers — and supermarkets — to keep a close eye on sell-by dates. Food retailers all over the world ( 6 ) strictly to such warnings, resulting in severe losses.

Estimates of the amount of waste in Japan range from 17 million to 23 million tons a year; the low end of that forecast is equivalent ( 7 ) 30 percent of the country's domestic production, a stunning[注12] number in light of the oft-cited[注13] goal of obtaining "food security." The high end — which comes from the Ministry of Agriculture, Forestry and Fisheries[注14] — is worth almost ¥11 trillion[注15] and is the monetary equivalent of Japan's annual agricultural output. Experts reckon it costs another ¥2 trillion to dispose ( 8 ) that waste.

Tokyo alone produces about 6,000 tons of food waste a day, an amount sufficient to feed 4.5 million people a day. In total, some 40 percent of all food in Japan ends ( 9 ) in the garbage. And this occurs when 750,000 people in Japan lack food security and 60 percent of food is imported into the country. Short sell-by dates for prepared foods — often just several hours long at convenience stores — also result in <u>tremendous</u> waste of perfectly good food.
(c)

Obviously, we need to pay more attention to shopping and eating habits. It is not uncommon for shoppers in the developed world to throw away as much as half the food they buy. The tendency <u>to</u> indulge[注16] is driven by marketing schemes that offer "buy one, get one free," even if we really do not
(B)
need that second item. It is hard to say no to a bargain. We need to learn to say "no" more effectively.

Indeed, consumers need to be more discerning[注17] throughout their shopping experience and be vocal in words and deeds. The study of shopping habits is extremely advanced and corporations live and die by their data. If consumers make conscious effort to change their habits, ( 10 ) will notice.

Consumers can also make better use of food banks and other resources that help the hungry and less <u>fortunate</u>. On the individual level, they need to be conscious of the less fortunate before they
(d)
throw good food out. And, they too should be encouraging the organizations they work for and the places they shop to be equally solicitous[注18] of the needy[注19].

Education should emphasize the need to avoid wasting food. Again, it is all about sending signals.

It is unrealistic to expect to eliminate all waste in food. But the idea that one-half of food production is wasted — and that much of it is because of aesthetic reasons — is <u>intolerable</u>.
(e)

(Adapted from *The Japan Times*, January 21, 2013)

注1：malnourishment　栄養不良状態　　注2：appalling　恐ろしい

注3：lion's share　一番大きい部分　　注4：the Institution of Mechanical Engineers　機械技術者協会

注5：track with ～　～と一致する

注6：the Swedish Institute for Food and Biotechnology　スウェーデン食品・生命工学研究機構

注7：the United Nations Food and Agriculture Organization　国際連合食糧農業機関

注8：malnutrition　栄養失調　　　　　　注9：post-harvest　収穫後の

注10：finicky　（食べ物などに）やかましい　　注11：pristine　新鮮な

注12：stunning　ぼう然とさせるような　　注13：oft-cited　よく引用される

注14：the Ministry of Agriculture, Forestry and Fisheries　農林水産省

注15：trillion　1兆　　　　　　　　　　注16：indulge　ほしいままにする

注17：discerning　識別力のある　　　　　注18：solicitous　心配して

注19：needy　貧しい


問　1　空所（1）～(10)を補うものとして最も適したものを，それぞれ下記のア～エの中から一つずつ選び記号で答えよ。

　（1）　ア．as　　　　　イ．for　　　　　ウ．on　　　　　エ．to

　（2）　ア．for　　　　　イ．in　　　　　ウ．on　　　　　エ．with

　（3）　ア．meet　　　　イ．meeting　　　ウ．meets　　　　エ．to meet

　（4）　ア．ensure　　　イ．ensured　　　ウ．ensures　　　エ．ensuring

　（5）　ア．appearance　イ．clearance　　ウ．insurance　　エ．occurrence

　（6）　ア．add　　　　イ．adhere　　　　ウ．apply　　　　エ．attribute

　（7）　ア．by　　　　　イ．from　　　　ウ．in　　　　　エ．to

　（8）　ア．away　　　　イ．for　　　　　ウ．of　　　　　エ．on

　（9）　ア．out　　　　イ．over　　　　　ウ．through　　　エ．up

　(10)　ア．resources　　イ．retailers　　ウ．schemes　　　エ．shoppers


問　2　下線部（a）～(e)の単語の文脈上の意味を考え，それぞれに最も近い意味を表す英語表現を，下記のア～オの中から一つずつ選び記号で答えよ。ただし，同じ記号を二度使ってはならない。

　(a) chronic　　　(b) absurd　　　(c) tremendous　　　(d) fortunate　　　(e) intolerable

　ア．too bad to be borne or endured

　イ．completely stupid or unreasonable

　ウ．very great in amount, scale, or intensity

　エ．persisting for a long time or constantly recurring

　オ．having or bringing an advantage, an opportunity, a piece of good luck, etc.

問 3　下線部（A）の With，（B）の to と同じ用法のものを，それぞれ下記のア～エの中から一つずつ選び
　　　記号で答えよ。

（A）ア．With all his faults, I still like him.

　　　イ．With a sigh, she leant back and closed her eyes.

　　　ウ．With John away there's more room in the house.

　　　エ．With these students it's pronunciation that is the problem.

（B）ア．There's absolutely nothing to be ashamed of.

　　　イ．There were good reasons for his decision to leave.

　　　ウ．The service in the restaurant left a lot to be desired.

　　　エ．He rushed home, realizing there was no time to lose.


問 4　次のア～クの日本文に関して，本文の内容と一致するものを二つ選び記号で答えよ。

　　　ア．英国の機械技術者協会によると，世界で毎年生産される44億トンの食べ物の約半分は食べられ
　　　　　ていない。

　　　イ．スウェーデン食品・生命工学研究機構によると，先進国の方が発展途上国よりもはるかに多くの
　　　　　食料を無駄にしている。

　　　ウ．食料が無駄に廃棄されている理由の1つに，劣悪な貯蔵環境が挙げられる。

　　　エ．世界の人口は増加し続けており，21世紀半ばには現在の2倍になると予想されている。

　　　オ．農林水産省によると，日本の農産物の年間輸出額はおよそ11兆円である。

　　　カ．先進国では，人々が購入した食料の半分を廃棄することは珍しい。

　　　キ．買い物習慣に関する研究はあまり進んでおらず，企業が集めるデータには信ぴょう性がない。

　　　ク．食料の無駄を減らすことは現実的に無理で期待できない。


問 5　次の1及び2のそれぞれの単語ア～オの中から，最も強いアクセントのある母音の発音が他の四つ
　　　の場合と異なるものを一つずつ選び記号で答えよ。

　　　1．ア．equal　　　　イ．exceed　　　ウ．extremely　　　エ．recent
　　　　　オ．remedy

　　　2．ア．contribute　　イ．eliminate　　ウ．facility　　　　エ．independent
　　　　　オ．sufficient

日本獣医生命科学大学 26 年度 (5)

**Ⅱ** 次の英文を読み，設問に答えよ。

The renowned Izumoya eel restaurant in Tokyo's Nihonbashi district, which opened for business in 1946, stopped serving eels caught <u>in the wild</u> about five years ago because the costs became (a) prohibitive[注1] and their quality unreliable.

The Metropolitan Central Wholesale Market[注2] says wholesale eel prices averaged ¥4,718 per kilogram in June, just ahead of the peak midsummer season for eel consumption — roughly 40 percent higher than the previous year.

Prices have risen because of dwindling[注3] catches of both grown eels and juveniles, known as glass eels[注4] because they look transparent.

Concern over depleted stocks is so strong that the U.S. government is said to be considering restricting trade of American eels and other varieties by having them （ 1 ） as an endangered species, as they are in Europe.

Such a move will almost certainly send prices in Japan surging[注5] even further.

U.S. eels are farmed[注6] in China and South Korea for shipment to Japan, <u>which</u> also imports them (A) from other countries to supplement domestic supply.

The nation imported 323 kg of glass eels （ 2 ） the United States, Madagascar, the Philippines and Indonesia in the first five months of the year, according to statistics from the Finance Ministry.

Fisheries industry officials point to problems in terms of supply and consumption. Eel stocks are being exhausted <u>in the absence of</u> effective regulations and oversight. The problem is being (b) compounded[注7] on the demand side by changing consumption patterns in Japan, which consumes about 70 percent of the global eel catch.

Fishermen caught nearly 3,400 tons of mature eels in the peak year of 1961, but the annual haul[注8] has plummeted[注9] to a mere 200 tons in recent years.

Eels caught in the wild now account （ 3 ） barely 0.5 percent of all that are consumed by Japanese, and almost all that reach the domestic market are provided by farms both at home and overseas.

However, eel farming is facing its own set of problems.

The global catch of glass eels for supply to farms dwindled to less than 10 tons in 2010 and 2011 — down from an estimated peak of around 232 tons in 1963 — and the haul is again projected to fall below this level this year.

Domestic eel fishing is regulated and fishermen are required to obtain a license issued by a prefectural governor. But industry experts say current oversight is hugely lacking.

"In reality, regulations are almost nonexistent because getting a license is easy and monitoring poachers[注10] is inadequate," said one official in western Japan.

A researcher said, "There aren't even reliable data available compiled by the state about such issues as how many glass eels arrive in waters around Japan and are caught annually."

In late June, the Farm Ministry's Fisheries Agency （ 4 ） up with a set of emergency measures to address dwindling eel stocks, calling for steps to protect mature eels with eggs and to create access for glass eels to move upstream to lay eggs.

But many local government officials question the effectiveness of these measures since they are non-binding.
(B)

As for domestic consumption patterns, eels are no longer an expensive delicacy served in restaurants — grilled, cheap eel products are freely available in supermarkets and convenience stores.

"Eel growers started to prioritize supermarkets that purchase in volume, even though low retail prices mean profit margins are thin," said an eel farmer in eastern Japan. "The volume sales business model has firmly taken root."

Annual sales had remained at around 80,000 tons for years, but started rising in the late 1980s after cheap products started hitting the market. China also started farming eels targeting Japanese consumers around the same time.

Eel sales peaked at nearly 160,000 tons in 2000, with more than 130,000 tons imported from China and Taiwan.

Though eel production has since fallen as stocks have declined, nothing has changed in the way they are marketed.

"It's obvious that eel stocks can no longer withstand thin-margin volume sales," an eel restaurant manager warned. "If things are left unattended, no time-honored[注11] restaurants specializing in eel will be able to survive."

(Adapted from Kyodo News, *The Japan Times Weekly*, August 11, 2012)

注1：prohibitive　非常に高い　　　注2：Metropolitan Central Wholesale Market　東京都中央卸（おろし）市場
注3：dwindle　徐々に減少する　　　注4：glass eel　シラスウナギ
注5：surge　急騰する　　　　　　　注6：farm　養殖する
注7：compound　悪化させる　　　　注8：haul　漁獲高
注9：plummet　急落する　　　　　　注10：poacher　密漁者
注11：time-honored　由緒ある

**問 1**　空所（1）～（4）を補うものとして最も適したものを，それぞれ下記のア～オの中から一つずつ選び
　　　記号で答えよ。

（1）　ア．list　　　　イ．listed　　　ウ．listing　　　エ．lists　　　オ．to list
（2）　ア．among　　　イ．from　　　　ウ．in　　　　　エ．of　　　　　オ．to
（3）　ア．at　　　　　イ．by　　　　　ウ．for　　　　　エ．to　　　　　オ．with
（4）　ア．built　　　　イ．came　　　　ウ．caught　　　エ．kept　　　　オ．made

問　2　下線部 (a) in the wild, (b) in the absence of の言い換えとして最も適切なものを，それぞれ下記のア～オの中から一つずつ選び記号で答えよ。

（a）ア．in advance　　イ．in danger　　ウ．in nature　　エ．in sight

　　　オ．in vain

（b）ア．ahead of　　イ．all but　　ウ．in case of　　エ．regarding

　　　オ．without


問　3　下線部 (A), (B) が指示するものを，それぞれ下記のア～オの中から一つずつ選び記号で答えよ。

（A）ア．韓国

　　　イ．日本

　　　ウ．米国

　　　エ．中国と韓国でアメリカウナギが養殖されていること

　　　オ．中国と韓国で養殖されたアメリカウナギが日本へ出荷されること

（B）ア．国際的に公認されている，卵を持った親ウナギを保護するための手段

　　　イ．海洋環境保護団体が考えた，ウナギの密漁者を取り締まるための方策

　　　ウ．日本の海に来るシラスウナギの数や毎年のウナギの漁獲量を調査する方法

　　　エ．漁業労働組合が提案した，シラスウナギが上流に移動して産卵しやすくするための措置

　　　オ．水産庁が打ち出した，ウナギ資源が減少しつつあるという問題に対処するための対策


問　4　次のア～オの日本文に関して本文の内容に一致するものを二つ選び記号で答えよ。

　　ア．ウナギの卸売価格が前年より4割高くなり，ウナギの質が安定しなくなったため，日本橋にあるウナギ屋では，一食あたりのウナギの量を減らし，かつ値上げをして提供している。

　　イ．ウナギ資源の枯渇に対する強い懸念から，絶滅危惧種のウナギの取引を制限する動きがアメリカに続いてヨーロッパでも進めば，日本でウナギの価格がさらに急騰することになるだろう。

　　ウ．日本の市場に出回っているウナギのほとんどは養殖されたウナギである。

　　エ．1961年に親ウナギの漁獲高が最高約3,400トンに達したが，近年は年間漁獲高が10トン未満に落ち込んでいる。

　　オ．2000年にウナギの販売量が最高約16万トンに達し，その8割を超える量が中国や台湾から輸入されたものであった。

問 5　次の１及び２のそれぞれの単語ア～オの中から，最も強いアクセントの位置が他の四つの場合と異なるものを一つずつ選び記号で答えよ。

1.　ア．con-cern　　　イ．sup-ply　　　ウ．sur-vive　　　エ．tar-get

　　オ．with-stand

2.　ア．an-nu-al　　　イ．con-sum-er　　ウ．do-mes-tic　　エ．ef-fec-tive

　　オ．of-fi-cial


Ⅲ　次の A 及び B の設問に答えよ。

A.　次の1～5の日本文とほぼ同じ意味の英文になるように，（　　　）内に適した単語を［　　　］の指示に従って書け。

1.　人気があったにもかかわらず，彼女は先月の選挙で勝てなかった。

　　In spite of her（　　　），she did not win the election last month.

　　　　［p で始まる単語］

2.　マサチューセッツにあるコンコード町は，今年すでに１リットル未満の水入りボトルの販売を禁止した。

　　The town of Concord, Massachusetts, earlier this year（　　　）the sale of water bottles that are less than a liter.

　　　　［b で始まる単語］

3.　そのカフェテリアは騒がしかった。けんかが起こっており，担当の教員助手たちは聞こえるように子供たちに向かって叫ばなければならなかった。

　　The cafeteria was noisy. There were fights, and the teachers' aids in（　　　）had to shout at the kids to be heard.

　　　　［c 始まる単語］

4.　フォー(注)の正確な起源ははっきりしておらず，ベトナムでは大いに議論の的になっている。

　　　　(注)：ベトナム料理を代表する平打ちの米粉麺

　　The exact origins of *pho* are obscure and highly（　　　）in Vietnam.

　　　　［c で始まる単語］

5.　もはや存在していない種（しゅ）を復活させることは，神のように振る舞うことに等しいと主張する人々もいる。

　　Some people protest that reviving a species that no longer exists（　　　）to playing God.

　　　　［a で始まる単語］

B. 次の1及び2のそれぞれの日本文の意味になるように，下記に与えられた単語を［　　　］内に並べかえて英文を完成させると，指定された数字の位置にくるものはどれか。与えられた語群の中からそれぞれ選び記号で答えよ。

1. 優れたリーダーシップとは，平均的な人に，優秀な人の仕事のやり方を示すことである。

   Good leadership ［ _1_　_2_　**_3_**　_4_　_5_　**_6_**　_7_　_8_　_9_　_10_ of _11_ ］ people.

   **(3と6)**

   ア．average　　イ．consists　　ウ．do　　エ．how　　オ．of

   カ．people　　キ．showing　　ク．superior　　ケ．the　　コ．to

   サ．work

2. 難しいのは，新しいアイディアを生み出すことよりも，むしろ古いアイディアから抜け出すことである。

   The difficulty ［ _1_　_2_　_3_　**_4_**　in _5_　_6_　_7_　**_8_**　_9_　_10_ _11_　_12_　_13_ ］.

   **(4と8)**

   ア．as　　イ．developing　　ウ．escaping　　エ．from　　オ．ideas

   カ．in　　キ．lies　　ク．much　　ケ．new　　コ．not

   サ．old　　シ．ones　　ス．so

# 数　学

## 問題

### 26年度

第2回

問　1　座標平面上の原点 O(0, 0) と 2 点 A(1, 2), B(−2, 1) に関して以下の各点の座標を求めよ.

(1)　三角形 OAB の重心 G.

(2)　三角形 OAB の外心 K.

(3)　三角形 OAB の内心 I.

**問 2** 台形 ABCD において，平行な 2 辺 AD，BC の長さがそれぞれ 4, 9 で，平行でない 2 辺 AB，DC の長さがそれぞれ 5, 6 であるとき，この台形の面積を求めよ．

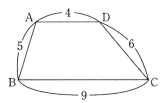

問 3　数列 $\{a_n\}$ は

$$a_1 = 1000, \quad (a_{n+1})^3 = \frac{1}{10}(a_n)^4 \quad (n = 1, 2, \cdots)$$

で定義されている.

(1)　$\{a_n\}$ の一般項を求めよ.

(2)　$a_n > 2^{1000}$ となる最小の自然数 $n$ を求めよ. ただし必要ならば, $\log_{10} 2 = 0.301$, $\log_{10} 3 = 0.477$ として計算してよい.

**問 4** $m$ が実数の値を動くとき，$xy$ 平面上の放物線 $y=2x^2+(2m+1)x+m^2$ と直線 $y=x+m$ とが相異なる 2 点で交わっている．このとき以下の各問いに答えよ．

(1) $m$ の値の範囲を求めよ．

(2) 2 交点の軌跡を求めよ．

**問 5** 関数 $y=f(x)=x^2-2|x-1|-5$ に関して，以下の各問いに答えよ．

(1) $y=f(x)$ の $x=0$ における接線 $L$ の方程式を求めよ．

(2) $y=f(x)$ と $L$ とで囲まれる部分の面積を求めよ．

# 物　理

## 問題

### 26年度

### 第1回

Ⅰ 以下の問に答えよ。

1) 大気下で水平な台の上に，静止している物体がのっている。物体に働いている力として適当なものを
以下の a～d の記号ですべて答えよ。

　　a．重力による鉛直下向きの力

　　b．台による鉛直上向きの力

　　c．大気圧による鉛直下向きの力

　　d．大気圧による鉛直上向きの力

2) 水平な道路を時速 144 〔km〕で走っている質量 $1.0 \times 10^3$ 〔kg〕の自動車が，ブレーキをかけて時速 72
〔km〕まで減速した。減速時に発生した熱量〔kJ〕を求めよ。また，発生した熱量がすべてブレーキ装
置に移動したとすると，装置の温度は何度〔℃〕上昇するか求めよ。ただし，ブレーキ装置はまとめ
て質量 6.0 〔kg〕の金属（比熱 0.40 〔J/(g・K)〕）と考え，失われた運動エネルギーはすべて熱として
発生するものとする。

3) 振動回路において，自己インダクタンスが 1.00 〔mH〕のコイルを用いて，4.00 〔kHz〕の電気振動を
発生させるには，何〔μF〕のコンデンサーを使えばよいか求めよ。

Ⅱ 図のように，水平な床面から高さ $y_0$ の水平な台に，質量 $m$ の小球が静止している。速さ $v_0$ で水平方向に投げた小球が，床面と衝突を繰り返しながらはずむ運動をしている。ただし，小球と床面との間の摩擦は無視し，重力加速度の大きさを $g$ とする。次の各問に答えよ

1）最初の床面との衝突の後に，はずんだ小球の到達する最大の高さを $y_1$ とする。小球と床面との間のはねかえり係数 $e$ を，$m, v_0, y_0, y_1$ と $g$ のうち必要なものを用いて表せ。

2）2回目の床面との衝突の後に，はずんだ小球の達する最大の高さを，$e, m, v_0, y_0$ と $g$ のうち必要なものを用いて表せ。

3）投げてから2回目に衝突するまでの時間を $e, m, v_0, y_0$ と $g$ のうち必要なものを用いて表せ。

4）投げてから2回目に衝突するまでに，小球が水平方向に動く距離 $x$ を，$e, m, v_0, y_0$ と $g$ のうち必要なものを用いて表せ。

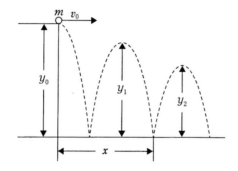

III 体積Vの等しい2球A，Bがある。図のように，糸でつないでこれら2球を液体に入れたところ，球Aの体積の$\frac{1}{3}$が液面から上に出た状態で糸がたるまずに浮かんだ。液体の密度を$\rho$，球Aの密度は$\frac{\rho}{3}$とする。ただし，重力加速度を$g$とし，糸の質量および体積は無視する。

1) 球Aが液体から受ける浮力の大きさを，$\rho$，Vと$g$のうち必要なものを用いて表せ。
2) 球Aが液体から受ける浮力の大きさは，球Aにはたらく重力の大きさの何倍か求めよ。
3) 球Bの密度を，$\rho$，Vと$g$のうち必要なものを用いて表せ。
4) 球Bが液体から受ける浮力の大きさは，球Bにはたらく重力の大きさの何倍か求めよ。

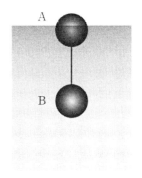

Ⅳ 図のような強さ $E$ の一様な電界中を，電荷 $-e(e>0)$ の電子が電界に沿って位置 A から位置 B に通過した。位置 AB 間の距離は $d$ で，位置 A における速さは $v$ であった。ただし，電子の質量を $m$ とする。以下の各問に答えよ。

1) 電界のした仕事を，$e, E, d, m$ のうち必要なものを用いて表せ。
2) 位置 B での電子の速さを $e, E, d, m, v$ のうち必要なものを用いて表せ。

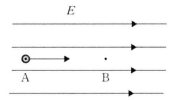

Ⅴ 水素と水蒸気の混合気体がある。水素の 2 乗平均速度が 1902 〔m/s〕であるとき，水蒸気の 2 乗平均速度は 1) ☐ 倍になり，2) ☐ である。ただし，水素と酸素の原子量をそれぞれ，1.0 と 16.0 とする。

# 化 学

## 問題

### 26年度

### 第1回

I　次の文章を読み，以下の問い（1），（2）に答えよ。

　セメントやガラス，陶磁器のような，無機物を高温に熱してつくられた固体材料を あ という。セメントは，水を加えると硬化性を示す無機材料のことで，一般には建築材料用のポルトランドセメントのことをいい，石灰石，粘土などの原材料を熱して得られる。石灰石（主成分　炭酸カルシウム）を高温で熱すると，<br>酸化カルシウムが得られる。この酸化カルシウムを粘土などと反応させ，少量のセッコウとともに粉砕した<sub>(い)</sub>ものがセメントとなる。

　ガラスは，ケイ砂（主成分　二酸化ケイ素），炭酸ナトリウム，石灰石などの原材料を融解して得られるソーダ石灰ガラスが最もよく使われる。高純度の二酸化ケイ素を高温で融解後，冷却して得られる う は，二層構造の繊維状にすると光ファイバーとなる。二酸化ケイ素は炭酸ナトリウムと混ぜて1300℃で融解すると，ケイ酸ナトリウムになる。ケイ酸ナトリウムはガラス状固体で，水を加えて熱すると，粘性の大きい水<sub>(え)</sub>ガラスになる。水ガラスに塩酸を加えるとケイ酸を生じる。<sub>(お)</sub>

（1）　 あ ， う に適切な語句を書け。

（2）　下線部（い），（え），（お）で起こる反応を化学反応式で書け。


II　以下の問い（1）〜（5）について適切なものを記号で答えよ。ただし，複数の正解があるものは，すべて選ぶこと。

（1）　次の組み合わせのうち同素体の関係にあるものはどれか。

　　　a. メタンとエタン　　　　　　b. 塩化水素と塩酸　　　c. フラーレンと黒鉛

　　　d. 二酸化炭素と一酸化炭素　　e. 水と重水

（2）　次のうち単体でないものはどれか。

　　　a. オゾン　　　b. ダイヤモンド　　　c. 水銀　　　d. 水晶　　　e. ドライアイス

（3）　次のうち極性分子であるものはどれか。

　　　a. $CCl_4$　　　b. $CH_3OH$　　　c. $CO_2$　　　d. $C_2H_6$　　　e. $NH_3$

（4）　次のうち分子結晶をつくるものはどれか。

　　　a. $Cu$　　　b. $NaCl$　　　c. $I_2$　　　d. $SiO_2$　　　e. $H_2O$

（5）　次のうちイオン結合をもつものはどれか。

　　　a. $H_2S$　　　b. $C_{10}H_8$　　　c. $KCl$　　　d. $Fe_2O_3$　　　e. $MgO$

Ⅲ 次の文章を読み，以下の問い（1）～（4）に答えよ。

ボーキサイト（主成分 $Al_2O_3$）を原料にして，アルミニウムを得るには次のような製錬が行われる。まずボーキサイトを加熱して粉砕する。これを，濃い水酸化ナトリウム水溶液に溶解することにより不純物を除去する。次に，この溶液に多量の水を加えると加水分解が起こり，（ あ ）(物質名)が沈殿する。この沈殿物を分離して強く加熱すると純粋な酸化アルミニウムが得られる。これを氷晶石（$Na_3AlF_6$，融点 1000℃）と混合して，（ い ）(物質名)を電極として約 1000℃で（ う ）と呼ばれる電気分解を行うと金属アルミニウムが得られる。

この電気分解では以下のような反応が起こり陰極でアルミニウムが得られる。

陽極　$C + O^{2-} \longrightarrow CO + 2e^-$　および　$C + 2O^{2-} \longrightarrow CO_2 + 4e^-$

陰極　$Al^{3+} + 3e^- \longrightarrow Al$

アルミニウムは（ え ）であるために，酸にも強塩基にも反応して（ お ）(物質名)を発生する。また，空気中では表面が酸化されて酸化アルミニウムの被膜が生じており，それ以上内部は酸化されない。この状態を（ か ）という。

（1）　文章中の（ あ ）～（ か ）に適した物質名あるいは語句を記せ。

（2）　文章中の下線部（a）～（c）で起こる反応の化学反応式を示せ。

（3）　文章中の下線部（d）で起こる反応を酸が塩酸の場合と，強塩基が水酸化ナトリウムの場合について，それぞれ化学反応式で示せ。

（4）　アルミニウムを得るための電気分解を，50.0 アンペアで 20 時間行うと，何 kg のアルミニウムが得られるか。有効数字 3 桁で求めよ。ただし，電気分解の効率は 100 % とし，原子量は Al＝27.0，ファラデー定数は $9.65 \times 10^4$（C/mol）とする。

**IV** 次の文章の中の（ ア ）〜（ コ ）に適した語句あるいは数値を入れよ。ただし，数値は有効数字 2 桁とし，$\log_{10} 2 = 0.30$，$\log_{10} 3 = 0.48$，$\log_{10} 7 = 0.85$ とする。

　酸・塩基の中和滴定に用いられる pH 指示薬には，それぞれ固有の変色域がある。たとえば，フェノールフタレインを加えた水に薄い水酸化ナトリウム水溶液を滴下していくと，はじめ（ ア ）色であるが，pH＝8.3 ぐらいから（ イ ）色を帯び始め，次第に色が濃くなっていく。さらに，滴下を続けて pH＝10.0 になるともうそれ以上濃くはならない。同様に，メチルオレンジの赤色から黄色への変化は pH＝3.1 から pH＝4.4 において起こる。

　このように pH 指示薬の変色が完了するまでには，かなりの pH 変化の幅があるが，滴定の際に不正確な結果を与えないだろうか。いま，0.1 mol/L の塩酸 10 mL を，0.1 mol/L の水酸化ナトリウム水溶液で滴定する場合について考えてみよう。水酸化ナトリウム水溶液を 9.99 mL 加えたときには，水溶液中の水素イオン濃度は（ ウ ）mol/L で，pH に換算すると（ エ ）となる。そして，水酸化ナトリウム水溶液を 10.01 mL まで加えると中和点を過ぎて，水溶液中の水酸化物イオン濃度が（ オ ）mol/L となる。25℃において水のイオン積 $Kw = [H^+][OH^-] =$（ カ ）$(mol/L)^2$ であるからこのときの pH は（ キ ）である。このように，中和点を中心にして ±0.01 mL という極めて狭い範囲で pH は大きく変化して，フェノールフタレインは明瞭に変化する。したがって，強酸を強塩基で中和滴定する場合にフェノールフタレインを用いて正確な結果を得ることができる。

　酢酸のような弱酸を水酸化ナトリウムのような強塩基で中和する場合には pH 指示薬として（ ク ）を用いなければならない。その理由は，酢酸と水酸化ナトリウムの中和における中和点では，中和で生じた塩が（ ケ ）を起こして，その溶液の pH は 7 より（ コ ）からである。

Ⅴ 以下の問い（1）～（5）に答えよ。ただし，原子量は，H＝1.0，C＝12.0，O＝16.0 とし，構造式は下の例にならって書け。

炭素と水素のみからなるベンゼン環を有する化合物 A がある。化合物 A の 31.8 mg を完全燃焼させると二酸化炭素 105.6 mg と水 27.0 mg を生じた。また，化合物 A の分子量は 110 以下である。

（1） 化合物 A の組成式と分子式を求めよ。

（2） 化合物 A の可能な 4 つの構造式を描き，構造式の下に化合物名を書け。

化合物 B は，分子式 $C_5H_{10}O_2$ で，ヒドロキシ基一つとカルボニル基一つ，二つの不斉炭素原子を有する。

（3） 化合物 B の構造式を書け。

（4） ナトリウムフェノキシドの水溶液に二酸化炭素を通じるとフェノールが生成する。この反応を化学反応式で書け。

（5） エタノールに水酸化ナトリウム水溶液とヨウ素を加えて加熱すると，淡黄色の沈殿が生じる。この反応を化学反応式で書け。

構造式の例）

Ⅵ 次の文章を読み，以下の問いに答えよ。

塩化鉄(Ⅲ)水溶液を沸騰水に少しずつ加えたところ，水酸化鉄(Ⅲ)の赤褐色のコロイド溶液が得られた。この溶液に横から強いレーザー光線をあてたところ，光の通路が輝いてみえた。このような現象を（ ア ）現象といい，水中で均一に分散した水酸化鉄(Ⅲ)が，光を（ イ ）させるために起こる。次に，（ ア ）現象を限外顕微鏡で観察したところ，光った粒子が不規則にふるえるように動いているのが見えた。これは，まわりの水分子が（ ウ ）運動によりコロイド粒子に不規則に衝突するために起こり，（ エ ）運動とよばれる。

（1） 下線部の反応を化学反応式で示せ。

（2） （ ア ）～（ エ ）に適した語句を記入せよ。

（3） 水酸化鉄(Ⅲ)のコロイド溶液を，ガラス製の U 字管に入れ，蒸留水を加えたのち，両端に電極を差し込み直流電圧をかけたところ，一方の電極に移動した。この現象を何というか。また，コロイド粒子は陽極，陰極のどちらに移動したか。

（4） 水酸化鉄(Ⅲ)を最も少量で沈殿させる物質はどれか。下の①～④の適切なものを番号で答えよ。

　　① KCl　　　② $Na_2SO_4$　　　③ $MgCl_2$　　　④ $AlCl_3$

# 生　物

## 問題　　　26年度

### 第１回

I　次の文章を読んで，以下の問に答えよ。

　自然界では，多くの生物がさまざまな関係をもちながら生活している。生物の中には集団で生活するもの，単独あるいはつがいで生活するものがある。しかし，どのような生活様式をとっていても，ある一定の地域には必ず複数の個体が生活している。一定の地域で生活している同種の個体の集まりを( a )という。( a )の大きさは，現存量や個体数で表されるが，その他として一定面積あるいは体積当たりの個体数によって表されることもある。( a )におけるある世代の個体数が，出生後の時間とともに減少する様子を表したものを( b )と呼ぶ。さまざまな生物種について調べてみると，( b )のパターンは図１のような(ア)～(ウ)の３つの型に大別される。

　( a )内にみられる行動として，同種の他個体を特定の空間から排除しようとする行動が観察される場合がある。①こうして防衛された空間を( c )という。この行動には，特定の空間内における同種個体の( d )の調節や( e )などによる共倒れを防止する効果があると考えられている。また，トリや餌付けされたニホンザルなどでは，②同じ領域で生活する同種の個体間に優位・劣位の関係がみとめられることがある。例えば，③複数の雄のニワトリを同じ空間で飼育すると，しばしば「つつき行動」が観察され，つつきの関係を観察することによって優位・劣位を判断することが出来る。このような優位・劣位の成立は個体間の争いを少なくして，群れの秩序を保つのに役立っていると考えられている。

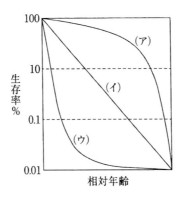

図１　( b )の３つの型

問 1　文中の(a)～(e)にあてはまる用語として最も適当なものを，語群から１つ選んで，番号で答えよ．

[語群]
　(1) 生態系　　　(2) 生物群集　　(3) 個体群　　　(4) すみわけ
　(5) 縄張り　　　(6) 食物連鎖　　(7) 食物網　　　(8) 生存曲線
　(9) 成長曲線　　(10) 変異曲線　　(11) 齢構成　　(12) 死亡率
　(13) 構成年齢　(14) 密度　　　　(15) 餌の不足　(16) 外敵の侵入

問 2　図1の3つの型の曲線（ア）～（ウ）について，各曲線の説明として最も適当な説明文を（1）～（5）の中からそれぞれ一つ選び，番号で答えよ．

[説明文]
　(1) 産子数が少なく，親の保護があるため初期死亡率が低い動物
　(2) 産子数が多く，初期死亡率が高い動物
　(3) 初期死亡率が高く，生まれた多くの個体が最高寿命まで生存する動物
　(4) 初期死亡率が低く，老化期にかけての死亡率が変化しない動物
　(5) 出生後から老化期にかけて死亡率に大きな変動がない動物

問 3　図1の曲線（ア）の生物として最も適当なものを，次の(1)～(5)から１つ選び，番号で答えよ．
　(1) ショウジョウバエ　　(2) ヒトデ　　(3) ウナギ　　(4) スズメ　　(5) ゾウ

問 4　下線部①の「防衛された空間」とは異なり，ある個体が日常的に移動している空間を何と呼ぶか．

問 5　下線部②のような優劣の序列は何と呼ぶか．

問 6　図2は下線部③の観察結果である．個体B，C，Gの間の関係を示す説明として最も適当と思われる説明文を，(1)～(5)の中から１つ選んで番号で答えよ．

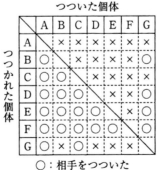

図 2　同一飼育域で観察されたニワトリの「つつき行動」の結果

[説明文]
(1) BとCの間に優劣の関係はない
(2) BとGの間に優劣の関係はない
(3) CはGよりも劣位である
(4) GはBよりも劣位である
(5) BはCよりも優位である

Ⅱ　キイロショウジョウバエに関する以下の文章を読んで，各問に答えよ。

　キイロショウジョウバエの野生型の眼の色は赤褐色（赤眼）であるが，まれに白色（白眼）の劣性形質が現れる。この形質は，性染色体上に存在する1組の対立遺伝子によって決定され，伴性遺伝と呼ばれる特有な遺伝現象を示す。キイロショウジョウバエの眼の色に関する2つの表現型である赤眼と白眼の個体の交雑を試みた。

問　1　純系の赤眼の雌と，白眼の雄を交雑させ，得られた$F_1$どうしを交配させて$F_2$を得た場合，雄と雌のそれぞれの赤眼と白眼の出現頻度はいくつと期待されるか，最小の整数比で答えよ。

問　2　問1とは逆に，赤眼の雄と，白眼の雌を交雑させ，得られた$F_1$どうしを交配させて$F_2$を得た場合，雄と雌のそれぞれの赤眼と白眼の出現頻度はいくつと期待されるか，最小の整数比で答えよ。

問　3　問1および問2の実験で得られた$F_2$のうち，雌雄とも赤眼の個体を選び，赤眼どうしで交配させたところ白眼の個体が得られた。得られた白眼の個体の染色体パターンとして適当なものは図1中のAあるいはBのいずれか，記号で答えよ。

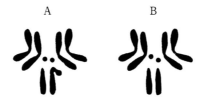

図1　キイロショウジョウバエの染色体パターン

問　4　次の性決定に関する文章で誤ったものを1つ選び，(1)〜(5)の番号で答えよ。

(1) ミツバチの雄は父親を持たない
(2) キイロショウジョウバエの雄は染色体から見て2種類の精子をつくる
(3) ニワトリの雌は染色体の構成上1種類の卵子をつくる
(4) カイコガの受精の際の性決定は，卵がもつ染色体の種類により決まる
(5) コオロギでは常染色体のみから構成される精子により雄が生まれる

問　5　ミノガの仲間に性決定様式が ZO 型に分類される動物がいる。この動物の雌雄それぞれの体細胞の染色体構成を記せ。一組の常染色体は A で表わし，性染色体は Z で示せ。

問　6　キイロショウジョウバエの白眼の突然変異と小さな翅の突然変異のそれぞれの対立遺伝子は連鎖して遺伝することが知られている。この眼の色を決める遺伝子と翅の大きさを決める遺伝子の 2 つの遺伝子間の組換え価を求めるために交雑実験を行った。白眼で野生型の正常な大きさの翅をもつ純系の雌と，赤眼で小さな翅をもつ雄を交雑して $F_1$ を得た。その $F_1$ の雌に白眼で翅の小さな雄を交配させて，生まれた子（$F_2$ とする）の表現型とその個体数を観察した。

（1）　表 1 のような分布で $F_2$ が観察された。観察個体数からキイロショウジョウバエにおける白眼の遺伝子と小さな翅の遺伝子の組換え価を求めよ。答えは小数点 2 位以下を四捨五入して示せ。

表 1

| 白眼・正常翅 | 赤眼・小翅 | 赤眼・正常翅 | 白眼・小翅 | 合計 |
|---|---|---|---|---|
| 226 | 202 | 114 | 102 | 644 |

（2）　異なる表現型の組み合わせで交雑実験を行った。白眼で小さな翅をもつ雌に，眼の色，翅の大きさとも野生型の雄を交雑して $F_1$ を得た。その $F_1$ の雌に白眼で翅の小さな雄を交配させて，生まれた子の表現型とその個体数を観察した。この実験で得られた子の表現型と個体数を示す結果として最も適当なものを下記の表 2 より 1 つ選び (1)～(5) の番号で答えよ。

表 2

| | 白眼・正常翅 | 赤眼・小翅 | 赤眼・正常翅 | 白眼・小翅 | 合計 |
|---|---|---|---|---|---|
| (1) | 537 | 576 | 11 | 6 | 1130 |
| (2) | 63 | 77 | 575 | 532 | 1247 |
| (3) | 440 | 428 | 230 | 212 | 1310 |
| (4) | 332 | 365 | 370 | 343 | 1410 |
| (5) | 214 | 226 | 416 | 448 | 1304 |

問　7　ヒトにおいても染色体地図が作成されている。その染色体地図を男女で比較すると長さが異なり，全染色体で，女性で 4460 センチモルガン，男性で 2590 センチモルガンと算出され，女性の方が男性よりおよそ 70 ％大きい。しかし，各染色体に含まれている DNA の塩基数は同一である。染色体地図上の染色体の大きさの男女差について推測できることを簡潔に記せ。

Ⅲ 次の文章を読んで各問に答えよ。

　発生が記述された現存最古の著書は,（a）(ギリシャ)の『動物誌』あるいは『動物発生論』である。しかしそれ以降,発生学の進展は停滞した。その理由として,卵子や精子の微細構造観察の困難さや当時の宗教観などとあいまって,「卵または精子の中にはじめからある小さなひな型がのび広がって育つだけである」という（b）説が信じられていたことも背景にある。しかし,17世紀に顕微鏡が発明されてから,三胚葉の形成などを通じ,発生学は再び進展を始め,（c）(ドイツ)により著された『発生論』で「官は未形成の小さな球体の塊から生じ,最初は器官の形を形成していない」という（d）説が提唱され,本格的に発生学の道筋がついた。

　カエルの受精卵は「胞胚 → 原腸胚 → 神経胚 → 尾芽胚 → 幼生 → 成体」という発生経路をたどるが,①
カエルの胚胞の形成過程に関して,（e）(オランダ)は以下の実験を行った。図1および2のように胚をA,B,Cに区分けて切り出し（実線）,A,B,Cの胚葉をそれぞれ単独で培養した（それぞれⅠ,Ⅱ,Ⅲ）。ⅠとⅡはある特定の組織に分化したが,Ⅲは分化しなかった。次に,ⅣではAとCを接着させて3時間培養後,②
AとCをそれぞれ単独で培養した。その結果,Aはある組織に分化した。最後にCを波線で示したように③
腹側と背側に中央で二等分（腹側をC1,背側をC2とする）し,いずれもAと共に3時間培養後,AとCをそれぞれ単独で培養し,それぞれⅤ（C1）とⅥ（C2）とした。その結果,ⅤおよびⅥでは,それぞれのAは④
別の組織に分化した。これらの結果から,背側の外胚葉から（f）が生じることが分かった。これらの形成過程は中胚葉誘導と呼ばれ,この誘導過程でカエルの卵内に種々のタンパク質が介入して誘導が完了する。⑤

　胞胚は細胞分裂（卵割）を経て多細胞化し,胚葉や胚の方向が決められると,胚の一部が内部に陥入・移入する。この細胞の動きは（g）形成と呼ばれ,陥入を始めた部分を（h）と呼ぶ。（h）がそのまま口になる動物群を（i）,肛門もしくはその付近になる動物群を（j）と呼ぶ。その後,胚内では各器官の分化が進み,体の形や構造が複雑化する。

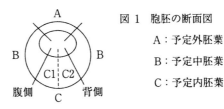

図1　胞胚の断面図
　A：予定外胚葉
　B：予定中胚葉
　C：予定内胚葉

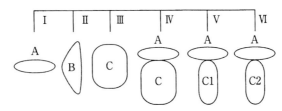

図2　胞胚の分割培養
　Ⅰ～Ⅲでは胞胚を分割して単独培養し,
　Ⅳ～Ⅵは分割接着培養後,各々単独培養する

問　1　下線部①に関して，このような変化を何と言うか，答えよ。

問　2　（a）～（j）に当てはまる適切な語句を記せ。

問　3　下線部②～④において，Ⅰ（A），Ⅱ（B），Ⅳ（A），Ⅴ（A），Ⅵ（A）はどの様な組織に分化するのか，
　　　下記の語句よりそれぞれ2つずつ選べ。

　　　語句：神経管，筋肉，間充織，腸管，表皮，血液，脊索，該当なし

問　4　下線部⑤におけるタンパク質4つを下記の語句から選べ。

　　　語句：β-アクチン，アントシアニン，インシュリン，β-カテニン，サイトカイニン，セレクチン，
　　　　　　ディシェベルド，ノルアドレナリン，ノーダル，バゾプレシン，Vg


Ⅳ　下記の文章を読んで各問に答えよ。

　生物の基本単位である細胞は，細胞膜を通じて外界と接している。細胞膜は，細胞が外界との間で物質の
やりとりを行う際に物質の出入りを調節したり，外部や他の細胞から情報を受けとるなどの働きをする。一
般に細胞膜は溶液成分の一部だけを通過させる（a）膜に近い性質を持っており，細胞はその周囲の溶液との
間で浸透現象を起こす。細胞を溶液に浸した場合，細胞内外の水の出入りが見かけ上は見られず，細胞の形
や大きさに変化が見られないことがあり，この時の溶液を細胞の（b）液という。（b）液を食塩水で作製した
ものを生理食塩水といい，医療分野や動物実験等で繁用されている。
　細胞膜はおもに（c）とタンパク質からなる。細胞膜を構成しているタンパク質のうち，膜を貫通した通路
を形成し，受動輸送に関係しているものを（d）タンパク質という。（d）を通じての物質の移動は濃度の高い
側から低い側への受動輸送である。また，細胞膜にはATPのエネルギーを利用して特定のイオンを特定の
方向に移動させる能動輸送の仕組みをもつ（e）と呼ばれるタンパク質がそなわっている。
　刺激が神経細胞の細胞膜に加わると，その部分の細胞膜の（f）イオンに対する透過性が一時的に高まって，
細胞内に（f）イオンが大量に流入する。その結果，細胞膜の内側の電位が急激に負（－）から正（＋）に逆
転し，その後ふたたびもとの静止電位にもどる。この一連の電位変化を活動電位という。
　　　　　　　　　　　　　　　　　　　　　　③

問　1　上の文章中の（a）～（f）に当てはまる最も適当な語句を記せ。

問　2　植物細胞に関する下記文章で<u>誤っているもの</u>をすべて選び，番号で記せ。

（1）　細胞膜の外側に細胞壁があり，この細胞壁はセルロースという炭水化物を主成分とした繊維性の物質からなっている

（2）　葉緑体における内外2枚の膜で囲まれた内部には，へん平な袋状の構造体が多数重なったつくりがみられる

（3）　液胞は一重の膜に包まれており，中に含まれている細胞液には糖，アミノ酸や消化酵素等が含まれている

（4）　細胞を高張液に浸すと，細胞内から水が出て行き，細胞の体積は減少し，これに伴い膨圧は次第に大きくなる

（5）　細胞を高張液に浸すと，細胞壁はそのままで，細胞膜に包まれた部分が収縮する原形質流動という現象が見られる

問　3　細胞小器官を個々に調べる細胞分画法を行う場合，下線部①の現象を考慮して最初にスクロース溶液中で細胞を破砕したのち，遠心分離機にかける。スクロース溶液中ではなく，蒸留水中で細胞を破砕するとどのようなことが起こると考えられるか。下記の語句を使用して50字以内で，理由も含めて説明せよ。

　　　語句：　低張液　　浸透圧　　細胞小器官

問　4　下線部②の生理食塩水の食塩濃度はヒトとカエルではそれぞれどのくらいか。下記の濃度の中で最も適切な濃度をそれぞれ1つ選んで番号で記せ。

　　　(1)　1.5％

　　　(2)　1.2％

　　　(3)　0.9％

　　　(4)　0.6％

　　　(5)　0.3％

　　　(6)　0.1％

問　5　下線部③の活動電位が生じることを何というか。

# 物　理

## 問題

26年度

第2回

$\boxed{\text{I}}$　以下の問に答えよ。

1）ある温度の水 355〔g〕に −10.0〔℃〕の氷 10.5〔g〕を入れると氷は全て融解して水温はちょうど 0〔℃〕となった。始めの水の温度を求めよ。ただし，状態変化は断熱変化とし，水のモル比熱は 75.6〔J/(mol·K)〕，氷のモル比熱は 37.8〔J/(mol·K)〕，氷の融解熱は 6.012〔kJ/mol〕とする。

2）周波数 0.050〔kHz〕，実効値 100.0〔V〕の交流電圧を，電気容量 100.0〔μF〕のコンデンサーに加えたときに，コンデンサーを流れる交流電流の実効値を求めよ。

3）時刻 $t$〔s〕において電流 $I = 2.0\sin(5.0 \times 10^3\,t)$〔A〕となる交流電流が，$1.0 \times 10^2$〔μF〕のコンデンサーに流れている。コンデンサーのリアクタンスを求めよ。

Ⅱ 分子数 $N$ 個の単原子分子の理想気体 $n$ 〔mol〕が温度 $T$ 〔K〕のときについて，次の各問に答えよ。ただし，気体定数を $R$ 〔J/(mol·K)〕とする。

　1） 分子1個の平均運動エネルギーを，$n$，$T$，$N$，$R$ のうち必要なものを用いて表せ。

　2） 1〔mol〕での内部エネルギーを，$n$，$T$，$N$，$R$ のうち必要なものを用いて表せ。

　3） 定積モル比熱を，$n$，$T$，$N$，$R$ のうち必要なものを用いて表せ。

　4） 定圧モル比熱を，$n$，$T$，$N$，$R$ のうち必要なものを用いて表せ。

III 図のように水平な台の上に物体 A, B が置かれており，静止している。台，物体 A および物体 B には $F_1$ から $F_6$ までの力が働いている。次の各問に答えよ

1) 物体 B に働く力は $F_1$ から $F_6$ までのどれとどれかを，その記号で答えよ。

2) 次の（　）にあてはまる物体名を答えよ。
   $F_1$ の反作用は($^a$　　　)が($^b$　　　)から受ける力である。

3) $F_1$ から $F_6$ までの力で，つり合っている力の組をすべてあげよ。　　例：$F_1$ と $F_2$, $F_3$ と $F_4$ と $F_5$

4) $F_1$ から $F_6$ までの力で，作用反作用の関係にある力の組をすべてあげよ。

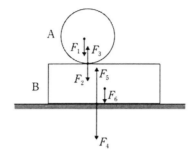

IV 図のように，水平方向に投げた質量 $m$ の小球が，水平な床面と衝突を繰り返しながらはずむ運動をしている。ただし，小球と床面との間の摩擦は無視し，重力加速度の大きさを $g$ とする。次の各問に答えよ。

1) 床面との1回目の衝突により，跳ね上がった小球の速度の鉛直方向成分を $v_1$ とする。小球の達する最大の高さ $h$ を，$m$, $v_1$ と $g$ のうち必要なものを用いて表せ。

2) 1回目と2回目の衝突の間の時間 $t_1$ を，$m$, $h$ と $g$ のうち必要なものを用いて表せ。

3) 小球は，はずむごとにエネルギーをはずむ前のエネルギーの $s$ 倍だけ失うとする。2回目にはずむときの速度の鉛直方向の成分 $v_2$ を，$m$, $s$, $v_1$ と $g$ のうち必要なものを用いて表せ。

4) 2回目と3回目の衝突の間の時間 $t_2$ を，$m$, $s$, $h$ と $g$ のうち必要なものを用いて表せ。

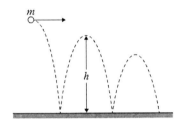

$\boxed{V}$ 　自己インダクタンス 2.0〔H〕，抵抗 1.5〔Ω〕のコイルに変化する電流が流れている。ある瞬間の電流が 2.0〔A〕である。以下の場合のコイル両端の電位差〔V〕を求めよ。ただし，電流の変化の割合は 10.0〔ms〕の間に 50.0〔mA〕とする。

1）　電流が増加しているとき。

2）　電流が減少しているとき。

# 化 学

## 問題　26年度

### 第2回

---

**Ⅰ** 以下の問い（1）～（5）に答えよ。ただし，原子量は，H＝1.0，C＝12.0，O＝16.0，Na＝23.0，Cl＝35.5とし，水の密度は，1.00 g/cm³とする。

（1） 2.00 mol/L の塩化ナトリウム水溶液を 300 mL つくるには，塩化ナトリウムが何 g 必要か。有効数字3桁で答えよ。

（2） 水 200 g にグルコース 5.4 g を溶かした溶液の質量モル濃度は何 mol/kg か。有効数字2桁で答えよ。

（3） 質量パーセント濃度が 78.0 %，密度が 0.869 g/cm³ のエタノール水溶液のモル濃度は何 mol/L か。有効数字3桁で答えよ。

（4） 質量パーセント濃度が 37.0 %，密度が 1.19 g/cm³ の濃塩酸をうすめて 6.00 mol/L の塩酸を 50.0 mL つくるのに，必要な濃塩酸は何 mL か。有効数字3桁で答えよ。

（5） 2.0 mol/L の希硫酸 100 mL と，8.0 mol/L の希硫酸 250 mL を混合し，全体が 500 mL になるまで水を加えた。混合後の硫酸の濃度は何 mol/L か。有効数字2桁で答えよ。

---

**Ⅱ** 以下の問い（1）～（4）に答えよ。ただし，アボガドロ定数を $6.02×10^{23}$/mol とする。

（1） 天然のマグネシウムの同位体は，$^{24}Mg$，$^{25}Mg$，$^{26}Mg$ の3種類が存在する。これらの同位体の相対質量はそれぞれ 23.99，24.99，25.98 であり，その存在比 79.00 %，10.00 %，11.00 % として，マグネシウムの原子量を有効数字4桁で求めよ。

（2） マグネシウムの密度を 1.74 g/cm³ として，体積 100 cm³ のマグネシウム塊中のマグネシウム原子の個数を有効数字3桁で求めよ。

（3） $^{25}Mg$ に含まれる陽子の数，中性子の数，電子の数，および M 殻に配置する電子の数を答えよ。

（4） マグネシウムは，二酸化炭素中で加熱すると燃焼する。この反応式を書け。

Ⅲ 次の文章を読み，以下の問い（1）〜（4）に答えよ。

　塩化ナトリウムの飽和水溶液にアンモニアを十分に溶かし，さらに二酸化炭素を通すと，比較的溶解度の小さい，炭酸水素ナトリウムが沈殿する。(a) この沈殿をろ過したあと，熱分解すると炭酸ナトリウムが得られる。(b) 炭酸水素ナトリウムの熱分解により副産物として生成された二酸化炭素は，反応式（a）で再利用される。生成した二酸化炭素で足りない分は，石灰石を熱分解し補っている。(c) また，反応式（c）で生成した酸化カルシウムに水を加え水酸化カルシウムとする。(d) 塩化アンモニウムとこの水酸化カルシウムを反応させアンモニアを回収することもある。(e)

（1）　炭酸ナトリウムは塩化ナトリウムから工業的につくられている。この製法を何というか。

（2）　下線部（a）〜（e）を化学反応式で示せ。

（3）　生成した塩化アンモニウムは，アンモニアの回収に用いず，農業分野に利用することもある。塩化アンモニウムは，何に利用されるか。

（4）　塩化ナトリウム 351 kg から，理論上何 kg の炭酸ナトリウムが作られるか。整数値で答えよ。ただし，原子量は，C＝12，O＝16，Na＝23，Cl＝35.5 とする。


Ⅳ 次の文章を読み，以下の問い（1）〜（4）に答えよ。

　酸と塩基の中和反応で生じる塩は，化学式中に $H^+$ が含まれる A ，$OH^-$ が含まれる B ，どちらも含まれない C の三種類に分類される。 D と E から生じる C の水溶液は中性を示すが， F と E から生じる C の水溶液は塩基性を示し， D と G から生じる C の水溶液は酸性を示す。

（1）　A〜Gの空欄に適切な語句を書け。ただし，D〜Gは下の選択肢から選べ。

　　　　弱酸　　　強酸　　　弱塩基　　　強塩基

（2）　あ）〜お）で過不足なく中和するときの反応を化学反応式で書け。

　　　あ）硫酸と水酸化カルシウム　　　い）酢酸と水酸化ナトリウム　　　う）塩酸とアンモニア水
　　　え）塩酸と水酸化バリウム　　　お）リン酸と水酸化カリウム

（3）　（2）の あ）〜お）の中和反応において，各中和点における液性はどのようになっているか。中和点での液性が酸性のもの，中性のもの，塩基性のものに分類し，あ）〜お）の記号で答えよ。

（4）　0.125 mol/L の水酸化ナトリウム水溶液 10.0 mL を過不足なく中和するためには，0.200 mol/L の塩酸が何 mL 必要か。有効数字 3 桁で答えよ。

$\boxed{V}$　次の文章を読み，問い（1）～（3）に答えよ。

　エチレンはエタノールと濃硫酸との混合物を 160～170℃に加熱して（ ア ）を起こして発生させる無色の気体である。工業的には（ イ ）を熱分解してつくられる。エチレンに白金やニッケルを触媒にして水素を作用させると［ A ］になる。また，エチレンを臭素水に通じると無色の［ B ］が生成し，臭素水の赤褐色は消える。このように，不飽和結合している原子に他の原子が結合する反応を（ ウ ）という。エチレンは，ある条件下で多数の分子間で（ ウ ）が起こり（ エ ）になる。このように次々に（ ウ ）が起こって分子量の大きな化合物が生じる反応を（ オ ）といい，生じる分子量の大きな化合物は（ カ ）と呼ばれる。エタノールは，エチレンにリン酸を触媒にして水を作用させて製造される。このエタノールに濃硫酸を加えて約 130℃に加熱すると［ C ］が生成する。［ C ］は麻酔作用を持ち，極めて引火しやすい揮発性液体である。エタノールを二クロム酸カリウムで酸化すると［ D ］が生成し，さらに酸化すると酢酸になる。酢酸とエタノールの混合物に濃硫酸を加えて温めると［ E ］が生成する。［ E ］をはじめ，一般に炭素数の少ないエステルは（ キ ）のような芳香をもつ。［ E ］は希塩酸または希硫酸を加えて加水分解することによって酢酸とエタノールを生成する。酢酸水溶液に十酸化四リンなどを加えて加熱すると，酢酸2分子から水がとれて，アセテート繊維の製造に使用される［ F ］が生成する。

（1）　文章中の（ ア ）～（ キ ）にあてはまる語句を入れよ。

（2）　文章中の［ A ］～［ F ］の化合物名と示性式を示せ。

（3）　濃硫酸を用いてエチレンからエタノールを得る方法は，以下の2段階の操作を経て反応が進行する。

　　　① エチレンに濃硫酸を加える。

　　　② ①で得られた物質に水を加えて加水分解し，エタノールを得る。

　　①，②で起こる反応の化学反応式をそれぞれ記せ。

# 生　物

## 問題

26年度

### 第2回

Ⅰ　次の文章を読んで各問に答えよ。

　　生物体の基本単位である細胞は，タンパク質，核酸，（ａ），炭水化物（糖）などの有機物と，水や無機塩
類などから構成されている。哺乳動物の体を構成する細胞ではタンパク質が最も高い構成比を示す。タンパ
ク質は，多数のアミノ酸からなる高分子化合物である。生物体のタンパク質を構成するアミノ酸は（ｂ）種類
が知られており，これらのアミノ酸はすべて１個の炭素原子に，アミノ基，（ｃ）基，水素原子および側鎖が
結合したもので，側鎖の構造だけが異なっている。<u>タンパク質は，多くのアミノ酸がペプチド結合によって
つながったペプチド鎖（ポリペプチド）からできている。</u>①

　　長い鎖状のポリペプチドは，アミノ酸どうしの相互的な作用によって部分的に折りたたまれ，特有な立体
構造をしたタンパク質となる。立体構造の一部には，（ｄ）構造やペプチド鎖が折り曲がったシート状の（ｅ）
構造がしばしば見られる。このような部分的な立体構造を（ｆ）構造といい，S-S 結合などによって１本の
ポリペプチドがつくる全体的な立体構造は（ｇ）構造と呼ばれる。

　　タンパク質のなかには何本かのポリペプチドが集まることで，初めてその働きが十分に発揮されるものが
ある。特有の（ｇ）構造をもったポリペプチドが集まってできる立体構造を（ｈ）構造という。タンパク質で
は，酵素や抗体など立体構造が合致する特定の物質とだけ結合できる。この性質をタンパク質の（ｉ）という。
<u>タンパク質を 55〜60℃ に加熱すると，タンパク質が熱変性し，タンパク質特有の働きが失われてしまう。</u>②
このように酵素などがこの現象によってその働きを失うことを（ｊ）という。

　　アミノ酸の側鎖には水になじみやすい性質（親水性）のものと，水になじみにくい性質（疎水性）のもの
がある。細胞内のタンパク質の多くは親水性のアミノ酸がタンパク質分子の外側に露出している。ポリペプ
チド鎖が折りたたまれて正しい立体構造をとるまでに付き添いの役目をするタンパク質（分子シャペロン）
の存在が知られている。またこの分子シャペロンは変性したタンパク質を再生する働きもあることが知られ
るようになった。<u>生卵を加熱するとゆで卵となるが，ゆで卵が特定の分子シャペロンの存在によって生卵
に再生する事実が知られるようになった。</u>③これは適当な条件のもとに置くと，自然にもとの立体構造を取り
戻し，性質や機能を回復することを示したものである。

**問　1**　説明文中の（ａ）〜（ｊ）に適当な語句を入れよ。

**問　2**　下線部①に関して，図１はアミノ酸の一般構造である。この構造を参考に，２つのアミノ酸を結合
　　させたものを図示し，ペプチド結合を点線枠で示せ。

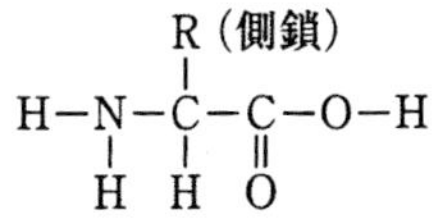

$$\begin{array}{c} R\,（側鎖） \\ | \\ H-N-C-C-O-H \\ \quad | \quad | \quad \| \\ \quad H \quad H \quad O \end{array}$$

図 1　アミノ酸の一般構造

**問 3** 下線部②に関して，タンパク質特有の働きが失われてしまう理由を40字以内で説明せよ。

**問 4** 下線部③の現象を下記の語句を用いて80字以内で説明せよ。

　　　語句：親水性アミノ酸，疎水性アミノ酸，分子シャペロン，立体構造

---

Ⅱ　下記の文章を読んで各問に答えよ。

　植物は，陸上に進出することで太陽エネルギーを最大限に利用できるようになったが，一方では乾燥や重力への適応が必要となる。陸上生活に適した陸上植物は，コケ植物，シダ植物，種子植物に分けられる。

　シダ植物と種子植物はまとめて( a )植物と呼び，シダ植物は胞子で増え，種子植物は種子で増える。シダ植物でふつうにみられる個体は胞子体で，胞子体が成熟し胞子嚢に胞子が形成される。シダ類の胞子は地上に落ちて発芽すると胞子体とは独立した( b )とよばれる配偶体ができて受精が行われ，受精卵は胞子体へと成長する。

　種子植物は植物界のなかでも最も種類が多く，胚珠が裸出している裸子植物と，胚珠が( c )に包まれている被子植物に分けられる。被子植物はさらにイネ科などの( d )類とそれ以外の( e )類に分けることができる。

**問 1**　上の文章中の( a )〜( e )に当てはまる最も適当な語句を記せ。

**問 2**　下記 (1)〜(5) の植物は下線部の (ア)コケ植物，(イ)シダ植物，(ウ)種子植物のうち，どれに分類されるか，記号(ア)〜(ウ)で記せ。

　　(1) トクサ類

　　(2) マツ

　　(3) セン類

　　(4) ワラビ

　　(5) ソテツ類

**問 3**　陸上植物に関する下記文章で正しいものは○を，誤りには×を記せ。

　　(1) コケ植物で一般にみられる個体は，雌雄があってそれぞれ配偶子をつくる配偶体である

　　(2) コケ植物の精子は，水中を泳いで卵に達するので，受精の際に水を必要とする

　　(3) シダ植物では核相交代（生活環における単相と複相の相互の繰り返し）が明瞭であるが，コケ植物では不明瞭である

　　(4) 被子植物では重複受精を行うので，胚乳の核相は2nとなる

問 4 植物の光合成色素の種類や生活環などを比較することにより，各分類群の系統をたどることができる。陸上植物は緑藻類と共通の光合成色素を持っていることなどから，陸上植物と緑藻類は近縁であると考えられている。その光合成色素の名称を 2 つ記せ。

問 5 日本人研究者が発見したイチョウがもつある特徴は，シダ植物と種子植物のあいだの類縁関係を知るうえで，重要な意味を持つ偉大な発見であった。イチョウがもつその特徴を記せ。

Ⅲ 次の文章を読んで，各問に答えよ。

　動物の血液は，栄養や酸素の運搬，生体防御，体温や pH などの体内環境を維持する役目を持つ。血液は，内分泌腺から分泌される( a )を体中に行きわたらせ，特定の標的細胞に( a )の作用をおよぼさせるためにも①　　　　　　　　　　　　　　　　　　　　　　　　　　　　　　　　　　　　②必要な存在である。血液の約 45 % は赤血球，白血球，血小板の 3 種類の細胞成分で占められている。残りの成分は液性成分の血しょうから構成されており，それぞれの成分の役割は異なっている。③
　赤血球は，組織に酸素を運搬する働きをもつ。赤血球は，( b )という色素タンパク質を多く含んでおり，酸素はこのタンパク質に結合して組織へ運ばれる。( b )は，酸素分圧が高く二酸化炭素分圧が低いところでは酸素と結合しやすく，酸素分圧が低く二酸化炭素分圧の高いところでは酸素を離しやすい性質を持つ。
　白血球は，免疫を調整して生体防御のために働く。免疫の中心的な働きをする細胞は，白血球の一種である( c )である。( c )には，抗体を産生する細胞である( d )と，抗原の攻撃や免疫系全体の活性化に関与する細胞である( e )などがある。抗原が特定の抗体と結合することを抗原抗体反応といい，体液中の抗体による免疫を( f )とよぶ。一方，体内に侵入した異物が，( e )などによって直接とり除かれるような免疫を( g )という。
　血小板は，主に出血を止める役割をもつ。血液が血管壁から体外に出ると，血液の凝固に関する因子が放出される。これが血しょう中の凝固因子と作用することで，血しょう中に( h )という繊維性のタンパク質を生成する。( h )は赤血球や白血球と絡まることで( i )を形成して出血を止める。血しょうから血液凝固に関係する成分を除いたものを( j )という。

問 1 ( a )～( j )に適当な語句を入れよ。

問 2 下線部①の一つで，酸素消費と熱産生を促進するチロキシンを分泌する臓器は何か，その名称を答えよ。

問 3 下線部②を起こすために標的細胞がもっている特定のタンパク質を何と呼ぶか，その名称を答えよ。

問 4 下線部③について，体重 60 kg のヒトの血しょう重量はどのくらいか，以下の中から最も近い値を選んで番号で答えよ。血液の総重量は体重の 1/13 とする。

(1) 4.5 g 　　(2) 4.0 g 　　(3) 3.5 kg 　　(4) 3.0 kg 　　(5) 2.5 kg

日本獣医生命科学大学　26 年度　（41）

Ⅳ　以下の文章を読んで，各問に答えよ。

　T2 バクテリオファージ（T2 ファージ）は大腸菌に感染するウイルスの 1 つで，DNA とタンパク質から構成される。T2 ファージは大腸菌に感染後，大腸菌を速やかに T2 ファージ生産工場へ変貌させる。ファージ DNA は（a）が有する（b）酵素の働きにより，（c）複製と呼ばれる方法で合成される。また，ウイルスのゲノム DNA から（d）酵素の働きにより（e）が転写され，大腸菌内の構造物である（f）で翻訳され，ウイルスタンパク質が合成される。やがて感染大腸菌内で梱包されてウイルスとなり，大腸菌を破裂させて多数の子孫ファージを放出する。

　1952 年，アルフレッド・ハーシーとマーサ・チェイスは，T2 ファージを用いて実験を行った。実験の最初に T2 ファージを構成するタンパク質をイオウの放射性同位体で標識し，一方，DNA をリンの放射性同位体で標識した。次いで，タンパク質あるいは DNA が放射性同位体で標識された T2 ファージを大腸菌に感染させ，一定時間培養後，ミキサーで激しく撹拌した。その後，遠心分離して沈殿物と上清とに分け，それぞれの放射能活性を測定した。

問　1　上記の文章内の（a）〜（f）に入る適当な語句を記せ。

問　2　下線①に示すように，T2 ファージの DNA の標識にはリンの放射性同位体が使用された。DNA を構成する元素はリンの他にも酸素，窒素，水素など多種存在するが，リンの放射性同位体が DNA の標識に選ばれた理由を簡潔に記せ。

問　3　下線②に示すように，実験過程で，T2 ファージを大腸菌に感染後，反応液をミキサーで激しく撹拌した。このミキサーによる撹拌の目的は何か，簡潔に記せ。

問　4　DNA あるいはタンパク質が放射性同位体で標識された T2 ファージを用いた感染実験において，得られた沈殿物と上清中の放射能活性の測定結果はどのようなものであったか。タンパク質標識および DNA 標識ファージのそれぞれを感染させた実験の上清と沈殿物について，顕著な活性が検出されると考えられるものに○を，活性のほとんど検出されないと考えられるものに×を解答用紙の表中に記入せよ。

問　5　問 4 の結果をもとに，ファージが大腸菌に感染した際，ファージの成分がどのような動向を示すといえるか，説明せよ。

# 英　語

## 解答　26年度

| 第2回試験 |

## I

**[解答]**

問1　(1) イ　(2) ア　(3) イ　(4) ア　(5) ア
　　　(6) イ　(7) エ　(8) ウ　(9) エ　(10) イ

問2　(a) エ　(b) イ　(c) ウ　(d) オ　(e) ア

問3　(A) ウ　(B) イ

問4　アとウ

問5　1. オ　2. エ

**出題者の求めるポイント**

　英文読解総合問題。語彙、文法・語法の基本的な力が総合的に問われる。また、英文の要旨を掴むことを要求している。素材の英文は食糧問題についての概論的な論考。

**[単語の意味]**

＜第1段落＞

・alarming：「人を驚かせる、〔警戒感・恐怖・不安などを〕抱かせる」

・estimate：「推定する、予測する」

・malnutrition：「栄養失調(症)、栄養不良」

・given：「～と仮定すると、～を考える[考慮する]と」

＜第2段落＞

・blame A for B：「B のことで A を責める」

・while：「～だが、～とはいえ、しかし一方」

・tempting：「心をそそる、魅力的な、誘惑的な」

・appalling：「恐ろしい、驚くばかりの、ゾッとするような」

・state of affairs：「事態、状態、状況」

・the truth is that ～：「実のところ～」

・almost all：「たいがいの、ほとんど全部」

・contribute to ～：「～に貢献[寄与・寄稿・寄附]する；～の一因となる」

・the lion's share：「最大の[不当に大きな]分け前」

・individual：「個々の；個人の」

・help to ～：「～するのに役立つ」＜to は省略することができる＞

＜第3段落＞

・based：「～に拠点のある」

・independent organization：「独立行政法人、第三者機関」

・Institution of Mechanical Engineers：「機械技術者協会」＜略称IME＞

・conclude：「～と結論を出す[下す]、結論としては～である」

・worldwide：「(形)世界的な；(副)世界中に、世界中で」

＜第4段落＞

・finding：「発見(したこと)、結果、研究の成果、結論」

・in equal measure：「同程度まで、同等に」

・developed nation：「先進国」

・developing nation：「発展途上国、新興国」

＜第5段落＞

・with … ～：「…を～にして」＜付帯状況の with ＞

・chronic：「〔病気が〕慢性の、しょっちゅうぶり返す」

・malnutrition：「栄養失調(症)、栄養不良、低栄養状態」

・suffer from ～：「～に苦しむ、～を患う」

・exceed：「〔程度・限度などを〕超える、上回る、突破する」

・climate change：「気候変動」

・alter：「〔部分的に〕変える、変更する、改める」

・practice：「実践、実行；いつもすること、(社会的)慣行、習慣」

・room：「部屋；空間、余地；機会、余裕」

＜第6段落＞

・in the field：「野外で」

・storage：「倉庫、貯蔵、貯蔵室、収納庫、収蔵庫」

・transportation：「〈米〉輸送、運送、運輸、運搬；輸送機関[手段]」

・ultimately：「結局(のところ)、最後に、突き詰めていくと」

・prevent：「妨げて～させない、～が起こらないようにする」

・sustainably：「持続的に」

・demand：「要求；需要(側)」

・meet：「〔要求・条件など〕合う、満足させる；～に対応する」

・double：「倍になる、2倍になる」

＜第7段落＞

・remedy：「〔病気を〕治療する；〔悪い状態を〕改善[修正・是正・矯正]する」

・absurd：「ばかげた、ばからしい」

・postharvest：「〔作物の〕収穫後の」

・wastage：「損耗、浪費、廃品」

＜第8段落＞

・facility：「施設、設備、機関」

・speed up：「加速する、速度を上げる、迅速化する」

・ensure：「～を確かにする、保証する、」

＜第9段落＞

・corporate：「法人の、企業の」

・aesthetic：「美の、美学の」

・incredibly：「信じられないほど、途方もなく」

・as much as ～：「～もの」＜量が多いことを強調する表現＞

＜10段落＞

・finicky：「〔食べ物・服装などについて〕好みがうるさい、気難しい、細かい」

・pristine：「ピカピカの、汚れていない、傷つけられていない」

＜11段落＞
・scandal：「スキャンダル、(名誉を汚す)不祥事」
・keep a close eye on ～：「～の行動を監視する、～を見守る」
・sell-by date：「〈英〉〔食品の〕賞味期限、〔商品の〕有効期限」
・retailer：「小売商人、小売店、小売業者」
・adhere to ～：～に従う、～に忠実である」
・result in ～：「〔結果的に〕～をもたらす、～に終わる」

＜12段落＞
・forecast：「予想、予測」
・(be) equivalent to ～：「～と同等である、～と等しい、～に相当する」
・stunning：「気絶させるような、ぼうぜんとさせる」
・in light of ～：「～という点から見て」
・food security：「食糧安全保障、食糧安保」
・obtain：「手に入れる、得る、取得する」
・monetary：「通貨の、貨幣の；財政の」
・equivalent：「同等のもの、等価なもの、同等物」
・monetary equivalent：「貨幣等価額」
・output：「生産(高)、産出(量)、生産活動」
・reckon：「～を勘定に入れる、計算する；～と推測する、考える」
・dispose of ～：「〔不要物など〕を捨てる[廃棄する・処分する]」

＜第13段落＞
・sufficient：「十分な、足りる」
・in total：「合計で、全体で、総計で」
・end up ～：「結局[最後には]～になる；〈end up doing〉結局～することになる」
・prepared food：「加工調理済み食品、加工食品、出来合いの食べ物、惣菜」
・tremendous：「途方もなく大きい、著しい」

＜14段落＞
・indulge：「ふける、従事する、耽溺する」
・scheme：「スキーム、計画、案、基本構想」
・bargain：「格安品、お買い得品、掘り出し物」

＜第15段落＞
・discerning：「洞察力のある」
・vocal：「声の、口頭の；〔権利などを〕主張する、うるさく求める」
・words and deeds：「言動」
・corporation：「法人、団体、企業、(株式)会社、公団、社団法人」
・live and die by ～：「～に一喜一憂する」
・retailer：「小売商人、小売業者、小売店」

＜第16段落＞
・make better use of ～：「～をもっとうまく利用[活用]する」
・resource：「資源、人的資源、情報資源」

・fortunate：「幸福な、幸運な」
・be conscious of ～：「～を自覚している、～を意識している」
・equally：「平等に、分け隔てなく；等しく、同様に、一様に」
・solicitous：「〔相手のためを思って〕心配している；配慮が行き届いた、良く気が付く」
・the needy：「〈集合的〉貧困者」＜the poor の婉曲的表現＞

＜第17段落＞
・all about ～：「～に関するすべて；～がすべてで、すべて～次第で、要は～で」
・send signals：「シグナルを送る」

＜第18段落＞
・eliminate：「(余計なものを)削除する」
・expect to ～「～することを期待する、～するつもりである」
・one-half：「2分の1、半分」
・intolerable：「耐えられない、大変な、我慢できない」

＜設問＞
・borne：＜bear の過去分詞形＞、bear：「〔重さに〕耐える；～に耐える」
・endure：「耐える、持ちこたえる、持続する」
・unreasonable：「理性を欠いた、適切でない、理屈に合わない」
・intensity：「強烈さ、激しさ、強さ」
・persisting：「しつこい、執拗な、粘り強い」
・recur：「再発する、繰り返される、物事が再び起こる」
・with all ～：「～がありながら」
・with a sigh：「ため息をついて、溜息交じりに」
・lean back：「後ろにもたれる、背をそらせる」＜lean-leant-leant＞
・room：「部屋；場所、空間、余裕」
・be ashamed of ～：「～を恥じている」
・no time to lose：「一刻の猶予もない」

[選択肢の意味]
問2
　ア．あまりに悪く、耐えられない
　イ．完全に愚かしく理性的でない
　ウ．量、規模、そして強烈さがすごい
　エ．長い間粘り、常に繰り返す
　オ．有利さ、機会、ちょっとした幸運などを持ち、またもたらす
[解答のヒント]
問3
　(A) with の使い方
　　ア．欠点はあるが、それでも彼が好きだ。＜with all ～＞
　　イ．ため息をつき、彼女は背をそらせ、目を閉じた。

ウ．ジョンがいないので、家の中に空間の余裕が
　　　　増した。＜付帯状況＞
　　エ．これらの生徒については、問題なのは発音だ。
　(B) to不定詞の用法(形容詞的用法)
　　ア．恥ずべきことは全くない。＜前置詞ofの目的
　　　　語＞
　　イ．離れるという彼の決意にもっともな理由があっ
　　　　た。＜同格的＞
　　ウ．そのレストランの接客には改善の余地がおお
　　　　いにある。＜主語的＞
　　エ．彼は家に急いだ。一刻の猶予もないことを認
　　　　識したのだ。＜目的語的＞
問4　ア．＜第3段落＞　　　イ．＜第4段落＞
　　ウ．＜第6段落＞　　　エ．＜第6段落＞
　　オ．＜第12段落＞　　　カ．＜第14段落＞
　　キ．＜第15段落＞　　　ク．＜第18段落＞
問5　1.ア．[íːkw(ə)l]　イ．[iksíːd]　ウ．[ikstríːmli]
　　　エ．[ríːsnt]　オ．[reəmèdi]
　　2.ア．[kəntríbjuːt]　イ．[ilímənèit]
　　ウ．[fəsíləti]　エ．[índipénd(ə)nt]
　　オ．[səfíiʃnt]

[全訳]
＜第1段落＞
　驚くべき新たな報告書が、世界で生産された食料の
30％から50％が失われたり、無駄になっていると推測
している。このことは、地球上の栄養不良状態と飢餓
の規模を考えると、衝撃的な発見である。
＜第2段落＞
　この驚くばかりの状況について政府を責めることに
は心そそられるのだが、実のところわれわれのほとん
どがこの問題の一因となっているのである。この問題
に対する取り組みの最も大きな部分は政府が担わなけ
ればならないが、市民ひとりひとりも損失、浪費、そ
して飢餓を抑えるために貢献できるのだ。
＜第3段落＞
　この新たな報告書は、イギリスに拠点を持つ第三者
機関である機械技術者協会によるものだ。その2年間に
わたる研究は、一年間に世界で生産される44億トンの
食糧のおよそ半分が食べられていない、と結論付けて
いる。
＜第4段落＞
　そうした研究の成果は、国際連合食料農業機関のた
めになされて2011年に発表された、スウェーデン食
品・生命工学研究機構による研究と一致している。この
研究は、生産された食料のおよそ3分の1の13億トンが
一年間に浪費されていて、先進国も発展途上国も同じ
程度である、と結論を出した。
＜第5段落＞
　8億7千万の人々がすでに慢性的な栄養失調に苦しん
でいる状況において、世界の人口が70億を超えてさら
に増加している状況で、そして気候変動が農業生産を
変えつつある状況で、こんなことをしている余裕はな
いのだ。

＜第6段落＞
　原因は多くある：野外に残された食料もあり、また
さらに多くの食料が不十分な貯蔵や輸送のせいで無駄
になっている。そしてさらに多くの食料が市場や消費
者によって無駄になっている。結局のところ、浪費の
規模はあまりに大きく世界が“持続的に将来の食料需
要を満たす”ことはできない。食料の生産が2050年ま
でには倍増しなければならないというときに、特にそ
う言える。
＜第7段落＞
　このばかげた状況を是正するために実行することが
でき、そして実行するべき多くの段階がある。暑い気
候においては、果物や野菜の収穫後の損耗は35％から
50％に及ぶ
＜第8段落＞
　ガーナは2008年に、不十分な貯蔵施設のせいで、貯
蔵していたトウモロコシの50％を失った。パキスタン
ではより優れた貯蔵のおかげで、食料の損耗を16％削
減することができた。より道路は穀物が市場に届くの
にかかる時間を短縮することができ、たとえば携帯電
話で伝えられるような需要に関するよりよい情報は、
農業従事者が品物を適切な市場に届けることを確実な
ものにするのに役立つ可能性がある。
＜第9段落＞
　先進国において、食料の損耗の多くは美学的な基準
を満たさないという理由によって企業側で起こる。信
じられないことに、サイズと見た目についての市場で
の基準を満たさないという理由で、30％ものイギリス
の農作物が収穫されていないのだ。
＜10段落＞
　日本人はこの問題を理解するべきだ。というのも日
本の消費者は世界で最も食品にうるさい人々の中には
いり、品物が“完璧で、傷一つなく、そして美しい”
ものであることを要求するからだ。
＜11段落＞
　近年の食品に関する不祥事もまた消費者、そしてま
たスーパーマーケットにも、賞味期限を注意深く見る
ように促している。世界中の食品小売業者はこうした
警告に厳密にしたがうのである。多大な損害をもたら
す可能性があるのだ。
＜12段落＞
　日本における無駄にしてしまった量についての推計
は、1年間に1,700万トンから2,300万トンに及ぶ；その
予測の最も低い数値は、日本の国内生産の30％に相当
して、これはよく引用される“食料安全保障”を達成
するという目標という観点から考えると呆然とするよ
うな数字だ。最も高い数値は、農林水産省によるもの
だが、11兆円にもおよぶものであり、日本の年間の農
業の生産高に金額的に相当する。専門家たちは、ごみ
として処分するのにさらに2兆円かかると考えている。
＜第13段落＞
　東京だけでも一日に6,000トンもの食物のごみを出し
ており、これは一日に450万人の人々に食事を提供する

のに十分な量である。総計で、日本の全ての食料のおよそ40％が結局はごみとなる。そして日本で75万人の人々が食料を安定的に確保できない状況にあって、食品の60％が輸入されているというときに、このことは起きている。加工食品の短い賞味期限—コンビニエンスストアではたったの数時間ということがよくあるが—もまたまったく問題のない食品のとてつもない量のごみという結果になってしまう。

＜14段落＞

あきらかに、我々は買い物や食習慣にもっと注意を払う必要がある。先進国の買い物客が購入する食べ物の半分ほどをも捨ててしまうということは珍しいわけではない。好きなように楽しむという傾向は、2つめはいらないとしても、"1つ買えばもう1つは無料"と売り込むマーケティング戦略に追い立てられている。お買い得品にノーというのは難しい。もっと効果的に"ノー"を言えるようになる必要がある。

＜第15段落＞

確かに、消費者はショッピングという経験を通してもっと識別力をもつべきであろうし、また言動において主張する必要がある。買い物の習慣についての研究は大変に進んでおり、企業はそうした研究データによって左右される。消費者が自分の習慣を変えるべく意識的に努力をすると、小売業者は気づくことになる。

＜第16段落＞

消費者はフードバンクや、お腹をすかせている人々や恵まれない人たちを支援する他の社会的資源をもっと上手に活用することもできる。個人のレベルでは、食べられる食品を捨てる前に、恵まれない人たちのことを意識する必要がある。そしてまた、自分が勤務する組織や買い物をする店にも、分け隔てなく必要とする人々に配慮するように働きかけるべきだ。

＜第17段落＞

教育は食物を無駄にすることを避ける必要性を強調するべきだ。やはり、要はシグナルを送る、ということだ。

＜第18段落＞

食品について全ての無駄をなくすことを期待するのは現実的でないだろう。しかし、食品生産の半分が無駄になっている—そしてまたその多くは見た目の原因なのだ—というように考えるのは耐えられないことだ。


Ⅱ
[解答]
問1　(1)イ　　(2)イ　　(3)ウ　　(4)イ
問2　(a)ウ　　(b)オ
問3　(A)イ　　(B)オ
問4　ウ、オ
問5　1.エ　　2.ア

**出題者の求めるポイント**

英文読解総合問題。話題はうなぎ。供給面、需要面のさまざまな角度からうなぎについての問題点について述べている。語彙、文法・語法の基本的な力が総合的

に問われる。また、英文の要旨を掴むことを要求している。

[単語の意味]
＜第1段落＞
・renowned：「名高い、名声のある」
・prohibitive：「〔購入できないほどに値段が〕高い、手が出せない」
・unreliable：「信頼できない、頼みにならない、頼りない」
＜第2段落＞
・wholesale：「卸の、卸売の」
・average：「平均して～となる」
＜第3段落＞
・dwindling：「次第に小さくなる、先細りする、衰える」
・juvenile：「年少者、未成年者」
・glass eel：「シラスウナギ」
＜第4段落＞
・concern over ～：「～に対する懸念[不安]、～への関心」
・depleted：「使い切った、枯渇した；効果が減じた」
・stock：「在庫、ストック；〔将来に備えた〕蓄え、備蓄、貯蔵」
・American eel：「アメリカウナギ」
・consider ～ing：「～することを検討する」
・endangered species：「絶滅危ぐ種、絶滅の危機にある種」
＜第5段落＞
・almost certainly：「九分九厘、ほぼ間違いなく」
＜第6段落＞
・shipment：「船積み(荷)、発送」
・farm：「〔家畜などを〕飼育する、〔魚などを〕養殖する」
・supplement：「～の補足となる、～を補う、補完する」
＜第8段落＞
・fishery industry：「漁業」
・in terms of ～：「～に関して、～の点から見て[見ると]、～の観点では」
・point to ～：「～を指摘する」
・in the absence of ～：「～がない[いない]場合[ときは]」
・oversight：「監視、監督、管理、取り締まり」
・exhaust：「～を使い尽くす、使い果たす」
・compound：「～の度合いを増す、(事態を)悪化させる」
・demand side：「ディマンド・サイド、需要側面」
・consumption pattern：「消費傾向、消費パターン」
＜第9段落＞
・haul：「ひと網の漁獲量」
・plummet：「真っすぐに落ちる；〔価値などが〕急落する、急に下がる」
＜第10段落＞

・account for ～：「～の割合を占める、～から成る」
・barely：「辛うじて(～する)、～するのがやっと；ほとんど～ない」
・farm：「農場；〔家畜の〕飼育場、〔魚の〕養殖場」
<第12段落>
・dwindle：「縮小する、次第に減少する」
・project：「～を投影する；～を計画する；～と推定する、予想する」
<第13段落>
・domestic：「家庭(内)の；自国の、国内の」
・regulate：「〔法律などで～を〕規制する、制限する」
・issue：「〔宣言・命令などを〕出す；～を発行する、刊行する」
・require：「～を必要とする、求める」
・industry：「産業、～業、業界」
・current：「現在の、最新の」
・hugely：「大いに、極めて、とても」
・lacking：「不足して、欠けている、欠ける」
<第14段落>
・in reality：「実は、実際には」
・nonexistent：「存在しない」
・monitor：「監視[観察・測定・観測]する」
・poacher：「〔他人の土地への〕侵入者；密猟者、密漁者」
・inadequate：「不十分な、不適切な、不適当な」
<第16段落>
・Farm Ministry：「農水省」
・come up with ～：「〔アイデアなどを〕思い付く、考え付く；〔答などを〕見つけ出す」
・emergency measure：「緊急措置、非常手段、応急処置」
・address：「〔問題などを〕解決するために努力する、〔問題を〕扱う」
・step：「段階；方法、措置、処置」
・call for ～：「声を上げて～を求める；～を要求[要請・提唱]する」
<第17段落>
・nonbinding：「拘束力のない、強制力のない」
・effectiveness：「有効性」
<第18段落>
・as for ～：「～に関しては、～はどうかと言うと」
・delicacy：「ごちそう、美味、珍味」
・grilled：「グリルした、網焼きの、焼き網で焼いた」
<第19段落>
・prioritize：「～を優先する[させる]」
・purchase：「～を買う、購入する、仕入れる」
・in volume：「大量に」
・profit margin：「利鞘、利益幅」
・volume sales：「大量販売」
・business model：「ビジネスモデル、企業の収益を獲得するための方策・戦略」
・take root：「〔植物・習慣などが〕根付く」
<第20段落>

・for years：「何年も(の間)、何年間も、長年」
・hit the market：「商品化する、市場に出回る」
<第23段落>
・withstand：「耐える、持ちこたえる」
・obvious：「明らかな、明白な、分かりきった」
・attend：「～に関心[注意]を向ける、注意する」
・specialize in ～：「～を専門に扱う[研究する]、～を専攻する」
[解答のヒント]
問3　(A) 第6段落参照。関係副詞節の先行詞。
　　　(B) 第16段落参照。指示形容詞が何を指示しているか。
問4　ア. 第1、2、3段落参照。
　　　イ. 第4段落参照。
　　　ウ. 第10段落参照。
　　　エ. 第9段落参照。
　　　オ. 第21段落参照。
問5　1. ア. [kənsə́(r)n]　イ. [səplái]　ウ. [sə(r)váiv]
　　　　エ. [tɑ́ː(r)gət]　オ. [wiðstǽnd]
　　　2. ア. イ. ウ. エ. オ.
[全訳]
<第1段落>
　東京の日本橋にある名高いうなぎやのいづもやは、開業が1946年という店だが、およそ5年前に天然のうなぎを出すのをやめた。というのも、手が出せないほど費用がかさみ、また品質も当てにならないからだ。
<第2段落>
　東京都中央卸市場によると、6月のうなぎの卸の価格は1キログラムあたりで平均￥4,718であった。うなぎの消費のピークの真夏の少し前という時期だが、前年よりおよそ40％高い値であった。
<第3段落>
　値段は高騰している。というのも成魚のうなぎも幼魚も漁獲量が減少しているためだ。そのうなぎの幼魚(しらすうなぎ)は透明に見えるので、ガラスのうなぎとして知られている。
<第4段落>
　枯渇した備蓄に対する懸念は大変に強く、アメリカ合衆国政府は、ヨーロッパと同様にうなぎを絶滅の危機にある種のリストに載せることによって、アメリカウナギや他の種の取引を制限することを検討している、と言われている。
<第5段落>
　このような動きはほぼ間違いなく日本での価格をさらに急騰させることだろう。
<第6段落>
　アメリカのうなぎは日本に発送するために中国や韓国で養殖される。日本はまた国内の供給を補うために他の国々から輸入している。
<第7段落>
　日本は323キログラムのしらすうなぎを、年の最初の5か月間に、アメリカ、マダガスカル、フィリピン、そしてインドネシアから輸入した。これは財務省の統計

によるものだ。

＜第8段落＞

漁業関係の当局者は供給と消費の観点から問題を指摘する。効果的な規制や監督がないためにうなぎの在庫・備蓄は使い果たされつつある。日本で消費傾向が変わるなかで、需要側面においてこの問題は悪化しつつある。日本は世界のうなぎの捕獲量のおよそ70％を消費しているのだ。

＜第9段落＞

漁業従事者は1961年のピークの年に3,400トン近くのうなぎの成魚を捕獲していたのだが、近年において年間の漁獲高はわずか200トンまで急落している。

＜第10段落＞

いまや天然のうなぎは、日本人によって消費されるうなぎ全体の0.5％を占めるかどうかというところで、国内の市場に届くうなぎのほとんどは国内と国外の養殖場によって供給されている。

＜第11段落＞

しかしながら、うなぎの養殖もそれ自体の一連の問題に直面しているのだ。

＜第12段落＞

養殖場に供給するためのしらすうなぎの世界全体の漁獲量は、ピークだと推定されている1963年の232トンから、2010年、2011年の10トン未満というところまで減少して、今年もまたこのレベルを下回ると予想されている。

＜第13段落＞

国内のうなぎ漁は規制されており、漁師たちは知事が発行する免許を取得することが求められている。しかし、業界の専門家は現在の取り締まりは極めて不十分であると言っている。

＜第14段落＞

「実のところ、規制はほとんど存在しないのも同然なのです。というのも、免許取得は容易であり、密漁者の監視も不十分であるからです。」と西日本のある当局者は語った。

＜第15段落＞

ある研究者は語った。「一年間に、どれくらいの数のしらすうなぎが日本周辺の水域に来て捕獲されるのか、という問題のようなことに関して、国がまとめた利用可能で信頼することができるデータさえないのです。」

＜第16段落＞

六月の下旬に農林水産省の水産庁が、うなぎ資源の減少に対応するための一連の緊急措置をまとめ上げ、卵を抱えるうなぎの成魚を保護するため、そしてしらすうなぎが川をさかのぼって産卵するための移動経路を整えるため、の方策を求めている。

＜第17段落＞

しかし、多くの地方自治体の当局者は、拘束力を持たないという理由でこうした方策の有効性に疑問を持っている。

＜第18段落＞

国内の消費傾向に関しては、うなぎはもはや料理店で出される高価なごちそうではなくなり、網焼きの安価なうなぎの商品がスーパーマーケットやコンビニエンスストアで簡単に手に入る。

＜第19段落＞

「うなぎの養殖業者は、大量に購入してくれるスーパーマーケットを優先し始めたのです。低い小売価格は利ザヤが少ないことを意味するのですけれど。」と東日本のうなぎの養殖業者が語った。「大量販売のビジネスモデルがしっかりと根付いたのです。」

＜第20段落＞

年間の販売量は何年もの間およそ80,000トンのままであったが、安価な商品が市場に出回り始めて、1980年代後半から上がり始めた。同時期に中国も日本の消費者を標的としたうなぎの養殖を始めたのだ。

＜第21段落＞

うなぎの販売は2000年のおよそ160,000トンというのがピークで、130,000トン以上を中国と台湾から輸入していた。

＜第22段落＞

うなぎの生産はそれ以来下降し在庫・備蓄も減少したのだが、市場で取引される方法は全く変わらなかった。

＜第23段落＞

「うなぎの在庫・備蓄は、利ザヤの薄い大量販売を持ちこたえることはもはやできないことはあきらかです。」とうなぎ料理店の支配人が警告した。「この状況が関心を持たれないままにされれば、由緒あるうなぎ専門店は生き延びることはできないでしょう。」

Ⅲ
[解答]
A. 1. popularity   2. banned   3. charge
   4. controversial   5. amounts
B. 1. (3)キ   (6)エ   　2. (4)ク   (8)ア

出題者の求めるポイント

語彙、文法、語法についての空所補充、整序問題。基礎力をしっかり構築しないと対応が難しい問題もある。

[解答のヒント]
A.
1. in spite of ～：「～にもかかわらず」、popularity：「人気、大衆性」＜形：popular＞。
2. earlier this year：「今年これまでに、今年既に」、ban：「禁止する」。
3. in charge of ～：「～を管理して、～を担当して」。
4. exact：「正確な、的確な；精密な；厳しい」、controversial：「議論の（余地がある）、意見が分かれる」＜controversy：「論争、口論、議論」＞
5. revive：「復活させる」、no longer ～：「もはや～でない」、play God：「神のように振る舞う」、amount to ～：「総計～になる；要するに～ということになる、～を意味する」

B.
1. Good leadership consists of showing average

people how to do the work of superior people.

　アメリカ合衆国の実業家、慈善家の John D. Rockefeller の言葉。consist of ～：「～から成る、～で構成される」、how to ～：「～する(ための)方法」、superior：「優れた、優秀で」。

2. The difficulty lies not so much in developing new ideas as in escaping from old ones.

　イギリスの経済学者 John Maynard Keynes の言葉。difficulty：「困難」、not so much A as B：「A ではなくてむしろ B」＜≒ B rather than A ＞、escape from ～：「～から逃避する」。

# 数　学

## 解答　26年度

### 問1 〔解答〕

(1) $G\left(-\dfrac{1}{3}, 1\right)$　(2) $K\left(-\dfrac{1}{2}, \dfrac{3}{2}\right)$

(3) $I\left(\dfrac{\sqrt{2}-2}{2}, \dfrac{6-3\sqrt{2}}{2}\right)$

〔出題者が求めたポイント〕
（数学A・平面図形。重心，内心，外心の性質）
角の二等分線の交点をDとすると
BD:DC=AB:AC
△ABCは直角二等辺三角と
なるので，外心は斜辺の中点となる。

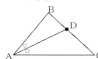

〔解答のプロセス〕

(1) $G\left(\dfrac{-1-2}{3}, \dfrac{2+1}{3}\right)$

$G\left(-\dfrac{1}{3}, 1\right)$　……（答）

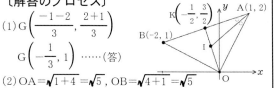

(2) $OA=\sqrt{1+4}=\sqrt{5}$, $OB=\sqrt{4+1}=\sqrt{5}$

$AB=\sqrt{(1+2)^2+(2-1)^2}=\sqrt{9+1}=\sqrt{10}$

よって，△ABCは辺の比が $1:1:\sqrt{2}$ の直角二等辺三角形となる。
外心Kは斜辺ABの中点となるので，

$K\left(\dfrac{1-2}{2}, \dfrac{2+1}{2}\right)$, $K\left(-\dfrac{1}{2}, \dfrac{3}{2}\right)$　…………（答）

(3) △OAKにおいて，AIは∠OAKを二等分するので
$OI:IK=OA:AK=\sqrt{2}:1$ が成り立つ。
$I(c, d)$ とおくと

$c=\dfrac{0+\sqrt{2}\left(-\dfrac{1}{2}\right)}{\sqrt{2}+1}=\dfrac{\sqrt{2}-2}{2}$

$d=\dfrac{0+\sqrt{2}\cdot\dfrac{3}{2}}{\sqrt{2}+1}=\dfrac{6-3\sqrt{2}}{2}$

$I\left(\dfrac{\sqrt{2}-2}{2}, \dfrac{3(2-\sqrt{2})}{2}\right)$　…………（答）

### 問2 〔解答〕

$\dfrac{156}{5}$

〔出題者が求めたポイント〕
台形の面積は $\dfrac{1}{2}$（上底＋下底）×高さなので，高さを余弦定理を使って求める。

〔解答のプロセス〕
点Dを通り辺ABと平行な直線を引く。その直線と辺BCとの交点をEとする。DE=5
∠DCE＝θとし，△CDEに余弦定理を使うと，

$DE^2=CD^2+CE^2-2\times CD\times CE\times\cos\theta$

$5^2=5^2+6^2-2\times 5\times 6\cos\theta$　$\cos\theta=\dfrac{3}{5}$

$0<\theta<90°$　より　$\sin\theta=\dfrac{4}{5}$

よって求める面積Sは

$S=\dfrac{1}{2}\times(4+9)\times 6\sin\theta=\dfrac{156}{5}$　……（答）

### 問3 〔解答〕

(1) $a_n=10^{1+2\left(\tfrac{4}{3}\right)^{n-1}}$　(2) $n=19$

〔出題者が求めたポイント〕
数学B・数列，対数を含んだ隣接2項の漸化式，logを含まない漸化式にしてから一般項を求める。

〔解答のプロセス〕
(1) $a_n>0$ より条件式の両辺をともに10を底とする対数を使って

$\log_{10}(a_{n+1})^3=\log_{10}\dfrac{1}{10}+\log_{10}(a_n)^4$

$3\log_{10}a_{n+1}=-1+4\log_{10}a_n$

ここで，$b_n=\log_{10}a_n$ とおくと $b_1=\log_{10}a_1=\log_{10}10^3=3$

$3b_{n+1}=-1+4b_n$

$3\alpha=-1+4\alpha$　より　$\alpha=1$

$b_{n+1}-1=\dfrac{1}{3}(4b_n-1)-1=\dfrac{4}{3}(b_n-1)$

$b_n-1=\left(\dfrac{4}{3}\right)^{n-1}(b_1-1)=2\left(\dfrac{4}{3}\right)^{n-1}$

よって，$b_n=1+2\left(\dfrac{4}{3}\right)^{n-1}=\log_{10}a_n$

よって，$a_n=10^{1+2\left(\tfrac{4}{3}\right)^{n-1}}$　…………（答）

(2) (1)の式に底を10とする対数をとると

$\log_{10}a_n=1+2\left(\dfrac{4}{3}\right)^{n-1}>1000\log_{10}2=301$

$2\left(\dfrac{4}{3}\right)^{n-1}>300$　$\left(\dfrac{4}{3}\right)^{n-1}>150$

同様に底を10とする対数をとって

$(n-1)\log_{10}\dfrac{4}{3}>\log_{10}150$

ここで，$\log_{10}5=\log_{10}\dfrac{10}{2}=1-\log_{10}2$

$\log_{10}\dfrac{4}{3}=2\log_{10}2-\log_{10}3=2\times 0.301-0.477=0.125$

$\log_{10}150=\log_{10}3+\log_{10}5+1=2+\log_{10}3-\log_{10}2$
$\qquad\qquad =2+0.477-0.301=2.176$

これらを代入すると

$(n-1)0.125>2.176$, $n>18.408$

よって求める$n$の値は $n=19$ ………(答)

## 問4 〔解答〕

(1) $0<m<2$

(2) $\left(x+\dfrac{1}{2}\right)^2+\left(y-\dfrac{1}{2}\right)^2=\dfrac{1}{2}$　$(0, 0)$と$(-1, 1)$を除く

〔出題者が求めたポイント〕

数学Ⅰ・2次関数, 2次不等式, 異なる2つの共有点を持つのは判別式$D>0$のとき。数学Ⅱ・軌跡と方程式

〔解答のプロセス〕

(1) 交点の座標を求める。

$2x^2+(2m+1)x+m^2=x+m$

$2x^2+2mx+m^2-m=0$……①

判別式を$D$とすると

$\dfrac{D}{4}=m^2-2\cdot(m^2-m)=-m(m-2)$

異なる2つの実数解をもつことから$D>0$

$m(m-2)<0$ より $0<m<2$ ……(答)

(2) ①の2次方程式を解くと

$x=\dfrac{-m\pm\sqrt{2m-m^2}}{2}$

$y=\dfrac{-m\pm\sqrt{2m-m^2}}{2}+m=\dfrac{m\pm\sqrt{2m-m^2}}{2}$

ここで, $x-y=-m$

$x^2+y^2=\left(\dfrac{-m\pm\sqrt{2m-m^2}}{2}\right)^2+\left(\dfrac{m\pm\sqrt{2m-m^2}}{2}\right)^2$

$=m$

よって, $x^2+y^2=y-x$, $\left(x+\dfrac{1}{2}\right)^2+\left(y-\dfrac{1}{2}\right)^2=\dfrac{1}{2}$

中心$\left(-\dfrac{1}{2}, \dfrac{1}{2}\right)$, 半径$\dfrac{1}{\sqrt{2}}$ の円 ……(答)

$m\neq 0, m\neq 2$ なので, $(x, y)\neq (0, 0), (-1, 1)$

## 問5 〔解答〕

(1) $y=2x-7$

(2) $\dfrac{2}{3}$

〔出題者が求めたポイント〕

数学Ⅰ・絶対値を含んだ2次関数, 数学Ⅱ・2つの2次関数と共通接線に囲まれた部分の面積

〔解答のプロセス〕

(1) $x\geq 1$のとき

$y=x^2-2x-3$……①

$x<1$のとき

$y=x^2+2x-7$……②

$x=0$における②の接線Lの方程式を求める。

$y'=2x+2$ $x=0$のとき

$y'=2$

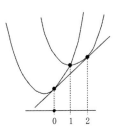

よって, $(0, -7)$における

接線の方程式は

$y+7=2(x-0)$　L: $y=2x-7$ …………(答)

(2) 次に接線Lと2次関数②が接することを示す。

$x^2-2x-3=2x-7$, $(x-2)^2=0$　接点は$(2, -3)$

一般の2次関数に拡張して解答する。$b<0$として

2つの2次関数を$y=x^2$……①, $y=x^2+bx+c$……②

①と②共通線を$y=mx+d$……③, 接点を$x=\alpha, \beta$

$(\alpha<\beta)$とする。

①と③は $x=\alpha$ で接するので

$x^2=mx+d$

$x^2-mx-d=(x-\alpha)^2=0$

解と係数の関係から

$\alpha+\alpha=m$, $\alpha^2=-d$……④

②と③は$x=\beta$で接するので

$x^2+bx+c=mx+d$

$x^2+(b-m)x+c-d=(x-\beta)^2=0$

解と係数の関係から

$\beta+\beta=m-b$, $\beta^2=c-d$……⑤

④と⑤より

$2\beta=2\alpha-b$ $\therefore b=2(\alpha-\beta)$

$\beta^2=c-d=c+\alpha^2$ $\therefore c=-(\alpha^2-\beta^2)$

また, ①と②の交点を求めると

$x^2=x^2+bx+c$　$bx+c=0$

$b\neq 0$ より

$x=-\dfrac{c}{b}=-\dfrac{-(\alpha-\beta)(\alpha+\beta)}{2(\alpha-\beta)}=\dfrac{\alpha+\beta}{2}$

よって, 交点の$x$座標は接点の$x$座標の中点となる。

次に求める面積の$x=\dfrac{\alpha+\beta}{2}$の左側の面積を$S_1$, 右側の面積$S_2$とおくと

$S_1=\displaystyle\int_\alpha^{\frac{\alpha+\beta}{2}}\{x^2-(mx+d)\}dx=\int_\alpha^{\frac{\alpha+\beta}{2}}(x-\alpha)^2dx$

$=\left[\dfrac{1}{3}(x-\alpha)^3\right]_\alpha^{\frac{\alpha+\beta}{2}}$

$=\dfrac{1}{24}(\beta-\alpha)^3$

$S_2=\displaystyle\int_{\frac{\alpha+\beta}{2}}^\beta\{x^2+bx+c-(mx+d)\}dx$

$=\displaystyle\int_{\frac{\alpha+\beta}{2}}^\beta(x-\beta)^2dx$

$=\left[\dfrac{1}{3}(x-\beta)^3\right]_{\frac{\alpha+\beta}{2}}^\beta=\dfrac{1}{24}(\beta-\alpha)^3$

よって, $S=S_1+S_2=\dfrac{1}{12}(\beta-\alpha)^3$

ここで, $\alpha=0, \beta=2$ より

$S=\dfrac{1}{12}(2-0)^3=\dfrac{2}{3}$ …………(答)

# 物　理

## 解答　26年度

〔第Ⅰ期試験〕

### Ⅰ 【解答】

1) $a$、$b$、$c$　物体の形状が明示されていないので、直方体として解答した

2) $144Km/h = 40m/s$　　$72Km/h = 20m/s$として

$$\frac{1}{2} \times 1.0 \times 10^3 \times 40^2 - \frac{1}{2} \times 1.0 \times 10^3 \times 20^2$$
$$= 6.0 \times 10^2 (KJ)$$

$$\triangle T = \frac{Q}{mc} = \frac{6.0 \times 10^5}{6.0 \times 10^3 \times 0.40} = 250 \qquad 250(℃)$$

3) $f = \dfrac{1}{2\pi\sqrt{LC}}$　　より

$$C = \frac{1}{4\pi^2 f^2 L}$$
$$= \frac{1}{4 \times 3.14^2 \times (4.00 \times 10^3)^2 \times 1.00 \times 10^{-3}}$$
$$= 1.58 \times 10^{-6} \qquad 1.58(\mu F)$$

〔出題者が求めたポイント〕
小問集　公式的理解が求められる

### Ⅱ 〔解答〕

1) 最初に衝突する直前の速さ$v$

$$mgy_0 = \frac{1}{2}mv^2 \qquad v = \sqrt{2gy_0}$$

最初にはずんだ直後の速さ$v_1$　　$v_1 = \sqrt{2gy_1}$

$$\therefore e = \frac{v_1}{v} = \sqrt{\frac{y_1}{y_0}}$$

2) 2回目の衝突直後の速さ　$v_2 = e^2 v$

$$y_2 = \frac{v_2^2}{2g} = e^4 y_0$$

3) 1回目の衝突まで時間　$\sqrt{\dfrac{2y_0}{g}}$

1回目から2回目の時間　$2 \times \dfrac{ev}{g} = 2e\sqrt{\dfrac{2y_0}{g}}$

$$\therefore (2e+1)\sqrt{\frac{2y_0}{g}}$$

4) $x = (2e+1)v_0\sqrt{\dfrac{2y_0}{g}}$

〔出題者が求めたポイント〕
跳ね返りと斜方投射

### Ⅲ 〔解答〕

1) $\rho \times \dfrac{2}{3}Vg = \dfrac{2}{3}\rho Vg$

2) 重力の大きさは$\dfrac{1}{3}\rho Vg$ である。　2倍

3) 糸の張力を$T$, Bの密度を$\rho_B$としてA, Bのつり合いの式は

A：$T = \dfrac{1}{3}\rho Vg$

B：$T + \rho Vg = \rho_B Vg$ 　　$\therefore \quad \rho_B = \dfrac{4}{3}\rho$

4) 張力の大きさは$\rho Vg$ 重力大きさは$\dfrac{4}{3}\rho Vg$ 　$\therefore \dfrac{3}{4}$倍

〔出題者が求めたポイント〕
浮力の問題　密度

### Ⅳ 〔解答〕

1) $Fd = eEd$

2) $eEd + \dfrac{1}{2}mv^2 = \dfrac{1}{2}m_B^2$ 　　$\therefore \quad v_B = \sqrt{v^2 + \dfrac{2eEd}{m}}$

〔出題者が求めたポイント〕
電場内の電子の運動　エネルギーの保存

### Ⅴ 〔解答〕

1) $\dfrac{1}{3}$　　2) 634

$$\frac{1}{2}m\overline{v^2} = \frac{3}{2}kT \quad より \quad \sqrt{\overline{v^2}} = \sqrt{\frac{3kT}{m}}$$

水素分子　$1902 = \sqrt{\dfrac{3kT}{2.0}}$

水分子　$\sqrt{\overline{v^2}_{H2O}} = \sqrt{\dfrac{3kT}{18}} = \dfrac{1}{3}\sqrt{\dfrac{3kT}{2.0}} = 634$

〔出題者が求めたポイント〕
2乗平均速度の理解

日本獣医生命科学大学 26年度 （52）

第Ⅱ期試験

## Ⅰ 【解答】

1) 初めの水の温度を$t$（℃）として、熱量の保存より

$$\frac{355}{18} \times 37.8 \times (t-0)$$

$$= \frac{10.5}{18} \times 37.8 \times 10 + \frac{10.5}{18} \times 6.012 \times 10^3$$

$$\therefore \quad t = 5.0 \qquad\qquad 5.0（℃）$$

2) $I = \omega CV = 2\pi fCV$

$$= 2 \times 3.14 \times 0.050 \times 10^3 \times 1.0 \times 10^{2 \times 10^{-6}} \times 100.0$$

$$= 3.14 \qquad\qquad 3.14（A）$$

3) $\dfrac{1}{\omega C} = \dfrac{1}{5.0 \times 10^3 \times 1.0 \times 10^{2} \times 10^{-6}} = 2.0 \qquad 2.0（\Omega）$

### 〔出題者が求めたポイント〕
単位に気をつけ桁数を間違えないこと

## Ⅱ 【解答】

1) $N_0$ をアボガドロ定数として$N = nN_0$

$$\frac{1}{2}m\overline{v^2} = \frac{3R}{2N_0}T = \frac{3nR}{2N}T \qquad （J）$$

2) $\dfrac{1}{2}m\overline{v^2} \times N_0 = \dfrac{3}{2}RT \qquad （J）$

3) $\triangle U = \dfrac{3}{2}nR\triangle T$ を用いて

$$C_V = \frac{\triangle U}{n\triangle T} = \frac{3}{2}R \qquad （J/mol \cdot K）$$

4) $C_P = C_V + R = \dfrac{5}{2}R \qquad （J/mol \cdot K）$

### 〔出題者が求めたポイント〕
気体の分子運動についての理解　アボガドロ定数等の
知識

## Ⅲ 【解答】

1) $F_2$、$F_5$、$F_6$　　2) $a$ 地球　$b$ A

3) $F_1$ と $F_3$　　　$F_2$ と $F_5$ と $F_6$

4) $F_2$ と $F_3$　　　$F_4$ と $F_5$

### 〔出題者が求めたポイント〕
力のつり合いの2力と作用反作用の2力の違い

## Ⅳ 【解答】

1) $0 - v_1^2 = 2 \times (-g)h \qquad \therefore \quad h = \dfrac{v_1^2}{2g}$

2) $t_1 = 2 \times \dfrac{v_1}{g}$ に $v_1 = \sqrt{2gh}$ を代入して

$$t_1 = 2\sqrt{\frac{2h}{g}}$$

3) $\dfrac{1}{2}mv_1^2(1-s) = \dfrac{1}{2}mv_2^2 \qquad \therefore \quad v_2 = v_1\sqrt{1-s}$

4) $2 \times \dfrac{v_2}{g} = \dfrac{2v_1\sqrt{1-s}}{g} = 2\sqrt{\dfrac{2h(1-s)}{g}}$

### 〔出題者が求めたポイント〕
力学的エネルギーの保存　衝突　跳ね返り

## Ⅴ 【解答】

誘導起電力の大きさは

$$V = L\frac{\triangle I}{\triangle t} = 2.0 \times \frac{50.0 \times 10^{-3}}{10.0 \times 10^{-3}} = 10（V）$$

コイルの抵抗による電圧降下は $3.0\,V$

1) 電流が増加しているときはコイルに逆起電力が生じてい
る。よって13（$V$）

2) 電流が減少しているときはコイルに順方向の起電力が
生じている。よって7（$V$）

### 〔出題者が求めたポイント〕
コイルの誘導起電力　レンツの法則の理解

# 化　学

## 解答　26年度

### 第 1 回 試 験

I　[解答]

(1) (あ) セラミックス　(う) 石英ガラス

(2) (い) $CaCO_3 \rightarrow CaO + H_2O$

　(え) $SiO_2 + Na_2CO_3 \rightarrow Na_2SiO_3 + CO_2$

　(お) $Na_2SiO_3 + 2HCl \rightarrow H_2SiO_3 + 2NaCl$

[出題者が求めたポイント]　セメント，ガラス，二酸化ケイ素

[解答の手順]

(1)　セメント，ガラス，陶磁器などセラミックスと呼ばれているものは窯で焼いてつくるのでこれらをつくる工業は窯業という。また成分がケイ酸塩であるのでケイ酸塩工業ともいう。

ケイ酸塩は酸性酸化物の $SiO_2$ と塩基性酸化物の $CaO$ や $Na_2O$，両性酸化物の $Al_2O_3$ との塩で，$SiO_4$ 四面体の連続した複雑な構造の骨格が中心となっている。

(2)　ケイ酸は一定の式では表せない複雑な構造をもつが，高校化学では単純に $H_2SiO_3$ としている。

II　[解答]

(1) c　(2) d, e　(3) b, e　(4) c, e　(5) c, d, e

[出題者が求めたポイント]　物質の構成，結合

[解答の手順]

(1)　同素体は構造や性質の異なる単体同士をいうので，炭素の単体で(c)が該当する。(a)は $CH_4$ と $C_2H_6$ で同族体，(b) 塩酸は塩化水素 $HCl$ の水溶液，(d) $CO_2$ と $CO$ で異なる化合物，(e) $H_2O$ と $^2H_2O$ で異なる同位体の化合物

(2)　(a) $O_3$　(b) C　(c) Hg は 1 種類の元素でできていて単体。(d) $SiO_2$，(e) $CO_2$ は 2 種類の元素でできていて化合物。

(3)　(a)は正四面体形，(c)は左右対称の直線形，(d)は正四面体2個の連結で無極性分子。(b)は左右非対称，(e)は三角錐形で極性分子である。

(4)　(c)，(e)は分子から成る物質。(a)は金属　(b)はイオン($Na^+$ と $Cl^-$)から成る物質　(d)は極めて多数の原子が共有結合で結合した共有結合の結晶である。

(5)　金属元素と非金属元素から成る(c)～(e)はイオン結合で結合している。(c)は $K^+$ と $Cl^-$，(d)は $Fe^{3+}$ と $O^{2-}$，(e)は $Mg^{2+}$ と $O^{2-}$　(a)，(b)は非金属元素のみから成り，いずれも分子である。

III　[解答]

(1) (あ) 水酸化アルミニウム　(い) 炭素

　(う) 融解塩電解　(え) 両性金属　(お) 水素

　(か) 不動態

(2) (a) $Al_2O_3 + 2NaOH + 3H_2O \rightarrow 2Na[Al(OH)_4]$

(b) $Na[Al(OH)_4] \rightarrow NaOH + Al(OH)_3$

(c) $2Al(OH)_3 \rightarrow Al_2O_3 + 3H_2O$

(3) 塩酸の場合

　$2Al + 6HCl \rightarrow 2AlCl_3 + 3H_2$

　水酸化ナトリウムの場合

　$2Al + 2NaOH + 6H_2O \rightarrow 2Na[Al(OH)_4] + 3H_2$

(4) 0.336 kg

[出題者が求めたポイント]　アルミニウムの製法と性質

[解答の手順]

(1), (2)　アルミニウムの鉱石はボーキサイトで，これを水酸化ナトリウム水溶液と熱すると，両性の $Al_2O_3$ は $Na[Al(OH)_4]$ になって溶けるので，岩石分や鉄分と分離できる。この溶液を薄めると $OH^-$ の濃度が小さくなるので $Na[Al(OH)_4]$ は加水分解して，$Al(OH)_3$ が沈殿する。多くの金属水酸化物は熱すると水を失って酸化物となるので，$Al(OH)_3$ を焼いて $Al_2O_3$ とする。

Al はイオン化傾向が大きいので CO による還元や水溶液による電気分解では単体を得ることは出来ない。よって融点を下げるため熱した氷晶石に溶かして融解塩電解を行い，炭素陰極から単体を得ている。

(3)　Al は両性金属で，酸にも強塩基にも溶け，塩酸の場合は $AlCl_3$ と $H_2$，NaOH の場合には $Na[Al(OH)_4]$ (テトラヒドロキソアルミン酸ナトリウム) と $H_2$ が生じる。

(4)　流れた電気量は 50.0A × 3600秒 × 20(クーロン) なので，電子の物質量は

$$\frac{50.0 \times 3600 \times 20 \text{ C}}{9.65 \times 10^4 \text{ C/mol}} = 37.31 \text{ mol}$$

電子が 3 mol 流れると Al が 1 mol 生じるので

$$27.0 \times 10^{-3} \text{ kg/mol} \times 37.31 \text{ mol} \times \frac{1}{3} = 0.336 \text{ kg}$$

IV　[解答]

(ア) 無　(イ) 赤　(ウ) $5.0 \times 10^{-5}$　(エ) 4.3　(オ) $5.0 \times 10^{-5}$

(カ) $1.0 \times 10^{-14}$　(キ) 9.7　(ク) フェノールフタレイン

(ケ) 加水分解　(コ) 大きい

[出題者が求めたポイント]　pH 指示薬と中和点前後の pH

[解答の手順]

(ウ), (エ)　$[H^+] = \dfrac{\text{過剰の } H^+ \text{ の物質量}}{\text{溶液の体積(L)}}$

$$= \frac{0.1 \text{ mol/L} \times 10 \times 10^{-3} \text{L} - 0.1 \text{ mol/L} \times 9.99 \times 10^{-3} \text{L}}{(10 + 9.99) \times 10^{-3} \text{L}}$$

$$\doteqdot \frac{1.0 \times 10^{-6} \text{ mol}}{20 \times 10^{-3} \text{ L}} = 5.0 \times 10^{-5} = \frac{1.0 \times 10^{-4}}{2} \text{ mol/L}$$

$$pH = -\log_{10} \frac{10^{-4}}{2} = 4 + \log_{10} 2 = 4.30$$

(オ)～(キ)　
$$[OH^-] = \frac{\text{過剰の } OH^- \text{の物質量}}{\text{溶液の体積(L)}}$$

$$= \frac{0.1 \text{ mol/L} \times 10.01 \times 10^{-3}L - 0.1 \text{ mol/L} \times 10.0 \times 10^{-3}L}{(10 + 10.01) \times 10^{-3}L}$$

$$\doteqdot \frac{1.0 \times 10^{-6} \text{ mol}}{20 \times 10^{-3} \text{ L}} = 5.0 \times 10^{-5} \text{ mol/L}$$

水のイオン積 $K_w = 1.0 \times 10^{-14} \text{ mol}^2/L^2$　より

$$[H^+] = \frac{1.0 \times 10^{-14} \text{ mol}^2/L^2}{5.0 \times 10^{-5} \text{ mol/L}} = 2.0 \times 10^{-10} \text{ mol/L}$$

$$pH = -\log_{10}(2 \times 10^{-10}) = 10 - \log_{10}2 = 9.70$$

(ケ), (コ)　弱酸と強塩基の中和では，生じた塩が加水分解するため，中和点の液性は弱塩基性である。
$$CH_3COO^- + H_2O \rightarrow CH_3COOH + OH^-$$
　　よって指示薬としては弱塩基性域に変色域があるフェノールフタレインが適当で，弱酸性域に変色域にあるメチルオレンジでは中和前に変色してしまうので不適当である。

Ⅴ　[解答]
(1) 組成式：$C_4H_5$　分子式：$C_8H_{10}$
(2) ◯-CH₂-CH₃
エチルベンゼン

◯(CH₃,CH₃)
o-キシレン

◯(CH₃,CH₃)
m-キシレン

◯(CH₃,CH₃)
p-キシレン

(3)
CH₃ CH₃
HO-C—C—C-H
H H O

(4) ◯-ONa + H₂O + CO₂ → ◯-OH + NaHCO₃
(5) $CH_3CH_2OH + 4I_2 + 6NaOH$
　　　　$\rightarrow CHI_3 + HCOONa + 5NaI + 5H_2O$

[出題者が求めたポイント]　有機物の構造推定と反応

[解答の手順]
(1)　$C : 105.6 \text{ mg} \times \dfrac{12.0}{44.0} = 28.8 \text{ mg}$

$H : 27.0 \text{ mg} \times \dfrac{2.0}{18.0} = 3.0 \text{ mg}$

$\dfrac{28.8}{12.0} : \dfrac{3.0}{1.0} = 2.4 : 3.0 = 4 : 5$

　　組成式 $C_4H_5$（式量53.0）
　　ベンゼン環をもつから C の数は6以上，分子量は110以下なので，分子式は $C_8H_{10}$（分子量106）
(2)　ベンゼン環につく炭素数が2であるから，一置換体と二置換体がある。
　　一置換体：◯-C₂H₅　エチルベンゼン
　　二置換体：$C_6H_4(CH_3)_2$　キシレン
　　o-, m-, p-の3種類の構造異性体がある
(3)　2個の不斉炭素原子があるから，C 2原子，ヒドロキシ基，カルボニル基，H原子で，それぞれ3個

の異なる基，原子が構成されている。
　　　　　　　-OH と-C=O は別の C* につかないと不斉炭素原子2個にはならない。またC原子はそれぞれ1個ずつC*原子につかないと不斉炭素原子2個にはならない。よって

[ア-C*-カ] (イ,エ上 / ウ,オ下)

B は
CH₃ CH₃
HO-C—C-C=O　となる。
H H H

(4)　フェノールは炭酸より弱いので，ナトリウム塩に炭酸(二酸化炭素＋水)を作用すると，フェノールが遊離し炭酸のナトリウム塩になる。
(5)　$CH_3COR$ または $CH_3CH(OH)R$ 構造をもつ化合物に $I_2$ と NaOH を作用すると，$CH_3CH(OH)R$ は酸化されて $CH_3COR$ になり，さらに $CH_3$ 部は $CHI_3$ の黄色沈殿となり，RCO 部分がカルボン酸塩 RCOONa になる。エタノールは上式で R＝H の場合である。

Ⅵ　[解答]
(1) $FeCl_3 + 3H_2O \rightarrow Fe(OH)_3 + 3HCl$
(2) (ア)チンダル　(イ)散乱　(ウ)熱　(エ)ブラウン
(3) 現象名：電気泳動　電極：陰極　　(4) ②

[出題者が求めたポイント]　$Fe(OH)_3$ のコロイドの生成と性質

[解答の手順]
(1)　$FeCl_3$ が $H_2O$ により加水分解されて $Fe(OH)_3$ が生じるが，ふつうの沈殿にはならずコロイドとなる。
(2)　コロイド粒子はふつうの分子，イオンよりずっと大きいので光を散乱し，通路の横に光が出るので横から光の通路が見える……チンダル現象。
　　チンダル現象を利用してコロイドを観察すると不規則にふるえるように動いている……ブラウン運動。これは水分子が熱運動によりコロイド粒子に衝突するためである。
(3)　$Fe(OH)_3$ は疎水コロイドで水和した水は少なく，$H^+$ を吸着して正電荷をもつため粒子の衝突を防ぎ安定化している。そのため直流電圧をかけると陰極に向かって移動する……電気泳動。
(4)　$Fe(OH)_3$ の正コロイドを含む溶液に電解質を加えると，陰イオンがコロイド粒子の正電荷を中和するためコロイド粒子は反発力を失い，衝突して大きくなって沈殿する……凝析。凝析力は，コロイド粒子と反対符号の価数の大きいイオンが強いので，設問では $SO_4^{2-}$ をもつ②が最も少量で有効である。

## 第 2 回 試 験

### I [解答]

(1) 35.1 g　(2) 0.15 mol/kg　(3) 14.7 mol/L
(4) 24.9 mL　(5) 4.4 mol/L

**[出題者が求めたポイント]**　溶液の濃度

**[解答の手順]**

(1)　NaCl 1 mol は 58.5 g

$$58.5 \text{ g/mol} \times 2.00 \text{ mol/L} \times 300 \times 10^{-3} \text{ L} = 35.1 \text{ g}$$

(2)　グルコース $C_6H_{12}O_6$ 1 mol は 180 g　5.4 g では

$$\frac{5.4 \text{ g}}{180.0 \text{ g/mol}} = 0.030 \text{ mol}$$

質量モル濃度は　$\dfrac{0.030 \text{ mol}}{200 \times 10^{-3} \text{ kg}} = 0.15 \text{ mol/kg}$

(3)　水溶液 1 L 中の $C_2H_5OH$（分子量46.0）は

$$\frac{0.869 \text{ g/cm}^3 \times 1000 \text{ mL} \times 78.0/100}{46.0 \text{ g/mol}} = 14.7 \text{ mol}$$

なので　14.7 mol/L

(4)　うすめる前後の HCl の量は変らないから

$$\frac{1.19 \text{ g/cm}^3 \times x \text{ [mL]} \times 37.0/100}{36.5 \text{ g/mol}}$$
$$= 6.00 \text{ mol/L} \times 50.0 \times 10^{-3} \text{ L}$$
$$x = 24.9 \text{ [mL]}$$

(5)　混合後の $H_2SO_4$ は

$$2.0 \text{ mol/L} \times 100 \times 10^{-3} \text{ L} + 8.0 \text{ mol/L} \times 250 \times 10^{-3} \text{ L}$$
$$= 2.2 \text{ mol}$$

モル濃度は　$\dfrac{2.2 \text{ mol}}{500 \times 10^{-3} \text{ L}} = 4.4 \text{ mol/L}$

### II [解答]

(1) 24.31　(2) $4.31 \times 10^{24}$ 個
(3) 陽子数：12, 中性子数：13, 電子数：12
　M 殻の電子数：2
(4) $2Mg + CO_2 \rightarrow 2MgO + C$

**[出題者が求めたポイント]**　マグネシウムの構成

**[解答の手順]**

(1)　原子量＝(同位体の相対質量×存在比)の和

$$= 23.99 \times \frac{79.00}{100} + 24.99 \times \frac{10.00}{100} + 25.98 \times \frac{11.00}{100}$$
$$= 18.9521 + 2.499 + 2.8578$$
$$= 24.309 \doteqdot 24.31$$

(2)　100 cm³ の Mg は

$$\frac{1.74 \text{ g/cm}^3 \times 100 \text{ cm}^3}{24.31 \text{ g/mol}} = 7.158 \text{ mol}$$

$$6.02 \times 10^{23}/\text{mol} \times 7.158 \text{ mol} \doteqdot 4.31 \times 10^{24} \text{ 個}$$

(3)　Mg の原子番号 12 ＝陽子数＝電子数
　中性子数＝質量数－陽子数＝25－12＝13
　Mg の電子配置は　K 殻 2 個, L 殻 8 個, M 殻 2 個

(4)　Mg は還元力が強く, $CO_2$ 中の O を奪い, C を遊離する。

### III [解答]

(1) ソルベー法 (アンモニアソーダ法)
(2) (a) $NaCl + H_2O + NH_3 + CO_2$
　　　　　$\rightarrow NaHCO_3 + NH_4Cl$
　　(b) $2NaHCO_3 \rightarrow Na_2CO_3 + H_2O + CO_2$
　　(c) $CaCO_3 \rightarrow CaO + CO_2$
　　(d) $CaO + H_2O \rightarrow Ca(OH)_2$
　　(e) $2NH_4Cl + Ca(OH)_2 \rightarrow CaCl_2 + 2H_2O + 2NH_3$
(3) 窒素肥料　　(4) 318 kg

**[出題者が求めたポイント]**　炭酸ナトリウムの製法と生成量

**[解答の手順]**

(1)　ベルギーのソルベーが発明した方法である。
(2)　(a)炭酸水素ナトリウムの他に塩化アンモニウムが生じる。
(3)　塩化アンモニウムは窒素肥料, 電池に利用する。
(4)　(a)式×2＋(b)式＋(c)式＋(d)式＋(e)式　で反応を1つにまとめると
　　$2NaCl + CaCO_3 \rightarrow Na_2CO_3 + CaCl_2$
　　NaCl 2 mol から $Na_2CO_3$ 1 mol が生じるから

$$106 \times 10^{-3} \text{ kg/mol} \times \frac{351 \times 10^3 \text{ g}}{58.5 \text{ g/mol}} \times \frac{1}{2}$$
$$= 318 \text{ kg}$$

### IV [解答]

(1) Ａ酸性塩　Ｂ塩基性塩　Ｃ正塩
　Ｄ強酸　Ｅ強塩基　Ｆ弱酸　Ｇ弱塩基
(2)　あ) $H_2SO_4 + Ca(OH)_2 \rightarrow CaSO_4 + 2H_2O$
　　い) $CH_3COOH + NaOH \rightarrow CH_3COONa + H_2O$
　　う) $HCl + NH_3 \rightarrow NH_4Cl$
　　え) $2HCl + Ba(OH)_2 \rightarrow BaCl_2 + 2H_2O$
　　お) $H_3PO_4 + 3KOH \rightarrow K_3PO_4 + 3H_2O$
(3)　酸性：う　中性：あ, え　塩基性：い, お
(4) 6.25 mL

**[出題者が求めたポイント]**　中和の反応式, 塩の分類と液性

**[解答の手順]**

(1)　(i)塩の化学式からの分類
　Ａ：酸性塩　酸の H が残っている。
　Ｂ：塩基性塩　塩基の OH が残っている。
　Ｃ：正塩　酸の H も塩基の OH も残っていない。
　　これらの名称は塩の液性とは関係がない。
　(ii)構成する酸, 塩基の強弱による分類と液性
　a：強酸と強塩基の塩　正塩の水溶液は中性, 酸性塩の水溶液は酸性
　b：弱酸と強塩基の塩, 水溶液は塩基性
　c：強酸と弱塩基の塩, 水溶液は酸性
　d：弱酸と弱塩基の塩, 厳密には b か c に該当するが, 水溶液は中性に近い。
(2)　酸の H と塩基の OH で $H_2O$ が生じ, 残りの陽イ

オンと陰イオンで塩となる。塩基が$NH_3$のときは$NH_3$と酸の$H^+$で$NH^{4+}$になり，$NH^{4+}$と酸の残りの陰イオンで塩となる。

(3) (あ)は(1)(ii)のa，(い)はb，(う)はc，(え)はa，(お)はbに該当する。$H_3PO_4$は中位の強さの酸であるから$K_3PO_4$と$K_2HPO_4$は塩基性，$KH_2PO_4$は酸性である。

(4) 中和の関係 酸の物質量×価数＝塩基の物質量×価数 より

$$0.200\,mol/L \times x \times 10^{-3}\,L \times 1$$
$$= 0.125\,mol/L \times 10.0 \times 10^{-3}\,L \times 1$$
$$x = 6.25\ [mL]$$

付加する。

② $-OSO_3H$部分が加水分解して$-OH$と$H_2SO_4$になる。

Ⅴ [解答]

(1) (ア)分子内脱水反応 (イ)ナフサ (ウ)付加
(エ)ポリエチレン (オ)付加重合
(カ)高分子化合物 (キ)果物

(2) (A)エタン，$CH_3CH_3$
(B)1,2-ジブロモエタン，$CH_2BrCH_2Br$
(C)ジエチルエーテル，$CH_3CH_2OCH_2CH_3$
(D)アセトアルデヒド，$CH_3CHO$
(E)酢酸エチル，$CH_3COOCH_2CH_3$
(F)無水酢酸，$(CH_3CO)_2O$

(3) ① $CH_2=CH_2 + H_2SO_4 \rightarrow CH_3CH_2OSO_3H$
② $CH_3CH_2OSO_3H + H_2O \rightarrow CH_3CH_2OH + H_2SO_4$

[出題者が求めたポイント] エチレン，エタノールの誘導体

[解答の手順]

(1), (2) $C_2H_5OH \xrightarrow{\text{分子内脱水(ア)}} CH_2=CH_2 + H_2O$（エチレン）

石油を分留したときの30〜180℃の留分がナフサで，熱分解してエチレンをつくる。

$CH_2=CH_2 + H_2 \xrightarrow{\text{付加(ウ)}} CH_3CH_3$ (A)（エタン）

$CH_2=CH_2 + Br_2 \xrightarrow{\text{付加(ウ)}} CH_2BrCH_2Br$ (B)（1,2-ジブロモエタン）

$nCH_2=CH_2 \xrightarrow{\text{付加重合(オ)}} (-CH_2-CH_2-)_n$ (エ)（ポリエチレン）

$CH_2=CH_2 + H_2O \xrightarrow{\text{付加}} CH_3CH_2OH$（エタノール）

$2C_2H_5OH \xrightarrow{\text{分子間脱水}} C_2H_5OC_2H_5$ (C)（ジエチルエーテル）

$CH_3CH_2OH + O \xrightarrow{\text{酸化}} CH_3CHO$ (D)（アセトアルデヒド）

$CH_3CHO + O \xrightarrow{\text{酸化}} CH_3COOH$（酢酸）

$CH_3COOH + C_2H_5OH$
$\xrightarrow{\text{エステル化}} CH_3COOC_2H_5$ (E) $+ H_2O$（酢酸エチル）

$2CH_3COOH \xrightarrow{\text{脱水}} (CH_3CO)_2O$ (F) $+ H_2O$（無水酢酸）

(3) ① $CH_2=CH_2$に$H_2SO_4$が$H$と$OSO_3H$に分かれて

# 生　物

## 解答　26年度

**第 1 回試験**

### I [解答]　個体群と環境

問1　(a).3　(b).8　(c).5　(d).14　(e).15

問2　(ア).(1)　(イ).(5)　(ウ).(2)

問3　(5)　　問4　行動圏(ホームレンジ)

問5　順位　　問6　(5)

**[出題者が求めたポイント]**

問3　各々の曲線に主に当たるものとして(ア)大型哺乳類、(イ)鳥類(4：スズメ)や爬虫類、(ウ)魚類(3：ウナギ)や両性類や無脊椎動物(1：ショウジョウバエ、2：ヒトデ)があげられる。

### II [解答]　性決定と伴性遺伝

問1　雄；赤眼雄：白眼雄＝1：1、
　　　雌；赤眼雌：白眼雌＝1：0

問2　雄；赤眼雄：白眼雄＝1：1、
　　　雌；赤眼雌：白眼雌＝1：1

問3　A

問4　(3)

問5　雄　AAZZ(2A＋ZZ)、雌　AAZO(2A＋ZO)

問6　(1)33.5 %　(2).(5)

問7　この染色体地図は組換え価から作成されており、女性の方が組換え価が大きいことから、組換えが男性より女性で多いことが推測される。

**[出題者が求めたポイント]**

問1　問題文中「性染色体上に存在する1組の対立遺伝子」からショウジョウバエにおいて、X染色体上に眼の色の遺伝子があることがわかる。赤眼遺伝子を$X^A$、白眼遺伝子を$X^a$とする。

　　P　雌$X^A X^A$ × 雄$X^a Y$ → $F_1$ 雌$X^A X^a$、雄$X^A Y$

　　$F_1$　雌$X^A X^a$ × 雄$X^A Y$ → $F_2$　雌$X^A X^A$：$X^A X^a$＝1：1($F_2$の雌は全て赤眼)、雄$X^A Y$：$X^a Y$＝1：1($F_2$の雄は赤眼：白眼＝1：1)

問2　遺伝子の記号は問1と同様とする。

　　P　雌$X^a X^a$ × 雄$X^A Y$ → $F_1$　雌$X^A X^a$、雄$X^a Y$

　　$F_1$　雌$X^A X^a$ × 雄$X^a Y$ → $F_2$　雌$X^A X^a$：$X^a X^a$＝1：1($F_2$の雌は赤眼：白眼＝1：1)、雄$X^A Y$：$X^a Y$＝1：1($F_2$の雄は赤眼：白眼＝1：1)

問3　ショウジョウバエの性決定様式が雄ヘテロ型(XY型)であるため、雄の染色体パターンは性染色体だけが相同の関係にないため、雄の赤眼は$X^A Y$でしかない。交配する雄が$X^A$を持っているため、交配して得られる雌は必ず$X^A$を持ち、赤眼の個体となるため、交配して得られる白の個体は雄であることがわかる。「問1および問2の実験で得られた$F_2$のうち」とあるが、雌雄ともに全ての遺伝型が現れているため、遺伝型の制限を特に気にすることなく考えてよい。

問4　(1)ミツバチは染色体が倍数体なら雌、半数体なら雄となり、雄は無性生殖の1つである単為生殖で生まれるため、父親の必要がない。(3)ニワトリの性染色体は雌がZW、雄がZZをもつ。(4)カイコガの性染色体もニワトリと同様、雌がZW、雄がZZである。(5)コオロギの雄の性染色体は雌はXXで、雄はXOであり、雄の「O」とは「ない」ことを示す。ゆえに雄が生まれるためには、性染色体をもたず常染色体のみをもつ精子が受精する必要となる。

問6　(1)白眼・正常翅の雌と赤眼・小翅の雄を交配したので、$F_1$は「白眼・正常翅」および「赤眼・小翅」が各々相同染色体上に連鎖している。白眼・小翅の雄を検定交雑させることによって$F_2$の表現型が組換えした割合と一致する。組換えによって生じた個体は「赤眼・正常翅」及び「白眼・小翅」であるので、(組換えの起こった個体)/(検定交雑によって生じた全ての個体)×100＝(114＋102)/644×100＝33.540…≒33.5 %

(2)　問題文より$F_1$がもつ染色体上の遺伝子の連鎖の組合せは「赤眼・正常翅」「白眼・小翅」である。よって$F_2$における組み換えによって生じた個体は「白眼・正常翅」「赤眼・小翅」なので、生じる個体数は元の組合せよりも少ない。また、前問とは親の表現型が違うだけで、組換え価に差はないため、こたえは組換え価が前問の解答と近いものとなる。

問7　「センチモルガン」の単位を使用していることより、この染色体地図は組換え価によって作成されたものと分かる。組換え価は遺伝子同士の距離を予測することはできるが、組換えの起こりやすさまでも反映されているため、実際の長さと一致しない。染色体地図の長さにおいて女性が男性の1.7倍という数字が出ているが、男女の染色体の差は性染色体しかなく、X染色体の組換え価の差だけでここまでの差にはならなく、全染色体において組み換え価が高いことが推測される。ゆえに、男女の全染色体の大きさの差は、女性の方が全染色体において組換えが多いことを示していると推測される。

### III [解答]　発生学、中胚葉誘導

問1　変態

問2　(a).アリストテレス　(b).前成　(c).カスパル・ウォルフ　(d).後成　(e).ニューコープ　(f).中胚葉　(g).原腸　(h).原口　(i).旧口　(j).新口

問3　Ⅰ(A).神経管、表皮　Ⅱ(B).脊索、筋肉　Ⅳ(A).脊索、筋肉　Ⅴ(A).血液、間充織　Ⅵ(A).脊索、筋肉

問4　$\beta$-カテニン、ディシェベルド、ノーダル、Vg

**[出題者が求めたポイント]**

問3　Ⅳ(A).AはCによって誘導され、中胚葉になる。Ⅴ(A).腹側のC中には中胚葉誘導因子が低濃度に存在するためAを血液や間充織に誘導する。Ⅵ(A).背側のC中には中胚葉誘導因子が高濃度に存在するためAを脊索や筋肉に誘導する。

問4 中胚葉誘導因子として$\beta$-カテニン、ノーダル、Vgが知られている。特に$\beta$-カテニンは背側を決定する因子である。ディシェベルドは$\beta$-カテニンを分解する酵素を阻害することから、$\beta$-カテニンの濃度勾配の形成に関与する。

## IV [解答] 細胞膜、浸透圧

問1 (a).半透 (b).等張 (c).リン脂質 (d).チャネル (e).ポンプ (f).ナトリウム

問2 (4)、(5)

問3 水で細胞を破砕すると破砕液が低張液となり、浸透圧で細胞小器官内に水が入り破裂し分離ができない。(50字)

問4 ヒト.(3) カエル.(4)

問5 興奮

### [出題者が求めたポイント]

問2 (3)○液胞内に消化酵素があり、タンパク質や核酸や他不要物などを分解している。(4)×高張液に浸すと細胞は原形質分離を起こし、細胞膜が細胞壁からはがれるため、膨圧が生じることはない。(5)×原形質流動(誤)→原形質分離(正)

問3 ミトコンドリアや葉緑体は2重膜で囲まれているが、膜の性質は細胞膜に似ており半透性であるため、膜構造をもつ細胞小器官内に水が浸透し破裂してしまい、構造が壊れてしまうため遠心分離で回収することができない。

## 第 2 回 試 験

## I [解答]

問1 (a).脂質 (b).20 (c).カルボキシ(ル)
(d).αヘリックス (e).βシート (f).二次
(g).三次 (h).四次 (i).特異性 (j).失活

問2 問題文中の図1のアミノ酸の一般構造には間違いがある。側鎖下のCとHとの結合は単結合(線1つ)であり、二重結合(線2つ)ではない。

$$\text{H-N-C-C-N-C-C-O-H}$$
$$\underset{\text{H H}}{\phantom{H-N-}} \overset{R}{\underset{}{}} \phantom{-} \underset{\text{O H}}{\phantom{}} \overset{R}{\underset{}{}} \phantom{-} \underset{\text{H O}}{\phantom{}}$$

問3 タンパク質の立体構造が熱によって崩れてしまい、特異的結合ができなくなるから。(38字)

問4 分子シャペロンはゆで卵のタンパク質の折りたたみを一旦ほどき、親水性アミノ酸を立体構造の外側へ、疎水性アミノ酸を内側へと正しく折りたたむことで元に戻した。(76字)

[出題者が求めたポイント] タンパク質、立体構造、シャペロン

問4 タンパク質の機能は立体構造で決まるが、性質は立体構造の外側に出ているアミノ酸の性質によって決まる。タンパク質の周囲の環境は水であるため、親水性アミノ酸が立体構造の外側に多ければ水に溶けやすい性質となり、疎水性アミノ酸が多ければ不溶な性質をもつ。卵のタンパク質は熱変性によって立体構造が壊れると、本来タンパク質の立体構造内側に配置していた疎水性アミノ酸が外側に露出するため、ゆで卵のように水に不溶のタンパク質となる。

## II [解答]

問1 (a).維管束 (b).前葉体 (c).子房 (d).単子葉
(e).双子葉

問2 (1)イ (2)ウ (3)ア (4)イ (5)ウ

問3 (1)○ (2)○ (3)× (4)×

問4 クロロフィルa、クロロフィルb

問5 精子が水中を泳ぎ、卵細胞と受精する。

[出題者が求めたポイント] 植物の分類、生活環

問3 (3)シダ植物及びコケ植物は核相交代が明瞭である。(4)2n(誤)→3n(正)

問5 コケ植物およびシダ植物の精子は水中を泳ぎ卵細胞と受精する。裸子植物であるイチョウやソテツも繊毛をもつ精子をもっているが、他の裸子植物は運動性のない精細胞をもつ。

## III [解答]

問1 (a).ホルモン (b).ヘモグロビン (c).リンパ球
(d).B細胞 (e).T細胞 (f).体液性免疫
(g).細胞性免疫 (h).フィブリン (i).血ぺい

(j).血清

問2 甲状腺

問3 受容体(レセプター)

問4 (5)

[出題者が求めたポイント] 恒常性、免疫

問3 標的細胞の細胞膜上に膜タンパク質として細胞の外に出ている受容体もあれば、細胞内の細胞質基質や核内に存在する受容体もある。

問4 (体重 kg)×(体重中の血液の割合)×(血液中の血しょうの割合)＝60×(1/13)×(0.55)＝2.5

## IV [解答]

問1 (a).大腸菌 (b).DNA合成 (c).半保存的
(d).RNA合成 (e).mRNA (f).リボソーム

問2 酸素や窒素、水素はタンパク質にも含まれるので、DNAだけに含まれるリンの放射性同位体を使うことでDNAだけを標識できる。

問3 大腸菌の細胞壁に付着するT2ファージを大腸菌から外すため。

問4

| | タンパク質標識 | DNA標識 |
|---|---|---|
| 沈殿物 | × | ○ |
| 上清 | ○ | × |

問5 ファージのDNAのみが大腸菌内に入り、タンパク質は大腸菌内に入らず浮遊するか大腸菌の細胞壁に付着したままであることが示される。

[出題者が求めたポイント] ハーシー・チェイスの実験

問2 タンパク質の主な構成元素はC(炭素)、H(水素)、O(酸素)、N(窒素)、S(硫黄)であり、DNAの構成元素はC、H、O、N、P(リン)である。構成元素の違いからタンパク質かDNAかを区別することができる。

平成25年度

問 題 と 解 答

平成25年度

# 英 語

## 問題

### 第2回

25年度

Ⅰ 次の英文を読み，設問に答えよ。

Through a labyrinth of hallways[注1] deep inside a 1950s-era building that has housed[注2] research that dates back to the origins of U.S. space travel, a group of scientists in white coats is stirring, mixing, measuring, brushing and, most important, tasting the end result of their cooking.

Their mission: Create a menu for a planned journey to Mars[注3] in the 2030s.

The menu must sustain a group of six to eight astronauts, keep them healthy and happy, and offer a broad array of food. That's no simple feat[注4] ( 1 ) it will likely take six months to get to the Red Planet, astronauts will have to stay there 18 months and then it will take another six months to return to Earth. Imagine having to shop for a family's three-year supply of groceries all at once and having enough meals planned ( 2 ) advance for that length of time.

"Mars is different just because it's so far away," said Maya Cooper, senior research scientist with Lockheed Martin[注5] who is leading the menu efforts. "We don't have the option to send a vehicle every six months and send more food as we do for the International Space Station."

Astronauts who travel to the space station have a wide variety of food <u>available</u> to them, some (a)
100 or so different options, in fact. But it is all pre-prepared and freeze-dried with a shelf life[注6] of at least two years. And while astronauts make ( 3 ) a panel[注7] that tastes the food and gives it a final OK on Earth before it blasts off[注8], the lack of gravity means smell — and taste — is impaired[注9]. So the food is bland[注10].

On Mars though, there is a little gravity, allowing NASA to consider significant changes to the <u>current</u> space menu. That's where Cooper's team comes in. Travel to Mars opens the possibility <u>that</u> (b)                                                                                                                                          (A)
astronauts can do things like chop vegetables and do a little cooking. Even though pressure levels are different than on Earth, scientists think it will be possible to boil water with a pressure cooker, too.

One option Cooper and her staff are considering is having the astronauts ( 4 ) for a "Martian[注11] greenhouse." They would have a variety of fruits and vegetables — from carrots to bell peppers[注12] — in a hydroponic solution[注13], meaning they would be planted in mineral-laced[注14] water instead ( 5 ) soil. The astronauts would care for their garden and then use those ingredients, combined with others, such as nuts and spices brought from Earth, to prepare their meals.

"That menu is <u>favorable</u> because it allows the astronauts to actually have live plants that are (c)
growing, you have optimum[注15] nutrient delivery with fresh fruits and vegetables, and it allows them to have freedom of choice when they're cooking the menus because the food isn't already pre-

prepared into a particular recipe," Cooper said.

The top priority[注16] is to ensure that the astronauts get the proper amount of nutrients, calories and minerals to maintain their physical health and performance for the life of the mission, Cooper said.
                                    (d)

The menu must also ensure the psychological health of the astronauts, Cooper explained, noting
                                   (e)
studies have shown that eating certain foods — such as meatloaf and mashed potatoes or turkey on Thanksgiving — improve people's mood and give them ( 6 ). That "link to home" will be key to astronauts on the Mars mission, and there are two academic studies looking further into the connection between mood and food. Lacking certain vitamins or minerals can harm the brain, she said.
                                                                          (B)

Jerry Linenger, a retired astronaut who spent 132 days on the Russian space station in 1997, said food is important for morale[注17] and the monotony[注18] of ( 7 ) the same thing day after day is difficult.

"You just wanted something different. I didn't care if it was something I wouldn't eat in a million years on Earth. If it was different, I would eat it," Linenger said, recalling with a laugh how he would even drink up a Russian sour milk-like concoction[注19] for breakfast or drink up some borscht[注20] because it offered ( 8 ).

Already, Cooper's team of three has come up ( 9 ) about 100 recipes, all vegetarian because the astronauts will not have dairy or meat products available. It isn't possible to preserve those products long enough to take to Mars — and taking a cow on the mission is not an option, Cooper jokes.

To ensure the vegetarian diet packs the right amount of protein, the researchers are designing a variety of dishes that include tofu and nuts, including a Thai pizza that has no cheese but is covered with carrots, red peppers, mushrooms, scallions[注21], peanuts and a homemade sauce that has a spicy kick.

To keep this menu going and get the most out of[注22] any research about food sustainability[注23] on Mars, Cooper says it's possible NASA will choose to have one astronaut solely ( 10 ) to preparing the food.

（以下省略）

(Adapted from Ramit Plushnick-Masti for AP, *The Japan Times Weekly*)

注1：a labyrinth of hallways　迷路のような廊下　　注2：house　〜に場所を提供する
注3：Mars　火星　　　　　　　　　　　　　　　　注4：feat　芸当
注5：Lockheed Martin　ロッキード・マーチン社《米国の航空機・武器・宇宙機器メーカー》
注6：shelf life　保存可能期間　　注7：panel　委員会　　　　注8：blast off　打ち上げられる
注9：impaired　そこなわれた　　注10：bland　味気ない　　　注11：Martian　火星の
注12：bell pepper　ピーマン　　　注13：hydroponic solution　水耕溶液
注14：mineral-laced　ミネラルを含んだ　　注15：optimum　最適の　　注16：priority　優先事項

注 17：morale　士気　　　　　　　　注 18：monotony　単調さ　　　注 19：concoction　混合飲食物

注 20：borscht　ボルシチ《ロシアの煮込みスープ》　　　注 21：scallion　青ネギ

注 22：get the most out of ～　～を最大限に活用する　　　注 23：sustainability　持続可能性

問　1　空所（1）〜（10）を補うものとして最も適したものを，それぞれ下記のア〜エの中から一つずつ選び
記号で答えよ。

（1）　ア．consider　　　イ．considered　　　ウ．considering　　　エ．considers

（2）　ア．for　　　　　　イ．in　　　　　　　ウ．to　　　　　　　エ．with

（3）　ア．for　　　　　　イ．out　　　　　　ウ．up　　　　　　　エ．with

（4）　ア．care　　　　　イ．cared　　　　　ウ．cares　　　　　　エ．to care

（5）　ア．by　　　　　　イ．for　　　　　　ウ．of　　　　　　　エ．on

（6）　ア．satisfaction　　イ．satisfactorily　　ウ．satisfactory　　　エ．satisfied

（7）　ア．ate　　　　　　イ．eaten　　　　　ウ．eating　　　　　　エ．to eat

（8）　ア．difficulty　　　イ．gravity　　　　ウ．similarity　　　　エ．variety

（9）　ア．against　　　　イ．for　　　　　　ウ．from　　　　　　エ．with

（10）　ア．concerned　　　イ．dedicated　　　ウ．engaged　　　　　エ．involved

問　2　下線部（a）〜（e）の単語の文脈上の意味を考え，それぞれに最も近い意味を表す英語表現を，下記の
ア〜オの中から一つずつ選び記号で答えよ。ただし，同じ記号を二度使ってはならない。

（a）available　　　（b）current　　　（c）favorable　　　（d）physical　　　（e）psychological

ア．able to be used or obtained

イ．to the advantage of someone or something

ウ．connected with a person's body rather than their mind

エ．happening, being used, or being done at the present time

オ．connected with a person's mind and the way in which it works

問　3　下線部（A）の that，（B）の can と同じ用法のものを，それぞれ下記のア〜エの中から一つずつ選び記
号で答えよ。

（A）that

ア．It's possible that he hasn't received the letter.

イ．There are lots of things that I need to buy before the trip.

ウ．The school was so badly damaged that it had to be pulled down.

エ．The fact that he is your brother-in-law should not affect your decision.

(B) can

ア．Can you help me lift this box?

イ．You can take the car, if you want.

ウ．It can be quite windy on the hills.

エ．Gabriella can speak French fluently.


問　4　次のア〜クの日本文に関して，本文の内容と一致するものを二つ選び記号で答えよ．

ア．計画では，2030年代に宇宙飛行士が火星に3年間滞在する予定である．

イ．Maya Cooperたちは火星に定期的に食料を輸送することを考えている．

ウ．火星の気圧は地球の気圧と同等なので，科学者たちは火星でお湯を沸かすことも可能であると考えている．

エ．Maya Cooperたちは宇宙飛行士が火星で野菜や果物を栽培することを検討している．

オ．今回のメニュー開発の最優先事項は，メニューの種類をできるだけ多く増やすことである．

カ．Jerry Linengerは，地球で食べたロシア料理のことが懐かしく思い出されて，宇宙ステーションでもよくロシア料理を食べていた．

キ．保存期間を考えると，乳製品や肉を火星に持って行くことは不可能である．

ク．今回のメニュー開発にあたり，Maya Cooperたちは多種多様な皿も考案している．


問　5　次の1及び2のそれぞれの単語ア〜オの中から，最も強いアクセントのある母音の発音が他の四つの場合と異なるものを一つずつ選び記号で答えよ．

1.　ア．actually　　イ．another　　ウ．astronaut　　エ．gravity
　　オ．international

2.　ア．freedom　　イ．ingredient　　ウ．meatloaf　　エ．peanut
　　オ．sustain


Ⅱ　次の英文を読み，設問に答えよ．

　I have a name problem. A big problem. Let me explain. My full name is Alexander Kippen Cates, but my family has always [call] me Kip. I like the name Kip because it's short, easy to remember and quite rare. The problem is that my name takes on different meanings in different countries.
(a)

　I first ran into this problem when I went to England. ( 1 ) I introduced myself to British people, they'd laugh. I soon learned the reason why. The word "kip" in British English is slang注1 for "nap." When I introduced myself, people would say, "Your name is Kip? You must be sleepy. Why don't you take a *kip*?" I spent about two years in England and gradually got used ( 2 ) these jokes. Perhaps,

I thought, I'll have ( 3 ) luck with my name in Europe.

When I got to Germany, people asked me what my name "Kip" stood ( 4 ). When I told them that "Kip" was short for "Kippen," they laughed. Why? Because "kippen" in German means "to fall down." My German friends often joked, "Be careful [go] down the stairs, Kippen! You might *kippen*!" (b) During my five months in Germany, I got endless jokes about falling down.

The problem got worse when I got to Holland注2. I still remember my first day in Amsterdam. I was hungry and went into a restaurant to eat. The waiter brought the menu. As I started to read through the dishes, I had a sudden shock. My name was on the menu! Why? Because in Dutch, the word "kip" means "chicken"! When Dutch people order Kentucky Fried Chicken, they ask for Kentucky Fried Kip. I'm still embarrassed that my name is on the menu of every restaurant in Holland.

Finally, I came to Japan. "Maybe here," I thought, "I can escape all these jokes about my name." No such luck! As soon as I introduced myself, Japanese people laughed. "What's your name?" they asked. "Kip," I said. "What kind of *kippu* are you?" they teased注3. "A bus kippu? A train kippu? A plane kippu?" When I checked my Japanese-English dictionary, I discovered that my name, Kip, means "ticket" in Japanese. Jokes, jokes and more jokes. I couldn't escape!

(A) It was discouraging having people laugh at my name in so many places. "There must be one country," I thought, "where my name has a good meaning." Finally, I found it. Laos! (B) It turns out that the word "kip" is the name of the money in Laos. Where Japanese use yen and Canadians use dollars, people in Laos use "kip." Now, whenever I hear too many jokes about my name, I take out the 100 kip bill from Laos that a friend gave me and remember that, at least in one country, my name has a very special value!

(Adapted from Kip Cates, *Shukan ST*)

注1：slang　俗語　　　注2：Holland　オランダ　　　注3：tease　からかう

**問　1**　空所（1）～（4）を補うものとして最も適したものを，それぞれ下記のア～オの中から一つずつ選び記号で答えよ。

（1）　ア．However　　イ．Whatever　　ウ．Whenever　　エ．Wherever　　オ．Whichever

（2）　ア．as　　　　イ．for　　　　ウ．in　　　　エ．of　　　　オ．to

（3）　ア．all　　　　イ．better　　　ウ．lesser　　　エ．no　　　　オ．worse

（4）　ア．behind　　イ．by　　　　ウ．for　　　　エ．out　　　　オ．up

問 2　下線部 (a) call, (b) go の形として最も適切なものを，それぞれ下記のア～オの中から一つずつ選び記号で答えよ。

(a)　ア．call　　イ．called　　ウ．calling　　エ．been called　　オ．to call

(b)　ア．go　　イ．going　　ウ．gone　　エ．went　　オ．having gone

問 3　下線部 (A), (B) が表す内容を，それぞれ下記のア～オの中から一つずつ選び記号で答えよ。

(A)　ア．筆者の名前 Kip

　　　イ．冗談から逃れられないこと

　　　ウ．日本語では，筆者の名前が切符を表すこと

　　　エ．多くの場所で人々に自分の名前を笑われること

　　　オ．日本で筆者が自己紹介をしたときに，日本人が笑ったこと

(B)　ア．ラオス

　　　イ．名前の重要性

　　　ウ．筆者の名前が良い意味であること

　　　エ．筆者の名前がラオスでは貨幣の名前であること

　　　オ．筆者が自分の名前がからかわれない国があることを発見したこと

問 4　次のア～オの日本文に関して，本文の内容と一致するものを二つ選び記号で答えよ。

　　　ア．筆者は自分の名前が短くて，覚えやすく，いろいろな意味に解釈されるため，気に入っている。

　　　イ．筆者の正式な名前がドイツ語では転ぶという意味であったため，筆者はドイツで転ぶことに関する冗談をたびたび言われた。

　　　ウ．筆者はオランダで自分の名前がレストランのメニューに載っていることに驚き，それがどんな料理なのかを知るために注文した。

　　　エ．筆者は日本では自分の名前のことでからかわれないと思っていたが，そうではなかった。

　　　オ．筆者は自分の名前のことをからかわれたとき，からかった相手に友人からもらった100キップ紙幣をいつも見せることにしている。

問 5　次の１及び２のそれぞれの単語ア～オの中から，最も強いアクセントの位置が他の四つの場合と<u>異なるもの</u>を一つずつ選び記号で答えよ。

1.　ア．dif-fer-ent　　イ．fi-nal-ly　　ウ．Ger-ma-ny　　エ．re-mem-ber　　オ．res-tau-rant

2.　ア．be-cause　　イ．ex-plain　　ウ．es-cape　　エ．per-haps　　オ．prob-lem

# Ⅲ 次の A 及び B の設問に答えよ。

A. 以下の例に従って，次の1~5の [      ] 内の単語の形を変え，文脈に合うように（      ）を一語で埋めよ。

（例）Certain（combinations）of sounds are not possible in English. [combine]

（例）They thought that they（disagreed）when in fact they misunderstood each other. [agree]

1. It is（      ）to drink and drive in Japan. [legal]
2. He has a（      ）to be optimistic. [tend]
3. What is the（      ）of the bookshelf? [deep]
4. My time spent in the library was very（      ）. [produce]
5. The exact origins of baseball are（      ）, but most historians agree that it is based on the English game of rounders注. [know]

   注：rounders ラウンダーズ《野球に似た球技》

B. 次の1及び2のそれぞれの日本文の意味になるように，下記に与えられた単語を [      ] 内に並べかえて英文を完成させると，指定された数字の位置にくるものはどれか。与えられた語群の中からそれぞれ選び記号で答えよ。ただし，文頭にくる単語も小文字で示してある。

1. 人は，とりわけ価値観や性格の面で共通点が多いほど，相手との関係を築く努力をする。

   [ _1_   _2_   **_3_**   _4_   _5_   _6_  common, particularly in  **_7_**   _8_   _9_   _10_   _11_ ], the more effort they will devote to the relationship.

   （3 と 7）

   |  |  |  |  |  |
   |---|---|---|---|---|
   | ア．and | イ．have | ウ．in | エ．more | オ．of |
   | カ．people | キ．personalities | ク．terms | ケ．the | コ．things |
   | サ．values | | | | |

2. どのくらいの頻度で連絡を取り合えばよいのかを，あなたと先生とで決めておきましょう。

   You and your teacher should work out [ _1_   _2_   _3_   **_4_**   _5_   _6_   _7_   **_8_**   _9_   _10_   _11_   _12_ ].

   （4 と 8）

   |  |  |  |  |  |
   |---|---|---|---|---|
   | ア．each | イ．get | ウ．how | エ．in | オ．it |
   | カ．makes | キ．often | ク．other | ケ．sense | コ．to |
   | サ．touch | シ．with | | | |

# 数　学

## 問題　25年度

第2回

**問 1** 円に内接する四角形 ABCD において，AB＝3，BC＝4，CD＝5，DA＝6 であるとき，次の問に答えよ．

(1) ∠ABC＝$\theta$ とするとき，$\cos\theta$ と $\sin\theta$ の値をそれぞれ求めよ．

(2) 四角形 ABCD の面積を求めよ．

**問 2** 4 点 A(0, 0, 0), B(0, 1, 1), C(−1, −1, 2), D(2, 3, 1) を頂点とする三角錐（四面体）ABCD
がある.

(1) 三角形 BCD の面積を求めよ.

(2) 三角錐 ABCD の体積を求めよ.

問 3　$a$, $b$, $c$ を実数とする．次の 2 つの条件 ①，② をともに満たす多項式 $F(x)=x^3+ax^2+bx+c$ を求めよ．

① $F(x)$ を $x$ で微分して得られる多項式を $F'(x)$ とすれば，$F(x)$ は $F'(x)$ で割り切れる．

② $F(1)=8$

問 **4** $x$ の方程式 $x^3+2x^2+k=0$ について

(1) $k=3$ のとき整数の解をもつか.

(2) 整数 $k$ が $-1 \leqq k \leqq 2$ の範囲にあるとき, 有理数の解をもつときの $k$ の値と解の組 $(k, x)$ をすべて求めよ.

日本獣医生命科学大学　25 年度　(12)

**問 5** A, B がじゃんけんをする. A はグー, チョキ, パーをそれぞれ確率 $\dfrac{1}{6}$, $\dfrac{1}{3}$, $\dfrac{1}{2}$ で出す. B はグーを確率 $\dfrac{1}{2}$ で出す.

(1) B がチョキを出す確率を $x$ として, 1 回のじゃんけんで引き分けになる確率を $x$ を用いて表せ.

(2) 2 回続けてじゃんけんをしたとき 1 回目が引き分けで 2 回目に A の勝つ確率は $\dfrac{77}{648}$ である. このとき B がチョキを出す確率 $x$ を求めよ.

# 物　理

## 問　題　　　25年度

### 第1回

Ⅰ　以下の問に答えよ。

1）ある導体の両端に電位差 $V$ mV をかけると流れる電流の大きさは $I$ A になった。この導体の両端の電位差を半分にすると電流の大きさはもとの何倍になるか。また，この導体の電気抵抗（Ω）を求めよ。

2）あるばねを自然長から $d$ cm 伸ばしたときの弾性力の大きさが $F$ N であるとき，そのばねを自然長から $2d$ cm 伸ばしたときの弾性力の大きさ（N）を求めよ。また，このばねのばね定数（N/m）を求めよ。

3）2つの点電荷を距離 $r$ m だけ離して置いたときに，点電荷間に作用する力の大きさが $F$ N であるとき，点電荷間の距離を $2r$ m としたときの静電気力の大きさ（N）を求めよ。

4）列車1両の長さが $l$ m の $n$ 両編成の電車どうしが逆方向に進んでいる。一方の速さは時速 $v_a$ km で，他方の速さは時速 $v_b$ km である。両者が出会ってからすれ違い終わるのに何秒要するか。ただし，車両の連結部の長さは無視する。

Ⅱ 図のように，真空中に鉛直に立てた細長い円筒の底に電気量 $Q$ の点電荷を固定する。この筒の高さ $h$ から同符号の電気量 $q$ を持つ質量 $m$ の点電荷を静かに落下させる。落下する点電荷の速度が最初に 0 になる高さを求めよ。重力加速度を $g$，真空の誘電率を $\varepsilon_0$ とする。

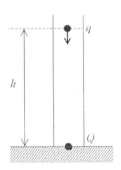

Ⅲ ある高層ビル 1 階の空気の圧力が $p_1$，温度が $T_1$，密度が $\rho_1$ のとき，このビルの屋上で圧力が $p_2$，温度が $T_2$ である空気の密度を求めよ。ただし，空気の組成は同じであるとする。

IV 図1のように，起電力および内部抵抗が $E_a$ V, $r_a$ Ω，および $E_b$ V, $r_b$ Ω の2つの電池（$E_a > E_b$）に外部抵抗 $R$ Ω をつないだ回路がある。このとき，電流 $I$, $i_a$, $i_b$ が流れるものとする。以下の問に答えよ。

1) $E_a$ を $i_a$, $I$, $R$, $r_a$ で表せ。
2) $E_b$ を $i_b$, $I$, $R$, $r_b$ で表せ。
3) $I$ を $r_a$, $r_b$, $E_a$, $E_b$, $R$ で表せ。
4) 図2のように，図1の点線で囲まれた部分を1個の電源とみて，その起電力 $E$ と内部抵抗 $r$ を求めよ。

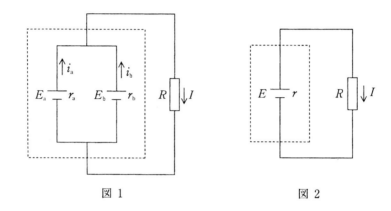

図1　　　　　　　図2

V $x$ 軸上を進む時刻 $t$ でのある正弦波が，$x = A\sin(kx + \omega t)$ で表されるとする。ただし $k$, $\omega$ は正の定数とする。正弦波の波長 $\lambda$ は，同時刻において位相 $kx + \omega t$ が $2\pi$ 変化するときの $x$ の変化の大きさであり，周期 $T$ は，同位置において位相 $kx + \omega t$ が $2\pi$ 変化するときの $t$ の変化の大きさである。以下の問に答えよ。

1) 係数 $k$ を求めよ。
2) 係数 $\omega$ を求めよ。
3) 時刻 $t = 0$，位置 $x = 0$ における波の位相が，時刻 $t = \Delta t$ に，位置 $x = \Delta x$ に伝わったとする。このときの位相と等しいときの波の速度を求めよ。

# 化　学

問題　　25年度

第1回

I　アボガドロ定数を求める方法の1つに単分子膜法というものがある。これは次のような脂肪酸の性質を利用したものである。水面上にオレイン酸のような脂肪酸を落とすと下図の様に親水基のカルボキシ(ル)基を水中に入れ，疎水基の炭化水素基を空気中に出して，一層かつ密に並ぶ。これを単分子膜という。
この単分子膜の厚さや分子の断面積からアボガドロ定数を求めるのが単分子膜法である。

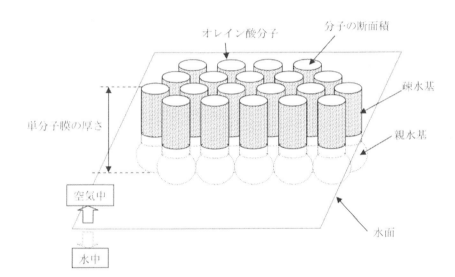

0.0440 g のオレイン酸をペンタンに溶かして 500 mL とした。この溶液の 0.100 mL を水面上に落としたところ，ペンタンが蒸発したのち，オレイン酸の単分子膜が形成され，75.0 cm² の広さを占めた。オレイン酸のモル質量は 282 g/mol であり，これの純品の密度は 0.873 g/cm³（この純品では分子が上図と同様に整列していると考える）である。

以下の問いに答えよ。

(1) 水面上に落としたオレイン酸の物質量は何 mol か。有効数字 3 桁で答えよ。
(2) 水面上で形成されたオレイン酸の単分子膜の体積は何 cm³ か。有効数字 3 桁で答えよ。
(3) (2) の単分子膜の厚さは何 cm か。有効数字 3 桁で答えよ。
(4) 仮に，オレイン酸分子の形が上図とは異なって，立方体の形をして単分子膜を形成していると考えた場合，アボガドロ定数はいくつになるか。有効数字 3 桁で答えよ。ただし，この場合も立方体底面に近い方の親水基が水中で，上面に近い方の疎水基が空気中という配置で一層かつ密に並ぶとする。
(5) 分子が上図のような形をして単分子膜を形成していて，分子 1 個が占める断面積が分子同士の隙間も含めて $4.60 \times 10^{-15}$ cm² であるとすると，アボガドロ定数はいくつになるか。有効数字 3 桁で答えよ。

Ⅱ 以下の文章を読み，問い（1）〜（5）に答えよ。ただし，ファラデー定数 $F=9.65×10^4$ C/mol，気体定数 $R=8.31×10^3$ Pa·L/(K·mol)，原子量は，H=1，O=16，S=32，Fe=56，Cu=64 とし，計算結果は整数値で答えよ。

銅の精錬では，まず溶鉱炉で黄銅鉱（主成分 $CuFeS_2$）にコークス，ケイ砂などを加え，1200〜1300℃で反応させ，下式の反応から硫化銅(Ⅰ)を得る。

$$2\underset{a}{Cu}\underset{b}{Fe}S_2 + 4O_2 + 2SiO_2 \longrightarrow \underset{c}{Cu_2S}↓ + 2\underset{d}{Fe}SiO_3 + 3SO_2↑ \quad ……………… (1)$$

この硫化銅(Ⅰ)を原料として，さらに高温で酸素と反応させ，下式の反応から粗銅として得られる。

$$2Cu_2S + 3O_2 \longrightarrow 2Cu_2O + 2SO_2↑ \quad ………… (2)$$

$$Cu_2S + 2Cu_2O \longrightarrow 6Cu + SO_2↑ \quad …………… (3)$$

この際，生じる二酸化硫黄は，濃硫酸の原料となる。すなわち，二酸化硫黄を三酸化硫黄（$SO_3$）にした後，濃硫酸に吸収させて（ あ ）とし，これを希硫酸で薄めて濃硫酸にする。

得られた粗銅は，硫酸を加えた硫酸銅(Ⅱ)水溶液で，粗銅板を陽極，純銅板を陰極にして，電気精錬することで純銅が得られる。このとき，粗銅中の不純物のうち（ い ）と（ う ）は，陽極でイオン化して溶けだすが，（ え ）と（ お ）は陽極ではイオン化せず単体のまま沈殿する。この沈殿は（ か ）と呼んでいる。

（1） $CuFeS_2$ 184 g から粗銅を得るとしたら，酸素は，標準状態（0℃，1.013×10⁵ Pa）で最低何 L 必要となるか，答えよ。

（2） 式(1)における下線 a〜d の Cu と Fe 原子の酸化数を書け。

（3） $CuFeS_2$ 184 g から生じた二酸化硫黄をすべて三酸化硫黄に変換後，質量パーセント濃度 85 % の硫酸 1 kg に吸収させると，この硫酸の濃度は，何 % となるか。

（4） 文章中（ い ）〜（ お ）について Ag，Au，Fe，Ni の中から元素名を，また（ あ ），（ か ）について適切な語句を書け。

（5） 粗銅を 30 A の電流で 1 時間電気分解すると，析出する純銅は何 g になるか。

Ⅲ 以下の電気分解の反応について，問い（1）〜（5）に答えよ。ただし，ファラデー定数 $F=9.65×10^4$ C/mol，水のイオン積 $Kw=1.00×10^{-14}$ (mol/L)²，原子量は，H=1.00，C=12.0，O=16.0，Na=23.0，S=32.0，Cl=35.5，Cu=63.5，Pt=195，log 2=0.3 とし，電気分解反応が進行しても溶液の体積変化はなく，溶液中の電解質は完全電離するものとする。

0.10 mol/L 食塩水 200 mL の入った容器（ あ ）に白金電極を浸し，0.10 mol/L 硫酸銅(Ⅱ)水溶液 200 mL の入った容器（ い ）に銅電極を浸し，（ あ ）（ い ）互いの容器を $KNO_3$ 飽和溶液で満たした塩橋でつないだ。白金電極と銅電極の導線を電源につなぎ，電流を 0.5 A で，3 分 13 秒間流した。その結果，銅電極の質量が減少し，容器（ あ ）から気体が発生した。

（1）　白金電極，銅電極どちらが，陽極か。

（2）　白金電極，銅電極それぞれで起こった反応を化学反応式で示せ。

（3）　電流を流した結果，容器（あ）の食塩水溶液の pH は，いくらになるか。小数点第一位を四捨五入して整数値で答えよ。

（4）　電流を流した結果，容器（あ）から発生する気体の体積は標準状態で何 mL か。有効数字 3 桁まで求めよ。

（5）　電流を流した結果，容器（い）では，硫酸銅(Ⅱ)水溶液の濃度はいくつになったか。有効数字 3 桁まで求めよ。

$\boxed{Ⅳ}$　次の文章を読み以下の問い（1）〜（3）に答えよ。ただし，気体定数 $R=8.31 \times 10^3\,Pa\cdot L/(K\cdot mol)$，原子量は，N=14.0，O=16.0 とする。

無色の気体である四酸化二窒素（$N_2O_4$）は，赤褐色の二酸化窒素に解離して平衡状態となる。

$$N_2O_4 \rightleftharpoons 2NO_2 \quad \cdots\cdots\cdots (1)$$

$N_2O_4$ のモル濃度（mol/L）を $[N_2O_4]$，$NO_2$ のモル濃度（mol/L）を $[NO_2]$ として表わすと，(1) の反応式の濃度平衡定数 $Kc$ は，

$$Kc=\boxed{あ} \quad \cdots\cdots\cdots\cdots\cdots\cdots (2)$$

と表せる。このような気体反応の場合には，濃度の代わりに各成分気体の分圧を用いて平衡定数を表すことがある。このような平衡定数を圧平衡定数 $Kp$ という。いま，$N_2O_4$ と $NO_2$ それぞれの分圧を $P_1$ と $P_2$ とすると，(1) の反応式の圧平衡定数 $Kp$ は，

$$Kp=\boxed{い} \quad \cdots\cdots\cdots\cdots\cdots (3)$$

と表せる。

また，$N_2O_4$ と $NO_2$ の混合気体の全圧を $P$，最初の物質量を $C$，解離度を $\alpha$ として $Kp$ を求めると，

$$Kp=\boxed{う} \quad \cdots\cdots\cdots\cdots\cdots (4)$$

と表せる。

この時，$Kp$ と $Kc$ の関係は，気体定数を $R$，温度を $T$ とすると，気体の状態方程式から，

$$Kp=\boxed{え}\,Kc \quad \cdots\cdots\cdots\cdots (5)$$

となる。

（1）　$\boxed{あ}$ 〜 $\boxed{え}$ の式を書け。

（2）　液体状態の $N_2O_4$ 9.20 g を，ピストン付きの気密容器に入れ，55℃，圧力 $1.00 \times 10^5\,Pa$ に保ったところ，平衡状態で体積は 4.10 L となった。このときの解離度と圧平衡定数を有効数字 2 桁で求めよ。

（3）　（2）のときの濃度平衡定数を有効数字 2 桁で求めよ。

$\boxed{V}$　以下の問い（1）〜（4）に答えよ。ただし，酢酸の電離定数 $Ka$ を $1.8 \times 10^{-5}$ mol/L，log 1.8＝0.26，log 2＝0.30，log 3＝0.48 とし，溶液の温度は一定に保たれているものとする。計算結果は，小数点第2位まで答えよ。

（1）　以下の塩でその水溶液が酸性を示すもの，中性を示すもの，塩基性を示すものに分類せよ。

　　　NaCl，　CH₃COONa，　NaHSO₄

（2）　0.10 mol/L の酢酸の pH はいくらか。

（3）　0.10 mol/L の酢酸 20 mL に 0.10 mol/L の酢酸ナトリウム水溶液 20 mL を加えて混ぜた。この混合液の pH はいくらか。

（4）　（3）の混合液に 0.10 mol/L の希塩酸 10 mL を加えたら pH はいくらになるか。

$\boxed{VI}$　以下の問い（1）〜（4）について答えよ。ただし，原子量は，H＝1.0，C＝12.0，O＝16.0 として計算せよ。

（1）　炭素，水素，酸素からなる化合物 A は，分子量 298 で，光学活性を示す。これを，149.0 mg 用いて，燃焼させたところ，$H_2O$ 81.0 mg と $CO_2$ 396.0 mg が生成した。化合物 A の分子式を書け。

（2）　化合物 A をケン化したところ，化合物 B，C，D が得られた。化合物 B は，$p$-キシレンを中〜塩基性条件下で過マンガン酸カリウム水溶液とともに長時間熱したものを酸性にしても得られる。また，化合物 C は，塩化鉄(Ⅲ)水溶液との反応で紫色に呈色する。化合物 D は光学活性を示したが，硫酸酸性の二クロム酸カリウム水溶液で酸化すると光学活性を示さないケトン構造を持つ化合物 E を与えた。化合物 A〜E の構造式を 例）にならって答えよ。

例）

（3）　アセチレンの水和により生じるビニルアルコールは，エノールといわれる化合物の一種で，不安定ですぐにアセトアルデヒドに変化する。不斉炭素原子を持たないエステル F（分子量 128）を酸触媒により加水分解すると，プロピオン酸とエノール G を生じる。G は不安定で，すぐ化合物 E に変化する。化合物 F，G の構造式を書け。

$$H_2C = \underset{H}{C} - OH \longrightarrow H_3C - \underset{H}{C} = O$$

ビニルアルコールからアセトアルデヒドへの変化

（4）　化合物 H（分子量 114）は炭素，水素，酸素からなり，炭素および水素の含有率はそれぞれ 63.1 ％と 8.8 ％である。化合物 H の 2.28 g を酸性条件で完全に加水分解したところ，カルボン酸 I　1.48 g と，化合物 J が得られた。化合物 J は，フェーリング液の還元反応はしないが，ヨードホルム反応がおきる。化合物 H〜J の構造式を書け。

# 生 物

## 問題　25年度

### 第1回

I　下の図は電子顕微鏡で見た種子植物の葉緑体の模式図である。これに基づいて以下の各問いに答えよ。

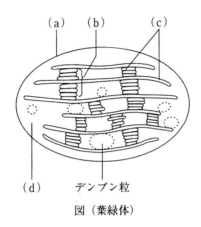

図（葉緑体）

問 1　図中の記号（a）〜（d）で示した部分の名称を書け。

問 2　葉緑体内では光合成が行われており，そこでは，光化学系 II 反応，光化学系 I 反応，光リン酸化，カルビン・ベンソン回路での $CO_2$ 固定反応が，図中の（b），（c），または（d）で連続して起こる。それぞれの反応はそれらのどこで起こるか。記号で答えよ。

問 3　$CO_2$ の固定では，カルビン・ベンソン回路のみを持つ植物（$C_3$ 植物），カルビン・ベンソン回路以外に効率よく $CO_2$ を固定する反応をもつ植物（$C_4$ 植物），夜間に吸収した $CO_2$ をいったんリンゴ酸などに固定し，昼間に再び $CO_2$ としてカルビン・ベンソン回路に送り込む代謝経路をもつ植物（CAM 植物）がある。下に示した植物は $C_3$ 植物，$C_4$ 植物，CAM 植物のどれに該当するか。記号で答えよ。

（ア）トウモロコシ　　（イ）サボテン　　（ウ）コムギ　　（エ）カヤツリグサ
（オ）ダイズ　　　　　（カ）イネ　　　　（キ）ヒエ　　　（ク）サトウキビ
（ケ）ケヤキ

問 4　緑色植物の光合成反応は次の式で表される。

$$6\,CO_2 + 12\,H_2O \longrightarrow C_6H_{12}O_6 + 6\,O_2 + 6\,H_2O$$

いま，ある条件下で緑色植物が 5 g のグルコースを作るとすると，このために必要な $CO_2$ は何リットルか。また，この時何リットルの空気が必要になるか。ただし，原子量は C=12，O=16，H=1 とし，またこの条件下で $CO_2$ 1 モルは 25 リットル，$CO_2$ の空気中の体積百分率は 0.04 ％として小数以下第三位を四捨五入して第二位まで示せ。

問 5　葉緑体に含まれる葉緑素（クロロフィル）は独立栄養生物の群によって構成が異なっている。下に示すクロロフィルをもつ生物のうち，クロロフィルａとｂをもつもの，クロロフィルａとｃをもつもの，クロロフィルａのみをもつものをそれぞれ選び出し，記号で答えよ。

（ア）ケイ藻類　　　（イ）種子植物類　　　（ウ）紅藻類　　　（エ）シダ植物類

（オ）褐藻類　　　（カ）ラン藻類　　　（キ）コケ類


Ⅱ　下記の文章を読んで各問いに答えよ。

　生物には微生物や異物の侵入を防いだり侵入した異物を排除したりする仕組みが備わっており，この仕組みを生体防御という。生体防御には生まれつき備わった（ａ）免疫と生後獲得していく適応免疫という二つの防御システムがある。（ａ）免疫による防御には，皮膚・呼吸器官・消化管の粘膜上皮といった物理的バリア，涙・消化液といった化学的バリア，マクロファージや（ｂ）といった食細胞などが働く。食細胞は外部から侵入した抗原を取り込むと情報伝達物質である（ｃ）を放出し血管透過性を高める。これによって白血球や血しょうが血管から組織内へ多く集まり，腫れや痛み，高熱を伴う（ｄ）反応を引き起こすことがある。

　また，免疫には抗体などによる体液性免疫と，Ｔ細胞やマクロファージなどが抗原を直接攻撃する細胞性免疫がある。体液性免疫で特異的に作製された抗体は免疫グロブリン（Ｉｇと略す）というタンパク質性物質であり，Ｈ鎖と（ｅ）鎖が２本ずつの４本の（ｆ）がつながった構造が基本となっている。
①

　免疫の過剰反応が，体に不都合に働くことをアレルギーといい，アレルギーの原因となる抗原を特に（ｇ）という。例えば花粉症では，花粉に対する抗原抗体反応により，目のかゆみ，くしゃみ，鼻水などの症状が現れる。
②

問　１　上の文章中の（ａ）〜（ｇ）に当てはまる最も適当な語句を記せ。

問　２　生体防御に関連する下記の文で正しいものを２つ選び番号を記せ。

（１）　自己と非自己の組織を区別するためのヒト主要組織適合性抗原は，個人による多様性が極めて小さい。

（２）　体液性免疫において，ヘルパーＴ細胞から情報を受け取ったＢ細胞は活性化後に分裂増殖し，抗体産生細胞に分化する。

（３）　抗体のアミノ酸配列を指定する遺伝子において，ヒトのＨ鎖の可変部ではＶとＪの２つの遺伝子断片の集団として存在する。

（４）　Ｔ細胞は抗体をつくらないが，その表面には特定の抗原を識別して結合することができる抗体に類似した分子構造を備えている。

（５）　ヒト免疫不全ウイルス（ＨＩＶ）は主にＢ細胞に侵入してこれを破壊するため，患者は免疫力が低下して，様々な感染症にかかりやすくなる。

**問　3**　下線部①の細胞性免疫が主に関与するものを下記から2つ選び番号を記せ。

(1) 不活化ワクチンの効果　　　(2) ツベルクリン反応　　　(3) 血清療法

(4) アナフィラキシーショック　　(5) 臓器移植時の拒絶反応

**問　4**　下線部②の花粉症の発症機序について下記の語句を用いて100字以内で説明せよ。

IgE，　肥満細胞，　ヒスタミン

---

Ⅲ　下記の文章を読んで以下の各問いに答えよ。

　アカムシユスリカ（2n＝6）の幼虫をスライドガラスの上に載せ，第5節付近をピンセットでおさえ，頭を柄つき針で引き出したところ，消化管とともに特徴的なだ腺が検出された。だ腺以外の組織を取り除いたのち，酢酸オルセイン溶液で染色後，カバーガラスをかけ，上にろ紙をのせて親指の腹で静かに押しつぶした。その後，検鏡し，だ腺細胞中のだ腺染色体を観察した。

**問　1**　アカムシユスリカの幼虫の頭部を引き出した時に，他の組織と区別されるだ腺の形態的特徴を記せ。

**問　2**　だ腺染色体は通常の体細胞分裂で観察される中期の染色体に比べて100〜150倍の大きさを有する。だ腺染色体が大きくなる理由を簡潔に説明せよ。

**問　3**　アカムシユスリカのだ腺細胞に観察されるだ腺染色体数は何本か。

**問　4**　アカムシユスリカのだ腺染色体はある特徴的な構造をとっている。この染色体の特徴的な構造は，ほ乳動物の細胞分裂でも一時的に観察される。ほ乳動物で同様な構造が観察される細胞分裂の種類とその時期を記せ。

**問　5**　標本中のだ腺染色体は色素に好染する約5,000本の横じまが存在し，その位置や数は染色体ごとに一定である。形質の異常が見られる個体には，横じまに異常が見られることがあり，横じまが遺伝子の位置に対応していると推測される。形質と横じまの対応からだ腺染色体における遺伝子の位置の決定が進められた。このような方法で作られた染色体地図は何と呼ばれるか。その名称を記せ。

**問　6**　標本中のだ腺染色体には横じま模様が不鮮明な領域が存在し，パフとよばれる。このパフについての以下の設問に答えよ。

(1)　パフ領域で横じま模様が不鮮明になっている原因はその部位の分子の構造に関連する。横じま模様を不鮮明にする構造の変化を簡潔に説明せよ。

(2)　だ腺染色体を酢酸オルセイン溶液の代わりにメチルグリーン・ピロニン染色液で染色した場合，パフ領域は何色に染色されるか。また，染色された色からパフ領域に多く存在する物質が示唆される。その物質名を記せ。

（3）だ腺染色体のパフの位置は発生の進行に従って変化する。図は幼虫から蛹になる過程の染色体上のパフの位置の変化を図示したものである。横軸に時間をとり，蛹化開始時点を0時として示してある。

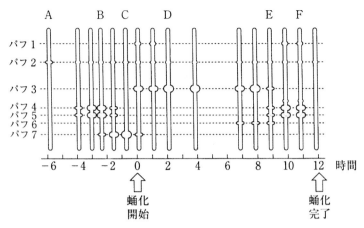

アカムシユスリカの発生の進行とパフの位置の変化

1）Dの前蛹期の状態の幼虫のだ腺を手術で取り出し，Aの状態の幼虫の腹部に移植した。移植4時間後まで進行したときの，移植を受けた幼虫の本来のだ腺染色体と腹部に移植しただ腺染色体のそれぞれのパフの位置として最も適当なものをA〜Fから1つずつ選べ。

2）アカムシユスリカの蛹化は前胸腺から分泌されるホルモンにより引き起こされる。このホルモン名を記せ。また，アカムシユスリカの幼虫期の個体において，この物質投与後まもなく観察されるだ腺染色体のパフの位置として最も適当なものをA〜Fから1つ選べ。

Ⅳ 動物は生活する環境から様々な刺激を感覚器で受け取り，それに対して反応を起こしている。刺激を受けとる部分から反応を起こす部分までは神経系によって結ばれている。神経を興奮が伝わることで動物は刺激に対応した反応を起こしている。これについて以下の各問いに答えよ。

問1 下の表の空欄（ア）〜（ケ）にあてはまる適切な用語を入れて，ヒトにおける感覚器と感覚と適刺激の関係についてまとめた表を完成させよ。

| 感覚器 | 感覚 | 適刺激 |
|---|---|---|
| （ア） | 視覚 | 可視光 |
| （イ） | （ウ） | 可聴音（20〜20,000 Hz） |
| （エ） | （オ） | 味覚物質 |
| 鼻 | （カ） | におい物質 |
| （キ） | 皮膚感覚 | 圧力，振動，温度など |
| （ク） | 平衡感覚 | （ケ） |

問 2　下の図は，神経系の経路を模式的に示した図である。(1)から(5)の名称として最も適当なものを下の語群から選んで，記号（ア）～（ケ）で答えよ。

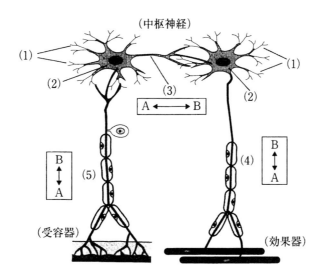

語群

　（ア）樹状突起　　（イ）軸索　　（ウ）細胞体　　（エ）筋原繊維　　（オ）筋紡錘
　（カ）感覚神経　　（キ）運動神経　（ク）髄質　　（ケ）灰白質

問 3　問2の模式図中の(3)～(5)それぞれについて，興奮の伝わる方向をAあるいはBで答えよ。

問 4　興奮について説明した以下の文の空欄(1)～(7)にあてはまる最も適当な用語を下の語群より選んで，記号（ア）～（ス）で答えよ。ただし，異なる番号に同じ語が入ることはない。また，文中の下線のような興奮の伝わり方は何と呼ばれるか。解答欄に記入せよ。

　軸索を微弱な電流などで刺激すると，( 1 )の内側の電位が急激に( 2 )から( 3 )に逆転し，その後ふたたびもとの( 4 )にもどる。この一連の電位変化を( 5 )といい，これが神経の興奮である。1回の興奮の過程にかかる時間はおよそ( 6 )であり，電圧の変化はおよそ( 7 )である。軸索に髄鞘をもつ有髄繊維では，興奮は髄鞘を飛び越えるように伝わる。

語群

　（ア）細胞膜　　（イ）細胞壁　　（ウ）細胞質　　（エ）正（＋）　　（オ）負（－）
　（カ）静止電位　（キ）活動電位　（ク）数分　　　（ケ）数秒　　　（コ）数ミリ秒
　（サ）10ボルト　（シ）1万ボルト　（ス）100ミリボルト

# 物理

**問題**　25年度

**第2回**

I 以下の問に答えよ。

1) 電荷がある導体の断面を1分間に $a$ C 通過するときの電流の大きさ（A）を求めよ。

2) 地球上において一辺が 10 cm の立方体の物体（質量 $m$ g）の重さ（N）を求めよ。また，この物体を水平な平面に置いたときの面にはたらく圧力（Pa）の大きさを求めよ。ただし，重力加速度の大きさを $g$ m/s$^2$ とする。

3) 流体中で，一辺が $l$ cm の立方体の物体の下面に作用する圧力は $p_1$ Pa，上面に作用する圧力は $p_2$ Pa であった。流体の密度（kg/m$^3$）を求めよ。ただし，重力加速度の大きさを $g$ m/s$^2$ とする。

II 密度が一様の半径 $r$ の円板から，図のように半径 $\dfrac{r}{2}$ の円板を取り除いた。残りの部分の重心は大きな円板の中心 O からどちらにどれだけ離れているか。

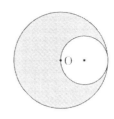

Ⅲ 管の長さの調節できるガラス製の閉管がある。管口で音さを振動させ，閉管の長さを 0 cm から長くしていくと，管口から $l_1$ cm と $l_2$ cm のときに音が共鳴して大きくなった。以下の問に答えよ。

1） 何と何が共鳴したのか。

2） 気温が高くなると $l_1$ の長さはどうなるか。

3） 管内を二酸化炭素で満たすと $l_1$ の長さはどうなるか。

4） 共鳴音の波長は何 cm か。

5） 空気中の音速を 340 m/s とすると，音さの振動数は何 Hz か。

Ⅳ 物質量 $n$ のヘリウム気体を，状態 A（圧力 $p_1$，体積 $V_1$）から，状態 B（圧力 $p_2$，体積 $V_2$，$V_1 < V_2$）に断熱変化させた。その後，状態 C（圧力 $p_2$，体積 $V_3$，$V_2 < V_3$）に変化させた。以下の問に答えよ。

1) 気体が状態 A から状態 B へ変化する間に気体のした仕事を求めよ。

2) 気体が状態 B から状態 C へ変化する間に気体の得た熱量を求めよ。


Ⅴ 長さ $d$，断面積 $A$，巻数 $n$ のソレノイドコイルがある。半径に比べ，長さが十分大きいので，内部の磁場は一様とする。このコイルの自己インダクタンスはいくらか。ただし，真空の透磁率を $\mu_0$ とする。

# 化　学

## 問題

25年度

### 第2回

Ⅰ　24種の元素を3元素ずつに分けた（A）〜（H）の8個の組み合わせがある。元素記号の左側には原子番号，右側の（　）に原子量を記入してある。

（A）　$_{17}Cl$（35.5），$_{35}Br$（79.9），$_{53}I$（126.9）

（B）　$_{3}Li$（6.9），$_{12}Mg$（24.3），$_{20}Ca$（40.1）

（C）　$_{5}B$（10.8），$_{13}Al$（27.0），$_{31}Ga$（69.7）

（D）　$_{2}He$（4.0），$_{10}Ne$（20.2），$_{18}Ar$（40.0）

（E）　$_{6}C$（12.0），$_{14}Si$（28.1），$_{40}Ge$（72.6）

（F）　$_{8}O$（16.0），$_{16}S$（32.1），$_{34}Se$（79.0）

（G）　$_{4}Be$（9.0），$_{11}Na$（23.0），$_{19}K$（39.1）

（H）　$_{7}N$（14.0），$_{15}P$（31.0），$_{33}As$（74.9）

これらについて，以下の問いに答えよ。

（1）　これらの元素中には，周期表の第1周期に属するものが1つだけある。その元素の元素記号を示せ。

（2）　これらの元素中には，周期表の第5周期に属するものが1つだけある。その元素の元素記号を示せ。

（3）　これらの元素中には，原子番号が誤記されているものが1つある。その元素の元素記号と正しい原子番号を上記と同様（元素記号とその左側に原子番号）に示せ。

（4）　いずれかの2つの組み合わせの間で，1元素ずつを互いに入れ替えると，すべての組み合わせがそれぞれ互いに似た性質を示す元素だけを含むようになる。入れ替えるべき元素の元素記号を示せ。ただし，示す順序はどちらの元素が先でも構わない。

（5）　（4）の入れ替えを行ったのち，各組み合わせに含まれ，互いに似た性質を示す元素を何と呼ぶか示せ。

（6）　（4）の入れ替えを行ったのち，含まれる元素の原子が同一周期の中で最も陽イオンになりやすい組み合わせを（A）〜（H）から選べ。また，原子が陽イオンになりやすいかどうかを示すエネルギーの名称を示せ。さらに，陽イオンになりやすい原子ではそのエネルギーが大きいのか小さいのか示せ。

（7）　（4）の入れ替えを行ったのち，含まれる元素の原子が同一周期の中で最も陰イオンになりやすい組み合わせを（A）〜（H）から選べ。また，原子が陰イオンになりやすいかどうかを示すエネルギーの名称を示せ。さらに，陰イオンになりやすい原子ではそのエネルギーが大きいのか小さいのか答えよ。

Ⅱ　以下の問い（1）〜（5）に答えよ。

（1）アルミニウムは酸素中で高温に熱すると激しく燃焼し，酸化アルミニウムになる。この化学反応式を示せ。

（2）アルミニウムは常温では水と反応しないが，高温の水蒸気とは反応する。この化学反応式を示せ。

（3）マグネシウムは空気中で激しく燃えて酸化マグネシウムになる。この化学反応式を示せ。

（4）マグネシウムは二酸化炭素中でも燃え，二酸化炭素を還元する。この化学反応式を示せ。

（5）アルミニウムとマグネシウムを成分とする合金がある。これを完全に酸化物にしたとき，質量が元の1.8倍になった。この合金中のアルミニウムとマグネシウムの原子数比を最も簡単な整数比で答えよ。ただし，この酸化ではすべてのアルミニウムとマグネシウムがそれぞれ酸化アルミニウムと酸化マグネシウムに変化したとする。また，原子量は Al＝27，Mg＝24，O＝16 とする。

Ⅲ　以下の（1）〜（6）の各化学反応式を書け。

（1）ギ酸に濃硫酸を加えて加熱する。

（2）石灰石に希塩酸を加える。

（3）塩化バナジウムの水溶液に希硫酸を加える。

（4）塩化ナトリウムの飽和水溶液に，アンモニアと二酸化炭素を吹き込む。

（5）硫酸銅(Ⅱ)水溶液にアンモニア水を加える。

（6）亜鉛に水酸化ナトリウムを加える。

Ⅳ　0℃において容量2.0Lの閉じた容器に水1.0Lを入れた。上部空間に酸素とエチレンの混合気体を満たして平衡になったとき，酸素とエチレンの分圧がそれぞれ $5.065 \times 10^5$ Pa，$1.013 \times 10^5$ Pa であったとする。ただし，0℃，$1.013 \times 10^5$ Pa において，水1.0Lに酸素は0.049L，エチレンは0.23L溶解するとする。以下の問いに答えよ。

（1）容器の水の中の酸素，エチレンの濃度はそれぞれいくらか。mol/L の単位で，有効数字2桁で答えよ。

（2）上記の状態において，電気火花を飛ばして気体中のエチレンを完全に燃焼させるとする。このときの化学反応式を書け。

（３）（２）の燃焼後，放置して平衡になった。このときの容器の上部空間のエチレンの分圧を求める過程を説明した下記の文章中の空欄（ア）～（ス）に適した数字あるいは数式を（ａ）～（ｍ）より選んで入れよ。同じ数字あるいは数式を複数回選んでよいこととする。ただし，（２）の反応のとき，水中に溶解していた酸素，エチレンは反応しないものとする。また，この反応の前後の温度変化，および，水の生成量は計算上無視する。

求める分圧を a〔Pa〕とする。0℃，$1.013 \times 10^5$ Pa の状態で 1.0 L のエチレンの物質量は $\dfrac{1}{(ア)}$ mol であるので，0℃，a〔Pa〕での物質量は $\dfrac{a}{(イ) \times (ウ)}$ mol になる。a〔Pa〕の下では水 1.0 L に溶けるエチレンの物質量を n〔mol〕とすれば，n $= \dfrac{(エ) \times a}{(オ) \times (カ)}$ mol となる。燃焼する前の 0℃，分圧 $1.013 \times 10^5$ Pa の下で水 1.0 L に溶けていたエチレンの物質量は $\dfrac{(キ)}{(ク)}$ である。したがって，次の式が成立する。

$$\frac{a}{(ケ)} + \frac{(コ) \times a}{(サ)} = \frac{(シ)}{(ス)}$$

（ａ）11.2 （ｂ）44.8 （ｃ）$5.065 \times 10^5$ （ｄ）$1.013 \times 10^6$

（ｅ）$5.065 \times 10^6$ （ｆ）0.049 （ｇ）$2.27 \times 10^6$ （ｈ）$2.27 \times 10^5$

（ｉ）0.46 （ｊ）$2.27 \times 10^7$ （ｋ）22.4 （ｌ）$1.013 \times 10^5$

（ｍ）0.23

（４）（３）で求められる燃焼後の平衡での上部空間のエチレンの分圧は何 Pa か。有効数字 2 桁で答えよ。

$\boxed{\text{V}}$　次の文章を読み，下記の熱化学方程式を利用して，問い（1）～（6）に答えなさい。

　　水素の製造法の1つとして，1000℃以上の高温のコークスに水蒸気を吹き付けて，一酸化炭素と水素の混合気体（（あ）と呼ばれる）を得る方法がある。この反応は吸熱反応であるため，時々水蒸気を止めて代わりに空気を吹き込むことで起こる炭素の完全酸化による発熱によって必要な熱量を供給する必要がある。生じた混合気体に水蒸気を加えて，これを約400℃に加熱された触媒中に通すと，一酸化炭素は酸化されて二酸化炭素となり，同時に水素が発生する。この混合気体を加圧して，（い）で洗うと，二酸化炭素は吸収されて水素が得られる。（あ）を得るために，コークスの代わりに天然ガス（主成分はメタン）を用いる方法もある。

　　ただし，コークスは純粋な炭素（黒鉛）であるとし，天然ガス中にはメタン以外に水蒸気と反応する物質は存在しないものとする。また，原子量はC＝12とする。

［問いに答えるための熱化学方程式］

$$C（黒鉛）+ \frac{1}{2} O_2（気）= CO（気）+ 111\,kJ$$

$$CO（気）+ \frac{1}{2} O_2（気）= CO_2（気）+ 283\,kJ$$

$$H_2（気）+ \frac{1}{2} O_2（気）= H_2O（気）+ 242\,kJ$$

（1）　文章中の（あ）と（い）に下記のA～Iから最も適した語句を選んでその記号を入れよ。

　　　A．活性ガス　　　B．希ガス　　　C．不活性ガス　　　D．水性ガス　　　E．分解ガス
　　　F．中性溶液　　　G．塩基性溶液　　　H．エタノール溶液　　　I．酸性溶液

（2）　下線部（a）の熱化学方程式を書け。

（3）　下線部（b）の熱化学方程式を書け。

（4）　下線部（c）の熱化学方程式を書け。

（5）　下線部（d）の化学反応式を書け。

（6）　下線部（a）の反応に必要な熱を下線部（b）の反応の発熱ですべてまかなうとすると，炭素100g を消費して得られる水素ガスの体積は標準状態において何Lか。有効数字2桁で答えよ。

Ⅵ 以下の問い（1）～（3）に答えよ。ただし，原子量は H=1.0，C=12，O=16，Na=23 とする。

（1） あるアルカン1kg を完全燃焼させるのに標準状態の酸素 2800 L を要した。

（a） アルカンの分子式を，炭素数を n として示せ。

（b） （a）の分子式を用いて，このアルカンの燃焼の化学反応式を示せ。

（c） このアルカン1分子中に含まれている炭素原子の数を計算で求めよ。

（2） 窒素1体積と水素3体積を，一定温度，一定圧力のもとで，触媒を用いて反応させた結果，アンモニアが生成し，混合気体の体積は反応前の 80 % になった。

（a） 最初にあった水素の何 % が反応したか示せ。

（b） この場合，混合気体の圧力が $8.104 \times 10^5$ Pa であったとすると，生成したアンモニアの分圧は何 Pa になるか。有効数字4桁で示せ。

（3） 水 100 g に溶解する無水炭酸ナトリウムのグラム単位の質量（溶解度）は，10℃で 12，30℃で 40 である。いま，30℃の飽和炭酸ナトリウム水溶液 140 g を 10℃まで冷却すると，何 g の炭酸ナトリウムの結晶が析出するか，有効数字2桁で示せ。ただし，炭酸ナトリウムの結晶は 10 分子の結晶水を含んでいるものとする。

# 生　物

問題　　25年度

第2回

I　図は，上腕の運動に関係する筋肉とその組織構造を示した模式図である。筋肉の構造と収縮に関する以下の各問いに答えよ。

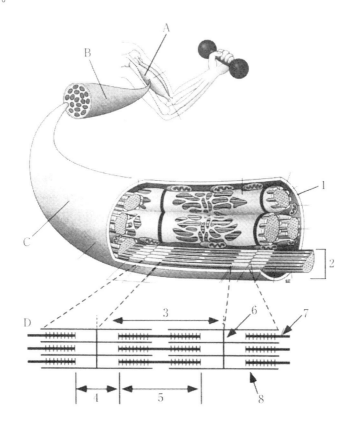

問 1　Aのように，両端が腱によって骨に付着している筋肉を何と呼ぶか。

問 2　BはAを構成する長さ数cmにも達する細胞Cの束を示している。この細胞Cの名称を答えよ。

問 3　Cを構成する基本構造のうち，1と2の名称を答えよ。

問 4　Dは2の構造をより模式的に示した図である。Dで示した3から6の構造について最も適当な名称を答えよ。

問 5　Dの3で示した部分には，タンパク質からなる太いフィラメントである7と細いフィラメントである8が規則正しく並んでいる。7と8を構成するそれぞれのタンパク質名を答えよ。

問 6　Aが収縮する際，運動ニューロンの軸索末端から放出される神経伝達物質は何か。また，収縮を起こすために7と8が互いにすべり込む際に必要とするエネルギーの供給源となる分子は何か。さらに，その分子を供給する細胞小器官は何か。それぞれの名称を答えよ。

問 7　Aは意志によって収縮を制御できる筋肉である。そのような筋肉を何と呼ぶか。反対に，収縮を意志では制御できない筋肉を何と呼ぶか。それぞれの名称を答えよ。


Ⅱ　生態系に関する以下の文章を読んで各問いに答えよ。

　自然の生態系の生物群集では，生態系内での働きによって，生産者，消費者，分解者の3つのグループに分けることができる。一般に，生産者の物質生産の大きさは，単位時間内に光合成によって生産される（a）の総量で表され，これを総生産量という。生産者の総生産量から生産者自身の呼吸量を引いた残りの量を（b）という。

　人口増加と科学の発達により生態系は大きな影響を受けている。水界生態系に生活排水や産業排水が流入すると，ふつうは微生物により水質が回復する。この働きを（c）というが，その能力の限度を超えると水質の汚濁が進み，湖沼ではアオコと呼ばれるある種のラン藻などが大発生し問題となることがある。

　大気の変化としては，化石燃料の燃焼による二酸化炭素や有害物質の排出がある。例えば，工場などの排煙や自動車の排ガスに含まれる窒素酸化物や（d）酸化物から生成される酸性物質が雨水に溶け込んでpHが（e）以下になることがあり，この雨を酸性雨と呼ぶ。

　食物連鎖などを通じて，特定の物質を環境中より生物体内で高濃度に蓄積する現象を（f）という。有害物質が生物に取り込まれると，（f）により栄養段階が上位の生物ほど高濃度に蓄積されて影響を受けやすい。内分泌かく乱物質のように低濃度でも影響が出る可能性のある物質も知られている。

問 1　上の文章中の（a）～（f）に当てはまる最も適当な語句あるいは数値を記せ。

問 2　下線部①に関する下記文で正しいものは○を，誤りには×を記せ。

　（1）　生態系において，動物などの従属栄養生物を生産者という。
　（2）　遺体や排出物を分解する分解者は細菌類のみである。
　（3）　一次消費者の摂食量と生産者の被食量は同等である。
　（4）　消費者の摂食量のうち不消化排出量を引いた残りを同化量という。
　（5）　バランスのとれた生態系では，生産者の生産量は大きく，高次の消費者ほど生物量は少ない。

問 3　水中で光は大気中よりも反射・吸収されやすいため，光合成生物が生育できる領域はごく表層に限られている。藻類が生育できる限界の深さを何というか。

問 4　海で渦鞭毛藻類などが大発生し下線部②と同様に問題となる現象を何というか。

問 5　下線部③の1つである DDT はあるステロイドホルモンと同様な働きをして内分泌をかく乱する
　　　と考えられている。ステロイドホルモンの細胞内での情報伝達を下記の語句を用いて 70 字以内で説
　　　明せよ。

　　　　　　受容体　　　複合体　　　標的 DNA　　　遺伝子発現


Ⅲ　生物の進化について以下の各問いに答えよ。

問 1　次にあげる生命の誕生と進化に関する文章の下線を引いた部分に誤りがあればそれを訂正し，誤り
　　　がなければ○印を解答欄に記入せよ。

1.　地球上の生命の誕生には諸説があるが，オパーリンは，原始大気中に含まれる無機物質どうしが反応
　　　　　　　　　　　　　　　　　　(a)
　　　して簡単な有機物が生じることをガラス容器内で再現させ，原始大気から有機物生成の可能性を示し
　　　た。生成された有機物はさらに複雑な高分子化合物となり，原始の海の中でそれらが集まって外界か
　　　ら独立した系となり，やがて生命体へと発達した，と考えられている。このような物質変化の過程は
　　　物質進化と呼ばれている。
　　(b)

2.　生命が発生した頃の地球の大気中には遊離の酸素はほとんど存在しなかったため，発生当初の生物は，
　　　単細胞の原核生物で，無酸素下で有機物を分解してエネルギーを獲得する独立栄養を行っていたと考
　　　　　　　(c)　　　　　　　　　　　　　　　　　　　　　　　　　　　　　　　(d)
　　　えられる。約 30 億年前の岩石中には層状の堆積物が見られることがあるが，これは，ラン藻類の活動
　　　によって作られたもので，マラカイトと呼ばれる。ラン藻類の光合成により大量の酸素が放出され，
　　　　　　　　　　　　　　(e)
　　　大気中の酸素濃度が現在の 1 % を超えた時代になって，好気呼吸を行う生物が出現したと推定されて
　　　いる。

3.　約 5 億 4000 万年前からおよそ 3 億年続いた古生代には生物の種類数が急激に増加した。この時代に
　　　　　　　　　　　　　　　(f)
　　　特徴的な生物として，三葉虫，筆石，サンゴなどがあげられ，また，後期のデボン紀から石炭紀にか
　　　けては陸上に木生シダ植物類が大繁茂したが，最後の三畳紀には三葉虫を含め，多くの生物が絶滅し
　　　　　　　　　　　　　　　　　　　　　　　　　　　　(g)
　　　た。この頃の地球の大陸はほぼ一つにまとまっておりゴンドワナ大陸と呼ばれている。中生代になる
　　　　　　　　　　　　　　　　　　　　　　　　　　(h)
　　　と高温で乾燥した地域が拡がり，陸上では大型は虫類，海中ではアンモナイトが繁栄した。植物では
　　　被子植物類が栄えた。中生代に続く新生代は約 1 億年前より始まり，ほ乳類が著しく繁栄した。
　　(i)　　　　　　　　　　　　　　　　　　　　(j)

4.　人類の祖先は約 500 万年前にチンパンジーと共通の祖先から分かれたと考えられており，最も初期の
　　　化石人類は約 400 万年前にアフリカ大陸に出現したホモ・エレクトスである。
　　　　　　　　　　　　　　(k)　　　　　　　　(l)

問　2　地球上における生命の歴史について調べるとき，化石はある年代に生存していた生物を知る上で重要な役割をはたしている。下の表は地質時代を 3 つに区分し，その時代に特徴的な化石として現れる生物名をまとめたものである。表中の (1)〜(13) にあてはまる語を下の語群から選んで記号 (ア〜ス) で答えよ。ただし，異なる番号に同じ語が入ることはない。

| 地質時代 | 化石として現れる生物名 |
|---|---|
| 古生代 | （1）　（2）　（3）　（4） |
| 中生代 | （5）　（6）　（7）　（8）　（9） |
| 新生代 | （10）　（11）　（12）　（13） |

語群

|  |  |  |  |
|---|---|---|---|
| （ア）メタセコイア | （イ）イクチオステガ | （ウ）オオツノジカ | （エ）ウミユリ |
| （オ）ロボク | （カ）ベレムナイト | （キ）イクチオサウルス | （ク）リニア |
| （ケ）トリケラトプス | （コ）シソチョウ | （サ）メソヒッパス | （シ）ソテツ |
| （ス）マンモス | | | |

Ⅳ　減数分裂は配偶子を作るための特別な細胞分裂で，体を構成する一部の細胞でおこる。減数分裂に関する以下の各問いに答えよ。

問　1　動物の雄で減数分裂が観察される細胞は何か。その細胞名を答えよ。

問　2　動物の雌の減数分裂の結果生じる卵には極性がある。動物極と呼ばれる部位は卵においてどのように定義されるか。簡潔に説明せよ。

問　3　植物のおしべの葯の中で花粉母細胞が減数分裂を行った結果生ずる若い花粉の集まりは何と呼ばれるか。また，それぞれの花粉はさらに 1 回不均等な分裂を起こして大小 2 個の細胞になり，大きい細胞の細胞質の中に小さな細胞が遊離した成熟花粉となる。花粉内に生じる大小 2 個の細胞名を記せ。

問　4　植物の胚のう母細胞の減数分裂の結果，1 個の胚のう細胞が形成される。その後，胚のう細胞はさらに 3 回の核分裂を行い，胚のう中には 4 種類の細胞が形成される。4 種類の細胞名と，1 個の胚のう中に含まれるそれぞれの細胞の個数を記せ。

問　5　減数分裂では体細胞分裂では観察されない二価染色体と呼ばれる構造物が形成される。ヒト ($2n = 46$) の精子形成時の減数分裂第一分裂中期において観察される二価染色体数を記せ。

問 6　減数分裂では，母細胞に含まれていた相同染色体は，別々の娘細胞に分配され，さまざまな組み合わせの染色体をもった配偶子が形成される。2n＝10 の生物において，減数分裂により生じた配偶子が接合して子を作る場合，何通りの異なる染色体構成を持つ子ができる可能性があるか。子が持ち得る染色体の組み合わせ数を算出せよ。なお，減数分裂中に染色体の乗り換えは起こらないものとする。

問 7　次の a～e の文のうち誤ったものを1つ選べ。

　　a　極体に受精能力はない。

　　b　卵原細胞は卵巣内で体細胞分裂を繰り返して増殖する。

　　c　染色体数の半減は第二分裂でおこる。

　　d　精子の鞭毛は中心粒（中心体）から伸びる。

　　e　対合は相同染色体間でおこる。

# 英 語

## 解答

25年度

### 第2回

## Ⅰ 出題者が求めたポイント

英文読解総合問題。基本的な力が総合的に問われる。
有人火星探査のための食事についての文章。

〔解答のためのヒント〕

問1. 全訳参照。

(1) considering 〜：「〜であることを考えれば」

(2) in advance：「前もって，あらかじめ」

(3) make up 〜：「構成する，成り立っている」

(4) have O 原形動詞：「O に〜させる，してもらう」

(5) instead of 〜：「〜の代わりに」

(6) give（ひと）〔もの〕：「（ ）〔 〕を与える」《（ ）〔 〕
は名詞》

(7) the A of B：「B という A」《同格。B は名詞。》

(8) gravity：「重力，（地球）引力」，similarity：「類似（点），
相似」，variety：「変化（のあること），多様性」

(9) come up with 〜：「思い付く，考え出す」

⑩ be concerned to 〜：「〜しようと願う，〜しよう
と努める」，be dedicated to 〜：「〜にささげられる，
〜のために尽くす，〜のために設けられる」
《=working very hard at something because you
think it is important》，be engaged to 〜：「〜と
婚約している」

問2. 全訳参照。

(a) available：「〔物が〕利用〔使用〕できる，入手で
きる」

(b) current：「現在の，最新の，進行中の」

(c) favorable：「有利な，好都合な」

(d) physical：「身体の，肉体の，身体的な」

(e) psychological：「心理学の，精神的な」

(ア) obtain：「手に入れる」

(イ) to the advantage of 〜：「〜に有利に」

(ウ) be connected with 〜：「〜と関連がある」，
rather than 〜：「〜よりはむしろ，かえって」

(エ) at the present time：「現在〔今〕のところ」

問3.(A) 本文中の that 〜は同格の that 節。

ア　It is … that 〜の It は that 節を受ける形式主語。

イ　関係代名詞。

ウ　so … that 〜：「あまりに…なので〜」

エ　the fact that 〜：「〜という事実」

(B) 本文中の can は可能性を示す。

ア　Can you 〜?：「〜してもらえる？」《お願い》

イ　You can 〜：「〜してもいいですよ」

ウ　可能性。

エ　能力。

問4. 段落ごとに要点をとらえる読解をする必要がある。

問5. 1. ア. ac·tu·al·ly [ǽktʃu(ə)li]

イ. an·oth·er [ənʌ́ðə(r)]

ウ. as·tro·naut [ǽstrənɔ̀:t]

エ. grav·i·ty [grǽvəti]

オ. in·ter·na·tion·al [ìntə(r)nǽʃənl]

2. ア. free·dom [frí:dəm]

イ. in·gre·di·ent [ingrí:diənt]

ウ. meat·loaf [mí:tlóuf]

エ. pea·nut [pí:nʌt]

オ. sus·tain [səstéin]

〔語句〕

＜第1段落＞

・labyrinth：「迷路，迷宮」《【類】maze》

・hallway：「〈米〉廊下，玄関（の間）」

・space travel：「宇宙旅行」

・era：「時代，年代」

・house：「〜に住居を与える，家をあてがう」

・date back to 〜：「〔起源などが〕〜にさかのぼる」

・origin：「源，起源，原点」

・stir：「かき回す，かき混ぜる」

・end result：「結末，最終結果，仕上がり」

＜第2段落＞

・mission：「任務，特別任務，特命，使命」

・menu：「メニュー，献立表；料理，食事」

＜第3段落＞

・sustain：「支える，養う，〜に栄養を補給する」

・astronaut：「宇宙飛行士」

・offer：「〔ほかの人のために〜を〕提供する，用意する」

・an array of 〜：「ずらりと並んだ，たくさんの，数々
の〜」《【類】a series of；a group of；a set of》

・feat：「離れ技，妙技，偉業，芸当，快挙」

・considering 〜：「〜であることを考えれば」

・imagine 〜 ing：「〜することを想像する」

・supply：「供給（量），生活必需品，補給品」

・grocery：「食料品，雑貨，日用品」《通例 groceries》

・all at once：「一度にそろって，いっせいに」

＜第4段落＞

・senior：「〔役職などが〕上級の，年上の」

・research scientist：「研究専門の科学者」

・option：「選択（の自由），選択肢，選択可能物」

・vehicle：「乗り物，（輸送）手段」

・International Space Station：「国際宇宙ステーション」

＜第5段落＞

・a wide variety of 〜：「多種多様の，幅広い〔多くの〕
種類の，多岐にわたる」

・freeze-dried：「凍結乾燥した」

・shelf life：「在庫商品の有効期間，保管〔保存・貯蔵〕
寿命〔期間・期限〕」

・make up：「構成する」

・panel：「委員会」

・blast off：「発射する，打ち上げる，飛び立つ」

・lack：「不足，欠乏，欠如，欠落」

・gravity：「《天文》〔天体の地表の〕重力，（地球）引力」

・impaired：「正常な機能が損なわれた」

・bland：「味が薄い，風味が乏しい，味気ない」

＜第6段落＞
・significant：「重要な，重大な，大幅な，著しい」
・current：「現在の，最新の，進行中の」
・come in：「参加する，出現する，役割がある，口を挟む，機能する，役立つ」
・chop：「～を切り刻む，（粗）みじん（切り）に刻む」
・open the possibility that ～：「～の可能性を開く」《同格の that 節》
・even though：「～であるけれども」《「実際に～だけれども」という譲歩を表す。》
・different than ～：「～と異なる，～と違う」
・pressure cooker：「圧力鍋，圧力釜，加圧調理器」
＜第7段落＞
・greenhouse：「温室」
・care for ～：「～の世話をする，～の面倒を見る」
・hydroponic solution：「水耕溶液」
・lace A with B：「A（飲み物）に B（少量の液体）を入れる」
・instead of ～：「～の代わりに」
・ingredient：「〔特に料理の〕材料，原料，含有物」
＜第8段落＞
・favorable：「有利な，有益な，好都合な」
・live：「生きている，本物の，活気のある」
・optimum：「最適な，最善の，最も有利な」
・nutrient：「栄養物，栄養になる食物，栄養素」
・particular：「特定の，独特の，特段の」
・recipe：「料理〔調理〕法，レシピ」
＜第9段落＞
・top priority：「最優先，先決」
・ensure：「～を確かにする，保証する，確保する」
・maintain：「～を保持する，維持する，堅持する」
・physical health：「体の健康」
・performance：「腕前，仕事ぶり，実績，実行，行動」
・for the life of ～：「どうしても」
＜第10段落＞
・ensure：「～を確かにする，保証する，請け合う」
・psychological：「心理的な，精神的な」
・note：「～に言及する，指摘する」
・meatloaf：「ミートローフ」《meat loaf》
・mashed potatoes：「マッシュポテト」
・Thanksgiving：「感謝祭」
・mood：「気分，心的状態，気持ち，雰囲気」
・link：「結び付ける物〔人〕，結び付き，つながり」
・mission：「派遣団，〔派遣された人の〕任務，特別任務」
・look into ～：「～を詳しく調べる，～を探査する」
・further：「さらに進んで，さらにまた，さらに深く」
・academic：「学問的な，学究的な，専門の，学園の」
・lack ～：「～を欠く，～が欠けている」
＜第11段落＞
・morale：「〔反対・苦難に直面しての〕気力，士気」
・monotony：「単調さ，単調感，変化のなさ，無味乾燥」
・day after day：「来る日も来る日も，毎日」
＜第12段落＞
・in a million years：「数百年の間，今までに」

・drink up：「一気に飲み干す」
・with a laugh：「笑いながら」
・concoction：「混ぜ合わせて作った飲食物，混合飲食物，混合飲料」
・variety：「変化（のあること），多様性」
＜第13段落＞
・come up with：「〔アイデアなどを〕思い付く」
・vegetarian：「菜食主義の」
・dairy：「牛乳の，乳製品の」
＜第14段落＞
・ensure：「～を確かにする，保証する，確保する」
・red pepper：「《植物》赤トウガラシ，赤ピーマン」
・scallion：「《植物》春タマネギ，〔タマネギに似た〕エシャロット，リーク」
・spicy：「香辛料の効いた」
・kick：「味のアクセント」
・homemade：「自家製の，国産の，質素な，手作りの」
＜第15段落＞
・keep ～ going：「～を存続〔維持〕させる，頑張らせる」
・get the most out of ～：「～を最大限に生かす，最大限に活用する」
・sustainability：「持ちこたえる力，持続可能性」《【形】sustainable，【動】sustain》
・solely：「もっぱら，ただ一人で，一人だけ，単に」
〔全訳〕
＜第1段落＞
　迷路のような廊下を通って，アメリカの宇宙探査の原点にさかのぼる研究の場となった1950年代の建物の奥深くで，白衣を着た科学者たちのグループが，かき混ぜ，混ぜ合わせ，仕上げ，そして最もたいせつなことだが，彼らの料理の成果の味見をしているのだ。
＜第2段落＞
　彼らの使命は：2030年代に計画されている火星への旅のためのメニューを作ること。
＜第3段落＞
　そのメニューは，6名から8名の宇宙飛行士のグループの栄養補給をし，元気づけて，そして幅広く様々な食物を提供しなければならない。そのことは，その赤い惑星に到着するのにたぶん6か月かかり，宇宙飛行士たちは火星に18か月滞在しなければならなく，そして地球に帰還するのにまた6か月かかるということを考えると，決して簡単なことではない。一度に家族の3年分の食料品を買わなければならないということ，そしてその期間のための十分な食事を前もって計画することを想像してみてほしい。
＜第4段落＞
　「火星は大変に遠いというだけで，違うのです。」と，ロッキード・マーチン社の上級研究員でこの食事についての取り組みを主導する Maya Cooper は語った。「我々には，6か月ごとに宇宙船を送り，国際宇宙ステーションの場合にしているように食料を送る，というような選択肢はないのです。」
＜第5段落＞

その宇宙ステーションに行く宇宙飛行士には食物の幅広い選択肢があり，実におよそ100ほどの様々な選択肢がある。しかしながら，その食べ物はみな事前に調理されて凍結乾燥され，保存可能期間は少なくとも2年間だ。そして宇宙飛行士たちは打ち上げ前に地球で食べ物の味見をして最終的に承認する委員会を構成しているが，重力がないことは風味—と味—が損なわれることを意味する。つまり，食物は味気ないのだ。

＜第6段落＞

しかしながら，火星においてほとんど重力はなく，NASAに現在の宇宙食の内容に関する大幅な変更を検討する余地を与えている。そこでCooperのチームの出番となる。火星への旅は，宇宙飛行士たちが野菜を刻んだりちょっとした料理をするというようなことができる可能性を開くのだ。気圧のレベルは地球上とは異なるのではあるが，科学者たちは圧力鍋を使ってお湯を沸かすこともできる，と考えている。

＜第7段落＞

Cooperと彼女のスタッフが検討している選択肢は，宇宙飛行士たちに"火星の温室"の運営を任せることだ。様々一人参からピーマンというような—様々な果物や野菜を水耕溶液で育てることになり，つまり土壌ではなくミネラルを含んだ水で育てられるということだ。宇宙飛行士たちは彼らの菜園の世話をして，そのような素材を使い，地球から持っていく木の実や香辛料といった他の素材と合わせて，自分たちの食事の準備をする。

＜第8段落＞

「そうした食事の方が好ましいのです。というのも，そうすると宇宙飛行士たちは実際に栽培中の生き生きとした植物を手に入れることができ，新鮮な果物と野菜によって最適なかたちで栄養を行きわたらせることができ，そして特定の調理法になるようにすでに調理されているわけではないので，料理をするときに選択の自由があるからなのです。」と，Cooperは語った。

＜第9段落＞

最優先するべきことは，宇宙飛行士たちが適正な量の栄養素，カロリー，そしてミネラルを摂取して，肉体的な健康と活動を是が非でも維持すること，なのです。」とCooperは語った。

＜第10段落＞

食事はまた宇宙飛行士たちの精神面の健康もまた保証しなければならないと，Cooperは説明し，研究がある食品—ミートローフやマッシュポテトあるいは感謝祭の七面鳥—のような食べ物が人間の気分を良好にして満足感を与える，ことを示したことを指摘する。そのような"家庭や故郷との結びつき"が火星探査の任務につく宇宙飛行士にとって重要なものとなるのであり，また気分と食物との関連をさらに探求する2つの学問的研究があるのだ。あるビタミンまたはミネラルの不足は脳に害を及ぼす可能性があると，Cooperは語った。

＜第11段落＞

1997年に132日間ロシアの宇宙ステーションで過ごした引退した宇宙飛行士Jerry Linengerは，食べ物は士気にとって重要で，来る日も来る日も同じものを食べるという単調さは厄介だと語った。

＜第12段落＞

「ただ何か違うものを食べたくなるんだ。それまでに地球で全く食べたことがないものであっても気にはならなかった。違うものならば，食べるということだ」とLinengerは語り，また，変化をもたらしてくれるという理由で，朝食でロシアの酸っぱい牛乳のような混合飲料のみ干して，そしてボルシチも一気に飲み干してしまうような気分だったことを，笑いながら語った。

＜第13段落＞

すでに，Cooperの3名からなるチームは，およそ100のレシピを考え出した。そのすべてが菜食主義のもので，それは宇宙飛行士は乳製品や肉製品は利用できないからだ。そうした食品を火星に持っていけるくらい長期間保存することは可能ではない。—そして乳牛を任務に同行させるという選択肢はない，とCooperは冗談を言う。

＜第14段落＞

菜食主義的な食事が適切な量のタンパク質を含むことを確保するために，研究者たちは豆腐やナッツを含む様々な料理を考案しており，チーズはのっていないが人参，赤ピーマン，マッシュルーム，青ネギ，ピーナッツ，そして香辛料がピリッと効いている自家製のソースたっぷりのタイ風ピザも，考案された料理にはいっている。

＜第15段落＞

この食事内容を維持して食品の持続可能性に関するいかなる研究も最大限に活用するために，NASAは食品の準備に専念するべく一人の宇宙飛行士を選抜する可能性がある，とCooperは語っている。

〔解答〕

問1．(1)ウ　(2)イ　(3)ウ　(4)ア　(5)ウ
　　　(6)ア　(7)ウ　(8)エ　(9)エ　(10)イ
問2．(a)ア　(b)エ　(c)イ　(d)ウ　(e)オ
問3．(A)エ　(B)ウ
問4．エ，キ
問5．1．イ　2．オ

## Ⅱ　出題者が求めたポイント

英文読解総合問題。基本的な力が総合的に問われる。筆者の名Kippenは短くKipとなる。そのKipがいくつかの国でおかしな意味を持ってしまい笑われた経験についての文章。

〔解答のためのヒント〕

問1．全訳参照。
　(2)get used to ～：「～に慣れる，～になじむ」
　(4)stand for ～：「～を表す」
問2．Aはhas always called，現在完了の形。
　　　Bは分詞構文。
問3．Aは動名詞，Bはthat節を受ける形式主語。
問4．1．「いろいろな意味に解釈されるため」不一致。
　　　2．「正式な名前」不一致。
　　　3．「注文した」不一致。

4. 一致。<第5段落>
5. 一致。<第6段落>
問5. 1. エ第2音節。他は第1音節。
2. オ第1音節。他は第2音節。
〔語句〕
<第1段落>
・full name：「フルネーム，氏名」
・The problem is that ～：「問題は～だ」
・take on ～：「〔ある性質・色・形態・様相・外観・形勢・意味などを〕呈する，帯びる，持つようになる」
<第2段落>
・run into ～：「偶然～に出会う，～にぶち当たる」
・slang：「スラング，俗語，隠語」
・must be ～：「～であるに違いない」
・Why don't you ～?：「～したらどうだい，～しませんか？」
・gradually：「徐々に，次第に，だんだん（と）」
・get used to ～：「～に慣れる，～になじむ」
<第3段落>
・stand for ～：「～を表す」
・be short for ～：「～の省略である」
・endless：「終わりのない，永遠の，絶え間のない」
<第4段落>
・read through ～：「一読する，一覧する」
・have a shock：「ショックを受ける」
・embarrassed：「恥ずかしい，ばつの悪い，当惑して」
<第5段落>
・finally：「ついに，最後に，ようやく」
・escape：「～を免れる，〔考えなどを〕避ける」
・no such luck：「そうは問屋が卸さない，運悪く～でない」
・tease：「からかう」
<第6段落>
・discouraging：「落胆させる，やる気をそぐような」
・have O 原形：「O に～してもらう，～させる，～される」
・It turns out that ～：「～ということが分かる」
・where ～：「～する所に，～する場合には」
・too many ～：「余計な～」
〔全訳〕
<第1段落>
　私は名前の問題を抱えている。大きな問題だ。私のフルネームは Alexander Kippen Cates なのだが，私の家族はいつも私のことを Kip と呼んできた。私は Kip という名は気に入っており，というのも短く，覚えやすく，そしてとても珍しいからだ。問題は私の名が違う国々で異なった意味を持ってしまうことだ。
<第2段落>
　イングランドに行ったときに，私は初めてこの問題にぶつかった。私がイギリスのひとに自己紹介をするといつも彼らは笑うのだ。すぐにその理由は分かった。"kip" という言葉はイギリスの英語では "nap"（昼寝）を表す俗語なのだ。自己紹介をすると，ひとびとは「名前は Kip ですって？　眠たいのでしょう。昼寝をしたらよろ

しいのでは？」イングランドでおよそ2年間を過ごし，次第にこうした冗談にも慣れた。たぶんヨーロッパでは名前でさらに苦労するのだろう，と私は考えた。
<第3段落>
　ドイツに着くと，ひとびとは私の名前の "Kip" は何を表しているのか聞いた。私が "Kip" は "Kippen" を短くした形だ，というと彼らは笑うのだった。なぜか？"kippen" はドイツ語で「落ちる」という意味だからだ。ドイツ人の友人がよく冗談を言うのだった。「階段を降りるときには気をつけろよ，Kippen！　kippen してしまうかもしれないよ！」最初の5か月の間は，落ちることについて絶え間なく冗談を言われた。
<第4段落>
　この問題は，オランダに着くと，ますます悪化した。まだアムステルダムに着いた日のことを覚えている。お腹がすいたので，レストランに食事に行った。メニューに目を通すと，私は突然ショックを受けた。私の名前がメニューに載っていた！なぜだ？　オランダ語で，"kip" という言葉はチキンを意味するからだ！私は今でも私の名前がオランダの全てのレストランのメニューに載っていることに当惑している。
<第5段落>
　ついに私は日本に来た。「たぶんここでは」，と私は考えた。「こんな名前の冗談から逃れられるだろう」と。そういうわけにはいかなかった！　自己紹介をするとすぐに，日本の人々も笑った。「お名前は？」と彼らは聞いた。私は「Kip」と言った。「どんなキップですか？」とかれらはからかうのだった。「バスの切符？　電車の切符？　航空券？」自分の和英辞典で調べてみると，私の名前の Kip が日本語では "ticket" を意味するのだ。冗談，冗談，さらに冗談。逃れることはできなかった。
<第6段落>
　多くの場所でひとびとに自分の名前を笑われるというのはがっかりするようなことだった。「ひとつくらいあるだろう」と私は思った。「私の名前がよい意味を持っている国が」と。とうとう，私は見つけたのだ。ラオスだ！　ラオスでは "kip" という言葉はお金の名前だ。日本人が円，カナダ人がドルを使うような場合，ラオスの人々は "kip" を使うのだ。今では，私の名前についてあまりに冗談を言われるときはいつでも，友人がくれたラオスの100 kip 札を出して，そして少なくともひとつの国では私の名前が特別な価値を持っていることを思い出すのだ！
〔解答〕
問1. (1)ウ　(2)オ　(3)オ　(4)ウ
問2. (a)イ　(b)イ
問3. (A)エ　(B)エ
問4. エ，オ
問5. 1. エ　2. オ

## Ⅲ　出題者が求めたポイント

A. 空所補充問題（語彙）。文の中で語義，語感が示される。語彙力が試される。

B. 整序問題(語整序・英文完成)。文法・語法・語彙の基本的な力が試される。

〔解答のためのヒント〕

A. 1.「日本では，飲酒運転は違法だ。」
illegal：「法で禁じられた，違法の」。

2.「彼は楽観的になる傾向がある。」
tendency：「傾向」，tend to ～：「～しがちである，～する傾向がある」。optimistic：「楽観的な，楽観主義の」

3.「その本棚の奥行はどれくらいですか？」
depth：「深さ，奥行き」。bookshelf：「〔本箱の中の〕本棚，書棚」。

4.「図書館で私が過ごした時間はとても生産的だった。」
productive：「産出力のある，生産的な」。

5.「野球の正確な起源は知られていないが，ほとんどの歴史家が野球はイングランドのラウンダーズに基づいているということに同意している。」
unknown：「知られていない，未知の」。exact：「正確な」，origin：「起源」，historian：「歴史学者」，be based on ～：「～に基づいている」。

B. 1.〔The more things people have in common, particularly in terms of values and personalities〕, the more effort they will devote to the relationship.
the＋比較級 …, the＋比較級 ～：「…すればするほど～」，have … in common：「…は共通点」，in terms of ～：「～に関して，～の点から見て〔見ると〕」，value：「価値，値打ち」，devote：「～をささげる，充てる」，devote effort to ～：「～に努力をささげる」。

2. You and your teacher should work out 〔how often it makes sense to get in touch with each other〕.
work out：「〔方法・規則・理論などを〕考え出す，計画する，交渉する，何とか調整する」，how often：「どのくらいの頻度で」，make sense：「意味をなす，道理にかなう」，get in touch with each other：「連絡を取り合う」。

〔解答〕

A. 1. illegal　2. tendency　3. depth
　4. productive　5. unknown
B. 1. 3：コ　7：ク　　2. 4：カ　8：エ

# 数 学

## 解答

**25年度**

第2回

**1** **出題者が求めたポイント**（数学Ⅰ・三角比）

〔解答〕

(1) △ABC, △ACD に余弦定理を使って

$AC^2 = AB^2 + BC^2 - 2AB \times BC \times \cos\theta$

　　$= 9 + 16 - 2 \times 3 \times 4\cos\theta$

　　$= 25 - 24\cos\theta$

$AC^2 = AD^2 + CD^2 - 2 \times AD \times CD\cos(180° - \theta)$

　　$= 6^2 + 5^2 - 2 \times 6 \times 5\cos(180° - \theta)$

　　$= 61 + 60\cos\theta$

よって，$61 + 60\cos\theta = 25 - 24\cos\theta$

　∴　$\cos\theta = -\dfrac{3}{7}$　……(答)

また，$\sin^2\theta = 1 - \cos^2\theta = 1 - \dfrac{9}{49} = \dfrac{40}{49}$

$\sin\theta > 0$ より　$\sin\theta = \dfrac{2\sqrt{10}}{7}$　……(答)

(2) △ABC と △ACD の面積をそれぞれ $S_1$, $S_2$ とおくと

$S_1 = \dfrac{1}{2} \times 3 \times 4\sin\theta = \dfrac{12\sqrt{10}}{7}$

$S_2 = \dfrac{1}{2} \times 6 \times 5\sin(180° - \theta) = \dfrac{30\sqrt{10}}{7}$

よって，$S = S_1 + S_2 = \dfrac{42\sqrt{10}}{7} = 6\sqrt{10}$　……(答)

**2** **出題者が求めたポイント**（数学B・空間図形）

〔解答〕

(1) ∠CBD $= \theta$ とおく。

余弦定理を使って $\cos\theta$ の値を求める。

$CD^2 = BC^2 + BD^2 - 2 \times BC \times BD\cos\theta$

$CD = \sqrt{9 + 16 + 1} = \sqrt{26}$,

$BC = \sqrt{1 + 4 + 1} = \sqrt{6}$,

$BD = \sqrt{4 + 4 + 0} = 2\sqrt{2}$

$26 = 6 + 8 - 2 \times \sqrt{6} \times 2\sqrt{2}\cos\theta$

　∴　$\cos\theta = -\dfrac{\sqrt{3}}{2}$

$\theta = \dfrac{5}{6}\pi$, $\sin\theta = \dfrac{1}{2}$

よって △BCD の面積 $S$ は

$S = \dfrac{1}{2} \times BC \times BD \times \sin\theta$

　$= \dfrac{1}{2} \times \sqrt{6} \times 2\sqrt{2} \times \dfrac{1}{2}$

　$= \sqrt{3}$　……(答)

(2) 3点 B, C, D を通る平面 $\alpha$ の方程式を求める。

$ax + by + cz + d = 0$ に 3点 B, C, D を代入する。

$$\begin{cases} b + c + d = 0 & \cdots\cdots ① \\ -a - b + 2c + d = 0 & \cdots\cdots ② \\ 2a + 3b + c + d = 0 & \cdots\cdots ③ \end{cases}$$

$② \times 2$　　$-2a - 2b + 4c + 2d = 0$

$③$　　$+\underline{)\ 2a + 3b + c + d = 0}$

　　　　　$b + 5c + 3d = 0$　……④

$④$　　　　$b + 5c + 3d = 0$

$①$　　$-\underline{)\ b + c + d = 0}$

　　　　　$4c + 2d = 0$

　∴　$d = -2c$

④へ代入すると　$b + 5c - 6c = 0$

　∴　$b = c$

②へ代入すると　$-a - c + 2c - 2c = 0$

　∴　$a = -c$

以上から求める平面 $\alpha$ の方程式は

　$-cx + cy + cz - 2c = 0$　　∴　$x - y - z + 2 = 0$

この平面 $\alpha$ と A$(0, 0, 0)$ の距離 $h$ が求める三角錐の高さになる。

$h = \dfrac{|0 + 2|}{\sqrt{1 + 1 + 1}} = \dfrac{2}{\sqrt{3}}$

よって求める体積 $V = \dfrac{1}{3} \times \sqrt{3} \times \dfrac{2}{\sqrt{3}}$

　　　　　$= \dfrac{2}{3}$　……(答)

**3** **出題者が求めたポイント**（数学Ⅱ・微分積分，数学Ⅰ・方程式）

〔解答〕

(1) $F'(x) = 3x^2 + 2ax + b$

条件①より　$x^3 + ax^2 + bx + c$

　　$= \left(\dfrac{1}{3}x + d\right)(3x^2 + 2ax + b)$

　　$= x^3 + \left(\dfrac{2}{3}a + 3d\right)x^2 + \left(\dfrac{1}{3}b + 2ad\right)x + bd$

各係数を比べて

$\dfrac{2}{3}a + 3d = a$　　∴　$a = 9d$　　……③

$\dfrac{1}{3}b + 2ad = b$　　∴　$3ad = b$　　……④

$bd = c$　　　　　　　　　　……⑤

条件②より　　$1 + a + b + c = 8$　……⑥

③, ④, ⑤より　$b = 27d^2$, $c = 27d^3$

⑥へ代入して整理すると

$27d^3 + 27d^2 + 9d - 7 = 0$,

$(3d - 1)(9d^2 + 12d + 7) = 0$

$9d^2 + 12d + 7 = 0$ には実数解がないので，$d = \dfrac{1}{3}$

このとき $a = 3$, $b = 3$, $c = 1$

よって，$F(x) = x^3 + 3x^2 + 3x + 1$　……（答）

### ④　出題者が求めたポイント（数学Ⅱ・微分積分）

〔解答〕

(1) $f(x) = -x^3 - 2x^2$
　　　　$= -x^2(x+2)$
　$f'(x) = -3x^2 - 4x$
　　　　$= -x(3x+4)$
　$\therefore \ x = 0, \ -\dfrac{4}{3}$

　$f\left(-\dfrac{4}{3}\right) = -\dfrac{16}{9}\left(-\dfrac{4}{3}+2\right)$
　　　　　　$= -\dfrac{32}{27}$

以上から $y = f(x)$ のグラフは上図のようになる。
$k = 3$ のとき $y = 3$ と $y = f(x)$ の交点 $\alpha$ は
$-3 < \alpha < -2$ にしか存在しないので整数解はない
　　　　　　　　　　　　　　　　　　……（答）

(2) $k = 1, \ 2$ のとき $x^3 + 2x^2 + k = 0$ は有理数の解をもたないことを示す。

この3次方程式が有理数の解 $\dfrac{b}{a}$（$a, \ b$ は互いに素な整数）をもつと仮定する。

(ア) $k = 1$ のとき
　$\left(\dfrac{b}{a}\right)^3 + 2\left(\dfrac{b}{a}\right)^2 + 1 = 0, \ b^3 + 2ab^2 + a^3 = 0$
　$b^2(b + 2a) = -a^3$

$a$ と $b$ が互いに素なので，$b + 2a$ と $a$ に公約数が存在する。すると，$a$ と $b$ に公約数が存在することになり仮定に反する。
この等式を満たす整数 $a, \ b$ は存在しない。

(イ) $k = 2$ のとき
　$\left(\dfrac{b}{a}\right)^3 + 2\left(\dfrac{b}{a}\right)^2 + 2 = 0, \ b^3 + 2ab^2 + 2a^3 = 0$
　$b^2(b + 2a) = -2a^3$

① $b$ が奇数のとき　$b^2$ は奇数，$b + 2a$ は奇数
　よって左辺は奇数，右辺は偶数となり矛盾

② $b$ が偶数のとき　$b = 2m$（$m$ は整数）
　左辺 $= 4m^2(2m + 2a) = 8m^2(m + a) = -2a^3 =$ 右辺
　$4m^2(m + a) = -a^3$

すると $a$ は偶数となり，$a$ と $b$ が互いに素ということに反する。
この等式を満たす整数 $a, \ b$ は存在しない。
(ア)(イ) より $k = 1, \ 2$ のとき有理数の解は存在しない

(ウ) $k = 0$ のとき
　$x^3 + 2x^2 = 0, \ x^2(x + 2) = 0$
　$\therefore \ x = 0, \ -2$

(エ) $k = -1$ のとき
　$x^3 + 2x^2 - 1 = 0, \ (x + 1)(x^2 + x - 1) = 0$
　$x = -1, \ \dfrac{-1 \pm \sqrt{5}}{2}$

以上から
　$(k, \ x) = (0, \ 0), \ (0, \ -2), \ (-1, \ -1),$

$\left(-1, \ \dfrac{-1 \pm \sqrt{5}}{2}\right)$　……（答）

### ⑤　出題者が求めたポイント（数学A・確率）

〔解答〕

(1) A, B がグー，チョキ，パーを出す確率は右の表のようになる。よって引き分けになる確率 $P_1$

| | グ | チ | パ |
|---|---|---|---|
| A | $\dfrac{1}{6}$ | $\dfrac{1}{3}$ | $\dfrac{1}{2}$ |
| B | $\dfrac{1}{2}$ | $x$ | $\dfrac{1}{2} - x$ |

　$P_1 = \dfrac{1}{6} \times \dfrac{1}{2} + \dfrac{1}{3} \times x + \dfrac{1}{2}\left(\dfrac{1}{2} - x\right)$

　　$= \dfrac{2 - x}{6}$　……（答）

(2) A が勝つ確率 $P_2$ は

　$P_2 = \dfrac{1}{6} \times x + \dfrac{1}{3}\left(\dfrac{1}{2} - x\right) + \dfrac{1}{2} \times \dfrac{1}{2} = \dfrac{5 - 2x}{12}$

よって $P_1 \times P_2 = \dfrac{77}{648}$ より

　$\dfrac{2 - x}{6} \times \dfrac{5 - 2x}{6} = \dfrac{77}{648}$

　$18x^2 - 81x + 13 = 0, \ (6x - 1)\qquad(3x - 13) = 0$

　$\therefore \ x = \dfrac{1}{6}, \ \dfrac{13}{3}, \ 0 < x < 1$ より　$x = \dfrac{1}{6}$　……（答）

# 物　理

## 解答　25年度

### 第1回

### Ⅰ　出題者が求めたポイント
小問集合　　公式の正確な理解

〔解答〕

1) $I = \dfrac{V}{R}$ より　　$\dfrac{1}{2}$ 倍　……(答)

$R = \dfrac{V}{I} = \dfrac{V}{I} \times 10^{-3}$ （Ω）　……(答)

2) $F = kx$ より　　2F（N）……(答)

$k = \dfrac{F}{x} = \dfrac{F}{d}$ （N/m）　……(答)

3) $F = k\dfrac{Qq}{r^2}$ より　$F' = k\dfrac{Qq}{(2r)^2} = \dfrac{1}{4}F$ （N）……(答)

4) 相対速度を考えて

$\dfrac{nl}{(v_a + v_b) \times 10^3} = \dfrac{nl}{v_a + v_b} \times 10^{-3}$ （s）……(答)

### Ⅱ　出題者が求めたポイント
エネルギー保存を考える。計算力が求められる。

〔解答〕

求める高さを $x$ として，エネルギー保存の式を立てる。$k = \dfrac{1}{4\pi\varepsilon_0}$ とする。

$k\dfrac{Qq}{h} + mgh = k\dfrac{Qq}{x} + mgx$

整理して　$mghx^2 - (kQq + mgh^2)x + khQq = 0$

$x$ について解くと　$x = h, \dfrac{kQq}{mgh}$　$\therefore$　$\dfrac{kQq}{mgh}$　……(答)

### Ⅲ　出題者が求めたポイント
密度や状態方程式の使い方

〔解答〕

1階において体積 $V$ の空気の質量を $m_1$ とすると，

$\rho_1 = \dfrac{m_1}{V}$ である。

空気の見かけの分子量を $M$，気体定数を $R$ として状態方程式を立てると

$P_1 V = \dfrac{m_1}{M} RT_1$　　よって　$P_1 = \dfrac{\rho_1}{M} RT_1$　……①

屋上においても同様に考えて

$P_2 = \dfrac{\rho_2}{M} RT_2$　……②

①，②より　$\rho_2 = \dfrac{P_2 T_1}{P_1 T_2} \rho_1$　……(答)

### Ⅳ　出題者が求めたポイント
キルヒホッフの法則　計算力

〔解答〕

1) キルヒホッフの法則より　$E_a = r_a i_a + RI$

$\therefore$　$i_a = \dfrac{E_a - RI}{r_a}$　……(答)

2) キルヒホッフの法則より　$E_b = r_b i_b + RI$

$\therefore$　$i_b = \dfrac{E_b - RI}{r_b}$　……(答)

3) $I = r_a + r_b$ であるから 1)，2)の式を代入して $I$ について求める。

$I = \dfrac{E_a r_b + E_b r_a}{r_a r_b + (r_a + r_b)R}$

4) 並列抵抗の合成

$r = \dfrac{r_a r_b}{r_a + r_b}$　……(答)

$E = (r + R)I$ に $r$ と $I$ の値を代入して

$E = \dfrac{E_a r_b + E_b r_a}{r_a + r_b}$　……(答)

### Ⅴ　出題者が求めたポイント
波の式の理解

〔解答〕

1) 題意より $k(x + \lambda) + \omega t - \{kx + \omega t\} = 2\pi$ が成り立つから　$k\lambda = 2\pi$　$\therefore$　$k = \dfrac{2\pi}{\lambda}$　……(答)

2) 題意より $kx + \omega(t + T) - \{kx + \omega t\} = 2\pi$ が成り立つから　$\omega T = 2\pi$　$\therefore$　$\omega = \dfrac{2\pi}{T}$　……(答)

3) 位相が等しくなるので

$kx + \omega t = k(x + \Delta x) + \omega(t + \Delta T)$ が成り立つ。よって $k\Delta x + \omega\Delta t = 0$

$\therefore$　$\dfrac{\Delta x}{\Delta t} = -\dfrac{\omega}{k}$　……(答)

第2回

## Ⅰ 出題者が求めたポイント
小問集合　単位の換算に注意
〔解答〕

1) $(A) = (c/s)$ だから　$\dfrac{a}{60}$ (A)倍　……(答)

2) $F = m \times 10^{-3}g$ $(N)$　……(答)

$1m^2 = 10^4 cm^2$ より

$P = \dfrac{F}{S} = \dfrac{m \times 10^{-3}g}{10^{-2}} = mg \times 10^{-1}$ $(Pa)$　……(答)

3) $1m^3 = 10^6 cm^3$ より　　$lcm^3 = l \times 10^{-6}m^3$

また $lcm^2 = l \times 10^{-4}m^2$ である。

これらより上面と下面の力のつりあいの式は

$P_1 \times l \times 10^{-4} + \rho \times (l \times 10^{-6})g = P_2 \times l \times 10^{-4}$

$\therefore$　$\rho = \dfrac{(P_1 - P_2) \times 10^2}{g}$　$(Kg/m^3)$　……(答)

## Ⅱ 出題者が求めたポイント
重心の典型問題
〔解答〕

　半径 $\dfrac{r}{2}$ の円板の面積は $\pi\left(\dfrac{r}{2}\right)^2 = \dfrac{\pi r^2}{4}$，残りの部分の

面積は $\dfrac{3\pi r^2}{4}$ であり，質量は面積に比例する。

　Oを原点として右を正とする $x$ 座標を考え，残りの

部分の重心の座標を $x = x$ とする。半径 $\dfrac{r}{2}$ の円板の重

心座標は $x = \dfrac{r}{2}$，両者の重心座標は $x = 0$ である。

以上より両者の重心座標を表す式は

$0 = \dfrac{\dfrac{3}{4}x + \dfrac{1}{4} \times \dfrac{r}{2}}{\dfrac{3}{4} + \dfrac{1}{4}}$　　$\therefore$　$x = -\dfrac{r}{6}$

中心Oから左へ $\dfrac{r}{6}$　……(答)

## Ⅲ 出題者が求めたポイント
気体の共鳴の典型問題
〔解答〕

1) 音さと管内の空気(気柱)……(答)

2) $\lambda = \dfrac{V}{f}$ より $\lambda$ が長くなるので，$l_1$ は長くなる。

　……(答)

3) 分子の2乗平均速度 $\sqrt{\overline{v^2}} = \sqrt{\dfrac{3R}{M \times 10^{-3}}T}$ より分子量

$M$ が大きい二酸化炭素のほうが分子の速さは小さく，

音速 $V$ も小さくなると考えて $\lambda$ は短くなる。

よって $l_1$ は長くなる。　……(答)

4) $l_2 - l_1 = \dfrac{1}{2}\lambda$ より　$\lambda = 2(l_2 - l_1)cm$　……(答)

5) $f = \dfrac{V}{\lambda} = \dfrac{340}{2(l_1 - l_2) \times 10^{-2}} = \dfrac{1.7 \times 10^4}{l_1 - l_2}$ $Hz$　……(答)

## Ⅳ 出題者が求めたポイント
断熱過程における仕事の考え方
〔解答〕

1) A→Bは断熱圧縮だから熱力学第一法則より $W = \Delta U$
である。

気体定数をRとして，AおよびBにおける状態方程式
はそれぞれ

A　$P_1V_1 = nRT_1$　→　$T_1 = \dfrac{P_1V_1}{nR}$

B　$P_2V_2 = nRT_2$　→　$T_2 = \dfrac{P_2V_2}{nR}$

これより $\Delta T = T_1 - T_2 = \dfrac{P_1V_1 - P_2V_2}{nR}$

ヘリウムは単原子分子だから $C_V = \dfrac{3}{2}R$ である。

よって $W = \Delta U = \dfrac{3}{2}nR\Delta T$ に上の $\Delta T$ を代入して

$W = \dfrac{3(P_1V_1 - P_2V_2)}{2}$　……(答)

2) B→Cは定圧変化だから熱力学第一法則より
$Q = \Delta U + W$ である。

$\Delta U = \dfrac{3}{2}nR\Delta T = \dfrac{3}{2}P_2\Delta V_{BC} = \dfrac{3}{2}P_2(V_3 - V_2)$

および　$W = P_2(V_3 - V_2)$ であるから

$\therefore$　$Q = \dfrac{5}{2}P_2(V_3 - V_2)$　……(答)

## Ⅴ 出題者が求めたポイント
電磁誘導の式の正確な理解
〔解答〕

コイルを貫く磁束 $\Phi$ は $\Phi = BA = \mu_0 nIA$

$\Delta t \to \Delta\Phi$ として，誘導起電力 $V$ は

$V = -N\dfrac{\Delta\Phi}{\Delta t} = -nd\dfrac{\mu_0 nA}{\Delta t}\Delta I$

これよりインダクタンスは　$\mu_0 n^2 dA$　……(答)

# 化 学

## 解答

### 25年度

第1回試験

**I 出題者が求めたポイント**……単分子膜によるアボガドロ定数の測定

(1) 水面上に落としたオレイン酸の質量は

$$0.0440〔g〕× \frac{0.100〔mL〕}{500〔mL〕} = 8.80×10^{-6}〔g〕$$

物質量は $\dfrac{8.80×10^{-6}〔g〕}{282〔g/mol〕} = 3.121×10^{-8}〔mol〕$

(2) 体積 $= \dfrac{質量}{密度} = \dfrac{8.80×10^{-6}〔g〕}{0.873〔g/cm^3〕} = 1.008×10^{-5}〔cm^3〕$

(3) 厚さ $= \dfrac{体積}{表面積} = \dfrac{1.008×10^{-5}〔cm^3〕}{75.0〔cm^2〕} = 1.344×10^{-7}$
〔cm〕

(4) 分子1個の表面積 $= (1.344×10^{-7}cm)^2$
$= 1.806×10^{-14}〔cm^2〕$

アボガドロ定数を $x〔/mol〕$ とすると, 単分子膜をつくる分子の数は $3.121×10^{-8}x〔個〕$　よって
$1.806×10^{-14}〔cm^2〕×3.121×10^{-8}x = 75.0〔cm^2〕$
$x ≒ 1.33×10^{23}〔/mol〕$

(5) $4.60×10^{-15}〔cm^2〕×3.121×10^{-8}x = 75.0〔cm^2〕$
$x ≒ 5.22×10^{23}〔/mol〕$

〔解答〕
(1) $3.12×10^{-8}$ mol　　(2) $1.01×10^{-5}$ cm³
(3) $1.34×10^{-7}$ cm　　(4) $1.33×10^{23}$ /mol
(5) $5.22×10^{23}$ /mol

**II 出題者が求めたポイント**……銅の製錬, 硫酸の製造

(1) $CuFeS_2 = 184$　であるから $184g$ は $1$ mol
(1)式の反応に必要な $O_2$ は $CuFeS_2$ 1 mol について 2 mol で, このとき $Cu_2S$ は $1/2$ mol 生じる。
(2)式の反応に必要な $O_2$ は　$1/2×3/2 = 3/4$ mol であるから, 必要な酸素は合計
$2〔mol〕+3/4〔mol〕= 11/4〔mol〕$
体積は　$22.4〔L/mol〕×11/4〔mol〕≒ 62〔L〕$

(2) S は $S^{2-}$ となって金属イオンと結合するから酸化数は $-2$。よって $CuFeS_2$ の Cu は酸化数 $+2$, Fe は $+2$, $Cu_2S$ の Cu は $+1$ である。
Si の酸化数は $+4$ であるから, $FeSiO_3$ の Fe の酸化数を $x$ とすると　$x+(+4)+(-2)×3 = 0$
$x = +2$

(3) $CuFeS_2$ 中の S はすべて $SO_2$ になるから, $CuFeS_2$ 1 mol → $SO_2$ 2 mol → $SO_3$ 2 mol$(160g)$ → $H_2SO_4$ 2 mol $(196g)$　の関係がある。
85%硫酸 1 kg の $H_2SO_4$ は 850 g, 水は 150 g。
$SO_3$ 2 mol と反応する $H_2O$ は 2 mol $= 36$ g　なので吸収された $SO_3$ はすべて $H_2SO_4$ になる。よって
$\dfrac{H_2SO_4 の質量}{硫酸の質量}×100 = \dfrac{(850+196)〔g〕}{(1000+160)〔g〕}×100$

$≒ 90〔\%〕$

(4) 陽極でイオン化して溶ける金属は水素よりイオン化傾向の大きい Fe と Ni, イオン化しないのは銅よりイオン化傾向の小さい Ag と Au である。
濃硫酸に三酸化硫黄を充分に吸収させると, 水はすべて反応して硫酸になり, $H_2SO_4$ に $SO_3$ が溶けたものになる。これを発煙硫酸という。

(5) 流れた電気量は　$30(A)×(60×60)(s) =$
$1.08×10^5〔C〕$　$1.08×10^5 C$ の電気量で, 陽極で Cu, Fe, Ni が溶け, 陰極で, 溶け出た $Cu^{2+}$ と水溶液中の $Cu^{2+}$ が単体となって析出する。
$Cu^{2+}+2e^- → Cu$

流れた電子は　$\dfrac{1.08×10^5〔C〕}{9.65×10^4〔C/mol〕} ≒ 1.12〔mol〕$

析出する Cu の物質量は $e^-$ の $1/2$ なので
$64〔g/mol〕×1.12〔mol〕×1/2 ≒ 36〔g〕$

〔解答〕
(1) 62 L　　(2) a：$+2$　b：$+2$　c：$+1$　d：$+2$
(3) 90 %
(4) (あ) 発煙硫酸　(い),(う) 鉄, ニッケル　(え),(お) 金, 銀
(か) 陽極泥　　(5) 36 g

**III 出題者が求めたポイント**……電気分解の計算

(1) 極の金属が溶けるのは, 陽極になった場合である。

(2) 陽極(銅)　$Cu → Cu^{2+}+2e^-$
陰極(白金)　$Na^+$ はイオン化傾向が大きいので $e^-$ を受け取ることはなく, 代わりに $H_2O$ が $e^-$ を受け取る。
$2H_2O+2e^- → H_2+2OH^-$

(3) 流れた電気量は　$0.5〔A〕×(60×3+13)〔s〕$
$= 96.5〔C〕$

電子の物質の量は　$\dfrac{96.5〔C〕}{9.65×10^4〔C/mol〕}$

$= 1.00×10^{-3}〔mol〕$
陰極で生じた $OH^-$ は $e^-$ と同じ物質量で $1.00×10^{-3}$ mol

$[OH^-] = \dfrac{1.00×10^{-3}〔mol〕}{200×10^{-3}〔L〕} = \dfrac{1}{200}〔mol/L〕$

$[H^+] = \dfrac{K_w}{[OH^-]} = \dfrac{1.00×10^{-14}〔mol^2/L^2〕}{1/200〔mol/L〕}$
$= 2.00×10^{-12}〔mol/L〕$

pH $= -\log_{10}(2.00×10^{-12}) = 12-0.3 = 11.7 ≒ 12$

(4) 発生する $H_2$ の物質量は $e^-$ の $1/2$ であるから
$22.4×10^3〔mL/mol〕×1.00×10^{-3}〔mol〕×1/2$
$= 11.2〔mL〕$

(5) 増加した $Cu^{2+}$ の物質量は $e^-$ の $1/2$ であるから
$5.00×10^{-4}$ mol。増加した $Cu^{2+}$ のモル濃度は
$\dfrac{5.00×10^{-4}〔mol〕}{200×10^{-3}〔L〕} = 0.0025〔mol/L〕$

よって　$0.10〔mol/L〕+0.0025〔mol/L〕≒ 0.103〔mol/L〕$

〔解答〕

(1) 銅電極

(2) 白金電極：$2H_2O + 2e^- \rightarrow H_2 + 2OH^-$

　　銅電極：$Cu \rightarrow Cu^{2+} + 2e^-$

(3) 12　　(4) 11.2 mL　　(5) 0.103 mol/L

## Ⅳ　出題者が求めたポイント……$N_2O_4$ の解離

(1) (あ)定義より $K_C = \dfrac{[NO_2]^2}{[N_2O_4]}$

(い)定義より　$K_P = \dfrac{p_2^2}{p_1}$

(う)解離後の物質量は　$N_2O_4 : C(1-\alpha)$　$NO_2 : 2C\alpha$

全物質量：$C(1-\alpha) + 2C\alpha = C(1+\alpha)$

　　分圧 ＝ 全圧 × モル分率　より

$$p_1 = P \times \frac{C(1-\alpha)}{C(1+\alpha)} = \frac{1-\alpha}{1+\alpha}P$$

$$p_2 = P \times \frac{2C\alpha}{C(1+\alpha)} = \frac{2\alpha}{1+\alpha}P$$

$$K_P = \frac{\left(\dfrac{2\alpha}{1+\alpha}P\right)^2}{\dfrac{1-\alpha}{1+\alpha}P} = \frac{4\alpha^2}{1-\alpha^2}P$$

(え)$PV = nRT$　より　$P = (n/V)RT$

よって　$p_1 = [N_2O_4]RT$　　$p_2 = [NO_2]RT$

$$K_P = \frac{([NO_2]RT)^2}{[N_2O_4]RT} = \frac{[NO_2]^2}{[N_2O_4]}RT = K_C RT$$

(2) $N_2O_4$ (分子量 92.0) 9.20 g は 0.100 mol

解離平衡時の全物質量を $n$〔mol〕とすると

$1.00 \times 10^5$〔Pa〕$\times 4.10$〔L〕

　　$= n$〔mol〕$\times 8.31 \times 10^3$〔Pa·L/(K·mol)〕

　　　　　　　　　　$\times (273 + 55)$〔K〕

　　$n = 0.1504$〔mol〕

　　$0.100(1 + \alpha) = 0.1504$　　$\alpha = 0.504 \fallingdotseq 0.50$

式(4)より

$$K_P = 1.00 \times 10^5\text{〔Pa〕} \times \frac{4 \times 0.504^2}{1 - 0.504^2} = 1.37 \times 10^5\text{〔Pa〕}$$

$$\fallingdotseq 1.4 \times 10^5\text{〔Pa〕}$$

(3) 式(5)より

$$K_C = \frac{K_P}{RT}$$

$$= \frac{1.37 \times 10^5\text{〔Pa〕}}{8.31 \times 10^3\text{〔Pa·L/(K·mol)〕} \times (273 + 55)\text{〔K〕}}$$

$$\fallingdotseq 0.050\text{〔mol/L〕}$$

〔別解〕　$N_2O_4 : 0.100$〔mol〕$\times (1 - 0.504) = 0.0496$〔mol〕

　　　　　$NO_2 : 0.100$〔mol〕$\times 2 \times 0.504 = 0.101$〔mol〕

$$K_C = \frac{\left(\dfrac{0.101\text{〔mol〕}}{4.10\text{〔L〕}}\right)^2}{\dfrac{0.0496\text{〔mol〕}}{4.10\text{〔L〕}}} \fallingdotseq 0.050\text{〔mol/L〕}$$

〔解答〕

(1)(あ)$\dfrac{[NO_2]^2}{[N_2O_4]}$　(い)$\dfrac{p_2^2}{p_1}$　(う)$\dfrac{4\alpha^2 P}{1-\alpha^2}$　(え)$RT$

---

(2) 解離度：0.50　圧平衡定数：$1.4 \times 10^5$ Pa

(3) 0.050 mol/L

## Ⅴ　出題者が求めたポイント……酢酸の電離度と緩衡液

(1)　NaCl：強酸と強塩基の塩の正塩で加水分解せず，電離するだけなので中性を示す。

　　$CH_3COONa$：弱酸と強塩基の塩であるから，水溶液中で弱酸由来の陰イオンが水から $H^+$ を受け取り $OH^-$ を残す(加水分解)ので，塩基性を示す。

　　$CH_3COO^- + H_2O \rightarrow CH_3COOH + OH^-$

　　$NaHSO_4$：強酸と強塩基の塩なので加水分解はせず，電離するだけであるが，酸の H が残っているので酸性を示す。　$NaHSO_4 \rightarrow Na^+ + H^+ + SO_4^{2-}$

(2)　近似式　$[H^+] = \sqrt{K_a C}$ より

　　$[H^+] = \sqrt{1.8 \times 10^{-5}\text{〔mol/L〕} \times 0.10\text{〔mol/L〕}}$

　　　　　$= \sqrt{1.8 \times 10^{-3}}\text{mol/L}$

　　$pH = -\log_{10}(\sqrt{1.8 \times 10^{-3}}) = 3 - 1/2 \log_{10} 1.8$

　　　　　$= 3 - 0.13 = 2.87$

(3)　塩である酢酸ナトリウムは完全電離するので，水溶液中の酢酸イオンは多い。そのため酢酸の電離平衡は分子側に偏り，酢酸の電離による酢酸イオンは無視できるほど少ない。よって$[CH_3COOH]$は酢酸の濃度，$[CH_3COO^-]$は酢酸ナトリウムの濃度とみてよい。

　　いま酢酸と酢酸ナトリウムを同量混合したから $[CH_3COOH] = 0.050$ mol/L　$[CH_3COONa] = 0.050$ mol/L　となっている。

$$K_a = \frac{[CH_3COO^-][H^+]}{[CH_3COOH]} = \frac{0.050\text{〔mol/L〕} \times [H^+]}{0.050\text{〔mol/L〕}}$$

　　　$= [H^+] = 1.8 \times 10^{-5}$〔mol/L〕

　　$pH = -\log_{10}(1.8 \times 10^{-5}) = 5 - \log_{10} 1.8 = 4.74$

(4)　$CH_3COOH$ と $CH_3COONa$ の物質量は

　　$0.10$〔mol/L〕$\times 20 \times 10^{-3}$〔L〕$= 0.0020$〔mol〕

　　HCl は　$0.10$〔mol/L〕$\times 10 \times 10^{-3}$〔L〕$= 0.0010$〔mol〕

　　塩酸を加えると

　　$CH_3COONa + HCl \rightarrow CH_3COOH + NaCl$

の反応が起こるので，$CH_3COOH$ は 0.0010 mol 増えて 0.0030 mol になり，$CH_3COONa$ は 0.0010 mol 減って 0.0010 mol になる。よって混合液中の$[CH_3COOH]$と$[CH_3COO^-]$の比＝$CH_3COOH$ と $CH_3COONa$ の物質量の比＝3：1　になるから

$$Ka = \frac{[CH_3COO^-][H^+]}{[CH_3COOH]} = \frac{[H^+]}{3} = 1.8 \times 10^{-5}\text{ mol/L}$$

　　$[H^+] = 1.8 \times 3 \times 10^{-5}$ mol/L

　　$pH = -\log_{10}(1.8 \times 3 \times 10^{-5})$

　　　　　$= 5 - \log_{10} 1.8 - \log_{10} 3 = 4.26$

〔解答〕

(1)酸性を示すもの：$NaHSO_4$　中性を示すもの：NaCl

　　塩基性を示すもの：$CH_3COONa$

(2) 2.87　　(3) 4.74　　(4) 4.26

## Ⅵ 出題者が求めたポイント……有機物の推定

(1) C：$396.0 (mg) \times \dfrac{12.0}{44.0} = 108.0 (mg)$

H：$81.0 (mg) \times \dfrac{2.0}{18.0} = 9.0 (mg)$

O：$149.0 (mg) - 108.0 (mg) - 9.0 (mg) = 32.0 (mg)$

$\dfrac{108.0}{12.0} : \dfrac{9.0}{1.0} : \dfrac{32.0}{16.0} = 9 : 9 : 2$

組成式 $C_9H_9O_2$（式量 149.0）　Aの分子量は 298 であるから　$298/149.0 = 2$　　分子式 $C_{18}H_{18}O_4$

(2) $C_{18}H_{18}O_4 + 2H_2O \rightarrow B + C + D$

$p$-キシレンの酸化生成物でもあるBはテレフタル酸 $HOOC\text{-}\hexagon\text{-}COOH$（分子式 $C_8H_6O_4$）

塩化鉄(Ⅲ)で紫色に呈色するCはフェノール類で，フェノール $\hexagon\text{-}OH$（分子式 $C_6H_6O$），クレゾール $CH_3\text{-}C_6H_4\text{-}OH$（分子式 $C_7H_8O$）など。

Dの分子式を求めると　(i) Cをフェノールとすると

$C_{18}H_{18}O_4 + 2H_2O - C_8H_6O_4 - C_6H_6O = C_4H_{10}O$

(ii) Cをクレゾールとすると

$C_{18}H_{18}O_4 + 2H_2O - C_8H_6O_4 - C_7H_8O = C_3H_8O$

Dは光学活性（不斉炭素原子をもつ）のアルコールであるから，C原子の数は4以上。よってDは $C_4H_{10}O$（$C_4H_9OH$），Cはフェノールとなる。

不斉炭素原子のある $C_4H_9OH$ は2-ブタノール。2-ブタノールは第二級アルコールなので，酸化するとケトンになる。

$CH_3\text{-}CH_2\text{-}\overset{*}{C}H\text{-}CH_3 \xrightarrow{\text{酸化}} CH_3\text{-}CH_2\text{-}\underset{O}{C}\text{-}CH_3$ (E)

これよりAはテレフタル酸のフェノール，2-ブタノールとのジエステルである。

(3) エステルFは $C_2H_5COOR$ で分子量より $R = 55$，分子内転位でEになるからRの炭素数は4で，Gは $C_4H_7OH = CH_3\text{-}CH=C\text{-}CH_3$（OH）

(4) $\dfrac{63.1}{12.0} : \dfrac{8.8}{1.0} : \dfrac{28.1}{16.0} = 5.26 : 8.8 : 1.76$

$= 3 : 5 : 1$　　組成式 $C_3H_5O$（式量 57.0）

$114/57.0 = 2$　より　分子式 $C_6H_{10}O_2$

H 2.28 g は　$\dfrac{2.28 (g)}{114 (g/mol)} = 0.0200 (mol)$

I 1.48 g も 0.0200 mol であるから

$\dfrac{1.48 (g)}{0.0200 (mol)} = 74.0 (g/mol)$

$R\text{-}COOH = 74.0$　より　$R = 29 = C_2H_5$

$C_6H_{10}O_2 + H_2O - C_2H_5COOH = C_3H_6O$ (J)

Jはフェーリング液を還元しないから $C_2H_5CHO$ ではなく，ヨードホルム反応陽性であるから，$CH_3COCH_3$ である。Iとエステルをつくるから，$CH_3COCH_3$ はH中ではエノール型の $CH_3\text{-}\underset{OH}{C}=CH_2$ になっている。

〔解答〕

(1) $C_{18}H_{18}O_4$

(2) (A) $\hexagon\text{-}O\text{-}\underset{O}{C}\text{-}\hexagon\text{-}\underset{O}{C}\text{-}O\text{-}\underset{CH_3}{CH}\text{-}CH_2\text{-}CH_3$

(B) $HO\text{-}\underset{O}{C}\text{-}\hexagon\text{-}\underset{O}{C}\text{-}OH$　　(C) $\hexagon\text{-}OH$

(D) $CH_3\text{-}CH_2\text{-}\underset{OH}{CH}\text{-}CH_3$　　(E) $CH_3\text{-}CH_2\text{-}\underset{O}{C}\text{-}CH_3$

(3) (F) $CH_3\text{-}CH_2\text{-}\underset{O}{C}\text{-}O\text{-}\underset{CH_3}{C}=CH\text{-}CH_3$

(G) $CH_3\text{-}CH=\underset{OH}{C}\text{-}CH_3$

(4) (H) $CH_3\text{-}CH_2\text{-}\underset{O}{C}\text{-}O\text{-}\underset{CH_3}{C}=CH_2$

(I) $CH_3\text{-}CH_2\text{-}\underset{O}{C}\text{-}OH$

(J) $CH_3\text{-}\underset{OH}{C}=CH_2$

ムが沈殿する。

(5) 先ず水酸化銅(Ⅱ)が沈殿し，過剰に加えるとテトラアンミン銅(Ⅱ)水酸化物になる。

(6) 水素が発生し，テトラヒドロキソ亜鉛(Ⅱ)酸ナトリウム水溶液になる。

〔解答〕

(1) $HCOOH \rightarrow CO + H_2O$

(2) $CaCO_3 + 2HCl \rightarrow CaCl_2 + H_2O + CO_2$

(3) $VCl_2 + H_2SO_4 \rightarrow VSO_4 + 2HCl$

(4) $NaCl + H_2O + NH_3 + CO_2 \rightarrow NaHCO_3 + NH_4Cl$

(5) $CuSO_4 + 2NH_3 + 2H_2O \rightarrow Cu(OH)_2 + (NH_4)_2SO_4$
$Cu(OH)_2 + 4NH_3 \rightarrow [Cu(NH_3)_4](OH)_2$

(6) $Zn + 2NaOH + 2H_2O \rightarrow Na_2[Zn(OH)_4] + H_2$

## Ⅳ 出題者が求めたポイント……気体の溶解と放出

(1) 酸素：溶解量は圧力に比例するから，水 1.0 L あたり

$$\frac{0.049〔L〕}{22.4〔L/mol〕} \times \frac{5.065 \times 10^5〔Pa〕}{1.013 \times 10^5〔Pa〕} ≒ 0.011〔mol〕$$

エチレン：水 1.0 L あたり

$$\frac{0.23〔L〕}{22.4〔L/mol〕} ≒ 0.010〔mol〕$$

(2) 二酸化炭素と水が生じる。

(3) 標準状態で 1.0 L のエチレンは

$$\frac{1.0〔L〕}{22.4〔L/mol〕} = \frac{1}{22.4（ア）}〔mol〕 \quad である。$$

0 ℃，$a$〔Pa〕で 1.0 L のエチレンの，0 ℃，$1.013 \times 10^5$ Pa での体積を $V$〔L〕とすると，ボイルの法則より

$$a〔Pa〕 \times 1.0〔L〕 = 1.013 \times 10^5〔Pa〕 \times V〔L〕$$

$$V〔L〕 = \frac{a}{1.013 \times 10^5}〔L〕$$

その物質量 $n_1$〔mol〕は

$$\frac{V〔L〕}{22.4〔L/mol〕} = \frac{a}{22.4（イ）\times 1.013 \times 10^5（ウ）}〔mol〕$$

$1.013 \times 10^5$ Pa の下で水 1.0 L に溶けるエチレンは，

(1)より $\frac{0.23}{22.4}$ mol。$a$〔Pa〕では圧力に比例するから

$$\frac{0.23}{22.4}〔mol〕 \times \frac{a〔Pa〕}{1.013 \times 10^5〔Pa〕}$$

$$= \frac{0.23（エ）\times a}{22.4（オ）\times 1.013 \times 10^5（カ）}〔mol〕 \quad ……n_2〔mol〕$$

最初水に溶けていたエチレンの物質量 $n$〔mol〕は

$$\frac{0.23〔L〕}{22.4〔L/mol〕} = \frac{0.23（キ）}{22.4（ク）}〔mol〕 \quad である。$$

ここで $n_1〔mol〕 + n_2〔mol〕 = n〔mol〕$ であるから

$$\frac{a}{22.4 \times 1.013 \times 10^5} + \frac{0.23a}{22.4 \times 1.013 \times 10^5} = \frac{0.23}{22.4}$$

$$\frac{a}{2.27 \times 10^6（ケ）} + \frac{0.23（コ）\times a}{2.27 \times 10^6（サ）} = \frac{0.23（シ）}{22.4（ス）}$$

(4) (3)の最後の式より

$$1.23a〔Pa〕 = 1.0113 \times 10^5 \times 0.23〔Pa〕$$

$$a ≒ 1.9 \times 10^4〔Pa〕$$

---

## Ⅰ 出題者が求めたポイント……元素の周期表と元素の性質

(1) 第 1 周期の元素は H と He

(2) 各周期に位置する元素の数は，第 1 周期 2 個，第 2 周期と第 3 周期は 8 個，第 4 周期と第 5 周期は 18 個なので，各周期に位置する元素の原子番号は，第 1 周期は 1 と 2，第 2 周期は 3 ～ 10，第 3 周期は 11 ～ 18，第 4 周期は 19 ～ 36，第 5 周期は 37 ～ 54 である。よって原子番号 53 の I は第 5 周期に位置するとわかる。

(3) $_{14}$Si のすぐ下に位置する Ge の原子番号は 14 + 18 = 32 である。

(4) (A)は 17 族元素 (B) Li のみ 1 族元素，他は 2 族元素 (C)は 13 族元素 (D)は 18 族元素 (E)は 14 族元素 (F)は 16 族元素 (G) Be のみ 2 族元素，他は 1 族元素 (H)は 15 族元素 であるから Li と Be を入れ替えるとすべての組合わせが同族元素で揃うことになる。

(6) 1 族元素の原子の最外殻電子は 1 個で，イオン化エネルギーが同周期元素のうち最も小さく，最も陽イオンになり易い。

(7) 17 族元素は同周期元素のうち電子親和力が最も大きく，最も陰イオンになり易い。

〔解答〕

(1) He (2) I (3) $_{32}$Ge (4) Li と Be (5) 同族元素

(6) 組合せ：G エネルギーの名称：イオン化エネルギー
大小：小さい

(7) 組合せ：A エネルギーの名称：電子親和力
大小：大きい

## Ⅱ 出題者が求めたポイント……金属の燃焼

(2) 酸化アルミニウムと水素が生じる。

(4) 酸化マグネシウムと炭素が生じる。

(5) Al 1 mol から $Al_2O_3$（式量 102）1/2 mol が生じ，Mg 1 mol から MgO（式量 40）1 mol が生じるから，Al を $x$〔mol〕，Mg を $y$〔mol〕とすると

$(27〔g/mol〕\times x〔mol〕 + 24〔g/mol〕\times y〔mol〕) \times 1.8$
$= 102〔g/mol〕\times x/2〔mol〕 + 40〔g/mol〕\times y〔mol〕$
$2.4x = 3.2y \quad x/y = 4/3$

〔解答〕

(1) $4Al + 3O_2 \rightarrow 2Al_2O_3$

(2) $2Al + 3H_2O \rightarrow Al_2O_3 + 3H_2$

(3) $2Mg + O_2 \rightarrow 2MgO$

(4) $2Mg + CO_2 \rightarrow 2MgO + C$

(5) アルミニウム：マグネシウム = 4：3

## Ⅲ 出題者が求めたポイント……無機反応反応式

(1) 一酸化炭素が発生。硫酸は触媒。

(2) 二酸化炭素が発生。

(3) バナジウムは遷移元素で，最外殻電子は 2 個なので 2 価の陽イオンになる。

(4) ソルベー法の第一段階の反応で，炭酸水素ナトリウ

日本獣医生命科学大学　25年度　（51）

〔解答〕
(1) 酸素：0.011 mol/L　エチレン：0.010 mol/L
(2) $C_2H_4 + 3O_2 \rightarrow 2CO_2 + 2H_2O$
(3) (ア)k　(イ)k　(ウ)l　(エ)m　(オ)k　(カ)l　(キ)m　(ク)k
　　(ケ)g　(コ)m　(サ)g　(シ)m　(ス)k
(4) $1.9 \times 10^4$ Pa

## Ⅴ　出題者が求めたポイント……熱化学方程式

(1) (い)二酸化炭素は水に溶けるから，これを吸収するには高圧で水に通せばよい。
(2) 反応は　$C + H_2O \rightarrow CO + H_2$
　　与式を順に①，②，③とすると　①－③　より
　　$C(黒鉛) + H_2O(気) = CO(気) + H_2(気) - 131$ kJ
(3) 反応は　$C + O_2 \rightarrow CO_2$
　　①＋②　より
　　$C(黒鉛) + O_2(気) = CO_2(気) + 394$ kJ
(4) 反応は　$CO + H_2O \rightarrow CO_2 + H_2$
　　②－③　より
　　$CO(気) + H_2O(気) = CO_2(気) + H_2(気) + 41$ kJ
(5) 反応は　メタン＋水蒸気→一酸化炭素＋水素
(6) (a)の反応に $x$〔mol〕，(b)の反応に $y$〔mol〕の炭素が用いられたとすると，炭素の質量より
　　$12$〔g/mol〕$\times (x+y)$〔mol〕$= 100$〔g〕　……①
　　(a)の反応で吸収する熱量＝(b)の反応で放出する熱量　であるから
　　$131$〔kJ/mol〕$\times x$〔mol〕$= 394$〔kJ/mol〕$\times y$〔mol〕
　　　　　　　　　　　　　　　　　　……②
　　①，②より　$x \fallingdotseq 6.25$〔mol〕
　　(a)の反応で C 1 mol から $H_2$ 1 mol が生じるから，得られる $H_2$ は 6.25 mol。その体積は
　　$22.4$〔L/mol〕$\times 6.25$〔mol〕$= 140$〔L〕

〔解答〕
(1) (あ) D　(い) F
(2) $C(黒鉛) + H_2O(気) = CO(気) + H_2(気) - 131$ kJ
(3) $C(黒鉛) + O_2(気) = CO_2(気) + 394$ kJ
(4) $CO(気) + H_2O(気) = CO_2(気) + H_2(気) + 41$ kJ
(5) $CH_4 + H_2O \rightarrow CO + 3H_2$
(6) $1.4 \times 10^2$ L

## Ⅵ　出題者が求めたポイント……アルカンの分子式，アンモニア合成，結晶析出量

(1) (b)アルカン $C_nH_{2n+2}$ の係数を 1 とすると，C の数より $CO_2$ の係数は $n$，H の数より $H_2O$ の係数は $(n+1)$，O の数より $O_2$ の係数は $(3n+1)/2$ となる。

　　(c)アルカン 1 kg は $\dfrac{1000〔g〕}{(14n+2)〔g/mol〕}$ であるから，$O_2$ の物質量はその $(3n+1)/2$ 倍となる。よって $O_2$ の体積について

　　$22.4$〔L/mol〕$\times \dfrac{1000}{14n+2} \times \dfrac{3n+1}{2}$〔mol〕$= 2800$〔L〕

　　$14n+2 = 4(3n+1)$　　　$n = 1$

(2) (a) $N_2 + 3H_2 \rightarrow 2NH_3$
　　最初の $N_2$ を $a$〔mol〕，$H_2$ を $3a$〔mol〕，そのうち

$N_2$ $b$〔mol〕，$H_2$ $3b$〔mol〕が反応したとすると，$NH_3$ は $2b$〔mol〕生じるので，全物質量は
　　$(a-b) + (3a-3b) + 2b = (4a-2b)$〔mol〕
となる。反応後の体積がもとの 80% であるから
$(a+3a)$〔mol〕$\times 0.80 = (4a-2b)$〔mol〕
　　$b = 0.4a$〔mol〕
　　水素の反応率は　$\dfrac{0.4a \times 3〔mol〕}{3a〔mol〕} \times 100 = 40$〔%〕

(b) 生じた $NH_3$ は　$2b = 0.8a$〔mol〕　であるから
　　分圧 ＝ 全圧 × モル分率
　　　　$= 8.104 \times 10^5$〔Pa〕$\times \dfrac{0.8a〔mol〕}{3.2a〔mol〕}$
　　　　$= 2.026 \times 10^5$〔Pa〕

(3) $Na_2CO_3 = 106$，$Na_2CO_3 \cdot 10H_2O = 286$
　　最初の飽和水溶液中の $Na_2CO_3$ は，溶解度より
　　$140$〔g〕$\times \dfrac{40〔g〕}{(100+40)〔g〕} = 40$〔g〕
　　結晶 $x$〔g〕が析出したとき，結晶中の $Na_2CO_3$ は式量より $\dfrac{106}{286}x$〔g〕
　　結晶析出後の 10℃ の飽和水溶液について

　　$\dfrac{溶質量}{溶液量} = \dfrac{\left(40 - \dfrac{106}{286}x\right)〔g〕}{(140-x)〔g〕} = \dfrac{12〔g〕}{(100+12)〔g〕}$

　　$\dfrac{2110}{286}x = 700$　　　$x = 94.8 \fallingdotseq 95$〔g〕

〔解答〕
(1)(a) $C_nH_{2n+2}$
　　(b) $2C_nH_{2n+2} + (3n+1)O_2 \rightarrow 2nO_2 + 2(n+1)H_2O$
　　(c) 1
(2)(a) 40 %　(b) $2.026 \times 10^5$ Pa
(3) 95 g

# 生　物

## 解答　25年度

**第1回**

### Ⅰ　出題者が求めたポイント（Ⅱ・光合成）

問3. $C_4$植物は熱帯域のイネ科の仲間などにみられる。温帯域の植物は多くは$C_3$植物である。

　　CAM植物はサボテンやベンケイソウの仲間で乾燥地域の植物に見られる。ここで，個々の植物名を選択させるのは厳しい。

問4. 1モルのグルコース(180g)を合成するために必要な二酸化炭素は6モル(150リットル)である。

　　$180:150 = 5:x$　$x = 750 / 180 = 4.166$　4.17リットル

　　二酸化炭素と空気の体積比は，0.04：100

　　$0.04:100 = 4.17:y$　$y = 10425$リットル

問5. クロロフィルaとbをもつのは，緑藻類と陸上植物(コケ，シダ，種子植物)。クロロフィルaとcをもつのは，ケイ藻と褐藻。クロロフィルaのみもつのはらん藻(シアノバクテリア)と紅藻。

〔解答〕

問1. (a)胞膜　(b)グラナ　(c)チラコイド
　　(d)ストロマ

問2. 光化学系Ⅱ反応：c，光化学系Ⅰ反応：c，
　　光リン酸化：c，カルビン・ベンソン回路：d

問3. (ア)$C_4$　(イ)CAM　(ウ)$C_3$　(エ)$C_4$　(オ)$C_3$
　　(カ)$C_3$　(キ)$C_4$　(ク)$C_4$　(ケ)$C_4$

問4. 二酸化炭素：4.17リットル，空気：10425リットル

問5. クロロフィルaとb：イ，エ，キ，
　　クロロフィルaとc：ア，オ，
　　クロロフィルaのみ：ウ，カ

### Ⅱ　出題者が求めたポイント（Ⅰ・免疫）

問1. 免疫系の細胞が分泌する情報伝達にはたらく物質を総称してサイトカインとよぶ。分泌する細胞やそのはたらきによって，インターロイキン，ケモカイン，インターフェロンなどに分類される。

問2. (1)ヒトの組織適合性抗原のバリエーションは非常に高く，多様性が高い。(3)H鎖には，V，D，Jの3つの領域があり，その組み合わせは8000を越える。L鎖には，V，Jの2つの領域があり，その組み合わせは300を越える。よって可変部の多様性は8000×300通り以上になる。(5)HIVはヘルパーT細胞に感染するので，免疫系の全体が機能不全に陥る。

問3. マクロファージやキラーT細胞の食作用の活性化を主とする細胞性免疫はウイルス感染細胞や移植された非自己細胞に対して起こる。また，結核菌の感染に対しても細胞免疫が強く起こる。ツベルクリン反応は皮内注射した結核菌抗原に対して，細胞性免疫が活性化するために赤斑ができることを利用した診断方法である。

〔解答〕

問1. (a)自然　(b)好中球　(c)サイトカイン　(d)炎症

(e)L　(f)ポリペプチド鎖　(g)アレルゲン

問2. (2)，(4)

問3. (2)，(5)

問4. 花粉の成分を抗原として作られたIgE抗体が肥満細胞の膜表面に結合し，そこに抗原が結合すると肥満細胞からヒスタミンなどが放出される。それによって粘液の分泌や血管の透過性が増加しアレルギー症状となる。

### Ⅲ　出題者が求めたポイント（ⅠⅢ・巨大染色体）

問1. 消化管や脂肪組織が白く濁って見えるのに対して，だ腺は透明で明るく見える。

問2. 多数のDNA繊維が束になって巨大になっている。

問3. 相同染色体が対合して二価染色体となっているので，観察される本数はn(この場合には3本)である。

問4. 二価染色体が明確に観察されるのは減数分裂第一分裂中期である。

問5. 組換え価から求められる遺伝子の相対的な位置を示したものを「遺伝学的地図(連鎖地図)」という。観察によって縞模様の形態から作られたものは「細胞学的地図」という。染色体の「縞模様」が「遺伝子」ではないので，両者は対応関係はあるが，絶対的位置が同じというわけではない。

問6. パフでは，転写のためにDNAがほぐれている。また転写で生じたRNAがあるためにピロニンによって赤く染まる。染色体はメチルグリーンによって青緑に染まる。

(3)ホルモンによって遺伝子の発現が調節されて蛹化が起こると考えると，移植されただ腺の遺伝子発現は，移植された周りの環境(時期)に影響されると考える。

〔解答〕

問1. ハート形をして一対ある。他の器官に比べて透明感がある。

問2. DNA複製が繰り返されるが，分裂せずに多糸状に太くなっている。また，相同染色体が対合している。

問3. 3本

問4. 減数分裂の第一分裂中期

問5. 細胞学的地図

問6. (1)まとまっていた多糸状のDNAがほぐれるため。

(2)ピロニンによって赤く染色される。RNAが多く存在すると示唆される。

(3)1)本来の唾液腺：B　腹部に移植しただ腺：B
　　2)エクジソン(エクジステロイド，前胸腺ホルモン)
　　　パフの位置：D

### Ⅳ　出題者が求めたポイント（Ⅰ・動物の反応）

感覚器，ニューロンに関する基礎知識である。

〔解答〕

問1. (ア)目　(イ)耳(うずまき管)　(ウ)聴覚　(エ)舌

（オ）味覚　（カ）嗅覚　（キ）皮膚　（ク）耳(前庭)
（ケ）重力
問2.(1)ア　(2)ウ　(3)イ　(4)キ　(5)カ
問3.(3)B　(4)A　(5)B
問4.(1)ア　(2)オ　(3)エ　(4)カ　(5)キ　(6)コ
　　(7)ス　　下線部：跳躍伝導

### 第2回

## Ⅰ　出題者が求めたポイント（Ⅰ・筋収縮）

骨格筋に見られる横紋は，構造の単位となるサルコメア(筋節)の規則的な繰り返しによるものである。サルコメアはミオシンフィラメントのある部分(暗帯)とミオシンフィラメントのない部分(明帯)からなり，明帯の中央にあるZ膜からZ膜までが単位構造となる。

〔解答〕
問1.骨格筋　　問2.筋繊維　　問3.1.細胞膜　2.筋原繊維
問4.3.サルコメア(筋節)　4.明帯　5.暗帯　6.Z膜
問5.7.ミオシン　8.アクチン
問6.神経伝達物質：アセチルコリン　分子：ＡＴＰ
　　細胞小器官：ミトコンドリア
問7.制御できる：随意筋，制御できない：不随意筋

## Ⅱ　出題者が求めたポイント（Ⅱ・生態系）

問1.雨水はもともと，やや酸性(pH5.6程度)であるが，大気中の窒素酸化物や硫黄酸化物が溶けることによってさらに酸性になったものを酸性雨と呼ぶ。目安はpH5程度である(5.6以下とする場合もある)。

問2.生態系の栄養段階では，植物などの独立栄養生物が生産者，従属栄養生物の動物は消費者，従属栄養生物の菌類(カビ，キノコなど)と細菌が分解者に位置づけられる。
　　一般的には，生物量の生態ピラミッドは，栄養段階が高くなるほど小さくなる。

問3.補償点の考え方を水深に置き換えた用語である。
問5.タンパク質やペプチドなどのホルモンは細胞膜上のレセプターと結合することで情報伝達の働きを現すが，ステロイドホルモンは細胞内に入り，受容体とともに核内に入りＤＮＡの発現調節領域に働きかける。

〔解答〕
問1.(a)有機物(グルコース)　(b)純生産量
　　(c)自然浄化　(d)硫黄　(e)5程度(5.6)　(f)生物濃縮
問2.(1)×　(2)×　(3)○　(4)○　(5)○
問3.補償深度　　問4.赤潮
問5.ステロイドホルモンは細胞膜を通過して細胞内に入り，受容体と結合して複合体を形成し，核内に入って標的ＤＮＡの遺伝子発現を調節する。

## Ⅲ　出題者が求めたポイント（Ⅱ・進化）

問1.古生代は5.6億年前から2.45億年前までの約3億年，中生代は6500万年前までの約1.8億年，新生代は現在までの約6500万年の時間の経過である。
　　古生代の最後は二畳紀(ペルム紀)で，三畳紀は中生

代のはじめである。
　　古生代のパンゲア大陸が中生代には分裂してゴンドワナ大陸などに分かれ，さらに分裂，移動して現在に至る。

問2.ウミユリは棘皮動物の仲間で古生代末期に絶滅。ロボクなどのシダ植物の繁栄は古生代。ベレムナイトは軟体動物で中生代末期に絶滅。裸子植物のソテツの仲間は中生代前半に繁栄した。メタセコイアは新生代の化石として発見された後に現生のものが中国で見つかった「生きている化石」の一例。

〔解答〕
問1.(a)×→ミラー　(b)×→化学進化　(c)○
　　(d)×→従属栄養　(e)×→ストロマトライト
　　(f)○　(g)×→二畳紀　(h)×→パンゲア大陸
　　(i)×→裸子植物　(j)×→6500万年前　(k)○
　　(l)×→アウストラロピテクス
問2.(1)(2)(3)(4)イ，エ，オ，ク(順不同)，
　　(5)(6)(7)(8)(9)カ，キ，ケ，コ，シ(順不同)，
　　(10)(11)(12)(13)ア，ウ，サ，ス(順不同)，

## Ⅳ　出題者が求めたポイント（Ⅰ・減数分裂）

問1.減数第一分裂を開始する細胞は一次精母細胞である。
問2.等黄卵では卵黄の分布が均一であり観察では動物極と植物極の区別はつかない。卵形成時の減数分裂により、極体を生じる部分(側)を動物極とする。
問3.雄原細胞は，花粉管細胞の中でさらに分裂して2つの精細胞になる。
問4.胚のうで，中央細胞は極核と呼ばれる2つの核を含む。
問5.相同染色体が対合して二価染色体を形成するので，観察される二価染色体の本数はnである。
問6.配偶子には，母細胞の持つ相同染色体のどちらか一方が含まれる。それぞれの相同染色体のどちらかとなるので，その組み合わせは$2^n$となる。この場合には$2^5 = 32$。
問7.染色体の半減は相同染色体の分離によって起こるので，第一分裂である。

〔解答〕
問1.一次精母細胞
問2.二つある第一卵割面と第二卵割面の交点のうち，その後の発生過程で原腸陥入が起こる側とは反対の交点。また，減数分裂により極体が生じる側。
問3.花粉の集まり：花粉四分子，大きい細胞：花粉管細胞，小さい細胞：雄原細胞
問4.卵細胞(1つ)，助細胞(2つ)，反足細胞(3つ)，中央細胞(1つ)
問5.23本
問6.32通り
問7. c

### 日本獣医生命科学大学　獣医学科入試問題と解答

平成30年7月25日　初　版第1刷発行
平成30年8月7日　第二版第1刷発行

編　集　みすず学苑中央教育研究所
発行所　株式会社ミスズ　　　　　　　定価　本体3,600円＋税
　　　　〒167－0053
　　　　東京都杉並区西荻南2丁目17番8号
　　　　　　　　ミスズビル1階
　　　　電　話　03（5941）2924㈹
印刷所　タカセ株式会社

本書の一部又は全部の複製、転写、コピーは著作権に触れるので禁止する。

● 本シリーズ掲載の入試問題について、万一、掲載許可手続きに遺漏や不備があると思われる
　ものがありましたら、当社までお知らせ下さい。
● 乱丁・落丁等につきましてはお取り替えいたします。
● 本書の内容についてのお問合せは、具体的な質問内容を明記のうえ、ハガキ・封書を当社宛
　にお送りいただくか、もしくは下記のメールアドレスまでお問合せ願います。
〈 お問合せ用メールアドレス：info-mgckk@misuzu-gakuen.jp 〉